老年社区护理

LAONIAN SHEQU HULI

名誉主编 裴 毅　武海波

主　编 朱 红　郭 玮　张 静(山西省中医院)

副主编 曲丽娜　裴子琦　王菊子　杨从艳　胡淑新

编　委（以姓氏笔画为序）

马丽芳 山西武警医院	李建萍 山西医科大学第二医院	罗 春 兴义市人民医院
王凤娇 晋中市第一人民医院	李艳荣 山西卫生健康职业学院	赵明华 太原市第二十一中学校
王晓云 山西省人民医院	李婧婧 山西省中医院	胡淑新 太原市第三人民医院
王菊子 山西省人民医院	杨 瑞 山西医科大学汾阳学院	耿晓燕 山西医科大学口腔医院
牛巧红 中国医学科学院肿瘤医院山西医院（山西省肿瘤医院）	杨从艳 蚌埠医学院第一附属医院	郭 玮 运城市中心医院
	杨红雨 太原市第四人民医院	郭佳丽 山西同文职业技术学院
史静华 山西省眼科医院	邸东丽 山西医科大学口腔医院	郭恒楠 山西同文职业技术学院
曲丽娜 山西大学	邹 丽 山西省人民医院	桑美丽 山西医科大学第二医院
吕 丽 太原市人民医院	张 莉 山西同文职业技术学院	黄晓峰 赣南医学院护理学院
刚海菊 成都职业技术学院	张 鸿 山西省煤炭中心医院	崔灵芝 中国医学科学院肿瘤医院山西医院（山西省肿瘤医院）
朱 红 山西同文职业技术学院	张 静 山西省中医院	
乔 雁 山西同文职业技术学院	张 静 山西同文职业技术学院	董 瑞 山西同文职业技术学院
刘 玮 太原市第二人民医院	张仁川 黑龙江中医药大学附属第一医院	韩 炜 太原市第三人民医院
刘晓霞 山西省第二人民医院	张文光 山西医科大学第一医院	裴子琦 山西医科大学第二医院
杜 巧 中国医学科学院肿瘤医院山西医院（山西省肿瘤医院）	张改萍 太原市第三人民医院	樊建楠 山西中医药大学
	张颖惠 山西医科大学第二医院	潘 乐 山西医科大学第一医院
李 薇 太原市妇幼保健院	张翠玲 山西白求恩医院	
李育玲 山西医科大学第一医院	张赟鑫 山西白求恩医院	

联络秘书 胡淑新　太原市第三人民医院

华中科技大学出版社

http://press.hust.edu.cn

中国·武汉

内 容 简 介

本书共分为八章,内容包括老年护理基础理论与进展、老年人日常护理、老年人常见症状的护理、老年人突发急症院前急救及护理、老年人常见疾病及护理、安宁疗护、老年人基本功能障碍的护理与康复训练、老年肿瘤病人的护理,附录部分为生活护理技术以及治疗护理技术。

本书适用于护理、老年服务与管理、健康管理、社区卫生保健、康复治疗技术等职业院校医学相关专业学生。本书还可作为老年护理人员、老年服务行业、老年照护家属等的培训教材,以及自学者的参考用书。

图书在版编目(CIP)数据

老年社区护理/朱红,郭玮,张静主编.—武汉:华中科技大学出版社,2024.1
ISBN 978-7-5680-9782-6

Ⅰ.①老… Ⅱ.①朱… ②郭… ③张… Ⅲ.①老年人-社区-护理学 Ⅳ.①R473.2

中国国家版本馆 CIP 数据核字(2023)第 137330 号

老年社区护理
Laonian Shequ Huli

朱 红 郭 玮 张 静 主编

策划编辑:汪飒婷
责任编辑:孙基寿 李 佩
封面设计:原色设计
责任校对:朱 霞
责任监印:周治超
出版发行:华中科技大学出版社(中国·武汉)   电话:(027)81321913
        武汉市东湖新技术开发区华工科技园   邮编:430223
录 排:华中科技大学惠友文印中心
印 刷:武汉市籍缘印刷厂
开 本:889mm×1194mm 1/16
印 张:22.25
字 数:720千字
版 次:2024 年 1 月第 1 版第 1 次印刷
定 价:89.80 元

华中出版

前言

QIANYAN

当前,人口老龄化已成为全球面临的重大公共卫生问题和重大社会问题,老年人的医疗保健和生命质量问题已受到世界各国重视。如何提高老年人健康水平,在延长其寿命的同时提高生命质量,满足老年人日常生活和健康需求,已成为医学界和社会工作者重要的研究课题。目前,我国老年护理专业的发展、老龄照护的机制体制和管理水平与发达国家和地区相比还存在一定差距。因此,大力发展我国老年护理事业,加强老年护理教育,加快培养老年护理专业人才已迫在眉睫。

本书定位和内容选择力求符合"实用型"人才培养目标和要求,秉承全面、实用、易学的原则,从老年护理现状、老年人常见症状的护理、老年人突发急症的临床救治与护理、老年人常见疾病的护理、社区老年护理、居家老年护理、老年护理常用的操作技术等角度,进行相关实用型知识和技能操作的阐释和内容编排,力求反映老年护理学领域的新知识、新成果和新进展。本书特点如下:①注重知识更新和拓展,如增加了灾难护理、安宁疗护、常见口腔及眼鼻疾病护理等内容;②注重贴近老年人生活实际,如完善了居家老年人常见症状的护理;③内容编排更加细化,如按系统编排肿瘤病人居家护理、老年人突发急症院前急救及护理等内容;④以思维导图方式呈现老年护理技术操作。

本书适用于护理、老年服务与管理、健康管理、社区卫生保健、康复治疗技术等职业院校医学相关专业学生。本书还可作为老年护理人员、老年服务行业、老年照护家属等的培训教材,以及自学者的参考用书。

本书在编写过程中得到了编者所在单位的大力支持,同时借鉴了已有教材的优秀成果和观点,在此一并表示诚挚的谢意!

由于编写时间及编者水平和能力有限,书中难免存在疏漏与错误,恳请广大读者不吝指正,提出宝贵意见和建议,在此表示衷心的感谢。

裴 毅 朱 红

目录

MULU

第一章　老年护理基础理论与进展

内容要点

　　随着人类社会的进步和经济的发展,人们的生活水平不断提高,平均寿命普遍延长,老年人口数在人口总数中占比越来越大。人类社会已进入老龄化社会,人口老龄化已成为全球面临的重要公共卫生问题和重大社会问题。目前我国已经进入人口老龄化快速发展时期,日益增多的老年人口使医疗行业面临着严峻的挑战,也为老年护理事业的发展提供了更大更广阔的空间。如何为老年人提供标准化、专业化、优质化的护理服务,是老年护理学的重要任务。本章主要叙述了老年护理概况、老年健康评估、老年护理相关理论、老年护理的管理,旨在使学习者对老年护理的整体状况和发展有比较全面的了解和认识,为今后的学习奠定良好的基础。

第一节　老年护理概况

　　人的衰老是一个生理发展过程,随着年龄的增长,组织器官自然衰退,新陈代谢发生紊乱,机体免疫力下降,疾病的易感性增加,以及老年后生活环境、社会地位、经济条件的变化,使老年人形成特有的心理状态,这些因素使老年人更容易患病。护理人员应根据老年人的生理心理状态给予适当的护理,包括心理护理、安全护理、饮食指导、基础护理、病情观察等,才能减轻老年人病痛,促进老年人康复。

一、老年人与人口老化

（一）老年人的概念

1. 老年人年龄界定　世界卫生组织(WHO)定义65岁及以上人群为老年人,欧美及发达国家采用此标准。亚太地区老年学会议根据社会经济发展状况等因素,提出发展中国家标准是60岁及以上人群为老年人。中华医学会老年学会将60岁及以上人群作为我国现行的老年人划分标准。

2. 老年期年龄分段　WHO划分:18～44岁为青年期,45～59岁为中年期,60～74岁为老年前期,75～89岁为老年期,90岁及以上为长寿老年期。我国划分:45～59岁为老年前期,即中老年人;60-89岁为老年期,即老年人;90岁及以上为长寿老年期,即长寿老年人。

3. 生物、心理、社会年龄　生物年龄:根据生物学与解剖学所示身体主要器官功能状态评价,因老化和衰弱造成个体差异较大,尚无公认的评价指标。心理年龄:智力水平,常作为精神与心理状态的评价指标。社会年龄:为社会做贡献的年龄时限,又称工龄,老年人在退休后仍参加社会活动或继续工作时,则仍存在社会年龄。

（二）人口老龄化与老龄化社会

1. 人口老龄化　人口老龄化简称人口老化,是人口年龄结构的老龄化,指老年人口数占总人口数的比例不断上升的一种动态过程。人口老龄化有两方面的含义：①老年人口数相对增多,在总人口数中所占比例不断上升的过程;②社会人口结构呈现老年状态,进入老龄化社会。

2. 老龄化社会 人口年龄结构是一定时期内各年龄组人口在人口总数中的占比,随着老年人口的增加,老年人口占比不断上升,形成了老龄化社会。WHO对老龄化社会(老龄化国家或地区)划分有两个标准。①发达国家:65岁及以上人口数占总人口数7%以上。②发展中国家:60岁及以上人口数占总人口数10%以上。

3. 我国人口老龄化 第七次人口普查数据显示,目前我国60岁及以上人口数约为26402万人,约占总人口数的18.70%,其中65岁及以上人口数约为19064万人,约占总人口数的13.50%。人口老龄化对社会结构调整提出了巨大挑战。对社会产生的重大影响主要表现在养老金、社会福利金等使社会经济负担加重;社会福利事业与人口老龄化不适应;家庭养老功能减弱,社会养老服务供不应求;老年人对医疗保健、生活服务的需求突出等。

二、老年护理现状

(一)老年护理概况

我国人口老龄化快速发展和日益增多的老年人口,在对医疗行业提出严峻挑战的同时,也为老年护理服务发展提供了更大空间。如何为老年人提供标准化、专业化、优质化的护理服务,是老年护理的重要任务。

老年护理的研究对象是老年人群体,包括老年亚健康群体、老年病人及老年健康群体。针对老年人的生理和心理特点,研究其健康问题和健康需求,为其提供优质护理服务,提高老年人生活质量,维护和促进老年人的身心健康,实现健康老龄化的战略目标,是老年护理工作的方向和重要内容,也是护理领域的重要课题。

(二)老年护理相关概念

1. 老年学 老年学研究人类老化的规律,是以自然科学、社会科学等相关科学理论和方法为基础,研究个体老化和群体老化以及由此引发的经济、社会诸多问题,包括老化现象本身规律的一门综合性学科。

2. 老年医学 老年医学以老年人为研究对象,主要研究人类衰老机制、人体老年性变化规律、老年人卫生保健和疾病防治。老年医学是医学中的一个分支,也是老年学的重要组成部分。

3. 老年护理学 老年护理学是老年医学系统的重要组成部分,主要研究老年人的身心健康、疾病护理与预防保健,也是护理学专业研究方向之一。其重点在于从老年人的生理、心理、社会文化以及发展的角度出发,研究自然、社会、文化教育和生理、心理因素对老年人健康的影响,探讨用护理手段或措施解决老年人的健康问题。

4. 老年社区护理 老年社区护理是老年护理学的重要内容,从社区护理、居家护理的角度研究老年群体的生理、心理及社会等方面的护理需求,并通过具体护理措施解决老年人的健康教育、慢性病护理等方面的问题,是目前老年护理研究的重要方向之一。

(三)老年护理发展现状

我国老年护理的发展起步较晚,它是伴随着老年医学的发展而发展的,是护理学中相对年轻的学科,与整个社会的进步和科学技术的发展密切相关。随着老年人口的不断增长,我国进入老龄化社会,对老年护理服务的需求与日俱增,加快老年护理学科的研究显得尤为重要。20世纪90年代,我国高等护理教育发展迅速,老年护理陆续被全国多所护理高等院校列为必修课,护理学院也逐步开设老年护理专业,发展老年护理研究方向。

(四)老年护理范畴

老年护理工作范围甚广,主要包括以下几个方面。一是老年人护理工作内容,如日常生活保障工作、社会福利调整、健康保持和促进、疾病防治和康复、老年人生命的尊严及身心舒适等;二是老年护理工作场所,可以在多种场所进行,如医院、机构、社区、家庭等,其中90%以上的老年人将会在社区或家庭养老,老年社区护理任务将会更加艰巨;三是老年护理专业人员的培养和训练,如社区护士、护理人员、健康指导师、康复治疗师等,他们是护理服务的提供者、指导者和教育者,其质量和数量的要求也会越来越高。

(五)老年护理目标

老年护理的最终目标是提高老年人的生活质量,使其身心各方面保持最佳功能状态,通常包括以下几个方面:以健康教育为干预手段,采取不同的措施,提高老年人的自我照顾能力;通过三级预防策略对老年人进行管理,做到早发现、早诊断、早治疗、积极康复、延缓病情恶化及功能衰退;促进老年人在生理、心理和社会适应方面达到最佳状态,在健康基础上长寿,提高其生活质量;尊重临终老年人,确保老年人无痛苦、舒适地度过生命最后时光。

(六)老年护理原则

老年护理工作有其特殊的规律和专业要求,为实现老年护理目标,在护理实践中应遵循以下原则。

1. 满足需求 护理人员应增强对老化过程的认识,将老年人独特的心理社会特性与护理知识相结合,及时发现老年人现存的和潜在的健康问题和社会需求,提供满足老年人需求的护理活动。

2. 早期防护 由于一些疾病发病演变时间长,如高脂血症、动脉粥样硬化、高血压、糖尿病、骨质疏松症等,护理人员应了解老年常见疾病的病因、危险因素和保护因素,采取有效的预防措施,防止老年常见疾病的发生和发展,及早地进行一级预防。对于有慢性病、残疾的老年人,早期康复治疗和护理也很重要。

3. 整体护理 由于老年人在生理、心理、社会适应能力等各方面有其独特之处,可能会多种疾病共存,因此,护理人员应树立整体护理的理念,在工作中应注重老年病人身心健康的统一,提供多层次、全方位的护理,解决老年病人的整体健康问题。

4. 个体化护理 人的衰老是全身性的、多方面的、复杂的过程,影响衰老和健康的因素也错综复杂,老年人的老化程度因人而异,个体的家庭、病情、经济等方面情况也是各不相同,因此,护理人员在工作中,应注意因人施护,提供针对性、实效性护理。

5. 全面护理 护理的对象包括患病老年人、亚健康老年人、健康老年人,以及他们的家庭成员,同时还应兼顾老年人所在的医院条件、家庭环境、社区环境和全社会发展。

6. 持续性护理 随着衰老程度的不断提升,多数老年人的生活自理能力逐步下降,老年疾病的合并症、并发症增多,因此老年人需要被持续性照顾,从医院内向医院外的延伸护理就显得非常重要。护理人员应提供持续性的护理,减轻老年人因疾病和残疾所遭受的痛苦。

三、老年人健康教育

(一)营养指导

1. 健康饮食原则 老年人消化功能减退,新陈代谢缓慢,应做到少量多餐,定时定量;选择易消化食物,平衡膳食,选择低脂、低糖、富含维生素和微量元素的食物;适当补充蛋白质,维持足够的营养水平。

2. 保证营养平衡 注意主食摄入,糖类提供的热量应占总热量的35%～45%;选择优质蛋白质,如豆类、鱼类,蛋白质提供的热量占总热量的15%,优质蛋白质占蛋白质总量的50%以上;脂肪摄入不宜过多,其热量占总热量的20%～30%,并尽量减少胆固醇的摄入;适当增加容易吸收的富含钙质食物的摄入,如奶类、豆类及豆制品,还应增加户外阳光照射,帮助钙的吸收;水是人体的重要组成成分,老年人每日饮水量一般以30 mL/kg体重左右为宜,如体重60 kg者,每日需饮水1800 mL左右,饮水过多会增加心、肾的负担,饮水过少容易发生便秘,严重时会导致水、电解质失衡等。

(二)休息与活动

1. 休息 高质量的休息取决于充足的睡眠、放松的心理状态和舒适的身体。如长期卧床老年人应注意定时改变其体位并做好被动运动,避免卧床过久导致压疮、静脉血栓、坠积性肺炎等并发症;体位变换时不宜过快,如起床时先在床上适当活动肢体,再缓慢坐起,15秒后如无不适再站立,再过15秒后如无不适再行走,以防直立性低血压、跌倒等意外事件的发生。

2. 活动 活动原则:适度渐进,安全为上。活动能力:与生活质量密切相关,但任何活动都应适度和渐进,不可过于勉强,且活动应选择安全和适合老年人的项目。活动强度:适合个体,慎重选择。一般老年人运动过程中最大心率应控制在"170一年龄",待机体适应后根据情况逐渐增加运动的量、时间、频率。活动时间:一般每周运动 3~4 次,每次 30 分钟左右,运动过程中出现不适时应停止活动。

(三)心理调节与情绪管理

1. 心理特点 老年人的心理变化十分复杂,常常会在某些外因的影响下产生自我否定、悲观、失落甚至厌世的负性情绪。此外,随着与社会接触的减少,老年人还能出现固执、自私、多疑和偏见等性格的变化。老年人的这些问题如果长期得不到疏导和调节,可能引发心理或躯体疾病,长期的负性情绪与衰老有密切的关系。

2. 情绪管理 护理人员的一个重要任务是培养老年人乐观的精神,以正确的心态看待衰老;帮助他们排除负性情绪,交给他们自我情绪调节的技巧,使其做到情绪稳定、知足常乐;帮助他们增强心理承受能力,保持社会适应能力;引导他们正确看待社会角色的转变问题,重塑信心;降低他们对子女的期望值和依赖感,增强他们对空巢现场的适应性;鼓励他们走出家庭,多参加社会活动,主动建立良好的人际关系,使其始终保持良好的心理状态。

(四)指导用药

1. 用药存在问题 许多老年人体弱多病,多有用药量大但身体耐受性差,记忆力下降,容易出现漏服、重服或错服的问题;药物代谢慢,长期用药还会出现体内蓄积,甚至是中毒反应。

2. 用药指导 家人或长期照顾者需要严格关注老年人用药品种和剂量,防止发生用药不良反应;以老年人可以理解的方式,告知他们各类药物的服用方法和时间、药物间相互作用、不良反应、用药禁忌等;指导老年人药物保管方法,防止误服、错服药物,定期检查药物,及时丢弃过期和变质的药品。

(五)避免受伤

1. 避免坠床 有坠床风险的老年人,应选择适宜高度的床,一般以从床褥上面到地面高度为 52~57 cm 为宜,床边加床挡,必要时加扶手,老年人睡眠时有专人守护或定时巡视。

2. 严防跌倒 跌倒是老年人伤残和死亡的重要原因之一。在我国,跌倒是导致死亡的第四大因素,在 65 岁及以上老年人群体中居于首位。严防跌倒的主要措施:评估个体危险因素,制订防跌倒针对性措施;增强防跌倒意识,告知老年人及其家属跌倒的危害及预防措施;房间转角处选择弧形的家具,避免碰伤或跌倒;房间内物品摆放固定有序,避免来回搬动;地面注意防滑,可选择防滑瓷砖或木地板;卫生间设在卧室附近,马桶两侧墙壁设扶手,便于老年人起、坐;夜间起床活动时保证光线明亮;防治骨质疏松,饮食中注意增加富含钙的食物,适当补充维生素 D,多晒太阳,增加钙的吸收。

3. 防止烫伤 老年人感觉功能逐渐减退,在使用热水袋或其他热源时,出于不麻烦他人或不服老心理,愿意自己动手,但因温度没有控制好或动作不协调或感觉延迟而导致烫伤,应指导其正确认识自身健康状况和能力,对可能的危险因素多加注意和预防。

四、老年保健

(一)老年保健概念

老年保健是指在平等享有卫生资源的基础上,充分利用现有的人力、物力,以维护和促进老年人健康为目的,发展老年保健事业,使老年人得到基本的医疗护理、康复保健等服务。老年保健事业以维持和促进老年人健康为目的,为老年人提供疾病的预防、治疗、功能锻炼等综合性服务,以达到促进老年健康水平提升的目的。

(二)老年保健重点人群

1. 高龄老年人 高龄老年人中,60%~70%有慢性病,且为多种疾病并存。随着年龄增长,老年人的健康状况不断下降,同时心理健康状况也令人担忧。因此,高龄老年人对医疗护理、健康保健等方面的需求加大。

2. 独居老年人 随着社会的发展和人口老龄化、高龄化,以及我国推行计划生育政策所带来的家庭结构变化和子女数的减少,家庭已趋于小型化,独居老年人家庭占比逐渐增高。我国农村青年人外出打工人数不断增多,导致农村老年人单独生活的现象比城市更加严重。独居老年人很难外出就医,对医疗保健中社区服务的服务需求量增加。因此,帮助老年人购置生活必需品、定期巡诊、送医送药上门、提供健康咨询和开展老年社区保健服务具有重要意义。

3. 丧偶老年人 丧偶老年人数随着年龄增高不断增加,丧偶对老年人的生活影响很大,所带来的心理问题也非常严重,可能会导致丧偶老年人感到孤独、失落和沮丧。根据世界卫生组织(WHO)报告,丧偶老年人的孤独感和心理问题发生率高于有配偶者,丧偶情况严重影响了老年人的健康,常导致疾病发生或原有疾病的复发。

4. 患病老年人 老年人由于患病,身体状况差,生活自理能力下降,经济负担增加,部分老年人需要自己外出购药、服药等,难免会延误诊断治疗。因此,做好老年人健康检查、健康教育、保健咨询,配合医生治疗,促进老年人康复,是老年护理的重要任务之一。

5. 长期卧床老年人 各种原因导致的长期卧床老年人因身体未完全康复或不能完全康复,易出现并发症或疾病复发,甚至恶化导致死亡,常需要医护人员跟踪治疗和护理。社区医生和护理人员应定期随访,根据老年人的身体情况,及时调整治疗和护理方案,提供健康指导。

6. 精神障碍老年人 精神障碍老年人主要是指痴呆老年人,包括血管性痴呆和老年性痴呆。随着老年人和高龄老年人数增多,痴呆老年人也会增加。痴呆老年人生活失去规律,严重时生活不能自理,常伴有营养障碍,从而加重原有疾病。因此,痴呆老年人需要的健康保健服务明显高于其他老年人。

(三)老年保健服务需求

1. 对诊疗和护理服务的需求 老龄化对健康的影响极其显著,老年人生理功能衰退和机体抵抗力下降,患病率和发病率增高,使老年人的诊疗和护理服务需求比一般人群明显增高。

2. 对保健服务和福利设施的需求 老年人由于身体衰老、疾病等因素,独立生活能力下降,对家庭和社区环境产生新的需求,因此,老年人对所生活区域的保健服务和福利设施的需求增加。

3. 对日常生活照顾的需求 随着年龄增长,老年人逐渐出现生理功能衰退,生活能力下降,加上慢性病及其并发症的影响,可能会导致生活不能自理,对饮食、出行、锻炼、购物、居家保洁等日常生活照顾的需求增加。

(四)老年保健措施

1. 老年保健工作原则 老年保健工作主要是运用老年医学护理知识来开展老年病的防治工作,加强老年病的监测,控制慢性病和伤残的发生;开展健康教育,指导老年人日常生活和身体锻炼,提高健康意识和自我保健能力,延长寿命,提高生活质量。

2. 老年保健工作内容 老年保健工作内容主要包括自我保健和由专业人员提供的保健服务。自我保健的目的是延缓衰老和促进疾病康复,应侧重于三个方面:①加强脑力训练。建议老年人发展个人兴趣爱好,多进行听、说、读、写等方面的锻炼,防止大脑出现失用型萎缩。同时要注意科学用脑,按照大脑神经活动的兴奋和抑制规律,做到劳逸结合。②运动训练。适度的运动不仅可以调节紧张情绪、愉悦身心,还可以促进新陈代谢、保持身体各器官系统功能正常,同时维持身体的灵活性,调节身体平衡。③防病教育。学习保健知识,通过自我观察,及时发现身体的异常,做到疾病早发现、早治疗;提高生活自理能力,减轻家庭和社会负担。

3. 老年保健措施 老年保健需要在专业人员指导下进行。主要措施:医院医护人员根据老年病人的情况提供治疗、护理、健康教育等服务;社区卫生服务中心工作人员为老年人提供基本的医疗、护理、健康教育、康复等服务;养老机构工作人员提供日常生活照顾等服务。

思考题

(1) 老龄化的常用指标有哪些？

(2) 人口老龄化给我们带来哪些挑战？

(3) 老年保健的重点人群有哪些？

(4) 老年人常见的安全问题有哪些？

（王菊子　朱　红）

第二节　老年健康评估

一、概述

（一）目的和内容

老年人由于各种生理功能衰退、感官功能缺损等身心变化特点，对其照顾时应进行细致观察和评估，以全面客观地了解其身体状况，更准确地做出护理诊断，采取更有针对性的护理措施。老年健康评估主要内容包括躯体健康、心理健康、社会健康、生活质量。

（二）评估注意事项

1. 选择舒适环境　温度适宜，一般在22～24 ℃，避免受凉感冒；环境安静，能够全神贯注地进行评估交流；光线舒适，老年人往往视力减退，注意不要光线直照；注意保护隐私。

2. 选择适宜方法　对有移动障碍者应取舒适体位；感觉减退者检查时避免损伤；佩戴活动性义齿、助听器者应先取下再行检查；有重点地进行评估，如皮肤检查时应重点查看易发生皮肤损伤的部位。

3. 保证充足时间　老年人由于感觉能力、反应速度、思维能力、行为能力减退，加之疾病影响、容易疲劳，往往需要的评估时间比较长，因此要保证充足的时间，不可操之过急，必要时可根据情况进行分次评估。

4. 注意有效沟通　老年人由于听力减退、听觉性理解能力和判断能力不佳，可能会反应迟钝、回答不具体、不准确或答非所问，沟通时应语速缓慢、发音清晰，通俗易懂，近距离耐心倾听，同时注意非语言交流，对于沟通有困难者，必要时由其家属提供资料。

二、躯体健康评估

（一）一般情况评估

老年人健康史采集内容主要包括一般资料、现病史、既往史、家族史、身体各系统状况等，还应重点收集最突出、最明显的症状和体征。

（二）身体状态评估

随着年龄的增长，老年人患心脑血管等疾病的危险因素增加，注意收集老年人的健康检查报告，并进行方案执行对比分析。身体状态评估包括全身状况，如生命体征、身高体重、智力水平、意识状态、营养状况、皮肤、头面部与颈部、脊柱与四肢、胸腹部、消化系统、泌尿生殖系统、神经系统等。

（三）辅助检查

辅助检查包括常规检查（血常规、尿常规、血沉）、生化与功能检查（空腹静脉血糖、肌酐清除率、血尿酸、乳酸脱氢酶、碱性磷酸酶、总蛋白、总胆固醇、低密度脂蛋白、高密度脂蛋白、甘油三酯、促甲状腺激素、

T3、T4)、心电图检查、影像学(CT、核磁等)检查及内镜检查(胃镜、肠镜等)。

三、心理健康评估

老年人在应对退休、丧偶等各种生活事件的过程中,常有一些特殊的精神心理活动,直接影响他们的身体健康和社会功能状态。老年人的心理健康评估包括情绪和情感、认知功能、压力与应对等方面。

(一)情绪和情感评估

1. 焦虑

1)概念 个体对环境中的某些刺激感到威胁时的一种紧张、不愉快的情绪状态。

2)表现 心悸、食欲下降、睡眠障碍、紧张不安、急躁、注意力不集中等。

3)评估方法 访谈是常用的方法,可以收集主观资料;观察与测量是收集情绪情感客观资料的方法,可以对访谈资料加以验证,测量可采用量表评定法,根据得分进行判断。

4)评估工具 常用的有汉密尔顿焦虑量表、状态-特质焦虑量表。

(1)汉密尔顿焦虑量表:包括精神性和躯体性两大类,各由7个条目组成,采用0~4分的5级评分法。各级评分标准:0表示无症状;1表示轻度;2表示中度,有肯定的症状但不影响生活与劳动;3表示重度,症状重,需进行处理或影响生活和劳动;4表示极重度,症状极重,严重影响生活。结果解释:总分超过29分,提示可能为严重焦虑;21~29分,提示有明显焦虑;14~20分,提示有肯定的焦虑;7~13分,可能有焦虑;小于7分,提示没有焦虑(表1-1)。

表 1-1 汉密尔顿焦虑量表

项　　目	评　　分				
1. 焦虑心境	0	1	2	3	4
2. 紧张	0	1	2	3	4
3. 害怕	0	1	2	3	4
4. 失眠	0	1	2	3	4
5. 认知功能	0	1	2	3	4
6. 抑郁心境	0	1	2	3	4
7. 躯体性焦虑(肌肉系统)	0	1	2	3	4
8. 躯体性焦虑(感觉系统)	0	1	2	3	4
9. 心血管系统症状	0	1	2	3	4
10. 呼吸系统症状	0	1	2	3	4
11. 胃肠道症状	0	1	2	3	4
12. 生殖泌尿系统症状	0	1	2	3	4
13. 自主神经系统症状	0	1	2	3	4
14. 会谈时行为表现	0	1	2	3	4

(2)状态-特质焦虑量表:直观反映受试者的主观感受。包括40个条目,前20个为状态焦虑量表,以受试者当下的感觉为准;后20个为特质焦虑量表,以受试者经常有的感觉为准。评定方法:由受试者根据自己的体验选择最合适的分值。凡正性情绪项目均为反向计分,分别计算状态焦虑量表与特质焦虑量表的累加得分,最少20分,最多80分。结果解释:状态焦虑量表与特质焦虑量表的累加得分反映状态或特质焦虑的程度,分值越高,说明焦虑程度越严重(表1-2)。

表 1-2 状态-特质焦虑量表

项　目	完全没有	有些	中等程度	非常明显
1. 我感到心情平静	①	②	③	④
2. 我感到安全	①	②	③	④
3. 我是紧张的	①	②	③	④
4. 我感到紧张束缚	①	②	③	④
5. 我感到安逸	①	②	③	④
6. 我感到烦乱	①	②	③	④
7. 我现在正烦恼,感到这种烦恼超过了可能的不幸	①	②	③	④
8. 我感到满意	①	②	③	④
9. 我感到害怕	①	②	③	④
10. 我感到舒适	①	②	③	④
11. 我有自信心	①	②	③	④
12. 我觉得神经过敏	①	②	③	④
13. 我极度紧张不安	①	②	③	④
14. 我优柔寡断	①	②	③	④
15. 我是轻松的	①	②	③	④
16. 我感到心满意足	①	②	③	④
17. 我是烦恼的	①	②	③	④
18. 我感到慌乱	①	②	③	④
19. 我感觉镇定	①	②	③	④
20. 我感到愉快	①	②	③	④
21. 我感到愉快	①	②	③	④
22. 我感到神经过敏和不安	①	②	③	④
23. 我感到自我满足	①	②	③	④
24. 我希望能像别人那样高兴	①	②	③	④
25. 我感到我像衰竭一样	①	②	③	④
26. 我感到很宁静	①	②	③	④
27. 我是平静的、冷静的和泰然自若的	①	②	③	④
28. 我感到困难——堆积起来,因此无法克服	①	②	③	④
29. 我过分忧虑一些事,实际这些事无关紧要	①	②	③	④
30. 我是高兴的	①	②	③	④
31. 我的思想处于混乱状态	①	②	③	④
32. 我缺乏自信心	①	②	③	④
33. 我感到安全	①	②	③	④
34. 容易做出决断	①	②	③	④
35. 我感到不适	①	②	③	④
36. 我是满足的	①	②	③	④
37. 一些不重要的思想总缠绕着我,并打扰我	①	②	③	④
38. 我产生的沮丧是如此强烈,以致我不能从思想中排除它们	①	②	③	④

项　　目	完全没有	有些	中等程度	非常明显
39. 我是一个镇定的人	①	②	③	④
40. 当我考虑我目前的事和利益时,我就陷入紧张状态	①	②	③	④

注:1、2、5、8、10、11、15、16、19、20、21、23、24、26、27、30、33、34、36、39 项为反向计分。

2. 抑郁

1) 概念　个体失去某种重视或追求的东西时产生的情绪状态,显著特征是情绪低落。

2) 表现　情绪低落、悲观失望、生活枯燥、哭泣无助;身体易疲劳、食欲减退、睡眠差、动作迟缓;注意力不集中、思维缓慢、做不出决定;生活懒散、逃避现实甚至自杀等。

3) 评估方法　观察与访谈;量表评定法。

4) 评估工具　常用的有汉密尔顿抑郁量表、老年抑郁量表。

(1) 汉密尔顿抑郁量表。评定方法:所有问题都是指受试者近几天或一周的情况,大部分项目采用 0～4 分的 5 级评分法。评分标准:0 表示无;1 表示轻度;2 表示中度;3 表示重度;4 表示极重度。少数项目采用 0～2 分的 3 级评分法。评分标准:0 表示无;1 表示轻至中度;2 表示重度。结果解释:总分能较好地反映疾病的严重程度,总分越高,病情越严重,超过 35 分可能为严重抑郁,20～35 分可能为轻或中度抑郁,小于 8 分无抑郁症状(表 1-3),8～19 分另行处理。

表 1-3　汉密尔顿抑郁量表

项　　目	评　　分					项　　目	评　　分				
1. 抑郁情绪	0	1	2	3	4	13. 全身症状	0	1	2		
2. 有罪恶感	0	1	2	3	4	14. 性症状	0	1	2		
3. 自杀	0	1	2	3	4	15. 疑病	0	1	2	3	4
4. 入睡困难	0	1	2			16. 体重减轻	0	1	2		
5. 睡眠不深	0	1	2			17. 自知力	0	1	2		
6. 早睡	0	1	2			18. 日夜变化	0	1	2		
7. 工作和兴趣	0	1	2	3	4	19. 人格和现实解体	0	1	2	3	4
8. 迟缓	0	1	2	3	4	20. 偏执症状	0	1	2	3	4
9. 激越	0	1	2	3	4	21. 强迫症状	0	1	2		
10. 精神性焦虑	0	1	2	3	4	22. 能力减退感	0	1	2	3	4
11. 躯体性焦虑	0	1	2	3	4	23. 绝望感	0	1	2	3	4
12. 胃肠道症状	0	1	2			24. 自卑感	0	1	2	3	4

(2) 老年抑郁量表。评定方法:每个条目要求受试者回答"是"或"否",其中第 1、5、7、9、15、19、21、27、29、30 条,用反向计分(回答"否",表示抑郁存在)。每项表示抑郁的回答得 1 分。结果解释:该表可用于筛查老年抑郁症,但临界值仍存在疑问,用于一般筛查目的时建议采用。总分 0～10 分,正常;11～20 分,轻度抑郁;21～30 分,中重度抑郁(表 1-4)。

表 1-4　老年抑郁量表

项　　目	回　答	项　　目	回　答
1. 你对生活基本满意吗?	是　否	5. 你觉得未来有希望吗?	是　否
2. 你是否放弃了许多活动与兴趣?	是　否	6. 你是否因为脑子里一些想法摆脱不掉而烦恼?	是　否
3. 你是否觉得生活空虚?	是　否	7. 你是否大部分时间精力充沛?	是　否
4. 你是否常感到厌倦?	是　否	8. 你是否害怕会有不幸的事落到自己头上?	是　否

续表

项　目	回　答	项　目	回　答
9. 你是否大部分时间感到幸福？	是　否	20. 你开始一件新的工作很困难吗？	是　否
10. 你是否常感到孤立无援？	是　否	21. 你觉得生活充满活力吗？	是　否
11. 你是否经常坐立不安、心烦意乱？	是　否	22. 你是否觉得你的处境已毫无希望吗？	是　否
12. 你是否希望待在家里而不愿去做些新鲜事？	是　否	23. 你是否觉得大多数人比你强得多？	是　否
13. 你是否常担心未来？	是　否	24. 你是否常为些小事伤心？	是　否
14. 你是否觉得记忆力比以前差？	是　否	25. 你是否常觉得想哭？	是　否
15. 你觉得现在活得很惬意吗？	是　否	26. 你集中精力有困难吗？	是　否
16. 你是否常感到心情沉重、郁闷？	是　否	27. 你早晨起来很快乐吗？	是　否
17. 你是否觉得像现在这样活着毫无意义？	是　否	28. 你希望避开聚会吗？	是　否
18. 你是否总为过去的事忧愁？	是　否	29. 你做决定很容易吗？	是　否
19. 你觉得生活很令人兴奋吗？	是　否	30. 你的头脑像往常一样清醒吗？	是　否

（二）认知的评估

1. 概念　认知是个体通过感觉、直觉、思维等认识、理解、判断和推理事物的过程,通过语言和行为表现出来,反映个体的思维能力。认知评估主要包括感知觉、记忆、理解、判断、思维能力、语言能力、注意力及定向力等。认知功能对老年人在晚年的独立生活及生活质量起着重要的作用。

2. 评估工具　在已经认定的认知功能失常筛选测试中,最普及的测试是简易智力状态检查量表(表1-5)和简易操作智力状态问卷,通过评估可以筛查有认知缺陷的老年人,适合社区老年人的调查。

简易智力状态检查量表:评定时需结合受试者的教育背景,适用于评定老年人认知状态的前后比较。结果解释:错2～3项者,表示认知功能完整;错3～4项者,表示认知功能轻度损害;错5～7项者,表示认知功能中度损害;错8～10项者,表示认知功能重度损害。受过初等教育的老年人允许错1项以上,受过高等教育的老年人只能错1项。

表1-5　简易智力状态检查量表

项　目	回　答	
	正确	错误
1. 今年是哪一年？	1	5
2. 现在是什么季节？	1	5
3. 今天是几号？	1	5
4. 今天是星期几？	1	5
5. 现在是几月份？	1	5
6. 请你告诉我现在我们在哪里？	1	5
7. 你住在什么区(县)？	1	5
8. 你住在什么街道？	1	5
9. 我们现在在几楼？	1	5
10. 这里是什么地方？	1	5
11. 现在我要说三种物品的名称,在我讲完之后,请你重复一遍(请仔细说清楚每一种物品一秒钟):"皮球""国旗""树木",请你把这三种物品说一遍,以第一次答案计分		

续表

项　　目	回　　答			
	正确	错误	拒绝回答	
皮球	1	5	9	
国旗	1	5	9	
树木	1	5	9	

12. 现在请你从100减去7,然后将所得的数字再减去7,如此一直计算,把每个答案告诉我,直到我说停为止。(若说错了,但再下一个答案是对的,只计一次错误)

	正确	错误	说不会做	拒绝回答
93	1	5	7	9
86	1	5	7	9
79	1	5	7	9
72	1	5	7	9
65	1	5	7	9
停止				

13. 现在请你告诉我,刚才我让你记住的三种物品是什么?

	正确	错误	说不会做	拒绝回答
皮球	1	5	7	9
国旗	1	5	7	9
树木	1	5	7	9

14. 请问这是什么?(评估者手指手表)

	正确	错误	拒绝回答
手表	1	5	9
请问这是什么?(评估者手指铅笔)	正确	错误	拒绝回答
铅笔	1	5	9

15. 现在我说句话,请你清楚地复述一遍,"四十四只石狮子"。(只说一遍,咬字清楚计1分)

	正确	错误	说不会做	拒绝回答
四十四只石狮子	1	5	7	9

16. 请按照卡片上的要求做。(评估者把写有"闭上您的眼睛"的卡片交给受试者)

	有	没有	说不会做	拒绝	文盲
闭眼睛	1	5	7	9	8

17. 请右手拿纸,再用双手把纸对折,然后把纸放在大腿上。

	正确	错误	说不会做	拒绝回答
用右手拿纸	1	5	7	9
把纸对折	1	5	7	9
放在大腿上	1	5	7	9

18. 请你说一句完整的有意义的句子。(句子必须有主语、动词)
记录所述句子的全文

句子合乎标准	1
句子不合乎标准	5
不会做	7
拒绝	9

项　　目	回　　答
19. 按照这张图把它画出来。(两个五边形的图案,交叉处形成一个小四边形)	
正确	1
错误	5
说不会做	7
拒绝	9

四、社会健康评估

社会状况评估主要包括老年人的社会健康评估和社会功能评估。老年人社会健康评估包括角色功能评估、环境评估、家庭功能评估、文化评估。

（一）角色功能评估

1. 角色功能的概念　在一定文化背景下,处于某一特定位置的社会成员遵循一定社会规范所表达的社会行为。

2. 角色功能评估的内容

1）角色承担

（1）一般角色:了解老年人过去的职业、退休年份和现在的工作状况,有助于防范退休给老年人带来的不良影响,也可以确定老年人对目前的角色是否适应。评估老年人角色的承担情况,可询问老年人最近一星期内都做了什么事情,哪些事情占用时间比较多,对他而言什么事情是重要的,什么事情很困难等。

（2）家庭角色:老年人退休后,家庭成了其主要的生活场所,由于第三代出生或丧偶等家庭人口或结构的变化,老年人家庭角色、地位都会发生改变,并可能直接导致家庭功能的变化。

（3）社会角色:通过社会关系形态的评估可提供有关自我概念和社会支持资源的信息,如果被评估者不能明确表述每日的活动,可能提示社会角色的缺失,或不能融入社会活动中去,不明确的反应可能是有认知障碍或其他精神障碍。

2）角色认知　角色认知是认识自己和他人的身份、地位及各种角色的区别和联系的过程。询问老年人对自己角色的感知和别人对其所承担的角色的期望,老年期对其生活方式、人际关系方面的影响,同时还应询问别人对其角色期望是否认同。

3）角色适应　角色适应是为达到认识的角色采取行动的过程。角色适应不良的表现有头晕、头痛、失眠、紧张、焦虑、抑郁等。询问老年人对自己目前承担的角色是否满意,与自己的角色期望是否一致,同时注意观察老年人有无角色适应不良的身心行为反应。

（二）环境评估

老年人健康水平的高低与其生存的环境存在密切的关系,如果环境因素的变化超过了老年人人体的调节范围和适应能力,就会引起疾病。

1. 环境的概念　环境有狭义和广义之分,有物理和社会之分。狭义的环境是指个体所居住的区域;广义的环境是指人类生存发展的社会与物质条件的总和。物理环境是一切存在于机体环境的物理因素的总和;社会环境包括个人的经济状况、生活方式、社会关系与社会支持。

2. 环境评估内容　环境的评估目的是发现和去除妨碍生活行为的因素,创造发挥补偿机体缺损功能的有利因素。评估内容主要包括社区环境、社会环境、生活方式、人文环境等。同时还要关注老年人家庭环境的安全性及其是否能够充分获得所需要的医疗服务。评估方法有询问、考察、取样检测等。

（1）居住环境:随着人口老龄化进程的发展,独居老年人家庭日益增多,大量老年人面临独自居住生活的问题。居住环境是老年人的生活场所,是学习、社交、娱乐、休息的地方,包括社区环境和居家环境。

评估时应了解其社区环境中特殊资源及其对目前社区环境的特殊需求;居家安全环境因素是评估的重点,通过家访可以获得这方面的资料。居住环境包括室内整体环境物理因素,如光线、温度、湿度、通风、色彩等;室内设备设施安排因素,如家具摆放、防撞设施、地面防滑、厨房台面高低、卫生间扶手、门窗开关灵活度等。

(2)经济状况:老年人退休后的固定收入影响其生活品质、社会地位或生活的独立性。可了解其经济来源,单位工资福利如何;对低收入的老年人要询问其收入是否足够支付食品、生活用品和部分医疗费用;家庭经济状况如何,有无经济困难,是否有失业、待业人员,医疗费用的支付形式等。

(3)生活方式:可通过交谈或直接观察,评估老年人饮食、睡眠、排泄、活动、娱乐等方面的习惯,以及有无吸烟、酗酒等不良嗜好。若无不良生活方式,应进一步了解老年人的其他爱好和生活习惯,评估是否对目前健康有所影响。

(4)人文环境:主要是评估老年人是否有支持性的社会关系网络,如家庭关系是否稳定,家庭成员是否相互尊重,邻里之间相处是否和谐,家庭成员向老年人提供帮助的能力,以及对老年人的态度等。

(三)家庭功能评估

1. 概念 狭义的家庭是指一夫一妻制的个体家庭,即单偶家庭;广义的家庭是指婚姻出现后的各种家庭形式,如血缘家庭、亚血缘家庭、非血缘家庭。家庭健康与个体的健康息息相关,个体对健康的知识和信念受家庭成员的影响,家庭是满足人们个体需求的最佳场所。因此,家庭功能评估非常重要。

2. 评估内容 家庭成员基本资料、家庭结构类型、家庭功能。家庭功能有满足家庭成员的衣、食、住、行、育、乐;建立家庭关爱气氛;培养家庭的社会责任感、交往意识和技能;维护家庭的安全与健康等。

3. 评估方法 观察、交谈、量表评定。观察主要是评估居住条件、衣着、饮食、家庭气氛、家庭亲密程度等;交谈可以评估夫妻情况、子女情况、家庭成员之间的关系等;常用的家庭评估量表有 APGAR 家庭功能评估量表(A-适应度,P-合作度,G-成长度,A-情感度,R-亲密度)、Procidano 和 Heller 家庭支持评估量表(表 1-6、表 1-7)。

表 1-6　APGAR 家庭功能评估量表

项　目	经常	有时	很少
1. 当我遇到困难时,可以从家人处得到满意的帮助 补充说明	2	1	0
2. 我很满意家人与我讨论各种事情以及分担问题的方式 补充说明	2	1	0
3. 当我希望从事新的活动或发展时,家人能接受并给予支持 补充说明	2	1	0
4. 我很满意家人对我表达情感时的方式以及对我愤怒、悲伤等情绪的反应 补充说明	2	1	0
5. 我很满意家人与我共度美好时光的方式 补充说明	2	1	0

注:1."经常"得 2 分,"有时"得 1 分,"很少"得 0 分;2.总分 7～10 分为家庭功能无障碍,4～6 分为家庭功能中度障碍,0～3 分为家庭功能重度障碍。

表 1-7　Procidano 和 Heller 家庭支持评估量表

项　目	是	否
1. 我的家人给予我所需的精神支持	1	0
2. 遇到棘手的问题时,我的家人帮我出主意	1	0
3. 我的家人愿意倾听我的想法	1	0
4. 我的家人给予我情感支持	1	0
5. 我和我的家人能开诚布公地交谈	1	0

项 目	是	否
6. 我家人分享我的爱好与兴趣	1	0
7. 我的家人能时时察觉到我的需求	1	0
8. 我的家人善于帮助我解决问题	1	0
9. 我和我的家人感情深厚	1	0

注:1.选择"是"得1分,"否"得0分;2.总分7～9分,表示家庭支持良好,4～6分表示家庭支持中度障碍,0～3分,表示家庭支持严重障碍。

4. 家庭压力评估 家庭是获取支持的重要来源,也是压力的主要来源,因此,家庭压力评估不容忽视。在老年人虚弱、疾病及照顾者有身心反应时,家庭照顾者压力增大,尤其是独生子女家庭。评估内容包括照顾老年人的数量及自己可以完成的活动,可提供的照顾措施、时间和能获得的帮助。

（四）文化评估

1. 概念 文化是一个社会及其成员所特有的物质财富和精神财富的总和,是特有人群为适应社会环境和物质环境而共有的行为和价值模式。文化是一种复合体,包括知识、信念、艺术、习俗、道德、法律和规范等。文化的核心要素有价值观、信念和信仰、习俗。其中价值观影响个体对健康问题的认识,影响个体对疾病与治疗的态度,影响个体解决问题的缓急和决策,影响个体对治疗手段的选择,影响个体对疾病预后的看法。

2. 评估 老年人的文化评估同成年人,但老年人住院或变换环境期间容易发生文化休克,是指老年人在陌生文化环境中生活所产生的迷惑与失落。文化休克好发于从熟悉的环境到新的环境期间,主要是由于沟通障碍、生活改变、风俗、信仰差异而产生的不适应。表现为失眠、食欲减退、焦虑、恐惧、沮丧、绝望等。

五、自理能力评估

（一）概念

1. 自理能力 自理能力是指在生活中个体照料自己的行为能力。日常生活能力是老年人最基本的自理能力,是老年人为了维持生存及适应生存环境而每天反复进行的、最基本的、具有共性的活动,是老年人自我照顾、进行每天必需日常生活活动的能力,是明确老年人是否需要补偿服务或评估残疾率的指标。

2. 自理能力评估 自理能力评估是对老年人日常生活能力的评估,评估内容包括基本日常生活能力、功能性日常生活能力、高级日常生活能力。评估时通过观察进行客观评价,应避免主观判断。

（二）评估内容

1. 基本日常生活能力（ADL） 指最基本的自理能力,即每天最基本的日常生活自理能力,包括衣、食、行、个人卫生。衣:穿脱衣、鞋、帽,修饰装扮等。食:进餐、喝水、食用水果等。行:行走、变换体位、上下楼梯等。个人卫生:洗漱、沐浴、如厕、控制大小便等。

2. 功能性日常生活能力（IADL） 指独居生活能力,包括整理家务、准备饮食、服用药物、处理金钱、外出购物、使用电话及公共交通工具等。主要明确老年人能否维持一般的社会功能。

3. 高级日常生活能力（AADL） 指与生活质量相关的活动,如社交、娱乐、职业活动等,反映老年人智能活动能力和社会角色功能。如发现高级日常生活能力下降,就需要进行进一步的功能性评估,包括基本日常生活能力和功能性日常生活能力的评估。

（三）评估工具

常用的评估工具主要有 Katz ADL 量表、Lawton IADL 量表和 Barthel 量表。

1. Katz ADL 量表 用于评估慢性病的严重程度及治疗效果,预测某些疾病发展的情况,分进食、更衣、沐浴、移动、如厕、控制大小便6个方面,确定各项功能完成的独立程度,分值越高,提示基本日常生活能力越强（表1-8）。

表 1-8 Katz ADL 量表

生 活 能 力	项　目	分　值
进食	进食自理,无须帮助	2
	需要帮助备餐,能自己进食	1
	进食或经静脉给营养时需要帮助	0
更衣 (取衣、穿衣、系扣子、系带)	完全独立完成	2
	仅需要帮助系鞋带	1
	取衣、穿衣需帮助	0
沐浴 (擦浴、盆浴或淋浴)	独立完成	2
	仅需要部分帮助(背部)	1
	需要帮助(不能自行沐浴)	0
移动 (起床、卧床、从椅子上站立或坐下)	自如(可以使用手杖等辅助工具)	2
	需要帮助	1
	不能起床	0
如厕 (大小便自如,便后能自洁及整理衣裤)	无须帮助,或能借助辅助工具进出厕所	2
	需帮助进出厕所、便后清洁或整理衣裤	1
	不能自行进出厕所完成排泄过程	0
控制大小便	能完全控制	2
	偶尔大小便失控	1
	排尿、排便需帮助,需用导尿管或失禁	0

2. Lawton IADL 量表　用于功能性日常生活能力的评估。包括自己做饭、做家务或勤杂工作、服药、超距离步行、购物、理财、打电话 7 个方面,分值越高,提示功能性日常生活能力越强(表 1-9)。

表 1-9 Lawton IADL 量表

生 活 能 力	项　目	分　值
你能自己做饭吗?	无须帮助	2
	需要一些帮助	1
	完全不能自己做饭	0
你能自己做家务或勤杂工作吗?	无须帮助	2
	需要一些帮助	1
	完全不能自己做家务	0
你能自己服药吗?	无须帮助(能准时服药,剂量准确)	2
	需要一些帮助(别人准备药和(或)提醒)	1
	没有帮助完全不能自己服药	0
你能去超过步行距离的地方吗?	无须帮助	2
	需要一些帮助	1
	除非有特别安排,否则完全不能乘坐交通工具	0
你能自己去购物吗?	无须帮助	2
	需要一些帮助	1
	完全不能自己购物	0

续表

生 活 能 力	项 目	分 值
你能自己理财吗?	无须帮助	2
	需要一些帮助	1
	完全不能自己理财	0
你能自己打电话吗?	无须帮助	2
	需要一些帮助	1
	完全不能自己打电话	0

3. Barthel 量表 通过 Barthel 量表评估,确定自理能力等级。①无须依赖,总分 100 分,不需要他人照顾;②轻度依赖,总分 61～99 分,少部分需他人照顾;③中度依赖,总分 41～60 分,大部分需他人照顾;④重度依赖,总分≤40 分,全部需要他人照顾(表 1-10)。

表 1-10 Barthel 量表

序 号	项 目	完 全 独 立	需部分帮助	需极大帮助	完 全 依 赖
1	进食	10	5	0	—
2	洗澡	5	0	—	—
3	修饰	5	0	—	—
4	穿衣	10	5	0	—
5	控制大便	10	5	0	—
6	控制小便	10	5	0	—
7	如厕	10	5	0	—
8	床椅转移	15	10	5	0
9	平地行走	15	10	5	0
10	上下楼梯	10	5	0	—

注:根据老年人实际情况,在每个项目对应的得分上划"√"。

(四)评估细则

1. 进食 用合适的餐具将食物由容器送到口中,包括用筷子、勺子或叉子取食物,对碗(碟)的把持,咀嚼,吞咽等过程。10 分,可独立进食;5 分,需要部分帮助;0 分,需要极大帮助或完全依赖他人帮助。

2. 洗澡 能备水、调温、冲洗等。5 分,可自己独立完成;0 分,需他人帮助。

3. 修饰 包括洗脸、刷牙、梳头、刮脸等。5 分,可自己独立完成;0 分,需他人帮助。

4. 穿衣 包括穿(脱)衣服、系扣子、拉拉链、穿(脱)鞋袜、系鞋带等,10 分,可独立完成;5 分,需要部分帮助;0 分,需极大帮助或完全依赖他人。

5. 控制大便 10 分,可控制大便;5 分,偶尔失控或需他人帮助;0 分,完全失控。

6. 控制小便 10 分,可控制小便;5 分,偶尔失控或需他人提示;0 分,完全失控或留置导尿管。

7. 如厕 包括去厕所、解开衣裤、擦净、整理衣裤、冲水等过程,10 分,可独立完成;5 分,需要部分帮助;0 分,需极大帮助或完全依赖他人。

8. 床椅转移 15 分,可独立完成;10 分,需部分帮助;5 分,需极大帮助;0 分,完全依赖他人。

9. 平地行走 15 分,可独立在平地上行走 45 米;10 分,需部分帮助;5 分,需极大帮助;0 分,完全依赖他人。

10. 上下楼梯 10 分,可独立上下楼梯;5 分,需部分帮助;0 分,需极大帮助或完全依赖他人。

六、生活质量评估

（一）概念

老年人生活质量评估是指对老年人身体、精神、家庭和社会上满意的程度和老年人对生活的全面评价。

（二）常用的评估工具

老年人生活质量评估常用工具为老年人生活质量评定表，包括身体健康、心理健康、社会适应、环境适应四部分，得分越高，生活质量越高（表1-11）。

表 1-11 老年人生活质量评定表

	项 目	3分	2分	1分
身体健康	1. 疾病症状	无明显疼痛	间或有疼痛	经常有疼痛
	2. 慢性疾病	无重要慢性病	有，但不影响生活	有，影响生活功能
	3. 畸形残疾	无	有（轻、中度驼背）不影响生活	畸形或因病致残，部分丧失生活能力
	4. 日常生活功能	能适当劳动、爬山、参加体育活动，生活完全自理	做饭、理财、料理家务、上楼、外出坐车等，有时需要他人帮助	丧失独立生活能力
心理健康	5. 情绪、性格	情绪稳定、性格开朗，生活满足	有时易激动、紧张、忧郁	经常忧郁、焦虑、压抑、情绪消沉
	6. 智力	思维能力、注意力、记忆力都较好	智力有些下降，注意力不集中，遇事易忘但不影响生活	智力明显下降，说话无重点，思路清晰，健忘、呆板
	7. 生活满意度	生活条件、医疗保健、人际关系等都基本满意	某些方面不够满意	生活满意度差，到处看不惯，自感孤独
社会适应	8. 人际关系	夫妻、子女、亲朋好友之间关系融洽	某些方面虽有矛盾，仍互相往来，相处尚可	家庭矛盾多，亲朋来往少，孤独
	9. 社会活动	积极参加社会活动，在社团中任职，关心集体	经常参加社会活动，有社会交往	不参加社会活动，生活孤独
环境适应	10. 生活方式	生活方式合理，无烟酒嗜好	生活方式基本合理，已戒烟，酒不过量	生活无规律，嗜烟酗酒
	11. 环境条件	居住环境、经济收入、医疗保障较好	居住环境不尽如人意，有基本生活保障	住房、经济收入、医疗费用等造成生活困难

思考题

(1) 老年人健康评估的注意事项有哪些？

(2) 老年人健康评估的内容有哪些？

(3) 如何使用不同的量表对老年人进行评估？

（王菊子 朱 红）

第三节　老年护理相关理论

在老年护理实践中,一方面,理论可以帮助科学地解释护理实践中的现象、事实和关系,以及提供护理干预的框架和预测护理活动的结果,另一方面,通过在实践中开展护理研究,又可对理论的科学性进行验证,进一步完善和发展理论。这种理论指导实践与实践验证理论的不断探究过程,有助于为老年人提供最好的护理。认识、了解这些与老年护理密切相关的不同层面的理论,有助于护理人员评估老年人的健康状况,了解其需求,拟定适合老年人个体的护理计划,提供完善的护理措施,提高其生活质量。

一、老化的生物学理论

从生物学角度来看,老化或衰老是指生物体生长发育到成熟期以后,随着年龄的增长,在形态结构和生理功能方面出现的一系列退行性病变及机体功能的逐渐丧失。老化的生物学理论又称为生物老化理论。它重点探究老化过程中生物体生理改变的特性和原因。迄今,科学家根据各自的研究结果,提出了种种关于老化的学说或理论,但没有一种学说可以全面阐述人体老化的机制。现有的生物老化理论可分为随机老化理论与非随机老化理论两类。

（一）理论阐释

1. 随机老化理论　随机老化理论认为老化的发生是随机损伤积累的过程。随机老化理论主要有体细胞突变理论、分子交联理论和自由基理论等。

（1）体细胞突变理论:Failla 和 Sziland 最早提出体细胞突变理论。该理论认为人体衰老的重要原因在于体细胞会发生自发性突变,随后突变细胞继续分裂,直至器官功能失调甚至完全丧失。但这一理论尚未得到有效证据支持。

（2）分子交联理论:由 Bjorksten 于 1942 年提出。该理论认为随着时间推移及年龄增长,由于机体长期暴露于含有化学物质和放射性物质的环境之中,体内的脂肪、蛋白质、糖类以及核酸会形成交联,而这些交联形成最终会导致组织的弹性下降,僵硬度增加(如血管硬化)。此理论可用于解释老年人为什么会发生皮肤松弛和动脉粥样硬化。

（3）自由基理论:1956 年 Harman 正式向科学界提出了自由基理论,从分子水平揭开了随机老化理论的序幕。该理论认为衰老是由于自由基损伤机体所致。生物代谢过程中,细胞会产生自由基,它是机体代谢的正常中间产物。同时,机体内存在相应的抗氧化防御系统以保证清除过多的自由基。正常情况下机体内自由基的产生和清除处在一种动态平衡状态。随着年龄的增长,机体内抗氧化防御系统功能减退,造成自由基堆积而产生氧化应激损伤,引起体内各种生理功能障碍,最终加速了机体的老化与死亡。自由基理论已成为很受关注的生物老化理论之一。

2. 非随机老化理论　非随机老化理论认为,与年龄相关的分子和细胞水平的变化都是应有的或预设的,是受程序控制的,即老化是程序控制的过程。非随机老化理论的代表主要有神经内分泌理论、免疫理论、基因程控理论以及端粒-端粒酶假说等。

（1）神经内分泌理论:该理论认为,在中枢神经系统的控制下,通过神经内分泌系统的调节,机体完成其生长、发育、成熟、衰老乃至死亡的一系列过程。下丘脑是调节全身自主神经功能的中枢,起着重要的神经内分泌换能器的作用。随着年龄的增长,下丘脑发生明显的老化改变,细胞受体的数量减少,反应减退,与神经内分泌调控有关的酶合成功能减退,神经递质含量及代谢改变等,这些改变影响了其他内分泌腺的功能及多种代谢,使机体的新陈代谢减慢及生理功能减退,从而引起衰老和死亡。

（2）免疫理论:Wiliond 于 1962 年提出了免疫理论。该理论认为,发生老化的基础是免疫系统功能的逐渐下降,老化不是被动耗竭而是由免疫系统介导的主动的自我破坏。主要依据如下。①老化过程中免疫功能逐渐降低。如胸腺随年龄增长而逐渐萎缩,使 T 细胞数目减少且功能下降,对微生物、病原体等的抵抗力降低,机体容易患病等。②自身免疫在导致老化过程中起着重要作用。老化过程中,T 细胞功能低下,不能有效抑制 B 细胞,导致自身抗体产生过多,使机体自我识别功能障碍,从而诱发一些严重疾病,加剧组织的老化。如老年人常见的风湿性关节炎被认为是免疫系统自身攻击的结果。但是,免疫功能降低是否为老化的原发因素有待进一步探讨。

(3)基因程控理论:在诸多老化的生物学学说中,基因程控理论受到了广泛的关注,也研究得比较充分。基因程控理论于 20 世纪 60 年代由 Hayflick 提出。该理论认为,生物体的老化恰如计算机编码的程序控制一样,是在基因控制下,按照预定的程序进行的。生物的最高寿命呈现种属特异性,表明存在着影响基础衰老速率和长寿的种属特异性基因。该理论常用来解释不同种类的生物有不同的寿命。尽管高等动物的衰老与各种病理情况的逐渐积累有关,但是至少是有部分是受遗传的控制的,如家族性高胆固醇血症。

(4)端粒-端粒酶假说:1973 年苏联科学家 Olovnikov 提出了老化的端粒-端拉酶假说。端粒是真核生物染色体末端由许多简单重复序列和相关蛋白组成的复合结构,具有维持染色体结构完整性和解决其末端复制难题的作用。端粒酶是一种逆转录酶,由 RNA 和蛋白质组成,以自身 RNA 为模板,合成磁检重复序列,加到新合成 DNA 链末端。该假说认为,细胞在每次分裂过程中都会由于 DNA 聚合酶功能障碍而不能完全复制它们的染色体,最后复制的 DNA 序列可能会丢失。因此,细胞每有丝分裂一次,就有一段端粒序列丢失,当端粒缩短至一定的长度时,便不能再维持染色体的稳定,细胞就开始衰老甚至死亡。研究表明,老年人的端粒与青年人的端粒相比明显缩短,可见端粒长度与细胞寿命存在着一定的相关性。尽管大量试验说明端粒、端粒酶活性与细胞衰老及永生有着一定的联系,但是许多问题用该假说还不能解释。

(二)老化的生物学理论与护理

1. 理论共识 老化的生物学理论主要研究和解释老化过程中生物体的生理改变的特性和原因,尽管目前仍没有一种理论可以全面阐述人体老化的机制,但以下观念已形成共识。①生物老化影响所有有生命的生物体;②生物老化是随着年龄的增长而发生的自然的、不可避免的、不可逆的以及渐进的变化;③机体内不同器官和组织的老化速度各不相同;④生物老化受非生物因素的影响;⑤生物老化过程不同于病理过程;⑥生物老化可增加个体对疾病的易感性。

2. 对护理实践的影响 老化的生物学理论可帮助护理人员正确认识人类的老化机制,在护理实践活动中更好地服务于老年人。如在对老年人进行健康评估时,正确判断体格检查和实验室检查结果,既要考虑疾病引发的改变,也要想到生理老化所致的改变。如正常老年人可出现碱性磷酸酶轻度升高,但中度升高则应考虑为病理状态。

护理人员可借助各种生物老化理论,结合不同个体的生理心理表现、生活经历及文化程度,指导老年人正确面对老化甚至死亡,让老年人了解到老化与死亡是不可避免的,人不可能"长生不老"或者"返老还童"。同时,在疾病护理及健康宣教的过程中,护理人员也可以借助这些理论,解释老年人一些生理改变及疾病发生的原因。如应用分子交联理论解释动脉粥样硬化的原因,以及应用免疫理论解释老年人对某些疾病易感性的改变。

二、老化的心理学理论

老化的心理学理论重点研究和解释老化过程对老年人的认知思考、心智行为与学习动机的影响。目前没有一种心理学理论专门研究和解释老年期的特有现象,较多应用于老年护理研究与实践的心理学理论主要有人格发展理论和自我效能理论。这些理论可以帮助护理人员理解老年人的心理特点及其对健康的影响,制订出更为合理的"以人为中心"的而非单纯"以疾病为中心"的护理计划。

(一)理论阐释

1. 人格发展理论 人格是指人与人之间在心理与行为上的差异。

(1)弗洛伊德的人格发展理论:弗洛伊德于 19 世纪末 20 世纪初创立了科学心理学史上的第一个人格

心理学体系,即精神分析,又称发展理论。弗洛伊德认为,婴幼儿期是人格发展的最重要阶段,一个人长到6岁时,其人格的基本模式就大致形成了。他强调婴幼儿期的生活经验对人格发展的重要意义,认为一个成年人的人格适应问题,追根溯源常可以从其童年生活中找到原因。他主张人格发展经历5个阶段,即口唇期、肛门期、性蕾期、潜伏期和生殖期。这一理论至今在老年护理实践中仍有应用,如用回归口唇期来解释老年痴呆病人的"异食癖"行为问题。

不过弗洛伊德的理论忽略了人格发展的终身性。20世纪30年代,出现了以霍妮、弗洛姆和埃里克森等人为代表的美国新精神分析,他们的理论虽侧重点不同,但有一个基本共同点,即重视自我在人格结构中的作用,强调社会文化因素对人格形成发展的作用。其中埃里克森提出的以自我为核心的人格发展的心理社会理论在老化的研究和实践中应用最为普遍。

(2)埃里克森的人格发展理论:埃里克森认为人格是终身发展的,人格的发展必须包括机体成熟、自我成长和社会关系三个不可分割的过程。每一过程必须以其他两个过程为前提,在不断交互作用中向前发展。因此,根据这三个过程的演化,他将人格发展从出生到死亡分为8个主要的阶段:婴儿期、幼儿期、学龄前期、学龄期、少年期、青年期、成年期和晚年期,表明一个完整的过程。

埃里克森创造性地提出了人格发展的后三个阶段,描述了人格的终身发展过程。他认为,老年期的任务是发展自我整合,否则会出现绝望。他认为老年人在此期会回顾自己过去的经历,寻找生命价值,以便接受渐进死亡的事实。老年人会努力达到一种整合感,一种生命的凝聚及完整感。若未达成,则会感到彻底的绝望。自我整合也是接纳生命的意思,这是前7个阶段的成熟期,包含完整的意思,表示能以成熟的心灵和威严,不畏惧死亡的心态来接纳自己,进行自我肯定,也意味着对过去所发生的事件不心存懊悔,且对未来的生活充满乐观和进取的心态,学会面对死亡。

绝望是接纳生命的反面,是指个体在老年期觉得其一生不如意,但时间又太匆促,没有机会重新选择可以接受的生活,以后也不会有什么值得追求的,而充满失望和无力感。埃里克森认为绝望之所以发生,是由于心智不够成熟,而成熟的心智是建立在生命的各个发展阶段心理危机任务的完成上的。因此,老年人能否成功自我整合和其人生早期发展任务的成功与否有关。老年人的发展危机,常常也是其个人所经历的许多心理社会危机的顶峰。

(3)Butler的怀旧治疗:1963年Butler根据埃里克森的人格发展理论提出了怀旧治疗的设想。怀旧治疗又称回忆疗法,现已作为一种有效的护理干预措施被护理措施分类(NIC)系统收录,成为老年护理专科领域的核心措施之一。定义:运用对过去事件、感受和想法的回忆,以促进人们改善情绪、提高生活质量或适应目前环境的目的。

怀旧治疗可分为基本层次和深入层次两种。①基本层次的怀旧:着重于鼓励老年人重温过去的事件和经验,重新感受该事件带给他们的喜怒哀乐;鼓励老年人与他人分享这些经验,以增进彼此了解,强化相互关系。②深入层次的怀旧:即"人生回顾",主要通过帮助老年人回忆过去的人生困难或挫折,协助他们接纳自己的过去,确认自己一生的价值,从而能坦然面对将来的死亡。

Butler认为怀旧是老年人回顾人生的正常方式,老年人回顾是不断地回溯过去的人生体验,重新回忆过去尚未解决的矛盾冲突。如果老年人成功地将这些矛盾、冲突、恐惧等重新整合起来,对其人生将会具有很重要的意义。由于老年人习惯于通过回忆过去,使用熟悉的知识技能和思维方式来培养稳定的行为模式以应对老化,而怀旧治疗通过分析和评价的观点来回顾过去,帮助老年人达到自我整合,并将过去的生活视为有意义的经验,从中获得人生的满足感及自我肯定。

2. 自我效能理论　　自我效能理论由美国心理学家、社会学习理论的创始人班杜拉于1977年提出。1986年,班杜拉在其著作《思想和行为的社会基础》中,对自我效能做了进一步的系统论述,使该理论的框架初步形成。自我效能是社会学习理论框架中的一个核心概念,是个体对自己执行某一特定行为的能力大小的主观判断,即个体对自己执行某一特定行为并达到预期结果的能力的自信心。

班杜拉认为,人类的行为不仅受行为结果的影响,而且受个体对自我行为能力与行为结果的期望的影响。他发现,即使个体知道某种行为会导致何种结果,但也不一定去从事这种行为或开展某项活动,而是首先要推测自己行不行?有没有实施这一行为的能力与信心?这种推测和估计的过程,实际上就是自我效能的表现。所以,人的行为既受结果期望的影响,更受自我效能期望的左右,自我效能是人类行为的决定性因素。

自我效能被广泛应用于理解人的健康行为和促进行为改善方面。班杜拉自己也对自我效能对健康行为的影响进行了大量的研究,认为自我效能感可以直接通过影响健康目标、结果预期、社会结构性的健康行为促进和妨碍因素而间接影响人的健康行为。

提高自我效能作为一种有效的护理干预措施,已被护理措施分类系统收录,成为老年护理专科领域的核心措施之一,它被定义为"增强个人对执行健康行为能力的自信心"。老年人由于年龄增长及生理性老化现象的出现,与青年人相比,其自我效能感显著下降,特别表现在记忆和学习等方面。这种自我效能感的下降,会直接或间接影响老年人的健康行为习惯或疾病康复的信心。例如,有些老年人因为对自己的体能耐力缺乏信心,而不愿意参加户外活动;而另一些老年人可能因为记忆力下降、反应力减弱,不愿与他人交往,刻意减少外出及活动。在日常护理工作中,护士可以以自我效能理论为指导,分析影响老年人有效活动的原因,并有针对性地设计能够促进老年人活动的干预项目。

(二)老化的心理学理论与护理

根据老化的心理学理论,护士在为老年人提供服务时,不仅要关注老年人各脏器、结构及其生理功能的退行性改变,还应关注老年人的心理健康问题。老化的心理学理论作为临床实践活动的指南之一,为护士提供评估心理健康的方向,指导健康问题的分析与诊断,帮助制订科学合理的护理计划,指导护理效果的评价。

人格发展理论已被广泛应用于老年护理研究及实践之中。既可以应用弗洛伊德的人格发展理论来解释老年痴呆病人的某些"返老还童"的行为问题,也可以用埃里克森的人格发展理论理解普通老年人的思想及行为,协助老年人完成生命的总结回顾,在出现发展危机的时候提供适当护理支援,使老年人成功自我整合,坦然面对老化甚至死亡。

在护理实践中,护理对象的主动参与是干预成败的关键。自我效能理论提示在老年护理评估和计划时,必须审视所制订的策略和措施是否适合老年人的个体需求,如何增强老年人执行健康行为以及接受治疗或护理干预的信心。通过评估老年人的自我效能水平,分析影响自我效能的主要因素,有针对性地提出提高老年人自我效能水平的干预措施,以此来提高护理服务的质量,对临床护理工作具有积极的指导意义。

三、老化的社会学理论

老化的社会学理论主要研究、了解及解释社会互动、社会期待、社会制度与社会价值对老化过程适应的影响。标志性的理论有隐退理论、活跃理论、次文化理论、交换理论、现代化理论、社会环境理论、年龄分层理论和持续理论等。与护理活动关系较为密切的有隐退理论、活跃理论、持续理论和次文化理论。

(一)理论阐释

1. 隐退理论 隐退理论(disengagement theory)于 1961 年由卡明(E. Cumming)和亨利(W. Henry)提出。该理论认为社会平衡状态的维持取决于社会与老年人退出相互作用所形成的彼此有益的过程。这一过程是社会自身发展的需要,也是老年人本身衰老的必然要求。隐退理论的前提:①隐退是一个逐渐进行的过程;②隐退是不可避免的;③隐退是双方皆感满意的过程;④所有社会系统都有隐退现象;⑤隐退是一种常模。

该理论认为,老年期不是中年期的延续,老年期有自身的特殊性,老年人逐步走向以自我为中心的生活,生理、心理以及社会等方面的功能也逐步丧失,与社会的要求渐渐拉大距离。因此,对老年人最好的关爱应该是让老年人在适当的时候以适当的方式从社会中逐渐疏离,不再像中年期或青年期那样拼命奋斗。此外,一个社会要保持持续的发展,就必须不断地进行新陈代谢。进入老年社会,就像选手将接力棒交给下一个选手一样,自己从社会中隐退,这是成功老化所必须经历的过程,也是一种有制度、有秩序、平稳的权力与义务的转移。这个过程是促进社会进步、安定、祥和的完善途径,也是人类生命世代相传,生生不息的道理。此理论可用于指导老年人适应退休带来的各种生活改变。

该理论的缺陷是很容易使人将老年人等同为无权、无能、无力的人,使社会对老年人的漠视合情化、排斥合法化、歧视合理化。

2. 活跃理论 活跃理论(activity theory)又称活动理论,1961 年由 Havighurt 提出。其主要观点是老年期是中年期的延伸,主张老年人应与中年时代一样从事社会上的工作及参与社会活动。而且,社会活动是生活的基础,对各个年龄阶段的人来说都同样重要。对于老年人而言,社会活动尤为重要,是老年人认识自我、获得社会角色、寻找生活意义的主要途径。老年人生理、心理和社会等各方面的健康均有赖于继续参加社会活动。

Havighurst 等于 1963 年、1968 年发表的美国堪萨斯州成年人生活研究中指出,参加志愿者组织、教堂等各项社会活动的老年人,能够显示多元且丰富的创造性角色和自我定位。其研究结果支持活跃理论的观念,即高龄者若能积极参与社会活动,将可满足其心理及社会层面的需求,并增进生活适应与生活满意的程度。在现实生活中也不难发现老年人常常有一种"不服老"的感觉,一些老年人常常有急迫"发挥余热"的冲动。以活跃理论的观念来看,老年人在心理和生理上仍有继续参加社会活动的需求与必要,只有持续参与社会活动,才能保持身体健康,获得人际关系,以提升生活品质。这一理论可以帮助护理人员在照护老年人的过程中更好地理解老年人的需求。

活跃理论亦有一定缺陷,即没有注意到不同老年人之间的个体差异,不同的老年人对社会活动的参与要求是不同的;同时也没有注意到年轻老年人与高龄老年人的差别,这两个年龄组的老年人在活动能力和活动愿望上差别都是很大的,不可一概而论。

3. 持续理论 持续理论(continuity theory)是从 Havighurst 等关于美国堪萨斯州成年人生活研究中发展出来的理论,由 Atchley 正式提出。持续理论较活跃理论更加注重老年人的个体性差异,它以个性研究为理论基础,主要探讨老年人在社会文化约束其晚年生活的行为时,其身体、心理及人际关系等方面的调适。

该理论认为,随着年龄增长,个体面对老化会倾向维持与过去一致的生活形态,并积极寻找可以取代过去角色的相似生活形态与角色,这是老年人于环境中维持老化适应的典型方式。如果一个人在成熟阶段有稳定坚定的价值观、态度、规范和习惯,就会将这些融入其人格与社会适应中。

因此,老年期只要延续中年期的爱好、习惯,或者寻找一些替代性的活动以代替失去的或改变的角色,即能获得成功的老化。老年人退休后,会产生过多的空闲时间,根据持续理论的观念,老年人仍然具有参与社会活动的需求,如果能以社会参与来填补失去的角色,将能持续拥有活跃的生活方式,减少孤寂,享有充实愉快的晚年生活。

4. 次文化理论 老年次文化理论(subculture ofaging theory)于 1965 年由美国学者罗斯提出。该理论更加关注已经离开工作岗位的老年人。与活跃理论观念不同的是,它认同老年人不再有中年期的理想与行为,认为老年人群会发展出独特的老年次文化。

老年次文化的形成是由于老年人客观存在以及主观感受到身心衰退,生理与心理适应新环境的能力不如年轻人,不可能与年轻人共同活动,故老年人之间会形成自己的人际圈。随着个人心态变化和人际圈的形成,他们有自己的话题和共同的观念、态度、行为,而这些又与其他年龄人群的行为规范和想法不同,因此形成老年次文化。由于属于同一类属,不仅容易吸引彼此产生互动,在互动的模式中也能轻易地发展出相互依赖的关系,对于原有角色的丧失(如退休),又被隔离于主流文化外的老年人而言,这种同一文化的团体是最能让他们获得认同及支持的地方。目前许多老年组织的成立,如我国的老年大学、老年人活动中心、老年人俱乐部等,其目的就是给老年人提供彼此互动的机会。基于共同的特质和兴趣形成的次文化体系,依赖同一文化团体的群体力量以维护老年人的自我概念和社会认同,并在相互认同和支持的互动模式中,增进自我肯定与精神生活的满足。

强调老年次文化在一定程度上可能唤起社会对老年这个特殊群体的关注,不过,由于老年人本身已经与主流社会产生了疏离,如果过分强调老年次文化,也可能会将老年人进一步从主流社会推开,加剧老年人与主流社会的疏离感。

（二）老化的社会学理论与护理

1. 对护理工作的影响　老化的社会学理论帮助护士从"生活在社会环境中的人"这个角度看待老年人，了解老年人生活的社会对他们的影响。在老化的社会学理论中，影响老化的因素有人格特征、家庭、教育程度、社区规范、角色适应、家庭设施、文化与政治经济状况等。在社区护理实践活动中，护理人员可应用社会学理论协助老年人度过一个成功愉快的晚年生活。

2. 对护理实践的指导

（1）根据隐退理论：护士需注意评估那些正在经历参与社会活动减少的老年人，提供适度的支持和指导，以维持其平衡。

（2）根据活跃理论：要求护士辨别那些想要维持社会活动角色功能的老年人，并评估其身心能力是否足以从事某项活动，帮助老年人选择力所能及且感兴趣的活动。

（3）根据持续理论：可帮助护士了解老年人的人格行为，也建议护士评估老年人的发展及其人格行为，制订切实可行的计划，协助老年人适应这些变化。

（4）根据次文化理论：可以使护士认识到老年人拥有自己特有的生活信念、习俗、价值观及道德规范等文化特征，护理工作中应该充分利用次文化团体和组织的群体支持和认同，促进老年人的适应及成功老化。

总之，在研究、认识和应用老化理论的同时，要注意时代的意义、文化的差异以及学术的发展和进步。护士不仅要了解老化的相关理论，还必须知道各种老化理论的适用范围和局限性。在以理论指导老年护理实践时，要根据具体情况灵活应用，面对不同的个体可能需要使用不同的理论。此外，护士也要不断收集资料验证各种理论的实用性，通过实践使理论不断充实、完善。

四、相关护理理论和模式

在老年护理实践中，除了可以借鉴上述生物学、心理学和社会学的老化理论外，还可以应用护理理论家和研究者所创建的护理理论，帮助了解老年人所面临的生理、心理及社会层面的变化，指导观察、评估和处理老年人的健康问题。在 20 世纪 60—70 年代，护理理论家已经探究了护理实践中的一些重要理论与模式，如自护理论、适应模式、整体人学说及达标理论等。这些护理理论与模式虽不是老年护理领域特有的，但在老年护理实践中应用广泛，值得学习。在老年护理实践中应用较多的是疾病不确定理论和慢性病轨迹模式。

（一）疾病不确定理论

疾病不确定理论于 1988 年由美国护理学者 Mishel 提出。该理论主要用于解释人们如何应对有生命威胁的慢性病。由于大多数癌症病人是老年人，且癌症病人在医院多科室及社区均有分布，因此理解该理论对于护士十分重要。

该理论的假设主要针对人们在认知方面对疾病的反应，特别适用于个体不能明确疾病相关事件的意义的时候。不确定感本身是中性的，但个体对信息的评价和对其赋予的意义却可以是正面的或者负面的。起初 Mishel 认为人们能够适应并回到疾病前的状态。但研究发现，大多数人们在面对疾病的经历中采取了一种新的生活观念，疾病成了改变的催化剂。

根据该理论，当源于癌症治疗的症状不能被理解时，不确定感就会产生，而这种不理解往往源于这些症状是未被预料的或病人缺乏相关信息。癌症生存期间的不确定感对病人而言是一种忍耐的经历，常伴随情感沮丧和对癌症复发的恐惧。因此，在护理中，及时向病人提供相关信息，如有关治疗会出现的症状、出现时间、程度以及持续时间等，将会帮助病人更好地理解症状，从而降低病人的不确定感。

（二）慢性病轨迹模式

慢性病轨迹模式由 Corbin 和 Strauss 在 1991 年提出。该模式的中心概念是疾病过程或轨迹，描述了大多数慢性病病人所经历的一般疾病过程，以及在疾病历程各阶段中病人的常见表现。这一模式为专业人员帮助病人适应及应对疾病带来的挑战，进行护理评估以及护理干预提供了指导。由于慢性病在老年人群中十分普遍，因此，对护士而言，理解老年人在整个疾病过程中如何应对非常重要。

对病人个体而言,慢性病过程代表了一种失能性疾病的累积效应,其中包括生理症状以及疾病对病人心理、社会层面的影响。此模式的建立主要基于以下假设:虽然慢性病病人经历疾病的过程是各自不同的,但相对于健康状况的改变以及对干预的需求有共同的阶段性。

该模式将病人经历的疾病全过程分为前轨迹阶段、始发阶段、稳定阶段、急性阶段、逆转阶段、危机阶段、不稳定阶段、下降阶段和临终阶段。某些阶段可交叉反复出现,比如病人可由稳定阶段突然进入危机阶段,经急救后又恢复至稳定阶段。不同阶段的病人的表现描述见表1-12。

表1-12 慢性病轨迹不同阶段病人的表现描述

阶 段	描 述
前轨迹阶段	疾病发生前;预防阶段;无症状和体征出现
始发阶段	有症状和体征出现;疾病被诊断
稳定阶段	经治疗疾病或症状得到控制;病人可维持每日活动
急性阶段	疾病活动期伴有严重而不能解除的症状或并发症;需要住院治疗
逆转阶段	逐步回归至可接受的生活方式
危机阶段	威胁生命的情况出现;需要急救服务
不稳定阶段	疾病或症状不能得到控制;不断寻求稳定的治疗方案,正常生活受到干扰,无需住院治疗
下降阶段	生理、精神状态逐渐恶化;伴随不断增加的各种失能及各种症状出现;每日活动不断变化
临终阶段	不得不放弃日常生活兴趣和活动,让其平静离开人世

基于上述不同阶段,护士可以有针对性地制订目标。①在前轨迹阶段:协助病人改变态度及生活方式以促进健康及预防疾病。②在始发阶段:协助观察识别早期症状,促进早期诊断及治疗。③在稳定及逆转阶段:可通过促进病人对治疗方案的依从性,使病人在失能限制下能够维持最高功能水平。④在急性及危机阶段:以确保病人的生命安全为首要目标,按照护理问题的轻重缓急排列优先顺序,促进危机尽早解除及恢复稳定状态。⑤在不稳定阶段:协助病人更好控制那些干扰其日常活动的症状。⑥在下降及临终阶段:协助病人维持自我感知觉,以及接受姑息治疗,协助病人制订健康照护计划,以确保愿望实现。

据国内报道,80%左右老年人患有慢性病,随着老龄化问题的日益严峻,无论是在医院还是在社区工作,护士均会面临越来越多的老年慢性病病人的护理问题,而慢性病轨迹模式描述了慢性病病人不同阶段的特点和需求,对护士评估病人及制订护理计划均有很好的指导作用。

思考题

(1) 针对病人的慢性病轨迹模式护士应制订哪些目标?

(2) 老化的生物学理论、心理学理论、社会学理论有哪些?

(王菊子 曲丽娜)

第四节 老年护理管理

一、老年护理管理概述

(一) 护理管理概念

护理管理是通过计划、组织以及对人力、物力、财力、时间、资源进行指导和控制,以达到为病人提供有效而经济的护理服务目的。护理管理不仅是一门科学,同时也是一门艺术,在日趋复杂的医学护理环境中,审慎观察,及时发现问题、解决问题,总结经验,有效践行护理管理的科学性、人本性和安全性原则,是提高老年病人护理管理效率,保证、协调老年护理工作的关键。

（二）老年护理管理对象

无论是医院、社区护理还是居家、养老护理,老年护理管理都有面大、内容复杂的特点。护理管理主要包括管理主体和管理客体。管理主体包括专业技术人员、医技人员和工勤人员,应调动所有人的工作积极性,提高护理水平;管理客体包括老年人及其家属、资金、设备、材料、仪器等物资、运转机制、环境等。无论是主体还是客体,都要保证服务质量,及时发现和解决问题。因此,老年护理管理是老年人服务工作中的重要内容之一。

（三）老年护理管理需加强建设

1. 建立统一的老年护理行业管理规范 在老年护理分级管理、质量管理、风险管理、收费规范管理等方面建立统一的行业管理规范。培育老年护理学术组织,加强行业规范的研究,促进行业规范实施,逐步建立和完善行业监督、行业自律体系。

2. 提升老年护理管理队伍素质 老年人有其自身的心理、生理特点,老年护理服务需要以老年护理专业的知识、经验和理念等作为基础条件来经营。应有意识地建立管理者资质准入制度,引进竞争机制,对管理队伍进行培训、提高,有计划地培养一批年轻的专业化管理队伍,逐步引导养老机构和机制的规范管理。

3. 稳定养老护理队伍 注意提高老年护理工作者的满意度,完善老年护理队伍职称评审体系,稳定老年护理队伍,确保老年护理队伍的建设和服务质量全面提升,提高工资待遇,提供专业发展机会,以稳定养老护理服务队伍;对老年护理工作进行监督、对工作人员进行考评、对工作质量进行评估,不断提升老年人服务与管理水平。

（四）老年护理管理设计与管理

1. 完善管理体制和岗位 建立不同老年护理岗位设置和岗位工作职责,主要内容包括工作概要,上下级关系,工作职责,工作标准,规范对护士教育、技能、经验和体能等方面的要求;建立老年护理岗位设置的管理实践模型,涉及医院、养老机构、社区、居家等方面;建立社区老年护理岗位设置及原则、星级护士岗位职责、个人与岗位共同发展的能级进阶培训体系,改变工作行为,提高团队实力。

2. 完善岗位能力考核方法 制订不同老年服务岗位护士的能力考核方法;制订社区老年护理考核和能力评价标准;建立与社区老年护理岗位及人员对应的系列管理制度,实现社区老年人服务体制机制的科学管理。

3. 建立设置信息化管理系统 以医院或社区基本信息化建设为依托,建立社区老年护理相应的管理系统,按主题内容模块进行调研设计、研究论证及具体实施,让社区的每一位老年人都在信息化管理系统中,从而更具体的服务到每家、每一位老年人。

4. 建立质量建设标准 完善并形成社区老年人专项管理流程及行业标准,突出社区老年护理特色;在训练内容、培训方式、训练模式和能力提升方面进行创新,形成护理训练特色,引领老年护理全面建设与发展。

5. 建设保障体系 加强团队人员保障,如老年临床护理管理、老年社区管理、老年护理教育、老年护理科研、老年护理学科建设及护理团队建设;加强规章制度保障,如建立专项规章制度,培育和规范老年服务及护理市场。

（五）老年护理风险管理

1. 风险管理 风险是指可能发生的危险。护理风险是一种职业风险。老年人生理机能退化及疾病的多发性、复杂性、突发性、猝死率高等特点,使得老年人成为护理风险管理的高危人群,老年护理风险管理目的在于提高效率、降低成本、降低风险发生率、减少护患忧虑心理,提高老年人群体护理水平,承担社会责任。

2. 风险的识别

（1）熟悉预案：树立以安全为首的工作原则，将安全管理置于第一位，特别是在节假日、夜班等重点时段单独值班的护理人员，应熟悉重点制度、紧急预案等。

（2）做好标记：医院要落实分级护理制度，准确评估住院老年病人不安全因素，为高危人群做好标记，时刻警惕；社区护理工作者要熟悉社区内老年群体的基本情况，便于意外发生时能及时并有针对性地处理。

（3）避免风险因素：包括人为因素和系统因素。人为因素主要是护理人员风险意识和抗风险意识不强、专科基础知识不扎实、专业技术不过硬、经验不足等；系统因素主要是管理机制不完善，如规章制度、工作流程、服务环境、设备缺陷等。

（4）正确评估：根据所面临的情况，通过准确的定性评估、定量评估和综合评估，对风险的等级、可能发生概率、严重程度等做出正确评估，以更好地预防风险的发生。

3. 建立完善管理制度 建立完善的社区护理管理网络系统，严格做好监控工作，及时发现、完善安全管理上的缺陷、漏洞；建立完善的不良事件相关管理制度，如差错管理、应急预案等制度；建立老年人安全管理规定，做好安全评估与指导教育；合理调配人力资源，防止发生不合理调动或编制制度缺陷而引发不安全事件。定期对工作中存在的护理缺陷进行分析，查找控制护理风险的方法，以提高护理人员的风险意识及应对能力。

4. 提高护士管理意识 护士应明确护理对象的特殊性，在确定有不安全因素存在后，应及时与病人家属说明相关规定、注意事项等；应定时进行安全巡视，特殊情况增加巡视次数，做好保护性预防措施，尽量减少危险的发生；定期进行教育培训，增强法律意识、防范能力。

5. 加强宣教 主管护士应熟悉周边环境、设施，便于处理突发情况；根据老年人病情及个体差异，给予个性化的宣教与指导，避免不安全事件发生；对老年人及其家属或陪护实施安全教育，实现有效的安全管理；指导老年人穿防滑鞋、紧急情况的联系方式及处理方式等，记录与其家属联系的有效方式。

6. 重视环境管理 老年人生活周围设施要符合老年人的生物、心理变化要求；保持地面干燥、整洁，避免滑倒或摔倒；尤其注意老年人群体中易发生意外的特殊个体，如对自己健康过分自信的、对各种提醒不屑一顾的老年人。

7. 风险处理 针对经过风险识别、风险评估后的风险问题采取措施。常用医疗风险处理策略如下。

（1）目标管理：认真落实和完善各项规章制度，细化工作内容，落实工作责任制，实行目标管理。

（2）提高素质：老年人生理及心理的特殊性，要求护理人员具有较强的应急能力，灵活妥善处理各种突发事件；培养和增强护理人员工作中的预见性能力，满足病人安全、治疗、护理等各方面的需要。

（3）风险转移：事前预测和控制风险的有效手段，采取一定的方式或手段，将可能发生的风险全部或部分去除。如通过优良的服务、良好的沟通技巧化解护患冲突的风险；通过购买附加医疗意外保险等方法减少相应的经济损失等。

（4）风险自留：医院自己承担医疗风险所造成的部分或全部损失，这是目前我国大部分医院采用的风险管理方法。老年社区护理工作中可酌情参考其方法，以规范工作流程，减少经济和社会效益损失。

8. 效果评价 定期对老年护理管理风险处理手段的适用性和效益性进行分析、检查、修正和评估，为老年社区风险管理的下一循环周期提供依据。看风险处理方案是否最佳、风险管理效益是否良好。

二、护工管理

（一）护工的概念

护工是在医疗资源或养老照护人员不足的情况下照护老年人的补充或替代人员。通常将各医疗机构、老年护理院、社区卫生中心、社会福利院、养老院等机构中，承担照料、陪护老年人或病人的人员称为护工。其工作内容是替代病人家属做好病人的生活照料和陪护，配合医疗机构医护人员及管理人员做好必要病情和基本状态观察，服务好生活不能自理的病人，使他们得到良好的生活和治疗保障。

（二）护工聘用形式

目前常用的聘用形式，包括病人家属聘用、病区代管、护理家政公司管理、员工制聘用等。

（三）护工培训与管理

1. 熟悉法律法规 法律法规是护工最重要的培训内容。如《医疗机构管理条例》《中华人民共和国侵权责任法》《医务人员手卫生规范》《医院隔离技术规范》《医院感染管理办法》《医疗废物管理条例》等。

2. 技术操作要求 护工主要是照护老年人或病人的生活需求，不可以超越范围进行治疗性护理技术操作。护工应掌握的操作项目大致有七步洗手法、口腔清洁、皮肤清洁、为病人床上洗头、协助进食、协助病人翻身、安全移动、排泄照料等。管理者应从源头上规避护工超范围操作的风险。

3. 突发事件应对 老年人或病人随时可能发生跌倒、烫伤、猝死等突发意外情况，要注意培训护工具备应对突发情况的知识与能力。同时应培训照护中如何避免意外发生的知识和技能，如跌倒的预防、海姆立克急救法，如何预防烫伤、猝死的先期判断等。

4. 落实岗前培训 落实岗前培训制度，按照"理论培训-操作培训-双考核-实习-综合考核-上岗"的流程进行；培训内容包括职业道德基本知识、老年护理基础知识、相关法律法规基础知识、老年人或病人护理基本技能，如饮食护理、睡眠护理、排泄护理、清洁护理、冷热应用和最基本的康复护理操作等。

5. 强化在职培训 除了岗前集中培训考核外，还要坚持工作过程中的培训和考核，每月月初制订月培训重点内容，包括两部分内容：一是法律法规、规章制度的理论部分；二是根据《护工工作每月考核重点》的考核结果，进行"对症"培训和考核。此外，在重大活动、节假日前以及疫情管理期间，根据各个上级部门的要求，进行有针对性的培训，以政治敏锐性、人身安全、财产安全、消防安全、疫情管理为主要内容。

6. 分级分层培训 根据护工的工作年限和工作能力，由年长护工或专业护士进行分级、分层培训和管理，如师带徒教学模式、手把手教学、全体护工整体培训、利用个体查房重点培训、专题针对性培训等。

（四）护工岗位管理

1. 内容 加强护工队伍建设，培养整体素质高、操作技术好、职业操守棒、遵纪守法、自律奉献的护工队伍；教育护工学习和运用老年人权益保障法等相关知识，能够维护老年人合法权益和自身权利；教育和培训护工安全防护、环境保护、居家整理、消毒隔离、消防安全等知识；把护工执业须知、服务礼仪、个人防护知识，尤其是要把爱工作、爱岗位、尊重服务对象的基本素质列为对护工日常考核的主要内容。

2. 方法 不断完善各项基本制度、操作流程，每年集中学习 2 次，使护理行为有章可循；每月有重点项目检查和随机抽查，坚持每个房间或病室、每位老年人或病人都要查，做到公正公平；通过月会、考核会，借鉴他人事例进行全体教育，发生问题及时教育，绝不过夜；建立"护工工作质量动态"留言本，让全体医生、护士共同参与，使护工的工作状态有 24 小时追踪；与病人及其家属多渠道沟通，在院了解、出院回访，及时反馈护工质量，听取合理的护理要求，使护理质量不断提高。

三、社区、居家护理与管理

（一）社区护理

社区护理是综合应用护理学和公共卫生学的理论与技术，以社区为基础、以人群为对象、以服务为中心，将医疗、预防、保健、康复、健康教育、计划生育等融于护理学中，并以促进和维护人群健康为最终目的，提供连续性的、动态性的和综合性的护理服务。

和笼统的社区护理相比，老年社区护理工作目的更明确，针对性更强，工作更具体，要求更清晰。在未来的社区护理中，老年社区护理将会成为整个社区护理工作内容的核心的工作、重中之重的工作。

（二）居家护理

居家护理是指社区护士直接到老年人或病人家中，为居住在家庭的老年人、病人、残障人员、精神障碍者提供连续、系统的基本护理服务。使其在家中不仅能享受到专业人员的照顾，还能享有正常的家庭生活，减少其家属照顾的来回奔波，节省医疗和护理费用。

居家护理主要有两种形式,即家庭病床和家庭护理服务中心。

1. 家庭病床　家庭病床是以家庭作为治疗护理场所,设立病床,使老年病人在熟悉的环境中接受诊疗和护理,最大程度地满足其社会医疗护理要求,是医院住院服务的院外补充形式,也是社区卫生服务的一种重要形式。

2. 家庭护理服务中心　家庭护理服务中心,是为家庭中需要护理服务的人提供护理的机构。目前我国一些看护服务公司借鉴发达国家的经验与做法,推出了专业的居家护理试点机构,聘请具有丰富临床护理经验的护理人员,为居家病人或老年人提供病情观察、生活照料、合理用药、居家安全指导、老年常见病护理、康复护理等专业居家护理服务。

（三）社区、居家老年护理的重点人群

1. 高龄老年人　高龄老年人大多体质较弱,常同时患有几种疾病,易出现系统功能衰竭。因此,服务所需时间也较其他人群长,服务内容也往往更为复杂,对医疗、保健和护理的需求量大、质量要求也更高。

2. 独居老年人　独居老年人群体目前也是为数不小的群体,高龄者很难独自外出看病。由于独居,一旦发生意外也不易及时被发现。因此,保持联系、定期巡诊、送医送药上门、开展社区家庭护理是非常必要的。

3. 丧偶老年人　丧偶老年人群体人数随年龄增加而增加,他们的孤独感和心理问题的发生率均高于有配偶者,这种严重"失落"的心理孤独现象对老年人是有害的,尤其是新近丧偶、还未能适应者,常导致原有疾病的加重或复发。

4. 患病老年人　老年人多是同时患有多种疾病,身体状况差,自理能力下降,需要系统治疗。这种情况不但加重了经济负担,更有外出自行购药、自行服药的需求。有的老年人由于无法完成这些日常活动,又不愿麻烦子女或社区,可导致延误治疗护理。因此,社区应做好患病老年人健康检查、健康教育、保健咨询等工作。

5. 新近出院老年人　新近出院的老年人因疾病未完全恢复,身体状况差,需要继续治疗和及时调整治疗方案,如遇到经济困难等不利因素,极易导致疾病复发,甚至死亡。因此,社区保健服务工作者应掌握本区域内近期出院人员的情况并根据具体情况定期随访。

6. 老年精神障碍者　老年精神障碍主要指老年性痴呆。随着老年人数的增加和高龄老年人的增多,痴呆老年人也会增加。重度痴呆的老年人,失去生活自理能力,常伴有营养障碍,加重原有的躯体疾病,使平均寿命缩短。因此,痴呆老年人需要的社区保健服务明显高于其他人群,应引起全社会的重视。

（四）社区、居家护理的目标

1. 提高自我照顾能力　老年人通过持之以恒的身体锻炼、合理的营养,尽可能长地维持自理能力;而伤残老年人则可通过康复治疗,借助适当的辅助工具恢复自理能力。

2. 延缓恶化和延缓衰老　通过正确治疗和护理老年病人、稳定病情及预防并发症,延缓病情的恶化和功能的快速衰退,尽可能延缓其衰老的速度。

3. 提高生活品质　通过协助老年人参加各种活动,使其在娱乐、社交、精神、情绪及家庭各方面的需要获得满足,以提高他们的生活质量。

4. 保护临终者尊严　对临终老年人给予更多的身体、心理、社会方面的支持和基本的尊严,缓解疼痛,尊重并满足其所提出的需求,增加舒适度,最大限度地减轻其痛苦。

（五）社区、居家护理的内容

1. 心理护理　居家老年人尤其是老年病人,由于病程较长而易出现紧张、焦虑、抑郁甚至绝望心理,社区护士应鼓励老年病人表达内心真实想法,并耐心倾听,帮助老年病人以积极乐观的态度面对生活;与老年病人的亲朋联系,鼓励他们多探望病人;在病情许可的情况下,可带老年病人外出,加强与外界接触。

2. 运动指导　社区护士可根据老年病人病情及耐受情况进行综合评估,指导居家老年人合理运动,改善生理状况,促进机体功能恢复;对于卧床老年病人,应根据病情,指导其在床上进行主动或被动运动,防止肌肉萎缩,促进康复;向居家老年人及其照顾者详细讲解运动方式、时间、量及强度等。

3. 环境指导 整洁、干净的家庭环境能保护和促进健康,社区护士应针对老年病人的家庭环境进行相应的指导。如阴暗潮湿的家庭环境,不但会损害视力,而且增加意外伤害的发生率。因此,应指导家庭采取合适照明措施,保持光线适宜柔和;指导其注意开窗通风,同时避免穿堂风直接吹在病人身上;对残疾且需依赖轮椅的居家老年病人家庭,应指导其进行无障碍家庭环境改造。

4. 营养指导 合理膳食能增进居家老年病人的食欲,改善营养状况,促进机体康复。社区护士应指导居家病人家庭在食物烹饪时选择食物应多样化,粗细、荤素合理搭配,注意平衡饮食,并尽量满足病人的口味,做到色香味俱全,以促进病人食欲。并根据老年人整体健康状况制订适宜饮食计划。

5. 康复训练指导 老年人常常有不同程度的身体功能障碍,社区护士应协调全科团队为病人制订合理的康复训练计划,指导督促病人进行康复训练,防止功能障碍进一步加重。

(六)社区、居家护理管理

1. 人员设置 各级社区卫生服务中心应根据其规模、服务范围和工作量等实际情况,可设总护士长或护士长,护士的数量根据开展业务的工作量合理配备。

2. 健全制度 社区护理管理要强调制度化、规范化管理。在完善一般护理工作制度的同时,加强具有特殊需求的社区护理工作,如家庭访视护理、老年慢性病病人居家护理管理等。

3. 加强监督 社区护理考核与监督评价指标包括:①老年居民的护理服务满意率;②老年居民对护理服务的投诉率;③社区护理差错、事故的发生率;④社区护理服务的覆盖率;⑤空巢老年慢性病病人访视率、居家护理率;⑥家庭护理病历建档率、护理计划与病人实际符合率;⑦社区护士培训率等。

四、网约(签约)护士管理

根据《国家卫生健康委办公厅关于开展"互联网+护理服务"试点工作的通知》(国卫办医函〔2019〕80号)的要求,规范引导"互联网+护理服务"健康发展,保障上门护理服务质量和安全,建立适合实际的"互联网+护理服务"模式。同时结合实际建立完善"互联网+护理服务"相关管理制度和服务规范。

(一)服务前管理

1. 健全制度 "互联网+护理服务"相关制度,包括护理管理制度、医疗质量安全管理制度、医疗风险防范制度、医学文书书写管理规定、个人隐私保护和信息安全管理制度、医疗废物处置流程、居家护理服务流程、纠风投诉处理程序、不良事件防范和处置流程、相关服务规范和技术指南等。

2. 人员要求 国家卫健委试点方案规定,"网约护士"应至少具备五年以上护理经验和护师以上技术职称,能够在全国护士电子注册系统中查询。

3. 队伍建设 鼓励加大"互联网+护理服务"培训投入力度;加强相关创新型人才的培养和利用,积极培养行业发展所需高端人才;健全人才评价体系,加强人才科学管理。

4. 进行首诊评估 医疗机构要对申请"互联网+护理服务"者进行首诊,对其疾病情况和健康需求等进行全面评估。评估后认为可提供"互联网+护理服务"的,可派出具备相应资质和技术能力的护士提供相关服务。

5. 签订知情同意书 医疗机构必须与病人签订知情同意书,明确告知病人服务内容、流程、双方责任和权利以及可能出现的风险等。

(二)服务中及服务后管理

1. 规范护士服务行为 护士在执业过程中,应当严格遵守有关法律法规、职业道德规范和技术操作标准,规范服务行为。

2. 强化考核监督 建立"互联网+护理服务"工作绩效考核制度,纳入护理绩效考核体系,加大考核权重,列入重点督查事项,定期通报并公开工作进展和成效;发挥专家评议、第三方评估等作用,畅通病人投诉举报渠道,通过随机抽查等方式,深入了解"互联网+护理服务"情况,汇聚众智改进服务;完善正向激励机制,对综合评价高、实际效果好的护士按照有关规定予以表彰奖励;建立健全问责机制,对工作开展不力的予以通报,依规进行问责。

（三）风险防范管理

1. 合理应用并保护个人数据 制订用户数据保护标准，对每位用户建立个性化的健康档案，为后续诊疗数据的互联互通提供有效支撑；强化首诊专项评估表、专项知情同意书、专项护理记录的应用；加强个人数据隐私保护。

2. 加强护士安全防范 为防控"网约护士"风险，要事先与病人签订协议和知情同意书；医疗机构要为护士提供手机 App 定位追踪系统，配置护理工作记录仪、一键报警装置；购买责任险、医疗意外险和人身意外险；畅通投诉、评议渠道，一旦出现问题能够有效清晰界定各自责任。

（四）价格和支付机制管理

"网约护士"收费应做到惠民亲民，尤其是公立医院派出的"网约护士"。这项医疗服务针对的是高龄老年人或失能老年人、康复期病人和终末期病人等行动不便的人群，这些病人久受病痛折磨，家庭经济负担往往较重，应参照当地医疗服务收费标准，确定更为合理的收费区间。

五、物流管理学融入护理工作

（一）概念

1. 物流概念 物流是指在合适的时间，以合理的成本，用准确的方式，正确的数量，将物品送到需求的地点，提供给合适的人群使用。

2. 物流管理 物流管理是指在社会再生产过程中，根据物资资料实体流动的规律，应用管理的基本原理和科学方法，对物质活动进行计划、组织、指挥、协调、控制和监督，使各项物流活动实现最佳的协调与配合，以降低物流成本，提高物流效率和经济效率。

（二）意义

将物流管理的观念、方法和手段引入医院、社区护理工作中，具有非常重要的意义，主要表现如下。

1. 是医院改革与发展的需要 依靠科技进步，提高医疗护理水平，越来越多的现代化医疗设备应用于临床，为护士给病人提供优质服务奠定了基础。护理人力资源的科学配置，加上物流传输系统在医院的应用，不仅能确保医院各项医疗工作的正常开展，也能最大限度地降低医院运行成本。

2. 是护理学科发展的需要 医院物流信息系统将院内的一次性耗材供应模式从传统的"病区申领→库房发货"的"拉"式模式，转变为"库房把握病区消耗→库房主动补充"的"推"式模式。库房掌握全部消耗信息后，院内耗材供应链变得更加透明，由库房主动地每日按照病区耗材消耗信息进行补充，护士不再需要进行定期申领。同时，病区耗材库存的减少使护士管理压力下降，护士不再需要对库存耗材进行常规整理、清点、检查是否过期，护士得以回归到临床工作中，护士工作的专业化、科学化程度提高，工作效率提高，更好为病人提供优质整体服务，为护理研究提供前提。

3. 有利于提升护理专业品质 引入物流观念可促进护理文化建设，打造护理服务品牌。物流管理有利于塑造现代护士的工作形象，护士无须提着装有病人分泌物的各种标本盒穿梭在检验科、病理科，体现医院以人为本的管理理念；能够优化住院病区护士工作流程，避免传送过程中的时间浪费，使之与病人更加密切接触，实现护理工作的精细化、人性化管理；能够促进整体护理的发展，进一步深化优质护理服务；使医院护理质量可持续性提高，打造医院特色的护理服务品牌。

4. 使物品传送更加科学安全 物流方法的引入可改善护理工作环境，防止院内交叉感染的发生。物流管理通过特定的、密闭的容器对物品进行分类包装并通过物流管网传送，避免了护理人员及病人与物品长时间的直接接触。减少了护理人员因传送物品在医院内的大量流动，减少了护士传送过程中的污染及意外的丢失、损坏，减少了电梯环境的污染，有效控制传染病的流行与院内交叉感染，为病人和护理人员提供安全、洁净、舒适的就医环境和工作环境。

（三）应用

目前，物流管理学运用于医院的诸多科室，如手术室、后勤部、门诊、消毒供应室等，引进第三方物流公司为临床护理提供物流服务,将非直接性为病人服务的工作全部交由非专业人员完成。服务内容包括取送各类标本、血制品、各类药品及会诊单等。不仅把护士的时间还给了病人,而且在保证了各种运输的及时性和准确性基础上,同时为医院节省了大量人力成本,提高了经济效益。护理临床工作实践中,将传统的药物发放流程,即采用一次性透明敞开的塑料杯摆药、临时口服药由辅助员传送至病区进行优化,优化后采用一次性有密封口的透明塑料药袋摆药,并在药袋上粘贴标签;临时口服药采用物流传输系统传送至病区,优化后口服药的平均传送时间显著缩短,发药护理差错发生率显著减少。

思考题

(1)如何理解护理管理?

(2)护工教学管理培训内容有哪些?

(3)"网约护士"风险防范管理内容有哪些?

(王菊子 曲丽娜)

第二章　老年人日常护理

内容要点

本章重点内容涉及对老年人日常健康生活方式的指导,包括调整居家环境、引导合理膳食、进行适量运动、做好清洁卫生、注意用药保健等方面。通过开展健康指导及教育,培养老年人早期发现、识别身体异常,并及时干预或寻求医疗保健服务的意识,减少疾病发生的概率,减轻家属照顾负担、减少疾病开支,提高生活质量,提升个人及家庭幸福感,最终能够达到长寿而健康的终极目标。

"尊老、敬老、爱老、助老"是中华民族的传统美德,也是社会道德的基本规范。我国从 1999 年进入老龄化社会,老年人口数量迅速扩增,第七次全国人口普查数据显示,我国 65 岁及以上的人口数量达 1.9 亿人,占总人口数量的 13.5%,加速进入"深度老龄化社会"。随着老年人口的日益增加,为老年人提供健康、有效、合理的日常生活指导,延长老年人生活自理的年限,尽量延缓其衰老速度,提升老年人的生活水平和生命质量,是保证老年人健康长寿,维系健康老龄化,助力健康中国建设的重要措施。

第一节　日常生活一般护理

一、皮肤清洁与衣着舒适

皮肤是人体最大的器官,具有保护、分泌、感觉、排泄、吸收、调节体温的功能。完整的皮肤具有天然的屏障作用,可避免微生物入侵。老年人皮肤逐渐老化,生理功能和抵抗力降低,皮肤疾病逐渐增多。因此,做好皮肤护理、保持皮肤清洁、讲究衣着卫生,是老年人日常生活护理必不可少的内容。生活上尽量让老年人自理,以提高其自理能力,不能自理时则根据情况给予不同程度的帮助。

（一）皮肤清洁

1. 脸部清洁　老年人面部皮肤出现皱纹、松弛和变薄,下眼睑出现"眼袋",容易积存污垢。应每天按照眼部—额部—鼻部—两颊—耳朵—颈部的顺序认真清洗每一个部位,之后涂擦护肤品来保护皮肤。

2. 洗浴护理　老年人的皮肤缺水干燥,新陈代谢比较缓慢,易沉积污垢而产生异味。因此,能够自理的老年人可根据情况定期淋浴或盆浴,对需要助浴的老年人要及时给予帮助,必要时进行床上擦浴;洗浴时可根据情况使用磨砂沐浴露,重点清洗皮肤皱褶部位,如腋下、肛门、外阴等,以清洁皮肤、保持毛孔通畅、去除死皮、消除异味,预防皮肤疾病;一般冬季调节浴室温度为 22～26 ℃,水温为 40 ℃左右;老年人洗澡的频率一般以冬季 1 周 1 次,春秋季 1 周 2 次为宜,夏天天热出汗多,可根据情况适当增加;老年人每次洗澡时间不宜太长,一般以 15～20 分钟为宜;洗澡完毕注意休息片刻再进行其他活动。

3. 头发护理

（1）梳头:梳头可以促进头部血液循环,增进头发生长和代谢,并且可以刺激头皮、清利头目。老年人应该每天早晚各梳头 1 次,每次 5～10 分钟;梳头顺序从额头向脑后梳 2～3 分钟,从左鬓向右鬓、再从右鬓向左鬓各梳 1~2 分钟,最后低头从枕部发根向前梳 1~2 分钟,以头皮有热胀感为度。

(2)按摩头皮:头部有很多穴位,经常按摩头皮可以舒经活络、醒脑提神、消除疲劳、减缓大脑衰退、增强记忆力,防止老年痴呆。老年人可随时对头皮进行按摩,按摩时分开五指,用指腹对头皮进行按摩,顺序为前额—头顶—枕部,反复按摩,直至头皮发热。

(3)洗发:定期清洗头发可以有效地清除头皮屑及不良气味,使头发整齐、清洁,保持良好的个人形象,使心情愉悦。油性发质的老年人每周洗发 2 次;干性发质的老年人每周洗发 1 次;夏季人体出汗较多可适当增加洗发次数;注意将洗发水温控制在 40~45 ℃,冬季室温调节在 22~26 ℃。

4. 足部护理 脚素有"第二大脑"之称,老年人足部要注意清洁,每天晚间可用热水、艾草包、花椒水泡脚 30 分钟,这样可以促进全身血液循环,有利于睡眠;泡脚后用磨石板去除过厚的角化层,涂护脚霜,避免足部皲裂;之后用带放大镜的指甲剪定期修剪趾甲及脚垫,保证足部的正常感觉,预防跌倒的发生。

(二)衣着卫生

老年人由于脊柱弯曲、关节硬化、身体各部位长度变短、动作变缓,选择衣着时要秉持实用、舒适、整洁、美观的原则。老年人对外界环境的适应能力较差,应注意根据天气变化及自身体质条件及时增减衣服,冬装保暖、夏装凉爽。

衣服的用料尽量选择松软、轻便、吸水性强、透气性好,不刺激皮肤的纯棉制品;衣服的款式尽量做到宽松舒适、方便穿脱、不妨碍活动、便于变换体位,如开襟上衣、松紧带裤子等;袜子应选择棉质的松口袜子,以免袜口过紧而影响足部血液回流;鞋子应选择防滑、轻巧、舒适、大小合适的,避免鞋底太薄或太平,增加跌倒的风险。

二、饮食与营养护理

合理的饮食与营养是维持、促进、恢复健康的基本手段,是维持生命活动的基本条件。营养不足和营养过剩均会引发疾病,对健康产生不良影响。因此,指导老年人树立正确的饮食营养观,了解其基本内容,对延缓衰老、预防老年疾病、维护老年人健康意义重大。

(一)老年人饮食原则

1. 平衡膳食、营养全面 老年人应保持营养均衡,做到荤素搭配,比例适合;粗细搭配,多食粗粮;多种多样,五色均衡(即红、黄、绿、白、黑五种颜色食物相搭配。有专家提出:"红"指肉类;"黄"指黄豆及豆制品、黄色果蔬;"绿"指绿叶蔬菜;"白"指大米等主食;"黑"指有保健功效的动植物,如乌鸡、黑鱼、黑木耳等)。做到适当限制热量摄入,多选择高蛋白质、高维生素、高纤维素、低脂肪、少盐、少油、少糖、少辛辣调味品的食物。

2. 易于消化、温度适宜 食物加工要多采用蒸、煮、烩、煨、炖等烹饪方法,做到细、软、松、烂,易于消化吸收,限制过多油炸、烟熏、过黏的食物摄入;食物温度宜偏热,但不宜过烫。

3. 少量多餐、七八分饱 老年人应合理安排每餐,切忌暴饮暴食;饮食要有规律、定时定量;进食要细嚼慢咽;可少量多餐,每餐吃七八分饱。

4. 饮食卫生、不可忽视 由于老年人抵抗力差,故应特别注意饮食卫生,防止病从口入;保持餐具清洁卫生,不吃霉变腐烂食物。

(二)老年人的营养需求

1. 能量 老年人对能量的需求随年龄增长而减少,60 岁以后需要的能量较年轻时期减少 20%,70 岁后减少 30%。另外,体重是衡量能量摄入是否合理的一个敏感指标,老年人每天能量以 1600~2000 kcal 为宜,过剩则会转变为脂肪储存在体内而引起超重或肥胖。

2. 蛋白质 老年人体内代谢以分解代谢为主,对蛋白质的吸收利用率降低,体内蛋白质储备量减少,故老年人需增加优质蛋白质的摄入。其摄入标准应略高于一般成年人,即每天 1.2 g/kg,占总能量摄入的 15%左右,如一位体重 60 kg 的老年人,每天的蛋白质摄入量应达到 72 g;优质蛋白质可由豆制品、乳类、瘦肉、蛋类、鱼类等食物供给。

3. 脂肪 老年人对脂肪的消化能力下降,食物中脂肪不宜过多,但脂肪摄入过少,也会影响到脂溶性维生素的吸收,还会因必需脂肪酸的缺乏而发生皮肤疾病,适量脂肪的摄入仍是十分必要的。脂肪摄入占总能量摄入的 20%～30%。应尽量选用不饱和脂肪酸含量较高的植物油,如花生油、芝麻油、豆油等,少摄入含饱和脂肪酸和胆固醇高的食物,如动物内脏、蛋黄、猪油、肥肉等,每日胆固醇摄入量不超过 300 mg,有条件时可多食海鱼。

4. 糖类 老年人糖类摄入以多糖为主,如淀粉含量高的谷类、薯类等均属此类,糖类占每日总能量摄入的 55%～65%。

5. 矿物质 老年人易发生骨质疏松,应适当多吃含钙丰富的食物,如每日早晨牛奶、临睡前酸奶,以每日钙摄入量 1000 mg 为宜;老年人血红蛋白合成减少,应注意选择含铁丰富的食物,如动物肝脏、瘦肉、黑木耳等。此外,食盐摄入量应低于 5 g/d,锌摄入量约为 15 mg/d,硒摄入量为 50～200 μg/d。

6. 维生素 维生素包括脂溶性维生素和水溶性维生素两类,可调节生理功能、延缓衰老、维护健康。蔬菜和水果中富含维生素,每日应适量补充,以增强机体抵抗力。

7. 膳食纤维 膳食纤维在促进排便、吸附有害物质、促进胆固醇代谢、降低餐后血糖、防治心血管疾病、防止热能过多等方面均发挥着重要作用,存在于谷、薯、豆、蔬果类食物中,以每天摄入 30 g 为宜。

8. 水 水是人体细胞和体液的主要成分,约占人体重量的 70%,如果体内缺水,会影响血液循环,严重者会危及生命。老年人每日饮水量一般以 30 mL/kg 体重为宜,以维持人体的正常代谢。

三、口腔黏膜与牙齿护理

口腔由两唇、两颊、硬腭、软腭、牙齿、舌、唾液腺等构成。正常人口腔内存在一定数量的细菌、微生物,每天通过饮水、刷牙、漱口等活动可以减少及抑制细菌的生长。老年人由于进食少、唾液分泌减少、牙齿脱落、安装义齿、食物残渣易滞留等原因,发生口腔感染机会增加,做好口腔清洁,保持口腔卫生,完善口腔功能对于预防老年人口腔疾病、增进食欲尤为重要。

(一)老年人口腔健康标准

世界卫生组织制定的口腔健康标准是,牙齿清洁、无龋齿、无疼痛感、牙龈颜色正常、无出血现象。我国口腔医务工作者普遍认为 60 岁及以上老年人,能够保留 20 颗正常咀嚼食物而不松动的功能牙为良好标准。

(二)老年人口腔护理评估

1. 口腔卫生状况 口唇的色泽、湿润度,有无干裂及出血;口腔黏膜的颜色、完整性,有无溃疡、肿胀;牙龈的颜色,有无出血、萎缩;牙齿、义齿的数量,有无龋齿、牙石;舌的颜色、湿润度,有无溃疡、舌苔情况;腭部、悬雍垂、扁桃体等的颜色,有无肿胀、分泌物;口腔有无异常气味;口腔内有无损伤等。

2. 自理能力状况 了解老年人有无口腔清洁自理能力,每日的口腔清洁习惯,如是否有餐后刷牙的习惯,刷牙几次?是否有及时漱口的习惯,漱口几次?以及老年人目前是否需要配合口腔护理?需要配合的程度等。

3. 口腔保健知识 老年人对预防口腔疾病知识的了解情况及清洁口腔方法的掌握程度,如是否重视口腔卫生,是否定期进行口腔检查,是否及时安装义齿,是否能够及时进行口腔卫生清洁等。

(三)老年人口腔清洁方法

1. 正确选择和使用口腔清洁用具 ①牙刷:选择软毛牙刷,刷头小,耐磨性强,对牙齿的清洁和按摩作用佳,不会损伤牙龈。牙刷在使用间隔要保持清洁和干燥,至少每 3 个月更换一次。②牙膏:选择无腐蚀性、含氟、能抑菌、保护牙齿的牙膏。

2. 采用正确的刷牙方法 老年人平时要养成良好的口腔卫生习惯,每日早晚刷牙,饭后漱口。采用巴氏刷牙法,即最初始刷毛要进入牙龈沟内,先做水平方向的轻微振动,幅度 1～2 mm,振动 8～10 次以后再向颌面刷,牙刷的刷毛与牙面成 45°角,上牙向下刷,下牙向上刷,每个牙面、每个牙位都要刷到,整个刷牙过程每次 3 分钟。

3. 正确使用牙线 每日在早晚刷牙后要用牙线剔牙,以去除牙缝中的软垢、牙菌斑。正确方法是将牙线放入牙龈和牙齿的交接处,紧绷牙线,成"C"形,上下刮牙缝的左右两个相邻面。

4. 义齿的清洁护理 义齿与真牙一样需要清洁护理。每日三餐后取下义齿用流水清洗干净,浸泡于冷水杯中,切忌浸泡于热水或酒精等有机溶剂中;义齿磨光面轻轻刷洗,组织面用硬毛刷仔细彻底清洗。

5. 牙龈保健按摩 漱口后将四个指尖轻敲口部四周,先顺时针 9 次,后逆时针 9 次;再用干净的右手示指蘸盐水按摩牙龈,先上后下,从左到右,每天 3 次。

四、会阴部及排泄护理

排泄是机体将新陈代谢所产生的废物排出体外,并维持生命活动的基本生理过程。排便及排尿是排泄的主要途径。老年人由于机能衰减,自理能力下降,排泄功能也随之减弱,加之疾病导致的排泄功能异常,都给老年人身心造成极大影响。因此,根据老年人身体状况,协助其采取舒适的排泄体位、适合的排泄方法,就显得尤为必要。

(一)排泄物的观察

1. 排便观察 主要从排便的次数、量、形状、软硬度、颜色、内容物、气味等方面进行观察。

2. 排尿观察 主要从排尿的次数、量、颜色、透明度、气味等方面进行观察。

(二)老年人常见的排泄异常

1. 排便异常 ①便秘:排便形态改变,排便次数减少,每周少于 3 次,并伴有排便困难、粪质干硬。腹部触诊可触及包块,肛诊可触及粪块。②粪便嵌塞:老年人常见的排便异常反应之一,老年人有排便冲动,同时伴有腹部肿痛,肛门直肠疼痛,肛门处有少量液化的粪便渗出,但不能排出完整粪便的现象。③腹泻:排便次数增多,粪便稀薄、不成形甚至水样便。④排便失禁:不受控制地排出粪便。⑤肠胀气:肠道内有过量气体积聚而不能排出,腹部膨隆,感觉腹胀,叩诊呈鼓音。

2. 排尿异常 ①尿失禁:膀胱括约肌丧失排尿控制能力,使尿液不自主地流出。②尿潴留:膀胱内潴留大量尿液而又不能自主排出。

(三)老年人的排泄护理

1. 会阴部护理 目的是保持老年人会阴部清洁干燥,使老年人舒适,预防并发症发生。会阴护理包括擦洗和冲洗。无论擦洗或冲洗,都要按照由前向后、由上向下,从污染最小部位至污染最重部位的顺序进行,防止细菌逆行感染。女性老年人要分开大小阴唇进行清洗,男性老年人要翻开包皮进行清洗。

2. 排便异常护理 有便秘的老年人应指导其养成定时排便、多喝水、多食粗纤维食物的习惯,并适当配合腹部按摩及使用通便剂;有腹泻的老年人应分析原因,指导其卧床休息,多饮水,给予清淡流质或半流质饮食,补充电解质;便后温水清洗肛门,记录排便性质及次数,必要时留取标本送检,依情况选择用药。

3. 排尿异常护理 有尿失禁的老年人可定时使用尿壶,进行会阴部肌肉锻炼,按摩膀胱区域,必要时留置导尿管;有尿潴留的老年人应缓解其焦虑情绪,可采取热敷及按摩下腹部、放流水声、诱导排尿,也可配合针灸疗法,必要时留置导尿管。

排泄护理措施详见第三章第四节。

五、休息与睡眠

(一)休息

休息是指使身体放松,处于良好的心理状态,以恢复精力和体力的过程。休息并不意味着不活动,有时变换一种活动方式也是休息,如长时间做家务后,可站立活动一下或散散步等。老年人相对需要较多的休息,并应注意以下几点。

1. 注意休息质量 有效的休息应满足三个基本条件:充足的睡眠、心理的放松、生理的舒适。因此,简单的卧床限制活动并不能保证老年人处于休息状态,有时这种限制会使老年人感到厌烦而达不到休息的效果。

2. 避免长期卧床　卧床时间过久会导致运动系统功能障碍,行动不便的老年人长期卧床可出现压疮、静脉血栓、坠积性肺炎等并发症,应尽可能对老年人的休息方式进行适当调整,而长期卧床者尤其应注意定时改变体位或者给予被动运动等。

3. 改变体位动作要舒缓　老年人长时间处于一个体位需要改变时,动作一定要舒缓,不可动作过大、过猛,以预防直立性低血压或跌倒等意外的发生,如早上醒来时不应立即起床,而需在床上休息片刻、伸展肢体,再缓慢起床。

4. 各种休息形式均不可过长　看书、看电视、上网可以作为休息形式,但不宜时间过长,应适时举目远眺或闭目养神来调节视力。看电视不应过近,避免光线的刺激引起眼睛疲劳。看电视、电脑时视觉角度也要合适,不宜过低或过高以免造成颈椎受损。

（二）睡眠

1. 老年人睡眠时间　老年人的睡眠时间一般比青壮年少,这是因为老年人大脑皮质功能减退,新陈代谢减慢,体力活动减少,所以所需睡眠时间也随之减少,一般每天约 6 小时。

2. 老年人睡眠模式　老年人睡眠模式随年龄增长而发生改变,睡眠时间相对提前,表现为早睡、早醒;也可出现多相性睡眠模式,即睡眠时间在昼夜之间重新分配,夜间睡眠减少、白天瞌睡增多;以及衰老引起的脏器功能减退,导致夜间易醒而使睡眠断断续续。

3. 影响老年人睡眠因素　有许多因素可干扰老年人的生活节律,影响其睡眠质量,如躯体疾病、精神疾病、社会家庭因素、睡眠习惯不良、环境因素等。而睡眠质量的下降则可导致烦躁、精神萎靡、食欲减退、疲乏无力,甚至疾病的发生,直接影响老年人的生活质量。

4. 老年人睡眠护理

（1）进行准确评估:对老年人进行全面评估,找出其睡眠质量下降的原因并进行对因处理。向老年人宣传规律锻炼对减少应激和促进睡眠的重要性,指导其坚持参加力所能及的日间户外活动。

（2）营造舒适睡眠环境:睡眠环境和条件影响睡眠质量,应保持床褥的干净整洁、平整舒适;注意调节卧室的光线和温度,光线以柔和的黄色灯光为宜;保持房间环境的安静。

（3）养成良好睡眠习惯:帮助老年人养成良好的睡眠习惯,应提倡规律睡眠、早睡早起、午睡小憩的习惯。对于已养成的特殊睡眠习惯,不能强迫立即纠正,需要多解释并进行诱导,使其睡眠时间尽量正常化。尽量限制白天睡眠时间在 1 小时左右,缩短午休时间,以保证夜间睡眠质量。

（4）注意晚餐时间和食物:晚餐时间不宜太晚,并应避免吃得过饱,睡前不饮用咖啡、酒或大量水分;提醒老年人入睡前如厕,以免夜尿增多而干扰睡眠;必要时可在医生指导下根据具体情况选择合适的镇静剂或安眠药帮助睡眠。

（5）保持稳定而良好的情绪:情绪对老年人的睡眠影响很大,由于老年人思考问题比较执着,往往会反复考虑而影响睡眠,尤其是内向型性格的老年人。所以有些问题和事不宜在晚间告诉老年人。

六、生活环境调整与支持

老年人的健康与其生存的环境密切相关,如果环境因素的变化超过了老年人自身的调节范围和适应能力,就会引起不适或疾病。环境评估需要关注老年人的社会环境、居住社区环境及家庭环境。

（一）社会环境

社会环境通常包括经济、文化、教育、法律、制度、文化、生活方式、社会关系、社会支持等诸多方面。这些因素与人的健康关系密切。

1. 经济状况　在社会环境因素中,对老年人的健康以及病人角色适应影响最大的是经济。这是由于老年人因退休、固定收入减少、给予经济支持的配偶去世等所带来的经济困难,可导致其失去家庭、社会地位或生活的独立性。社区护理工作者应对所管辖社区老年人的基本经济状况有大致了解,以便给予针对性护理,必要时可协调家属解决老年人存在的经济问题。

2. 生活方式　　社区护理人员应通过多方了解或直接观察,评估老年群体或个体是否在饮食、睡眠、排泄、活动、娱乐等方面存在问题,有无不良嗜好或其他不良生活方式,如吸烟、酗酒、吸毒、身体肥胖而未引起重视等。若有不良生活方式,应进行明确的、有针对性的指导。

3. 社会关系与社会支持　　社区护理人员要了解和熟悉所管辖社区老年群体的社会关系的复杂程度和正性社会支持情况,评估老年人是否有支持性的社会关系网络,如家庭关系是否稳定,家庭成员是否相互尊重,与邻里、老同事之间相处是否和谐,家庭成员向老年人提供帮助的能力以及对老年人的态度,可联系的专业人员以及可获得的支持性服务等。

(二)社区环境

老年人居住的社区环境主要指居住小区的物理环境。物理环境是指一切存在于机体外环境的物理因素的总和。由于人口老龄化的出现,"空巢"家庭日益增多,大量老年人面临着独居生活的问题。所居住的小区环境是老年人重要的日常生活场所,是他们学习、社交、娱乐、休息的地方,对老年人身心影响是频繁的、直接的、全面的。

社区护理人员应了解和掌握所管辖小区的物理环境因素,对有可能影响老年人群体健康或安全的因素,应提前和相关部门沟通处理,做到防患于未然,保证老年人社区生活环境的健康和安全。如社区内健身器材的性能,人车分流通道的畅通,各种娱乐设施的安全,小区内环境的美化、绿化,垃圾处理,消防通道,物业服务,路面是否湿滑,是否有无障碍通道等。

(三)居室环境

1. 居室环境一般要求

(1)温度:老年人体温调节功能下降,对环境中冷热刺激的反应性减弱,容易发生烫伤或冻伤事件。因此,居室要特别注意室温的恒定,避免忽高忽低,一般室温以 22～24 ℃较为适宜。室内要备有温度计,以便及时了解室内温度的变化,并根据不同变化采取保暖和防暑措施。

(2)湿度:老年人居室要保持一定的湿度,有助于维持呼吸道的正常功能。适宜的湿度为 50%～60%。调节湿度可以通过开窗通风,使用空调、加湿器等设备进行。

(3)光线:要指导老年人多晒太阳,室内要保证阳光充足,每天房间内日照时间不少于 3 小时;阳光不可直射老年人的眼睛,以免引起眩晕;室内的照明设备应安全、光源固定、开关应位于门口附近、台灯要用灯罩、夜间床旁备手电筒或应急光源。

(4)通风:老年人长时间居家生活,空气中汇集了各种气味,如人的呼气、食物烹调、排泄物的气味等,由于老年人嗅觉迟钝多不注意,所以,无论春夏秋冬,都要定时开窗通风换气,每日应至少 2 次,每次 30 分钟,保持室内空气清新流通。

(5)声音:长时间处于噪声环境中,可引起头痛、头晕、耳鸣、失眠、血压升高等症状,甚至造成听力损伤。世界卫生组织提出白天室内理想的声音强度为 35～40 dB。因此,应尽量选择环境安静的场所居住,加强墙壁及窗户的隔音效果,以减少噪声对人体的不利影响,营造一个安静舒适的生活及休息环境。

(6)色彩:可以影响老年人的心理,在尊重老年人审美特点的同时,尽量选择温暖、简洁、明快、对比色调小的色彩,营造温馨、舒适环境的同时也有益于老年人的身心健康。

2. 居室环境安全要求

(1)家具尽量简洁:老年人行动慢、腿脚不便,有跌倒的风险,因此,居室布局应坚持无障碍物品固定放置原则。居室家具尽量简单实用,一般有床、柜、桌、椅即可;所有家具的转角处应尽量用弧形防撞条包裹,以免发生由于不慎磕碰而伤及老年人的情况;其他家具根据老年人生活习惯,够用即可,做到安全美观、便利有序、整洁舒适。

(2)地面平坦防滑:老年人居室的地面设施要引起高度重视,一定要平坦防滑,无反光,房与房之间不设门槛,不铺设地毯或脚垫,以防增加老年人被绊倒的风险,也影响老年人辅助器具的安全使用;经常行走的通道上不要摆放物品,有条件者安装个人监控系统,及时观察到老人居家生活安全状态。

(3)日常用品固定摆放:在老年人经常活动的周围,设置储物柜及台面,根据老年人习惯摆放日常用品,便于拿取;所有家具应尽量固定,防止搬动;所有日常所用电器要简化使用程序,并加以用电安全保护;遥控器等物品应放在固定位置,并指导老年人安全使用。

(4)卧室环境要求:卧室是老年人休息睡眠、恢复体能的主要场所。卧室的床最好倚墙而放、靠近窗户,以保证阳光充足;床为硬板床、高矮适中,便于老年人上下,一般以距地面高度 50 cm 为宜,宽敞、结实,必要时配床栏;床旁备床头柜、台灯及呼叫器等设备,方便老年人使用。

3. 厕所、浴室与厨房

(1)厕所:应在老年人卧室附近,且两者之间的地面应避免有台阶或其他障碍物,有条件时两侧墙壁应设扶手;夜间应有适当的照明以看清便器的位置;坐便器高度一般以 52~57 cm 为宜,或根据老年人身高、习惯、腿部力量等来综合考虑;坐便器两侧应设置扶手,扶手以高于坐便器 15~20 cm 为宜;为防止老年人站起时出现头晕、失衡,可在便器前侧方安装竖直扶手;对于使用轮椅的老年人还应将厕所改造成适合其个体需要的样式。

(2)浴室:老年人身体的平衡感下降,因此浴室周围应设有扶手,地面铺以防滑砖;如使用浴盆,应带有扶手或放置浴板,浴盆底部还应放置橡皮垫;对于不能站立的老年人也可用淋浴椅,沐浴时浴室温度应保持在 22~26 ℃,并设有排风扇以便将蒸汽排出,免得湿度过高而影响呼吸;对于使用轮椅的老年人,洗脸池上方的镜子应适当向下倾斜以便于其自己洗漱。

(3)厨房:地面应注意防滑;使用排油烟机保证空气质量;水池与操作台的高度应适合老年人的身高,避免腰部长时间过度弯曲而造成劳动损伤;灶台物品摆放应合理,便于拿取;燃气开关标识应醒目、便于操作,且具备自动断火功能和煤气漏气报警装置。

思考题

(1)帮助老年人改善睡眠的措施有哪些?
(2)简述老年人的饮食原则。
(3)简述老年人居室环境的要求。
(4)你怎么理解社会环境对老年人的支持作用?

（桑美丽　曲丽娜）

第二节　日常生活特殊护理

一、药物管理及安全用药指导

随着年龄的增长,老年人各脏器的组织结构和生理功能逐渐出现退行性变,进行药物治疗时,会影响药物的吸收、分布、代谢和排泄,即药效学、药动学发生一定程度的改变,容易发生药物不良反应或药物中毒。此外,老年人常同时患有多种疾病,治疗中应用药物品种较多,而由于记忆力减退,忘记用药或用错药频率也会有所增加,直接影响到用药安全和药物效果。因此,做好老年人药物管理,指导老年人安全、合理用药,是社区护理人员极为重要的工作内容之一。

（一）药物管理

1. 药物的位置要固定　老年人由于记忆力减退,容易找不到物品,药物的位置一定要固定,摆放在显眼位置,方便取用。

2. 药物的放置要分类　老年人常服用多种药物,药物在颜色、形状和大小上通常并没有明显标识,不易于区分,容易混淆,可以借助有单独盖子、可同时存储多种用药剂量的药物收纳盒,进行时间和药物分类管理。

3. 药瓶的标签要明确 为了便于识别药物,形成明显的区分度,在药物收纳盒上用不同颜色区分服药时间,服药格子盖上用醒目的大字标明药品的名称,这样有利于视力和认知能力较弱的老年人快速、准确地找到需要的药物。

4. 药物的质量要保证 老年人要定期整理清洁药柜,检查药物有效期,包装有无破损,清点药物数量,弃除过期变质药物,保留常用药和正在服用的药物,药物要在干燥、通风、避免阳光直射处保存,以免药效降低或变性。

（二）老年人用药原则

1. 受益原则 老年人的用药要有明确的适应证,用药的治疗益处要大于药物的副作用。此外,首选老药,多选中药,慎选新药,必要时中西药结合,不滥用滋补药和抗衰老药。

2. "5种药物"原则 老年人肾功能减退,肝脏代谢速度减缓,药物代谢减慢,半衰期延长易造成药物蓄积,所以要精选药物品种及数量,原则上不超过5种。在治病的前提下,要格外重视非药物治疗,如物理疗法、饮食疗法、心理疗法,以减小药物不良反应,减少和控制服药量,减轻肝肾代谢负担。

3. 小剂量原则 老年人由于有其特定的生理及病理变化规律,加之个体差异,个人之间有效治疗剂量可相差数倍至数十倍,为安全起见,用药的剂量约为成年人的3/4,小剂量开始,逐渐达到适宜自身的最佳剂量。

4. 择时原则 根据疾病的发作时间,以及药动学和药效学的昼夜节律变化,来确定最佳用药时间与频率,以达到提高疗效,减少毒副作用的目的。

5. 暂停用药原则 老年人在长期用药期间出现新的症状,停药受益明显多于加药受益,所以暂停用药原则作为现代老年病学中最简单、最有效的干预措施,值得高度重视。

6. 保护脾胃原则 中医讲"脾胃为后天之本,气血生化之源"。脾胃健,受纳吸收功能好,则身体强。所以,对患有多种慢性病,且长期口服多种药物治疗的老年人,保持脾胃功能的良好状态尤其重要。其一,很多药物,重点是一些西药,不同程度地会对胃部产生不良刺激,影响脾胃的正常生理功能,严重者会导致病人相关药物不能继续服用,影响治疗;其二,由于老年人代谢慢,长期、大量的服药,易蓄积药物毒素,从而导致"药积"产生,此药积不除,也会影响治疗药物正常作用的发挥。针对上述情况,建议老年人每间隔一定时间或在服药的同时,选用一些健运护胃助消化的药物,调理脾胃,以确保脾胃功能的正常。

（三）老年人安全用药指导

1. 建立用药记录本 应认真记录老年人用药史,包括既往和现在的用药情况、效果、有无过敏情况、有无引起副作用的药物、正在使用药物的注意事项;认真记录肝肾功能的检查结果,以便及时调整药物;记录可否自行准时准量服药等。

2. 严格遵医嘱用药 老年人应尽量不用或少用药物,病情需要时一定要遵医嘱按时按量服药,不擅自增、减药量或停药,不滥用保健药、抗衰老药、滋补药等。

3. 密切观察用药反应 老年人因疾病常联合服用多种药物,应注意观察用药后的反应和病情变化。一旦出现异常,应立即停药并保存残余药就诊。

4. 制订个体化用药方案 对于不能自理的服药老年人,应建立家属支持系统,协助老年人遵医嘱,按时、按量服药。

二、鳏寡孤独老年人的管理

鳏寡孤独老年人,泛指没有劳动力也没有亲属供养、无依无靠的独居老年人。就个人而言,他们不仅面临的生活问题较多,面临的社会问题也较多;从社会角度而言,鳏寡孤独老年人越多,社会所需要付出的人力、物力、财力也越大。因此,做好鳏寡孤独老年人群体的管理和护理,是社区护理工作重要内容之一。

（一）鳏寡孤独老年人存在的问题

1. 缺乏精神慰藉 鳏寡孤独老年人因人际交往减少、关系疏远、无依无靠,常表现出愁容不展、情绪低落、孤僻、思念亲人、无助等情绪,严重者抑郁,失去生活信心而产生自杀倾向或自杀行为。

2. 经济条件差 鳏寡孤独老年人因无劳动能力,只能依靠以往积蓄和退休金生活,一旦得病,经济条件的好坏将影响到救治程度与生存生活质量。

3. 自理能力低 鳏寡孤独老年人因年龄大,体质虚弱,缺乏运动,无人陪伴,生活自理能力下降,因病致残需要较多照顾,急需社会力量的救助。

4. 保障机制尚不健全 对鳏寡孤独老年人群体的社会化养老保障机制及设施还不够健全,尚待完善。

(二)鳏寡孤独老年人的管理

1. 指导老年人正确面对现实 指导鳏寡孤独老年人正确积极地面对现实状况,要学会独处,学会自理的生活,努力克服生活方面的困难。

2. 培养自己的兴趣爱好 引导鳏寡孤独老年人重新审视自己的兴趣爱好,在原有的基础上寻找适合自己年龄的娱乐方式,如书法、绘画、摄影、公园里散步、看电视、读报纸、织毛衣、烹饪菜肴等,以充实精神,丰富日常生活。

3. 积极参加社区活动 组织鳏寡孤独老年人扩大生活圈,多参与社区活动,多与邻里和朋友交往,互相关心和帮助,增进感情,消除孤独感。

4. 支持丧偶老年人再婚 夫妻来相伴是生活的重要组成,是维持老年人心理健康的重要因素,应鼓励和支持鳏寡孤独老年人重新组建家庭,提供表达情感的机会,使其从心理和情感上得到最大的满足。

5. 正确对待养老机构的生活 根据鳏寡孤独老年人的经济状况,可安排老年人去相应的养老院、老年医疗机构、老年护理院、老年公寓等居住,与同龄人一起生活,有助于缓解老年人的孤独感,生活上还能给予照顾,解决老年人的实际困难。

三、日常活动与娱乐的指导

日常体育娱乐活动对维持老年人身体健康十分重要。老年人如果能坚持适量的运动和锻炼,不仅能延缓衰老过程,增强体质,提高免疫力,而且能改善其心肺功能,保持肌肉力量,降低跌倒的危险,提高生活自理能力和生活质量,预防和减少疾病的发生。

(一)老年人日常活动的意义

1. 改善老年人生理健康状况 老年人日常活动是指适合老年人参加的各项活动,包括日常生活、娱乐、体育、休闲等。坚持适量活动有益于老年人增强脏器功能、提高适应能力、延缓老化,是维持和增进老年人身体健康的重要法宝,是健康老龄化的基础。

2. 满足老年人心理健康需求 活动使人快乐,适量的活动可以增强老年人对生活的兴趣,减轻老年人生活的孤独、抑郁、失落、无用情绪,树立正确的生死观,使生活更有意义,提高生活质量。

3. 提升老年人社会适应能力 各种社会活动、文体活动不仅是体力活动,还包括脑力活动。老年人在活动过程中,不断接受外界信息的刺激,有助于身体的灵活性和大脑的活跃性,对于减缓肌肉萎缩,延缓大脑衰老,预防脑功能退化有着重要意义。

4. 调动老年人生活主动性 老年人独立在家生活,活动能缩短老年人功能丧失及在生活上依赖他人的时间,延长独立生活自理的时间。和生命的长短相比较,生命的质量显得更重要,独立生活能力是保证生命质量的重要基础,应予以高度重视并给出具体指导。

(二)老年人日常活动的种类

1. 老年人活动分类 老年人日常活动的种类要因人而异。根据个人的年龄、体质、健康状况、个人爱好、过去活动的习惯、目前的活动程度、对活动的耐受力等,可分为日常生活活动、家务活动、职业活动、娱乐活动四类。

2. 老年人各种活动项目 日常生活活动和家务活动是最基本的活动,可以增进老年人的日常生活自理能力,实现老年人机体的最佳功能,保持人生的尊严和舒适生活,直至死亡,如锻炼自己起床、洗漱、做饭、打扫卫生、个人清洁等;职业活动能体现老年人的社会价值及自身价值,发展自我潜能,提高自信心和自我认同感,如读书、写专业工作总结、参与职业活动与交流等;娱乐活动可促进老年人的身心健康,促进健康老龄化,如步行、慢跑、钓鱼、骑自行车、游泳、跳舞、打太极拳、打乒乓球、打门球、打保龄球、做保健操及气功等,都是非常适合老年人的日常活动。

（三）老年人日常活动的指导

1. 安全活动 由于老年人各器官功能退化及疾病的影响,日常活动或锻炼要符合老年人的特点,量力而行,不逞强、不攀比,保证运动时的安全很重要,一旦运动出现意外,轻则影响正常生活,重则需要长时间卧床恢复,会严重影响老年人及其家属的正常生活。因此,活动中防止损伤、注意安全,是参与活动的首要原则、重中之重。

2. 适宜活动 随着老年人大脑功能的衰退,活动时反应迟钝,很难完成复杂动作。应选择动作缓慢柔和,能使全身得到活动,活动量又易于调节、简便易学的中低等强度的有氧运动,如低强度的太极拳、老年保健操、步行等;中等强度的慢跑、游泳、门球以及各种球类运动项目。

3. 适度活动 ①老年人活动强度的衡量标准为活动后心率,即活动后最适宜心率(次/分)＝170－年龄。②计算活动时心率应采用测 10 秒心率乘以 6 的方法,不用直接测 1 分钟心率的方法。③判断活动强度是否适合的方法:活动后的心率达到最适宜心率;活动结束后,3 分钟内心率恢复到活动前水平表明活动量较小,应加大活动量;3～5 分钟恢复到活动前水平,同时感觉身体微微发汗或全身有热感,自觉精力充沛,睡眠好,食欲好,表明活动量适宜;在运动结束后 10 分钟以上才能恢复者,表明活动强度大,应适当减少。

4. 活动时间 老年人的活动时间应根据个体情况来安排,一般在上午 9:00—11:00,下午 15:00—17:00;每天活动 1～2 次,每次 30 分钟左右,每日活动总时间不超过 2 小时;饭后不宜立即活动,至少休息1.5 小时才能开始锻炼活动。

5. 活动场地 尽可能选择室外空气新鲜、负氧离子高,环境清静、地面平坦、场地宽敞、设施齐全的地方,如步道、公园、树林等,安静、安全的环境有利于集中精力,提高活动的效果。

6. 活动气候 老年人对气候的适应调节能力较差,夏季烈日炎炎,要避免直接日晒,防止中暑;冬季严寒冰冻,防止跌倒和感冒;遇到恶劣气候,可选择在室内进行活动。

7. 活动监测 老年人坚持适当的活动,可以维持和促进生理功能,改善日常生活的自理能力,但在活动前、中、后应注意监测。活动前:做好活动能力的评估,如现有的活动能力、主要脏器的功能情况、活动的耐受力、是否做热身运动等。活动中:做好监测,如关注自我感觉,出现厌烦、疲劳、身体不舒服时,应立即停止活动;出现严重不适感觉时,应及时就医。活动后:做好保健,如做缓和放松动作、做肢体肌肉按摩或拉伸、补充水分及营养食品等,使身体由紧张状态逐渐过渡到安静状态。

（四）老年人日常娱乐的指导

老年人普遍生活单调,居家时间较长,可针对老年人的心理、生理特点,指导他们通过日常活动、语言交流、文体娱乐等丰富生活,促进其身心健康,提高生活质量。

1. 做老年保健操 老年保健操不仅可以活动全身关节,提高关节的韧性、弹性和灵活性,还可以锻炼肢体的协调性,而且在音乐伴奏下可以陶冶情操,非常适合老年人。

2. 打太极拳 太极拳是一种动作缓慢、动静结合,兼有修身养性作用的导引功法,打太极拳可以帮助老年人疏通经络,促进血液循环,增强肌肉韧带力量,尤其适合老年人。

3. 做手工 老年人日常要勤动手、善动手,多做手工活,以促进脑力的锻炼,诸如玩魔方、织毛衣、插花、做绢花、陶艺、面塑、剪纸、拼积木、画画、书法等,这些手工活动不仅可以舒缓老年人的情绪,改善肢体协调性,而且更有利于增强老年人的记忆力。

4. 进行文体娱乐 老年人日常可以在室内单独进行卡拉 OK、瑜伽、套圈、阅读书报、看电视、打电脑游戏等活动,也可结伴打扑克、打麻将、玩各种棋类等活动,以帮助老年人摆脱孤独、寂寞,使晚年生活充满乐趣。

总之,老年人的日常活动与文体娱乐要本着"因人而异、循序渐进、适度量力、身心锻炼、陶冶情操"的原则,只要持之以恒,就能达到"健身祛病、益寿延年"的目的。

四、运动损伤预防与护理

运动损伤是指在运动过程中所发生的各种损伤。老年人由于反应迟钝、动作迟缓、肌力减弱等原因,运动中极易出现损伤,掌握如何预防运动损伤,乃至运动损伤后的紧急处理方法至关重要。

（一）跌倒

跌倒是指突发、不自主、非故意的体位改变,倒在地上或更低的平面上。跌倒是老年人在平日活动时最常见的意外损伤。老年人跌倒后可发生软组织损伤、骨折、关节脱臼等,严重者可出现肢体瘫痪、意识障碍,甚至丧失生命。

老年人跌倒常为多因素作用的结果,预防跌倒需要评估危险因素,如生理因素、病理因素、药物因素、心理因素、环境因素、社会因素等,根据不同的危险因素制订不同的预防方案,并采取必要的安全措施。

老年人跌倒后不要急于起身,先休息片刻,观察自己意识是否清楚,有无剧烈头痛,有无肢体骨折,有无外伤出血等,恢复部分体力后,打电话寻求帮助,并前去医院进行进一步检查和治疗。老年人跌倒的护理详见第三章第三节。

（二）擦伤

擦伤是老年人常见的一种轻微运动损伤,是由于皮肤组织受到急剧摩擦而导致的损伤,表现为表皮组织出血或组织液渗出。

一般小的擦伤可用生理盐水洗净创面,伤口周围用酒精或过氧化氢消毒,用碘伏涂抹伤口;也可根据擦伤面大小,适度使用创可贴保护伤口;伤口创面大、污染严重时要注射破伤风抗毒素。

（三）关节扭伤

关节在外力的作用下,如果发生超出正常范围的活动就会造成关节周围韧带损伤。老年人由于关节囊变得松弛,极易发生关节部位扭伤。关节扭伤多发生在膝关节、踝关节、腕关节等处。受伤后扭伤部位会出现肿胀、疼痛的症状,伤后几天会出现青紫色的瘀斑,之后疼痛逐渐减轻。

关节扭伤后应立即停止活动,对扭伤部位采用冰敷方式,并将患处适当抬高;对于扭伤严重者应包扎固定,并立即前往医院检查和治疗。

（四）骨折

1. 骨折概述

（1）概念及预防:骨折是指骨的完整性遭到破坏。一般是由剧烈冲撞、摔倒等猛烈动作造成的。骨折属于比较严重的损伤,发生率较低,但由于老年人骨钙沉积减少及流失,骨骼脆性增加,骨质疏松,所以老年人骨折的发病率较一般人有所增高。老年人在运动时一定要树立"安全运动"的观念,做好运动前的预防措施和准备工作,掌握预防运动损伤的方法,提高预防意识及能力,以减少运动损伤的发生。

（2）骨折部位及表现:常见的老年人骨折部位为前臂骨、肱骨、胸腰椎骨、股骨颈等处。骨折发生后伤处会有局部的压痛、肿胀、皮下淤血、畸形、功能障碍等表现。骨折分为开放性和闭合性。开放性骨折要立即止血,防止休克;闭合性骨折应尽快将骨折端进行固定,使伤处不再活动,以减轻疼痛并避免进一步损伤。

（3）骨折现场简单处理:骨折一旦发生应尽快简单处理后送医院。处理时的固定材料可就地取材,如木板、木棍、树枝、雨伞或较厚的书本等,固定带可用绷带、腰带、布条或书包袋等。固定要牢靠、松紧要适度,固定后应立即前往医院检查和治疗。

2. 骨折后患腿负重程度分级评估 老年人腿部正常负重能力,可分为四个等级,当受伤或骨折发生时,应进行相应的负重能力的评估。负重能力可分为以下几种。不负重:即患腿不受力,也就是保持患腿离开地面。轻负重:可以用脚趾点地来维持平衡。部分负重:可以将身体部分体重分担到患腿上。可忍负重:将大部分体重甚至所有重量负担到患腿,能忍耐即可。全负重:完全负重,且无痛。

3. 骨折期间辅助器具的使用 老年人腿部骨折需要借助辅助器具完成日常活动,常用的有拐杖和轮椅。指导老年人学会并能正确使用这些辅助器具,对提升老年人在骨折期间的日常生活或活动能力有着重要意义。

1）拐杖的使用方法

（1）置拐位置：将拐杖立于体侧，拐杖的顶端距离腋窝3～5厘米（避免架拐时体重压于拐杖顶端伤及腋窝内各血管、神经），手臂自然下垂，扶手高度位于腕横纹（即手掌和前臂交界处）。此时，前臂屈、伸，腕肌群同时用力保持腕关节中立位（避免腕关节于背伸位承重伤及三角软骨盘），再由上肢各部肌群共同发力将身体撑起以实现支持作用。

（2）用拐方法：可分为"三点步""四点步"和"两点步"三种方法。①"三点步"：如果病人一侧下肢损伤，部分限制负重，可采用单拐，连同健患双肢，共"三点"支撑体重，完成步行过程；如果病人一侧下肢损伤，完全限制负重，则可采用双拐，同健侧肢体，共"三点"支撑体重，患肢悬空，完成步行过程。②"四点步"：如果病人双侧下肢损伤，双侧肢体均部分限制负重，可采用双拐，连同双侧患肢，共"四点"支撑体重，完成步行过程。③两点步：适用于腿部无法支撑重量，但肌肉协调，平衡好，臂力强者。

（3）体位改变时拐杖的正确使用方法见表2-1。

表2-1 体位改变时拐杖使用方法

体 位	使 用 方 法	注 意
从坐位到站起	1. 在准备站立前，先确定椅子或床是否稳定牢固； 2. 健腿支撑在地面上，身体向前移动到椅子或床的边缘； 3. 将双拐并拢合在一起，用患腿一侧的手握住拐杖手柄，健侧的手扶住椅子扶手或床沿； 4. 两手一起支撑用力，同时健腿发力站起，保持站稳	在开始行走之前，先确保已经站稳，然后再将拐杖分置于身体两侧
行走时	1. 将双拐支撑在双脚两侧的前方，保持身体平稳； 2. 两个拐杖腋垫贴于腋下两侧的胸壁肋骨处，不要用腋窝直接顶在拐杖上，用双手支撑体重； 3. 双拐同时向前移动； 4. 向前移动患腿于双拐之间同一平面； 5. 再向前摆动健腿，放在双拐的前方； 6. 不断地重复，即可向前行走	行走过程中不要依靠在双拐腋垫上
从站立位到坐下	1. 身体慢慢向后退，直到健侧的腿碰到椅子或者床的边缘； 2. 保持体重在健腿上，将双拐并拢合在一起； 3. 用患腿一侧的手握住拐杖手柄，健侧的手放到椅子或床沿上，然后弯曲健侧膝盖，慢慢坐下； 4. 坐下过程慢慢来，始终保持双拐放在椅子旁边	动作缓慢，安全为上
上楼梯（有扶手）	1. 准备上楼时，移动身体靠近最底层的一格楼梯； 2. 合并双拐一手持握，另一侧手扶住楼梯扶手，身体尽量靠近扶手； 3. 双手同时支撑，将健腿向前跨上一级楼梯； 4. 体重保持支撑在健腿上； 5. 再移动双拐和患腿上到同一级楼梯； 6. 不断重复上楼	不要太急，如果有人协助，请他（她）站在后面保护
上楼梯（无扶手）	1. 准备上楼时，移动身体靠近最底层的一格楼梯； 2. 双手各持一拐杖，同时支撑，将健腿向前跨上一级楼梯； 3. 体重保持支撑在健腿上； 4. 再移动双拐和患腿上到同一级楼梯； 5. 不断重复上楼	

续表

体 位	使 用 方 法	注 意
下楼梯 （有扶手）	1. 移动身体靠近待下楼梯的边缘； 2. 合并双拐一手持握，另一侧手扶住楼梯扶手，身体尽量靠近扶手； 3. 一手扶住扶手缘向下，另一手握住双拐移至下一级楼梯上，同时移动患腿向下； 4. 双手支撑稳定后，再移动健腿至下一级楼梯上； 5. 不断重复下楼	不要太急，如果有人协助，请他（她）站在前面保护
下楼梯 （无扶手）	1. 移动身体靠近待下楼梯的边缘； 2. 双手各持一拐杖，将双拐移至下一级楼梯上，同时患腿跟上； 3. 双手支撑稳定后，重心下移，再移动健腿至下一级楼梯； 4. 不断重复下楼	
通过门口	请先确保大门有足够的空间允许双足和双拐通过； 打开门，先将靠近一侧的拐杖脚顶住大门，然后通过门口	如果是自动门要注意速度

2）轮椅的使用方法

（1）轮椅常规使用：普通轮椅适用于脊髓损伤、下肢伤残、颅脑疾患、年老体弱、多病者。打开轮椅时，双手掌分别放在轮椅两边的横杆上（扶手下方），同时向下用力即可打开；轮椅收起时先将脚踏板翻起，然后，双手握住坐垫至两端，同时向上提拉。

（2）自己操作轮椅。①双上肢同时操作：老年人能够双上肢操作轮椅，向前推时，操纵前先将刹车松开，身体向后坐下，眼看前方，双手向后伸，稍屈肘，双手紧握轮环的后半部分。推动时，上身前倾双上肢同时向前推并伸直肘关节，在肘完全伸直后，放开轮环，如此重复进行。②单侧肢体操作：如果老年人一侧肢体功能正常，另一侧功能障碍（如偏瘫），或一侧上下肢骨折等，可以利用健侧上下肢同时操纵轮椅。方法如下：先将健侧脚踏板翻起，健足放在地上，健手握住手轮。推动时，健足在地上向前踏步，健手配合，将轮椅向前移动。上斜坡时，保持上身向前倾，重心前移，防止发生轮椅后翻。

（3）轮椅转移：以偏瘫病人在床和轮椅间转换为例。坐轮椅时，椅放在健侧，与床成30°～45°角，刹住车轮，移开足托。病人健手握住轮椅外侧扶手站起，站稳后以健足为轴缓慢转动身体，使臀部对着椅子缓慢坐下；返回时，从健侧靠近床，使轮椅与床之间成30°～45°角，刹住车轮，移开足托。健手抓住扶手站起，站稳后，向前扶住床，以健足为轴，缓慢转动身体，然后坐下。

思考题

（1）老年人的用药原则包括哪些内容？

（2）如何指导老年人的日常活动？

（桑美丽 张 静）

第三章　老年人常见症状的护理

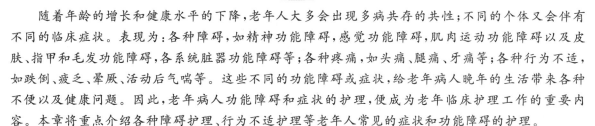

内容要点

随着年龄的增长和健康水平的下降,老年人大多会出现多病共存的共性;不同的个体又会伴有不同的临床症状。表现为:各种障碍,如精神功能障碍,感觉功能障碍,肌肉运动功能障碍以及皮肤、指甲和毛发功能障碍,各系统脏器功能障碍等;各种疼痛,如头痛、腿痛、牙痛;各种行为不适,如跌倒、疲乏、晕厥、活动后气喘等。这些不同的功能障碍或症状,给老年病人晚年的生活带来各种不便以及健康问题。因此,老年病人功能障碍和症状的护理,便成为老年临床护理工作的重要内容。本章将重点介绍各种障碍护理、行为不适护理等老年人常见的症状和功能障碍的护理。

老年人随着年龄的增长,各种临床症状和功能障碍会越来越明显,这些表现具有一定的共性特征,无论是住院老年人、社区老年人、养老机构内生活的老年人,还是居家生活的老年人都是如此。因此,作为社区护理人员,首先要掌握和熟悉这些共性表现,进行常规的共性护理,解决老年人的一般临床问题;同时也要知道和了解不同老年人的特殊情况,满足其不同的特殊护理需求,使护理工作更具有针对性和高效性。

第一节　障碍护理

一、认知障碍

(一)概述

认知功能包括记忆力、计算力、思维能力、判断能力、定向力、执行功能等人的一般能力。认知障碍是指各种原因(生理性老化、意识障碍等)导致的不同程度认知功能损害的临床综合征。老年人常见、严重的认知功能障碍是阿尔兹海默症。病人往往因为认知功能障碍,而导致社会功能大幅度降低,甚至无法独立生活,往往需要家人的长期照顾和陪伴,这使得老年人的生活质量大大降低。

(二)典型临床表现

认知障碍往往起病隐匿,进展缓慢,主要表现为认知速度减慢、反应时间延长、短时记忆容量减少,如显著的记忆丧失、危险行为、在熟悉的地域走失、多疑、交往能力差或情感缺失、睡眠障碍、自理困难,严重时出现情感淡漠、哭笑无常、终日无语而卧床,四肢出现强直或屈曲瘫痪、括约肌功能障碍,常可并发全身各系统的症状,如肺部感染、尿路感染甚至全身衰竭。通过定向及短时记忆的简单评估,可大体得知病人是否有认知障碍。

(三)治疗原则及护理措施

1. 治疗原则

(1)非药物治疗:康复训练、音乐治疗和群体治疗等。

（2）药物治疗。①胆碱酯酶抑制剂：主要包括多奈哌齐、卡巴拉汀等。②NMDA 受体拮抗剂：美金刚对重度阿尔兹海默症和轻中度血管性失智的认知功能和临床症状有显著改善作用。③中药及其他药物治疗：如银杏提取物。

2. 护理措施

（1）一般护理。鼓励老年病人积极参加社会活动，坚持适当运动，经常进行家庭性活动和怀旧活动，鼓励病人通过唱歌、听音乐、进行益智游戏训练等活动达到刺激感官和认知的目的。保持环境的稳定和熟悉，必要时进行家居环境改造并提供小辅助器具，保证老年病人的安全，使病人最大限度地维持正常的生活。对于中晚期精神、智力功能障碍的病人应有专人照护，避免单独外出。

（2）饮食护理。给予易消化、营养丰富且老年病人喜欢的食品。后期不能自行进食者，注意喂食速度宜慢，给予病人充分的咀嚼时间，避免出现呛咳及误吸，必要时酌情给予鼻饲，按照鼻饲的护理常规进行护理。

（3）症状护理。①记忆障碍者：此类病人往往自理能力下降，照护者应爱护病人，不说有损病人自尊的话，不大声训斥病人，与病人沟通时要保持耐心，并做好基础护理。②语言障碍者：和此类老年病人说话时，可以借用手势或图片、文字等其他方式进行有效沟通。③精神和智力功能障碍者：对此类老年病人，应加强风险防范的护理，防止自伤、烫伤、跌倒等意外的发生。

（4）用药护理。①对于能够自理的病人：告知其药物的作用、用法与用药的注意事项，注意观察药物的不良反应。特别强调使用改善认知药物的目的是延缓疾病进展，而非治愈疾病。②用药管理：要坚持长期、足量、联合运用改善认知的药物，并告知病人及其家属认知功能障碍是一种慢性病，需要长期服药和管理，说明长期足量用药的重要性，增加病人的依从性。

（四）健康教育

（1）告知病人及其照护者：要给予病人高蛋白质、高维生素、易消化的食物，多吃新鲜水果、蔬菜和补脑益智的食物，营养均衡全面。

（2）引导和带领病人多参加社交活动，保持生活自理能力，维持现有功能，延缓功能衰退。

（3）遵医嘱按时服药，定期复查。

（4）利用各种便利条件，积极构建社会支持体系，提高老年病人的生活质量。

（5）随身携带标明老年人身份的智能辅助工具，外出时有人陪同，防止意外发生。

二、睡眠障碍

（一）概述

睡眠障碍是指无法入睡或无法保持睡眠状态导致的睡眠不足。其主要为各种原因引起的入睡困难、睡眠深度不够或频度过短、早醒及睡眠时间不足或睡眠质量差等，引起人的疲劳感、全身不适、无精打采、注意力不集中、反应迟钝、头痛等症状。其最大的影响是精神方面的。

（二）临床表现

睡眠障碍病人的临床表现：入睡困难，不能熟睡，早醒后无法再入睡；频频从梦中惊醒，睡醒之后精力没有恢复；发病时间可长可短，短者数天可好转，长者持续数日难以恢复；容易被惊醒，有的对声音敏感，有的对灯光敏感；很多睡眠障碍的人喜欢胡思乱想；持续长时间的睡眠障碍会导致神经衰弱和抑郁症，而神经衰弱又会加重睡眠障碍。每一位有睡眠障碍的老年人的临床表现又各自不同，各有差异，护理时应高度注意。

（三）治疗原则及护理措施

1. 治疗原则

（1）药物治疗。①安定类，即苯二氮䓬类药物，治疗时间一般不超过 1 个月。②抗抑郁药物：具有镇静催眠作用，治疗时间一般为 3 个月或更长时间。③抗精神病类药物：尽可能不用，对于难治性失眠也要慎用且时间不宜过长。

（2）物理治疗：可用颅磁刺激、脑电生物反馈、电疗法等物理治疗方法；亦可联合药物治疗迅速阻断睡眠障碍。

2．护理措施

（1）创造良好环境：创造安静舒适的睡眠环境，选用遮光效果较好的窗帘，室内温湿度、寝具要适宜。

（2）注意睡前饮食：睡前宜进食清淡易消化饮食，避免暴饮暴食，晚餐不宜过饱，避免饮咖啡、浓茶和含酒精的饮料，可饮热牛奶。

（3）养成良好习惯：每日按时上床睡觉，睡前可用热水泡脚，促进血液循环，缩短入睡时间。睡前排尿，少饮水，避免夜尿增多影响睡眠。睡眠时鼓励取右侧卧位。

（4）指导规律活动：指导老年人建立比较规律的活动和休息时间，在身体健康允许的情况下适当增加白天的活动量，尽量减少白天的睡眠次数和时间，睡前减少活动量，稳定老年人情绪。

（5）注意特殊老年人：对需要用药的老年人要指导其遵医嘱服用药物，帮助入睡；发现老年人有睡眠呼吸暂停的情况时应该及时叫醒老年人；积极治疗原发病，减轻疼痛，以利睡眠。

（四）健康教育

（1）指导老年人保持心态平和，情绪稳定，不背负失眠的心理负担，放松心情，顺利入睡。

（2）教会老年人自我处理失眠的各种措施，养成良好的睡眠习惯，睡前不饮浓茶、咖啡等增强兴奋性的饮料，不看易引起兴奋或恐惧的影视小说等。

三、视听障碍

（一）概述

视听障碍包括视觉障碍和听觉障碍。视觉障碍可由视觉感受器至枕叶皮质中枢之间的任何部位受损引起，可分为视力障碍和视野缺损。引起老年人视觉障碍的主要原因有白内障、黄斑病变、晚期青光眼、糖尿病视网膜病变、视网膜血管性疾病、脑血管病等。听觉障碍可由听觉传导通路损害引起，表现为耳聋、耳鸣、听觉过敏等。

（二）临床表现

1．视觉障碍 视力障碍表现为单眼或双眼全部视野的视力下降或消失，分为单眼视力障碍和双眼视力障碍；视野缺损表现为视野的某一区域出现视力障碍而其他区域正常，包括双眼颞侧偏盲、双眼对侧同向性偏盲、双眼对侧同向上象限盲及双眼对侧同向下象限盲。

2．听觉障碍 听觉障碍主要表现为耳聋、耳鸣、听觉过敏。其中以老年性耳聋最为常见，表现为随着年龄增长而出现的听力障碍、双耳听力进行性下降、高频音的听觉困难和语言分辨能力差的感应性耳聋，并伴有高频持续耳鸣。

（三）治疗原则及护理措施

1．治疗原则

（1）视觉障碍：①视力障碍可采取佩戴眼镜及手术治疗的方法，其中佩戴眼镜是最常用的方法。②视野缺损应积极查找原发疾病，如青光眼等，针对病因治疗。

（2）听觉障碍：①加强预防，积极宣教听力保护，避免服用耳毒性药物。②药物治疗：根据病因及类型用药，可应用扩血管药物、降低血液黏度，如能量制剂和神经营养药物等。③选配助听器，药物治疗无效时可选配助听器。

2．护理措施

（1）视觉障碍：①加强健康教育，指导病人养成良好的用眼卫生习惯，避免用眼过度，劳逸结合；需要配眼镜的定期视力检查。②指导病人及其家属做好眼睛护理，参加剧烈运动时不要佩戴框架眼镜，以免眼睛受到损伤。③需要手术者，做好手术前后的护理。④合理搭配饮食，多进食富含维生素、蛋白质的食物。

（2）听觉障碍：①为病人创造有助于交流的环境，安静、使用短句、帮助记录、多交谈。②根据自身状况和条件选择适当的运动。③病情加重时及时检查治疗。④建立良好的生活方式，清淡饮食，合理选择食物，戒烟。⑤避免服用耳毒性药物。⑥鼓励病人树立信心，需要佩戴助听器时，应在医生指导下，选择合适的助听器正确佩戴。

（四）健康教育

1. 视力障碍者 应指导病人养成良好的读写习惯和正确的姿势，一般持续用眼 1 小时应稍作休息；指导正确用眼的方法和佩戴眼镜的护理方法；定期检查视敏度，半年检查一次视力，以便及时发现视力异常。

2. 听力障碍者 应定期接受听力检查，佩戴合适的助听器，积极治疗相关的慢性病，避免噪声刺激。

四、抑郁和焦虑

（一）概述

抑郁和焦虑是以持久的抑郁或紧张的心境为主要表现的一种精神障碍，临床上焦虑症和抑郁症均是常见的神经官能症，属于心理障碍的一种。两者症状有大量重叠，其主要表现分为精神症状和躯体症状。焦虑症以对事情的紧张焦虑情绪为主；而抑郁症主要表现为兴致不高，有悲观的情绪。

（二）临床表现

焦虑症和抑郁症的共同症状如下。

1. 心境不佳 表现为忧伤、悲观、绝望。病人感到心情沉重，生活没意思，高兴不起来，郁郁寡欢，度日如年，痛苦难熬，不能自拔。有些病人也可出现焦虑、易激动、紧张不安。

2. 丧失兴趣 丧失既往生活、工作的热忱和乐趣，对任何事都兴趣索然。体验不出天伦之乐，对既往爱好不屑一顾，常闭门独居，疏远亲友，回避社交。病人常主诉"没有感情了""情感麻木了""高兴不起来了"。

3. 精力丧失 常有疲乏无力，洗漱、着衣等生活小事困难费劲，力不从心。病人常用"精神崩溃""泄气的皮球"来描述自己的状况。

4. 自我评价过低 病人往往过分贬低自己的能力，以批判、消极和否定的态度看待自己的现在、过去和将来，这也不行，那也不对，把自己说得一无是处，前途一片黑暗。强烈的自责、内疚、无用感、无价值感、无助感，严重时可出现自罪、疑病观念。

5. 呈显著、持续、普遍抑郁状态 注意力集中困难、记忆力减退、脑子迟钝、思路闭塞、行动迟缓，有些病人则表现为不安、焦虑、紧张和激越。

6. 消极悲观 内心十分痛苦、悲观、绝望，感到生活是负担，不值得留恋，以死求解脱，可产生强烈的自杀念头和行为。

7. 躯体或生物学症状 抑郁症病人常有食欲减退、体重减轻、睡眠障碍、性功能低下和心境昼夜波动等生物学症状，很常见，但并非每例都出现食欲减退、体重减轻。多数病人都有食欲不振，胃纳差症状，美味佳肴不再具有诱惑力，病人不思茶饭或食之无味，常伴有体重减轻。

（三）治疗原则及护理措施

1. 治疗原则 焦虑症和抑郁症在症状上有一些类似，在治疗方法上也有一些共同点。均坚持以心理治疗为主，药物等其他治疗为辅的治疗原则。药物治疗一方面是进行抗病毒治疗，另一方面是改善认知功能。

（1）分阶段治疗：早期轻度的高龄抑郁症病人，可以选择单一心理治疗，而对中度抑郁症病人，建议药物治疗加心理治疗。而对于伴有精神症状，或严重消极抑郁症病人，则不建议辅以心理治疗。

（2）躯体对症治疗：老年期和晚发抑郁症病人常常共患躯体疾病。躯体疾病会增加发生抑郁的风险，而抑郁的发生也会增加老年疾病的发生概率或延缓疾病的康复。因此，在针对抑郁障碍治疗的同时，需进行相关躯体疾病的治疗。

2. 护理措施

（1）安全护理。①给药时要督促病人服药到口，并于服药后检查其口腔、手、药杯、衣袋等，防止病人藏药，确保疗效及用药安全。②对不合作、有冲动过激言行的病人，不与之争辩，并及时疏导和阻止，避免激惹，防止过激行为的发生，必要时给予保护性约束，并及时报告医生。病人平静后及时解除约束或隔离。③密切观察，严防自杀。避免病人独处，妥善保管危险品，及时发现自杀企图，并采取相应的措施。

（2）一般护理：做好基础护理，如饮食护理、皮肤护理以及日常个人卫生，补充水分和营养，保持环境安静整洁，减少外界刺激，保证充足的睡眠，系统接受抗抑郁、抗焦虑药物的治疗。

（3）心理护理：①配合医生做好支持性心理治疗，倾听、鼓励病人说出对疾病和有关症状的认知或感觉。②加强与病人的沟通，理解其病态的内心体验，掌握病情动态变化。③了解病人的兴趣爱好，鼓励其参加活动，适当安排体力劳动，宣泄、缓解恶劣情绪，争取家庭和社会的支持。④建立良好的护患关系，满足病人的合理需求，做好安全教育。

（四）健康教育

（1）告知病人及其家属疾病的基本知识和有关治疗，特别是药物治疗的基本知识，使其明白遵医嘱治疗对预防疾病复发、恶化的重要意义，提高其依从性。

（2）告知病人及其家属应对各种危机的方法，争取家庭和社会的支持，定期复查。

思考题

（1）如何与认知障碍的老年人进行沟通？

（2）如何帮助睡眠障碍的老年人改善睡眠质量？

（3）如何判断病人是否存在抑郁或焦虑？

（李　薇　郭　玮）

第二节　疼痛护理

一、疼痛

（一）概述

疼痛是一种令人不快的感觉和情绪上的感受，伴随着现有的或潜在的组织损伤。疼痛是主观的，是机体的一种保护性反应，对机体具有有利和不利两种作用。疼痛包含两层含义：痛觉和痛反应。痛觉是一种复合感觉，往往和其他躯体感觉混杂在一起。痛觉也是一种复杂的精神状态，常伴有强烈的情绪反应，即痛反应。

疼痛的分类。①按病理生理学机制，疼痛分为炎性疼痛、神经源性疼痛、癌性疼痛、痉挛性疼痛、心因性疼痛和其他不明病因的疼痛。②根据解剖学及病理生理学中的痛觉通路分类，疼痛分为伤害感受性疼痛、神经病理性疼痛。③按发病持续时间，疼痛分为急性疼痛、慢性疼痛。④按是否具有特异性，疼痛可分为基础疼痛和爆发疼痛。以下重点介绍慢性疼痛。

（二）发病原因

（1）直接刺激：常见的有机械、物理、化学、生物等因素。

（2）炎症：包括感染性炎症或无菌性炎症。

（3）缺血或出血：如心绞痛、雷诺综合征、心肌梗死、组织器官腔隙内出血等。

（4）代谢性原因：常见于糖尿病末梢神经炎、痛风。

（5）生理功能障碍：常见于自主神经功能紊乱、神经血管性疼痛、非典型性颜面痛。

（6）免疫功能障碍：常见于强直性脊柱炎、风湿及类风湿、皮肌炎等。

（7）慢性运动系统退行性变：如骨性关节病变。

（8）老年常患的疼痛疾病：颈腰椎及膝关节骨骼疾病、骨质疏松症、软组织痛、癌性疼痛、神经病理性疼痛和三叉神经痛等。

（9）与疼痛相关的疾病：冠心病、高血压、脑血管病、糖尿病、肺气肿、各种恶性肿瘤、消化道疾病等。

（三）疼痛分级及临床表现

老年人疼痛应先进行疼痛程度的评估，以便采取针对性的护理措施。常用的评估方法：数字疼痛量表（NRS）。此方法用 0～10 共 11 个点，表示从无痛到最痛。此表便于医务人员和病人理解并掌握，可以口述或视觉模拟，也可以记录。0～3 级：轻度疼痛，疼痛不影响睡眠。4～6 级：中度疼痛，疼痛影响睡眠。7～9 级：重度疼痛，无法入睡。10 级：剧痛（图 3-1）。

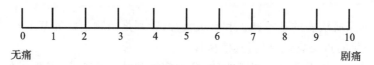

图 3-1　数字疼痛量表（NRS）

（四）老年人常见疼痛部位及相关疾病

不同部位的疾病可引起不同程度和体验的慢性疼痛，带给老年人不同的身体和心理感受（表 3-1）。

表 3-1　老年人常见疼痛部位及相关疾病

疼痛部位	常见疾病
头颈部	三叉神经痛、丛集性头痛、颞动脉炎、颈椎骨性关节炎
关节	肩周炎、髋关节炎、风湿性关节炎、类风湿关节炎
腰背部	腰突症、椎管狭窄症、小关节炎、骨质疏松症、椎体压缩性骨折
四肢痛	周围神经病理性疼痛、外周血管病变、复杂性区域性疼痛综合征
心脏	心绞痛
躯体部	带状疱疹及后遗神经痛、糖尿病性神经痛、肋间神经痛
胃肠道	裂孔疝、慢性顽固性便秘、急慢性胆囊炎、肠激惹综合征

（五）治疗原则及护理措施

1. 疼痛类型及治疗原则　将各种不同部位及性质的疼痛进行分类治疗，有助于更好地达到减轻疼痛、针对性治疗目的（表 3-2）。

表 3-2　老年病人疼痛类型与治疗原则

疼痛类型	治疗原则
继发于肿瘤、糖尿病等疾病所产生的慢性疼痛	控制原发病，如手术、放疗、化疗或胰岛素治疗；控制疼痛
慢性非癌性疼痛，如椎管狭窄、骨性关节炎等	治疗由原发病和疼痛所带来的抑郁等并发症；控制疼痛改善运动功能；考虑非药物治疗
由于神经精神疾病所致的慢性非癌性疼痛，如伴有躯体症状的抑郁症、焦虑症或阿尔茨海默病	治疗抑郁等并发症；治疗神经精神疾病；控制疼痛

2. 护理措施

（1）进行专业评估：疼痛评估是进行有效疼痛管理的第一步，老年人慢性疼痛的护理，应由专职护士采用护理程序对病人的疼痛进行连续性的干预;护士是疼痛的主要评估者,可通过临床观察,判断病人是否存在疼痛,评估疼痛的部位、性质和程度,判断镇痛效果,观察有无不良反应,根据评估结果制订护理措施。

（2）动态观察病情:观察病人疼痛的性质、持续时间及病人所能够忍受的程度,若病人应用镇痛药物则需密切观察药物不良反应。

（3）药物镇痛的护理:药物镇痛遵循五个基本原则:口服、定时、按阶梯、个体化给药、注意具体细节。镇痛药是最常用的方法,但要从小剂量开始,并经常进行评估和调整。用药后要仔细观察病人的反应,认真听取主诉。同时保持环境舒适,避免环境中不良因素刺激,引起疼痛加剧。

（4）非药物镇痛的护理:常见的非药物镇痛方法主要有如下几种。①针刺疗法:可减少和阻断细小神经传导的疼痛感。②冷热疗法:可降低神经系统的传导速度,减轻疼痛,且冷疗比热疗更有效,但应注意预防烫伤或组织损伤。③运动疗法:近年来逐步被证实能有效缓解慢性疼痛。④按摩疗法,镇痛原理同冷热疗法。

（5）心理护理:护士应认真倾听病人对疼痛的感受,使其感受到被理解、被关怀。向病人解释疼痛治疗的基本知识,与病人及其家属进行开放性的语言交谈,指导病人使用放松疗法和精神转移疗法。消除病人及其家属对麻醉镇痛药成瘾的错误认识,告诉病人及其家属疼痛应得到治疗,即使是癌症疼痛也是可以得到缓解的。

二、头痛

（一）概述

头痛的病因较为复杂,涉及内分泌、精神等因素,且发病机制尚不清楚。在疾病因素之外,环境刺激、休息不佳、精神紧张、情绪不稳定等因素也可以导致头痛发作。继发性头痛往往可以明确其原因;颅内病变是神经科头痛的常见原因。此外,头面部除颅脑外的其他器官疾病也是导致头痛最常见的原因,如牙痛、青光眼等;还有一类头痛发生原因不明,常常被归纳到神经性头痛一类。

（二）治疗及护理

1. 治疗原则 头痛的原因很多,很难一概而论。及早明确引起头痛的病因是头痛治疗的首要措施。

2. 护理措施

（1）遵医嘱用药,做好给药护理。观察疗效及用药后的不良反应。

（2）提供相对安静的休息环境,温湿度适宜。

（3）饮食宜清淡,适当补充维生素含量比较高的食物,如新鲜蔬菜、水果等。

（4）进行适当、规律的运动,促进恢复。

（5）注意观察病人引起头痛发作的诱因、疼痛规律、伴随症状以及缓解方式。

（三）健康教育

（1）指导病人保证充足的睡眠时间并提高睡眠质量。

（2）指导病人保持心态平和,心情愉悦,避免精神紧张,适当进行体育锻炼。

（3）告知病人头痛发作时及时就医,切莫自行使用镇痛药。

三、颈肩腰腿痛

（一）概述

颈、肩、腰、腿痛是临床上老年人最常见的症状,且随着年龄的增长,症状不断增多或加重,应给予更多的关注。引起颈、肩、腰、腿痛的原因很多,如颈部疼痛,可能与颈椎病有关;肩部疼痛,可能与肩周炎、肌腱炎有关;腰部疼痛,可能与腰肌劳损、腰椎间盘突出症、腰椎骨质增生症有关;腿部疼痛,可能与膝关节骨性关节炎有关。因此,遇到此类病人首先应尽量搞清楚病因所在,做到对症诊疗和护理。

（二）治疗原则及护理措施

1.治疗原则

（1）改变日常生活方式：颈、肩、腰、腿痛通常为脊柱退行性变类疾病的表现，常见于颈椎病和腰椎间盘突出症等。建议病人改变不良生活方式，颈椎病病人避免经常低头，保持良好的颈椎曲度。腰椎疾病病人应避免久坐、减少弯腰、避免负重，体重比较重的病人应注意控制体重。

（2）保守治疗：常见的有针灸、理疗、合理运动等方法。

（3）手术治疗：通过改变日常生活方式和保守治疗，症状无法缓解者，通常需要进行手术治疗。

2.护理措施

（1）颈、肩痛的病人注意选择合适的枕头。日常注意保持正确的姿势，适当加强颈部、上肢的功能锻炼。

（2）腰、腿痛的病人建议使用稍有硬度的床垫，不宜久坐久站，注意经常变换姿势。同时生活中注意加强腰部的功能锻炼，避免弯腰搬重物或者长时间坐矮凳。

（三）健康教育

（1）指导腰、腿痛的病人睡硬板床，经常参加体育锻炼，同时做好腰、腿部的保暖。

（2）告知病人要经常注意自己的姿势，减少长时间低头，避免久坐，避免负重，保持体重。

四、牙痛

（一）概述

牙痛是指由各种原因引起的牙齿疼痛，为口腔疾患中常见的症状之一，可见于龋齿、牙髓炎、根尖周炎、牙外伤、牙本质过敏、楔状缺损等。其特点是以牙痛为主，伴或不伴有牙龈肿胀、咀嚼困难，或时痛时止，遇冷遇热刺激疼痛加重；牙龈鲜红或紫红、肿胀、松软，有时龈缘有糜烂或肉芽组织增生外翻，刷牙或吃东西时牙龈易出血。牙痛大多是不注意口腔卫生，牙齿受到食物残渣、细菌等物结成的软质牙垢和硬质牙石所致的长期刺激，不正确的刷牙习惯，维生素缺乏等所造成的。

（二）治疗原则及护理措施

1.治疗原则 "牙痛不是病，痛起来真要命"的民间俗语说明了牙痛的程度。当老年人发生牙痛时应给予足够的重视，以防引起其他固有疾病的发作。针对牙痛的治疗，首先要明确引起牙痛的原因，然后针对不同的原因进行治疗。

2.护理措施 牙痛的护理措施通常有如下几种：必须用药时要遵医嘱用药；牙痛发作时可用冷疗外敷法或温凉水漱口以降低痛感；牙痛发作伴有咀嚼功能障碍时，饮食以温凉的流食为主；指导其正确刷牙，保持口腔卫生；避免食用过硬、过酸、过冷、过热的食物。

（三）健康教育

（1）注意保持口腔卫生，正确刷牙，养成"早晚刷牙，饭后漱口"的良好习惯。

（2）发现龋齿，及时治疗。

（3）养成睡前不吃甜食及饼干等淀粉类食物的习惯。

（4）宜多吃清淡易消化的食物。

五、肌肉酸痛

（一）概述

肌肉酸痛可由运动、感染性疾病等引起。肌肉酸痛的原因比较复杂，多与内科、感染性疾病等复杂或严重的疾病有关。多见于肌肉拉伤、肌筋膜炎、肌劳损等；一些慢性退行性变、骨质疏松症，骨质被破坏，也会造成全身肌肉酸痛。导致疼痛的原因如下。①组织牵引：肌肉损伤引起。②肌肉痉挛：肌肉的反复性抽筋引起。③结缔组织：肌肉的结缔组织受伤（如肌腱）引起。事实上，肌肉的慢性酸痛是肌肉的损伤分裂所导致的。

(二)治疗原则及护理措施

1. 治疗原则

（1）药物治疗：肌肉酸痛以药物治疗为主，一般慢性疼痛病人常用的药物包括非甾体抗炎药（如阿司匹林、吲哚美辛等）、糖皮质激素类药物（如地塞米松、甲泼尼龙等）。口服维生素 C 有促进结缔组织中胶原合成的作用，有助于加速受损组织的修复和缓解酸痛。椎管内药物治疗一般可用于腰肌劳损等疾病。

（2）神经阻滞是治疗慢性疼痛的主要手段之一。

（3）根据酸痛的部位和时间，可有针对性地采用物理疗法、针灸疗法、推拿疗法等。

（4）心理治疗：心理治疗在慢性疼痛的治疗中有着重要的作用。医护人员应使用解释、安慰、鼓励等手段缓解病人的焦虑等不良心理因素所引起的疼痛。暗示法可有效缓解病人的疼痛感，取得较好的效果。

2. 护理措施

（1）遵医嘱给予镇痛药：做好给药护理，注意观察用药效果及药物的不良反应，特别是使用糖皮质激素类药物的病人应注意观察药物的不良反应。

（2）给予安慰：告知从用药到药物发挥药效需要时间，以降低病人的心理期待；注意休息与物理治疗相结合，如按摩、热敷，达到促进血液循环，疏通经络的效果，治疗之后不宜立刻再过度活动。

（3）病情观察：观察引起疼痛的诱因、做好疼痛的评估，了解病人的疼痛是否缓解或加重，及时报告医生。

（4）心理护理：急性疼痛的病人做好安慰和解释工作，鼓励病人及时反馈自己的感受。慢性疼痛的病人注意其情绪变化，做好安慰工作，鼓励病人树立战胜疾病的信心，加强护患沟通，使病人对医护人员产生信赖感。

（5）适当休息：疼痛发作时应适当休息，禁止负重活动，以免疼痛加重。

(三)健康教育

（1）指导病人准确说出疼痛的部位、性质、持续时间、规律，选择适合病人的疼痛评估工具进行准确评估；病人表述受限时，可采用表情、手势、眼神或身体的其他部位示意，以利于医护人员准确判断。

（2）指导病人客观地向医护人员描述疼痛所带来的痛苦，以防误导用药；指导病人正确使用镇痛药。

（3）向病人介绍肌肉酸痛的机制、如何面对疼痛、减轻或解除疼痛的各种小技巧，如注意力转移法、冷热疗法、肌肉放松法等。

（4）指导病人正确评价接受治疗与护理后的效果。

六、皮肤瘙痒

(一)概述

皮肤瘙痒是一种无原发性破损的皮肤病，皮肤表面看不到皮疹，但感觉非常痒，可能会被迫搔抓。老年性皮肤瘙痒是老年人的常见病、多发病，是与季节、天气、冷热变化和机体代谢的变化有密切关系的皮肤病，给老年人带来了极大的困扰，严重影响了老年人的身心健康，降低了其生活质量，社区护理工作中应高度重视。

病人一般无原发性皮肤损害，瘙痒为本病的特征性表现，可有烧灼、蚁行感等。皮肤瘙痒可分为全身性瘙痒和局限性瘙痒。全身性瘙痒症往往表现为痒无定处，瘙痒程度不尽相同，常为阵发性，且夜间为重；局限性瘙痒表现为局部阵发性剧痒，好发于外阴、肛周、小腿和头发。

搔抓可引起继发性皮损，表现为条状抓痕、血痂、色素沉着或减退，甚至湿疹样变和苔藓样变，还可继发各种皮肤感染，如毛囊炎、疖、淋巴管炎、淋巴结炎等。酒精、情绪波动、温度变化、衣服被褥摩擦，甚至某些暗示均可引起瘙痒发作或加重。

(二)治疗原则与护理措施

1. 一般治疗 治疗引起皮肤瘙痒的原发性疾病，避免局部刺激，包括搔抓、洗烫及不当治疗，忌食辛辣等刺激性食物。

2. 药物治疗 口服抗组胺类药物及镇静催眠药、维生素 C、钙剂，以及使用硫代硫酸钠等溶液静脉注射。严重者可应用普鲁卡因静脉封闭。

3. 皮肤止痒 选用无刺激性止痒剂，如炉甘石洗剂、皮质激素软膏或霜剂等。

4. 物理疗法 可用温水擦洗等物理方法进行辅助治疗。

（三）健康教育

（1）指导老年人穿棉质宽松衣物，修剪指甲，必要时戴手套限制搔抓；提供适宜的睡眠环境。使用放松方法帮助病人入睡；夜间瘙痒入睡困难时可遵医嘱给予止痒、镇静催眠药。

（2）指导老年人注重饮食调配，增加膳食中部分维生素，养成定时、定量喝水的习惯；多食粗纤维食物，保持大便通畅；忌食辛辣等刺激性食物。

（3）告知老年人洗澡不要太勤，同时忌洗澡水过烫、忌搓揉过频、忌肥皂碱性太强。夜间瘙痒严重者可在睡前用温水沐浴，每次 10～20 分钟，水温 30～40 ℃，室温 22～26 ℃，沐浴后可用甘油水或润肤油脂，以保持皮肤湿润。

（4）瘙痒时搔抓不仅会使皮肤破损，还会继发皮炎、湿疹，而且搔抓可使局部的感觉因反复刺激而更加兴奋、敏感，使瘙痒进一步加重，越痒越抓，形成恶性循环。可指导病人及其家属选择含有薄荷、冰片的止痒药膏来止痒，同时可多用护肤霜。

（5）指导病人家属多与病人沟通，理解、关心病人，正确认识疾病，积极配合治疗。以成功的病例鼓励病人，使病人树立战胜疾病的信心。

思考题

（1）为什么将老年人疼痛定义为老年综合征，而不是一种临床症状？

（2）简述疼痛的分级。

（3）如何做好皮肤瘙痒老年人的健康指导？

（李 薇 郭 玮）

第三节 行为不适护理

老年人身体功能的退行性变，社会生活的改变，易导致行为不适，出现头晕、行走困难、慢性咳嗽等。本节主要针对老年人出现的常见行为不适，应当采取哪些护理措施，如何进行健康教育，积极采取有效防治措施，维护和增进老年人健康。

一、老年人跌倒与护理

（一）概述

跌倒是一种常见的老年综合征，是一种因不能自我控制而引起的意外事件，是个体被迫改变正常的姿势停留在地上或者更低的地方。这种改变不包括暴力、意识丧失、偏瘫或癫痫发作所致。意外跌倒的后果严重，轻者造成擦伤、扭伤，重者可导致骨折、瘫痪，甚至导致生命危险。跌倒作为常见的致病风险因素之一，不仅给老年人带来运动功能损伤及经济上的损失，更因为自理能力的丧失，严重打击老年人自信心，导致其出现心理或社会障碍，影响生活质量，同时也给家庭和社会造成负担。跌倒已成为诱发老年人死亡的重要因素之一。

（二）临床表现

1. 跌倒的原因 跌倒的发生是多种因素相互作用的结果,其中,常见的危险因素包括内在和外在两大类。内在因素:生理因素、疾病因素、药物因素和心理因素;外在因素:环境中的危险因素。

2. 跌倒的危险因素 ①年龄性别因素:年龄是病人跌倒危险的显著因素;女性由于雌激素水平的下降,骨质疏松,跌倒可能性更大。②平衡功能退化:步态可影响平衡功能,如走路不协调、站立不稳,易发生跌倒。③感觉功能退化:由于听、触觉及前庭感觉等功能的减退,中枢神经系统的信息减少,影响大脑的准确分析和判断,从而影响机体平衡,易引起跌倒。④骨骼肌肉系统退化:老年人运动系统功能下降,肌力减退,关节灵活性减退,导致动作迟缓,容易跌倒。⑤疾病对神经系统的影响:如帕金森病、常压脑积水及脑卒中等。⑥其他:如维生素 D 浓度降低、药物因素和环境因素等。

3. 典型临床表现

（1）受伤或骨折:老年病人跌倒导致受伤,如挫伤、擦伤等或者因跌倒导致肱骨、手腕或骨盆骨折;甚至出现其他一些严重的损伤(如头部和内脏受伤、撕裂伤);有些跌倒相关的受伤是致命的。

（2）不能自行爬起:老年病人跌倒后不能自行爬起,滞留地上 2 小时以上可增加脱水、压疮、横纹肌溶解症、低体温和肺炎的风险。

（3）风险提升:跌倒,特别是重复跌倒,导致生理功能降低,可增加老年人受伤、住院和死亡的风险,尤其是对身体虚弱、有多种疾病共存和日常活动能力降低的病人更是如此。

（4）自信心降低:跌倒后,老年人可能害怕再次跌倒,使自信心降低而活动力降低。部分老年人甚至可能因为这种担心避免参加某些活动,如购物、打扫等;活动的减少可能进一步增加关节僵硬度和虚弱程度,进而降低活动能力。

（三）预防与护理措施

1. 确立高危人群 对既往有跌倒史,能行走但平衡功能及定向力差,肌力下降,患有脑血管病、直立性低血压、精神症状或疾病的病人,服用镇静催眠、降压、降糖药物,体质虚弱,年龄达到 75 岁的高危人群,都应加强安全监管,制订预见性防护措施,确保措施到位,加强动态监控。

2. 控制原发疾病 如控制高血压、癫痫病、糖尿病、心脑血管病等,以防止或减少跌倒的发生;对有精神症状、定向力障碍的病人,行走应有陪伴;移动病人时注意正确搬运,确保床、轮椅处于制动状态。

3. 重视康复训练 规律的运动锻炼(特别是平衡训练)可降低跌倒发生率。病情许可,指导病人进行平衡和步态训练、肌力训练、关节灵活性训练,根据自身年龄、活动能力和个人兴趣选择适宜的运动,如散步、慢跑、打太极拳、做平衡操等;注意补钙、多晒太阳,防止肌肉萎缩无力和骨质疏松;避免从事体力劳动和危险性活动,防止过度劳累。

4. 关注特殊群体 对高危老年人,应进行居室环境改造。如整个屋内地面材料防滑、平坦、干燥;卫生间、浴室、走廊安装扶手,坐便器高度适宜;通道宽阔、无障碍物;床的高度和松软度适宜,夜间便器最好置于床旁;室内照明充足但不刺眼,开关使用位置及功能方便完善。

5. 突发情况紧急处置

（1）意识不清醒。①现场抢救并立即拨打 120。②有外伤、出血,立即止血、包扎。③有呕吐,缓慢将头偏向一侧,并清理口、鼻腔呕吐物,保证呼吸通畅。④有抽搐,移至平整软地面或身体下垫软物,防止碰、擦伤,必要时牙间垫较硬物,防止舌咬伤,不要硬掰抽搐肢体,防止肌肉、骨骼损伤。⑤如呼吸、心跳停止,应立即进行胸外心脏按压、口对口人工呼吸等急救措施。⑥如需搬动,应保证平稳,尽量平卧,整体搬运。⑦头颅损伤有耳鼻出血者,不要用纱布、棉花、手帕去堵塞,否则可导致颅内高压,并继发感染。此时安静平卧,保持呼吸道通畅,及时转运。

（2）意识清醒。①询问:跌倒情况、是否有剧烈头痛、恶心呕吐。②检查:有无口角歪斜、言语不利、手脚无力;有无肢体疼痛、畸形、关节异常、肢体位置异常;有无腰、背部疼痛、双腿活动或感觉异常、大小便失禁等情况。③处置:有需要立即止血、包扎处理;不随意搬动;不勉强扶持站立等。④关注原发病:如为心绞痛发作,帮助其服下随身携带的急救药品;警惕短暂性脑缺血、脑卒中(正确处置:若病人坐在地上尚未完全倒下,可搬来椅子将其支撑住,或直接上前将其扶住;若病人已完全倒地,可将其缓缓调整到仰卧位,同时小心地将其头面部偏向一侧,以防止其呕吐物误入气管而发生窒息)。

（四）健康教育

1. 动作应缓慢 告知老年人日常生活起居动作要慢,特别是有直立性低血压及眩晕者。做到"起床三部曲",即醒后卧床 30 秒后再坐起,坐起 30 秒后再站立,站立 30 秒后再行走;对日常活动能力降低者可使用安全的辅助工具如助步器、轮椅等;有感知障碍者,可佩戴老花镜、助听器。

2. 指导合理着衣 衣裤尺码合适、松紧适宜,避免裤腿过长或过肥,鞋的尺码大小合适,鞋底要防滑。避免穿拖鞋行走,以避免活动时跌倒。

3. 正确用药 如遵医嘱服药,告知病人服用镇静催眠药要睡前服用,服药后尽量减少活动,夜间起夜要有照明或床边排尿。

4. 建立支持系统 了解病人心理、健康、家庭状况,鼓励其树立信心,克服恐惧、不愿麻烦他人的心理,及时与病人家属沟通,共同创建安全、温馨的家庭生活环境。

二、疲乏或衰弱

（一）概述

衰弱是指老年人生理储备功能异常引起机体易损性增强,是一种常见的非特异性状态,至今无明确的定义。有学者认为:"衰弱是一种与年龄增加相关的老年综合征,常见于高龄老年人,表现为对应激的应对能力降低,发生跌倒、失能和死亡的风险增加。"老龄化社会中大量衰弱老年人的出现,给我国的医疗系统和社会支持所带来的负担比较大,应引起社区护理人员的重视。

国内对老年衰弱的研究虽开始较晚,但自 2011 年起呈指数增长,国内学者对于老年衰弱的关注和重视程度增加,但相比较国外对老年衰弱的研究仍存在一定差距,据显示,核心期刊刊载的文献仅占 65%,其中医学类期刊高于护理类期刊。

（二）临床表现和评估

1. 临床表现特点 老年人衰弱的表现为机体乏力、步态迟缓、平衡功能受损、体力活动减少、认知功能障碍、体重减轻、反应缓慢或迟钝等。早期衰弱是一个可逆的过程,如及时发现并给予合理的干预,可有效改善衰弱状态;由衰弱导致的食欲不佳、消化不良、容易跌倒、抗病能力下降等,更是导致老年人发生危险或死亡的直接因素。

2. 衰弱的评估 进行及时准确的衰弱评估,对老年人健康状况的预测、及时采取有效的干预措施有重要的临床意义。到目前为止,文献记载的关于衰弱的评估工具已有 60 多种。最简单实用的是衰弱筛查量表(表 3-3)。

表 3-3　衰弱筛查量表(The FRAIL Scale)

1. 您感到疲劳吗?	否（　） 是（　）
2. 您能上一层楼梯吗?	否（　） 是（　）
3. 您能行走一个街区的距离吗?	否（　） 是（　）
4. 您患有 5 种以上的疾病吗?	否（　） 是（　）
5. 您最近 1 年内体重下降超过 5% 了吗?	否（　） 是（　）
得分:	

说明:每题各 1 分,共计 5 分,负分越高越衰弱;1、4、5 题选"是"为负分,2、3 题选"否"为负分。

（三）管理和护理措施

1. 加强衰弱老年人管理团队建设 从事老年人衰弱管理的护理人员需要多学科团队合作,包括老年医学专家、物理治疗师、营养师、运动理疗师、社会工作者、作业治疗师、保健医务人员、护士、本人及其家属。

2. 衰弱老年人管理内容 包括老年健康评估、运动治疗和营养支持治疗等。老年健康评估是使用相应的筛查工具,如临床衰弱量表、衰弱筛查量表、老年衰弱指数等,进行老年人衰弱程度的筛查,通过早期筛查、干预,可减少因老年人衰弱导致的卫生服务需求,从而减轻老龄化带来的社会医疗负担;运动治疗和营养支持,是维持和提高衰弱老年人体力、身体功能和活动能力的关键途径,为衰弱老年人补充蛋白质或能量,指导其进行相应的活动形式和活动量,提升老年人的抗衰弱能力。

3. 衰弱老年人管理模式 目前,以美国为代表的西方国家,广泛采用的护理模式是以病人为中心的家庭式医疗模式,即以病人为中心,提供协调合作、易于接受、安全、高质量、全面的初级保健护理。我国对老年人衰弱的研究起步较晚,对老年人衰弱的预防尚缺乏具体可实施的标准,但此项工作虽然起步较晚,但是发展较快。老年人的疲乏和衰弱管理目前已成为老年护理学研究的重要内容之一。

4. 衰弱老年人的护理措施 有学者认为,早期衰弱是可逆的过程,可通过适当的预防措施延缓衰弱的提前到来。所给出的预防措施是开展系统的健康教育;提高社会支持水平,加强老年人健康管理;定期进行老年综合评估;指导健康的生活方式;个性化的营养干预;运动锻炼;认知训练;预防跌倒;心理健康;多病共存和多重用药的管理等。

（四）健康教育

（1）加强老年人群体相应的教育,如体育锻炼延缓衰弱,并让老年人了解老化的相关理论,对衰老、衰弱做好足够的心理准备。

（2）指导老年人建立健康的生活方式,改变不良习惯,如酗酒、吸烟、脾气暴躁等;保持健康饮食、乐观情绪、合理运动等。

（3）指导老年人家属一起建立有利于老年人延迟衰弱到来的社会支持系统,根据不同的家庭习惯,处理好各种人际关系,使老年人能够健康快乐地生活。

三、吞咽障碍及护理

（一）概述

吞咽障碍是指食物从口腔运送到胃的过程中出现障碍的一种表现,是由发生在下颌、双唇、舌、软腭、咽喉、食管口括约肌或食管功能受损所致的进食障碍。由器官解剖结构异常改变所致的吞咽障碍,为器质性吞咽障碍;由中枢神经系统或周围神经系统损伤、肌病等引起运动功能异常的吞咽障碍,为功能性吞咽障碍。正常的吞咽过程分为准备期、口腔期、咽期及食管期,各期之间密不可分,在中枢神经系统的调控下,协同运动完成一次有效吞咽。吞咽障碍一般发生在前三个阶段。广义的吞咽障碍还包含认知、精神、心理等因素引起的行为和行动异常导致的吞咽和进食问题,即摄食吞咽障碍。

（二）临床表现和功能评价

1. 常见临床表现 根据障碍发生的部位不同,常见的临床表现:流涎,低头明显,饮水呛咳,吞咽时或吞咽后咳嗽;进食时发生硬噎,有食物黏着于咽喉的感觉;吞咽后口腔食物残留,在吞咽时可能会有疼痛症状;频发的清嗓动作,进食费力、进食量减少、进食时间延长;有口、鼻反流,进食后呕吐;说话声音沙哑,变湿;有时可并发机体反复发热、肺部感染等。

2. 吞咽障碍并发症

（1）误吸:误吸是吞咽障碍最常见,且需要优先处理的并发症。食物残渣、口腔分泌物等一旦误吸至气管和肺,会引起肺部感染,甚至出现窒息危及生命。

（2）营养低下:因进食困难,机体所需营养和液体得不到满足,出现水、电解质紊乱,消瘦和体重下降,婴儿可引起生长发育障碍,甚至营养不良。

（3）心理与社会交往障碍:因不能经口进食,佩戴鼻饲管,病人容易产生抑郁、社交隔离等精神心理症状。

3. 吞咽功能评价

1) 口腔功能　仔细观察口部开合、口唇闭锁、舌部运动;观察有无流涎、软腭上抬、吞咽反射、呕吐反射、牙齿状态、口腔卫生、构音、口腔内知觉、味觉、随意性咳嗽等异常情况出现;还要注意其发声,如有开鼻声则提示软腭麻痹,有湿性嘶哑则可能声带上部有唾液残留等。

2) 吞咽功能　可在床边进行的测试有以下两种。

（1）"反复唾液吞咽测试":被检查者取坐位,卧床时取放松体位。检查者将手指放在被检查者的喉结及舌骨处,让其尽量快速反复吞咽,观察30秒内吞咽次数及喉上抬的幅度。如次数少于3次或幅度小于2 cm则为异常。

（2）"饮水试验":让被检查者喝下一茶匙水,如无问题,被检查者取坐位,将30 mL温水一口咽下,记录饮水情况,判断被检查者是否有吞咽障碍(表3-4)。

表3-4　吞咽障碍评估判断

级　别	表　现	所用时间	评　估
Ⅰ	可一口喝完,无呛噎	5秒内喝完	正常
		超过5秒	可疑有吞咽障碍
Ⅱ	分两次以上喝完,无呛噎	—	可疑有吞咽障碍
Ⅲ	能一次喝完,但有呛噎	—	有吞咽障碍
Ⅳ	分两次以上喝完,且有呛噎	—	
Ⅴ	常常呛住,难以全部喝完	—	

（3）辅助检查:为正确评价吞咽功能,了解是否有误咽可能及误咽发生的时期,可采用录像吞咽造影、内窥镜、超声波等检查手段。其中录像吞咽造影法是目前最可信的评价检查方法。

（三）预防及护理措施

1. 摄食训练法

（1）进食的体位:病人进食体位并非完全一致,在实际操作中应因人而异,因病而异,予以调整。①卧床病人:一般成30°仰卧位,头部前屈。②偏瘫病人:可侧肩部以枕垫起,护士位于病人健侧,食物不易从口中漏出,利于食物向舌部运送,减少逆流和误咽。③对偏瘫但尚能下床的病人:可取坐位,头稍前屈,身体亦可倾向健侧30°,使舌骨肌的张力增高,喉上抬,食物容易进入食道。

（2）食物在口中位置:进食时应把食物放在口腔最能感觉食物的位置,最好把食物放在健侧舌后部或健侧颊部,这样有利于食物的吞咽。

（3）调整进食的"一口量"和控制速度:"一口量"即最适于吞咽的每次摄食入口量,正常人约为20 mL,一般先少量(3~4 mL)试探,然后酌情增加。老年性吞咽障碍者,进食时注意力应集中,细嚼慢咽,保持吞咽反射协调地进行,避免进食呛咳。

2. 食物的选择

（1）食物类型:根据病人饮食特点及吞咽障碍的程度,选择易被病人接受的食物,尤其要注意"南米北面"的饮食习惯;根据病人病情采用最易吞咽的食物,如那些容易在口腔内移动又不易松散的胶冻样食物、菜泥、果冻、蛋羹、浓汤等都是可以首选的。

（2）吞咽能力:对吞咽能力中度以下者,给予易于吞咽的流质饮食,如鲜牛奶、蔬菜汁和果汁等;随着吞咽功能的改善及体能的恢复,可将食物做成粥状,利于吞咽、食用及消化;同时根据病人具体情况选择在何种姿势下进食、进食的一口量等,保障吞咽障碍病人的营养供给。

（四）健康教育

1. 健康指导内容　加强对病人及其家属或照顾者的专业知识讲解和训练,包括吞咽障碍的基本知识、常见并发症、常见症状和原因、如何进行进食训练及相关的治疗方法、饮食习惯、食物选择、进食观察、现场急救等内容,以降低意外发生的可能性。

2. 提高心理承受能力 吞咽障碍是老年人的常见病、多发病。在开展康复功能训练的同时,既要注意心理功能障碍方面的训练,又要结合个体的认知、情感及有关家属的支持等因素施行心理护理,始终让病人保持良好的心态。

四、头晕、晕厥与谵妄

(一)头晕

1. 概述 头晕是一种常见的脑部功能性障碍,也是临床常见的症状之一。头晕可由多种原因引起,最常见于发热性疾病、高血压、脑动脉硬化、颅脑外伤综合征、神经症等。此外,还见于贫血、心律失常、心力衰竭、低血压、药物中毒、尿毒症、哮喘等。抑郁症早期也常有头晕。头晕可单独出现,也常与头痛并发。头晕如伴有平衡觉障碍或空间觉定向障碍时,病人可感到外周环境或自身旋转、移动或摇晃;偶尔由于体位改变而致的头晕不会有太大问题;如果长时间头晕,可能是重病的先兆,应引起重视。

2. 临床表现 头昏、头胀,头重脚轻,出现摇晃、眼花等感觉;可伴有乏力、面色苍白、失眠、耳鸣、情绪不稳、健忘等。临床许多疾病可以引起头晕,如小脑脑干梗死、颞叶病变、前庭神经元炎、突聋、颈椎病、高血压等。

3. 护理措施

(1)发作时:嘱病人卧床休息,改变体位时动作宜缓慢,尽量减少头部旋转动作,有条件者给予收氧。

(2)观察病情:观察发作的时间、程度、性质、血压,有无肢体麻木、言语不利等,并做好记录。

(3)用药护理:指导病人正确服用药物,按时按量,不能擅自增减剂量,并观察用药反应。

(4)环境和起居护理:保持病室安静,避免噪声和强光刺激。物品放置伸手可及处。地面防滑、无障碍物。如厕需有人陪伴,头晕严重者协助其在床上大小便。

4. 健康教育 对头晕经常发作的病人,应给予病人及其家属相关知识的讲解,使其了解疾病相关知识和治疗成功经验,态度积极,情绪平稳;注意休息,劳逸结合,头晕缓解后可适当运动;日常不宜单独外出,避免乘坐高速车、船,避免登高;定期门诊随访。

(二)晕厥

1. 概述 晕厥是指多种原因导致的一过性脑供血不足而突然发生的短暂意识障碍状态。病人可表现为突然头昏、恍惚、视物模糊或两眼发黑、四肢无力,甚至意识丧失,肌张力消失,摔倒在地,不能保持正常姿势,可在数秒钟至数分钟内即恢复如常,起立行走。其特点为突然发作、一过性、能迅速恢复。晕厥通常发生在站立位或坐位,可出现心率减慢或增快,血压下降,面色苍白,出冷汗。应注意是否患有心脑血管病,如心律失常、短暂性脑缺血发作或癫痫。

2. 临床表现

(1)晕厥前期:晕厥发生前数分钟通常会有一些先兆症状,表现为乏力、头晕、恶心、面色苍白、大汗、视物不清、恍惚、心动过速等。

(2)晕厥期:此期病人意识丧失,并伴有血压下降、脉弱及瞳孔散大,心动过速转变为心动过缓,有时可伴有尿失禁。

(3)恢复期:晕厥病人得到及时处理很快恢复后,可留有头晕、头痛、恶心、面色苍白及乏力的症状。经休息后症状可完全消失。

3. 护理措施

(1)紧急发作时:迅速采取头低平卧体位,解开衣领、皮带,保持呼吸道通畅;动态观察病情变化;如病人有呕吐,应将其头偏向一侧,以免呕吐物吸入气管或肺部,引起窒息或吸入性肺炎。

(2)观察意识状态:若病人意识未立即恢复,则应使病人头向后仰,托起下颌以防舌后坠而阻塞气管;当病人意识恢复时,可慢慢扶病人至坐位,继而再慢慢站起,以避免起身过快而再次晕厥。

(3)做好心理护理:一旦遭遇晕厥,病人往往产生紧张恐惧心理,应做好心理疏导,消除其紧张恐惧心理,树立战胜疾病的信心。

（4）做好一般护理:意识恢复后,对大小便失禁病人应更换衣裤,保持其身体清洁干燥,对有其他症状者应对症处理。

4. 健康教育 让病人及其家属了解晕厥发生的原因、紧急状态的处置方法,加强自我保护意识,树立战胜疾病的信心;指导病人避免危险因素,如紧张、焦虑、恐惧、抑郁等负性情绪,虚弱消瘦、劳累疲劳过度、饥饿空腹、疼痛等生活因素,空气不流通或闷热等环境因素;定期门诊随访。

（三）谵妄

1. 概述 谵妄并不是一种疾病,而是由多种原因导致的临床综合征,又称为急性脑综合征。其特征表现是意识障碍,神志恍惚,注意力不能集中,对周围环境与事物的觉察清晰度降低等。该综合征常见于老年病人,出现认知功能下降、觉醒度改变、感知觉异常甚至日夜颠倒等表现。

2. 临床表现 起病急骤,意识模糊,可有时间定向障碍;言语增多,杂乱无章,单调重复等语言表述障碍;行为紊乱,动作增多,盲目性或冲动性等行为障碍;可出现短暂妄想,多为被害妄想;可有幻视幻听产生;情绪表现异常,如紧张、焦虑、恐惧、不安和失眠。

3. 护理措施

（1）加强监测:对有可能发生谵妄的老年病人,应预防和纠正所存在的各种诱发因素,严密观察镇静药物的使用情况及药物副作用的发生,观察用药后病人反应。

（2）环境起居护理:营造舒适的环境,温度适宜,降低噪声,增加日光照射,降低夜间灯光使用,尽量集中执行护理操作;帮助建立睡眠周期,改善睡眠,减少约束;早期适度活动,包括被动翻身,鼓励有活动能力的病人坐起活动等。

（3）心理护理:对一般老年病人可进行针对性的心理疏导,对发病后症状较重的老年病人可采用心理治疗,如暗示疗法、音乐疗法等,鼓励病人用言语书写等方式进行交流。

4. 健康教育 创造良好的物理环境和人文环境,告知病人家属多陪伴病人的重要性,可减少谵妄的发作次数并减轻发作程度;尽量不使用约束带等约束器具,可通过握住病人的手,让其获得安全感;保证睡眠与控制兴奋,调整好睡眠和觉醒的正常规律,建立睡眠周期,使其心理安定;按时按量规律服药,定期门诊随访。

五、活动后气喘或呼吸困难

（一）概述

气喘是呼吸困难的症状之一。轻者活动时气促,重者在安静时亦感呼吸费力甚至不能平卧。气喘可由多种原因引起,需要及早明确病因并进行相应治疗,以防疾病进一步加重导致呼吸困难发生。呼吸困难是指病人主观上感到空气不足,客观上表现为呼吸费力,严重时出现鼻翼扇动、发绀、端坐呼吸,辅助呼吸肌参与呼吸活动,并可有呼吸频率、深度与节律的异常。气喘或呼吸困难可由多种原因引起,但主要为呼吸系统和心血管系统疾病。其他如中毒、脑部疾病和血液病等也可引起,应及早发现病因及时治疗。有低氧血症或呼吸衰竭的病人,应及早给予控制性氧疗。

（二）典型临床表现

1. 气喘分级表现 见表3-5。

表 3-5 气喘分级表现

级别	表现
1	与同年龄健康者,在平地一同步行无气短,但登山或上楼时有气短
2	平路步行1000米无气短,但不能与同年龄健康者保持同样速度;平路快步行走呈现气短,登山或上楼时气短明显
3	平路步行100米即有气短
4	稍活动,如穿衣、谈话即气短

2. 呼吸困难类型 见表 3-6。

表 3-6 呼吸困难分类

类型名称	病因及表现
肺源性呼吸困难	1. 吸气性呼吸困难：由于异物、炎症、水肿或肿瘤造成喉、气管、大支气管狭窄或梗阻，表现为显著的吸气性呼吸困难，伴有高调的吸气性哮鸣音，可出现"三凹征"。 2. 呼气性呼吸困难：由于肺组织弹性减弱或小气道痉挛所致，表现为呼气费力、呼气时间延长，常伴有哮鸣音。 3. 混合性呼吸困难：由于肺部疾病病变广泛，造成呼吸面积减少，换气功能减弱，表现为呼吸频率增加，吸气和呼气均感到费力
心源性呼吸困难	1. 端坐呼吸：由于坐位减少静脉回心血量，从而减少肺淤血的程度，并利于膈肌活动，表现为仰卧位呼吸困难加重，被迫采取端坐呼吸位。 2. 夜间阵发性呼吸困难：由于迷走神经兴奋性增加，使冠状动脉收缩，心肌供血不足，同时平卧位使静脉回心血量增加所致，表现为睡眠中感到呼吸困难，被迫坐起。重症者可出现发绀、哮鸣音、心率加快、咯粉红色泡沫痰，称为"心源性哮喘"
神经源性呼吸困难	脑外伤、脑血管病、脑炎等原因造成呼吸中枢受影响，表现为呼吸深慢，并出现呼吸节律改变
中毒性呼吸困难	安眠药、吗啡等中毒时，呼吸中枢被抑制，表现为呼吸缓慢或潮式呼吸。酸中毒时酸性代谢产物强烈刺激呼吸中枢，表现为呼吸深而规则，可伴有鼾声，称为酸中毒大呼吸
血液性呼吸困难	重度贫血、高铁血红蛋白血症等造成红细胞携氧量减少，血氧含量降低，表现为呼吸慢而深，心率加快
精神性呼吸困难	情绪激动或紧张造成换气过度，出现呼吸性碱中毒，表现为呼吸表浅，频率快，常伴有手足搐搦

（三）护理措施

1. 一般护理

（1）缓解症状：在气喘或呼吸困难发作时，应注意保持呼吸道通畅，协助病人采取有利于改善呼吸的体位，减少活动，以不引起疲劳，症状不加重为宜。

（2）氧疗护理：根据病人气喘或呼吸困难的程度，给予低流量吸氧，氧流量为 1～3 L/min，推荐家庭低流量氧疗每天 15 小时。

（3）肺部物理治疗：指导病人缩唇呼吸、腹式呼吸。通过叩击法、呼吸锻炼、咳嗽训练提高心肺功能。

2. 缩唇-腹式呼吸训练法

（1）体位：病人取舒适坐位或卧位，全身放松，一只手放在胸前，一只手放在腹部。

（2）呼吸训练：嘴唇紧闭，由鼻孔吸入空气 2～3 秒，之后将嘴唇撅起，如同吹口哨状缓慢呼气 4～6 秒，期间放在胸前的手保持不动，放在腹部的手在吸气时缓慢内陷，呼气时缓慢抬起。

（3）用力大小：呼出气体时缩唇的大小程度由病人自行调整，以呼出气流使距离口唇 15～20 cm 处的蜡烛火焰倾斜，但不熄灭为宜。

（四）健康教育

（1）讲解疾病相关知识，提高对疾病的认知，积极治疗原发病。

（2）预防上呼吸道感染，注意保暖、多喝温水，季节交换和流感季节少外出，少去公共场所；注意个人卫生；戒烟。

（3）保持情绪稳定，避免情绪紧张。

（4）低脂，高维生素，粗纤维易消化饮食，忌辛辣刺激性食物。

（5）学会家庭应急处理。提高自身处理疾病的能力；如有不适，及时就诊。

六、慢性咳嗽

(一)概述

咳嗽是一种呼吸道常见症状,是机体的防御性神经反射。咳嗽往往由气管、支气管黏膜或胸膜受炎症、异物、物理或化学性刺激引起,首先表现为声门关闭、呼吸肌收缩、肺内压升高,然后声门张开,肺内空气喷射而出,故而咳嗽通常伴随声音。咳嗽具有清除呼吸道异物和分泌物的保护性作用。但如果咳嗽不停,由急性转为慢性,常给病人带来很大的痛苦,如胸闷、咽痒、喘气等。咳嗽可伴随咳痰。

慢性咳嗽,咳嗽时间持续 8 周以上,胸部 X 线片无明显肺疾病证据的咳嗽称为慢性咳嗽。咳嗽往往是病人唯一就诊症状。目前国际上把一些伴有胸部影像学异常的相关疾病的咳嗽,如慢性阻塞性肺疾病、典型支气管哮喘、肺癌、间质性肺炎等的咳嗽,也纳入了慢性咳嗽的研究范畴。

(二)病因与典型临床表现

1. 各种鼻、咽、喉疾病引起的咳嗽　以上气道咳嗽综合征(UACS)引起的慢性咳嗽最为常见。咳嗽特点是发作性或持续性咳嗽,以白天咳嗽为主,入睡后较少咳嗽,有鼻炎、鼻窦炎、鼻息肉或慢性咽喉炎等病史;普通感冒引起的咳嗽也是慢性咳嗽常见原因。近年来随着气候变迁,大气污染加重,病人重复服用感冒药、滥用抗生素,使本病发病日趋增多。

2. 胃食管反流性咳嗽　咳嗽是胃食管反流最常见的食管外症状,其次为咽球感和(或)咽部异物感、咽喉灼痛、声音嘶哑。咳嗽多为刺激性干咳,亦可表现为有痰的咳嗽。绝大多数为白天咳嗽,个别表现为夜间咳嗽,常伴胃灼热、反酸及胸痛、恶心等消化系统症状。

3. "哮喘"引起的咳嗽　如果慢性咳嗽超过 2 个月,则应考虑变异型哮喘的可能。这是一种特殊类型的哮喘,咳嗽是其唯一或主要临床表现,无明显喘息、气促等症状或体征,但有气道高反应性,常伴有明显的夜间刺激性咳嗽。

4. 嗜酸粒细胞性支气管炎(EB)引起的咳嗽　由一种以气道嗜酸粒细胞浸润为特征的非哮喘性支气管炎。临床表现多为慢性刺激性干咳或咳少许黏痰,可在白天或夜间咳嗽,部分病人对油烟、灰尘、异味或冷空气比较敏感,常为咳嗽的诱发因素。

5. 其他　除上述原因外,其他如变应性咳嗽(AC)、间质性肺病、药物性引起的咳嗽等也可引起慢性咳嗽;心因性咳嗽,与紧张、焦虑、悲伤等负性情绪有关,其特点是咳嗽呈犬吠样或雁鸣样,为刺激性干咳,常伴清喉音;感染性咳嗽亦可逐步演变成为心因性咳嗽。

(三)护理措施

1. 常规护理　包括日常用药指导,保持环境清洁,保持咽喉部湿润,规范给药并观察,经常巡视及时发现并解决出现的问题,鼓励经常参加适合的活动或运动等。

2. 舒适护理　针对不同病人采用具有针对性的护理模式,用通俗易懂的语言给予疾病的相关知识讲解,说明积极配合治疗的重要性,注意讲解的时间,避免打扰休息。

3. 心理护理　社区护理人员应积极与病人沟通,了解真实想法,及时给予心理疏导和陪伴,消除老年病人紧张不安的心理,保持良好的心态。

4. 中医护理模式　辨证施护,予以病人不同的饮食调理,进一步控制病情、稳固治疗效果,用健康、科学的饮食增强其抵抗力;做好情志护理,有效干预减缓负性情绪,使病人保持乐观向上的积极心态,加快康复进程。

(四)健康教育

(1)保证环境的卫生清洁,通风良好,保证病房内温度、湿度适宜。

(2)在有传染病流行期间,尤其需要注重咳嗽礼仪、佩戴口罩、注意社交距离。

(3)制订合理膳食,多吃易消化的食物,保证饮食平衡。

(4)定期门诊随访。

思考题

(1) 老年人跌倒的预防措施有哪些?

(2) 如何进行老年人衰弱的评估?

(3) 对吞咽障碍的老年人如何进行摄食训练?

(4) 如何进行缩唇-腹式呼吸训练?

(5) 慢性咳嗽的护理措施有哪些?

(6) 晕厥的表现特点是什么?

(吕 丽 郭 玮)

第四节 基本生活不适护理

老年人身体功能的退行性变,社会生活的改变,易导致基本生活不适,出现尿失禁、便秘、食欲不振等。本节内容针对老年人出现的基本生活不适,应当采取哪些护理措施,如何进行健康教育,积极采取有效防治措施,维护和增进老年人健康。

一、尿失禁

(一) 概述

国际尿控协会将尿失禁定义为"主诉为任何非自主性的漏尿行为"。从 20 世纪 90 年代中期起尿失禁已被列为世界五大慢性病之一,它在女性中的发病率远远高于男性,严重影响病人的身心健康和生活质量。尿失禁的尿动力学为储尿期膀胱内压大于尿道内压,尿道闭合压为负值时,即发生尿失禁。尿失禁是一种潜在性的疾病症状。

尿失禁根据程度可分为轻、中、重度尿失禁。轻度尿失禁是指一般活动及夜间无尿失禁,仅在咳嗽、打喷嚏、打重物等腹压增加时偶发尿失禁,不需要佩戴隔尿垫;中度尿失禁是指腹压增加及起立活动等轻度用力时,有频繁的尿失禁,需要佩戴隔尿垫生活;重度尿失禁是指起立或卧位体位变化时即有尿失禁,严重影响病人的生活和社交活动。尿失禁虽不能致命,却严重地影响老年人的生活质量,给许多老年人带来巨大痛苦和心理压力。

(二) 典型临床表现

临床上较常见的尿失禁有六种类型,分别为压力性尿失禁、急迫性尿失禁、混合型尿失禁、功能性尿失禁、充溢性尿失禁和反射性尿失禁。其中以压力性尿失禁、急迫性尿失禁和混合型尿失禁较常见。

1. 压力性尿失禁 腹压增高时,如人在咳嗽、大笑、打喷嚏时,尿液出现不自主的自尿道外口流出,是最常见的尿失禁类型,80%的压力性尿失禁病人同时伴有盆腔脏器脱垂。它的发生机制复杂,与盆底支持组织结构缺陷或解剖结构改变密切相关。

2. 急迫性尿失禁 伴有强烈尿意或尿急感的不自主性尿液自尿道外口排出。临床表现为尿频、尿急、夜尿等。典型症状为现有强烈尿意,后有尿失禁,或在出现强烈尿意时发生尿失禁。其发生机制目前尚未完全明确,可能与逼尿肌的异常收缩有关。

3. 混合型尿失禁 同时存在以上两种尿失禁,常见于老年人。

4. 功能性尿失禁 又称冲动性尿失禁,指突发排尿欲望但不能及时如厕引起的自主性尿液流出。临床特点为尿失禁突如其来,常在精神紧张、情绪激动等情况下发生。

5. 充溢性尿失禁 又称溢出性尿失禁、假性尿失禁,指由于尿道梗阻(尿道狭窄)和膀胱收缩无力等原因所导致的慢性尿潴留后,膀胱在极度充盈的情况下,膀胱内压力超过正常尿道括约肌的阻力,少量尿液从充盈的膀胱中不自主地流出,长期升高的膀胱内压可造成上尿路梗阻而损害肾功能。常表现为尿频、尿淋漓不尽、尿残留等膀胱不稳定症状,可分为急性充溢性尿失禁和慢性充溢性尿失禁。

6. 反射性尿失禁 由完全的上运动神经元病变引起,表现为病人不自主地间歇排尿(间歇性尿失禁),排尿没有感觉。这类病人均有不同程度的逼尿肌反射亢进和低顺应性膀胱。

（三）护理措施

1. 护理用具的使用 ①失禁护垫、纸尿裤:较早用于尿失禁的用具,也是现今普遍也最安全的方法。使用纸尿裤可以有效处理尿失禁的问题,而且不会造成尿道及膀胱的损害,也不影响膀胱的生理活动。②便盆:使用时让病人仰卧,曲膝关节,再用力使臀部离开床面,做"架桥动作",初期需病人家属协助将病人臀部抬起,将便盆快速送到其臀下。

2. 心理支持 从心理上帮助老年人,消除他们因尿失禁带来的负性情绪反应,如意志消沉、孤僻、害怕等,避免进一步造成精神上的颓废、社会适应能力退化,给予精神上的理解帮助,并及时处置尿失禁的困窘,帮助他们树立战胜疾病的信心。

3. 加强盆底肌锻炼 ①采用腹式呼吸方法,深呼吸数次全身放松;②收缩肛门阴道、尿道等盆底肌群,此时有盆底肌向上提起的感觉;③保持收缩状态 5 秒钟,缓慢放松 10 秒钟,依此交替进行;④每日三次,每次做 1～3 遍,每遍 15～30 分钟;⑤注意收缩放松时的姿势,仰卧位、站立位或坐位均需双足与肩等宽分开,肩部、腹部放松,三种姿势交替使用。

（四）健康教育

(1) 提高对尿失禁的认识,积极就医,进行必要的诊断,配合医生进行治疗。

(2) 及时更换尿布、衣裤、床单,保持皮肤清洁干燥,预防压疮。

(3) 饮食均衡,保证营养摄入;晚间适当减少饮水,减少夜间睡眠干扰。

二、便秘

（一）概述

便秘是指在多种致病因素作用下,结直肠、肛门的结构或功能发生改变,临床出现排便困难、排便量少、排便次数减少或排便不尽感及相关不适等主要表现的一类疾病。老年人便秘是指排便次数减少,同时排便困难、粪便干结。正常人每日排便 1～2 次或 1～2 日排便 1 次,便秘病人每周排便少于 3 次,并且排便费力,粪质硬结、量少。便秘是老年人常见的症状,约 1/3 的老年人出现便秘,严重影响老年人的生活质量。

老年人便秘的患病率较青壮年明显增高,主要是由于随着年龄的增加,老年人的食量和体力活动明显减少,胃肠道分泌消化液减少,肠管的张力和蠕动减弱,腹腔及盆底肌肉乏力,肛门内外括约肌减弱,胃结肠反射减弱,直肠敏感性下降,使食物在肠内停留过久,水分过度吸收引起便秘。此外,老年性痴呆或精神抑郁症、没有养成定时排便的习惯、某些疾病致使活动减少等,因缺少运动性刺激以推动粪便的运动,往往更易患便秘。

（二）典型临床表现

1. 一般表现 便秘的主要表现是排便次数减少和排便困难,许多病人的排便次数每周少于 3 次,严重者长达 2～4 周才排便一次;部分病人突出地表现为排便困难,排便时间可长达 30 分钟以上,或每日排便多次,但排出困难,粪便硬结如羊粪状,且数量很少;有腹胀、食欲缺乏,以及服用泻药不当引起排便前腹痛等;查体左下腹有存粪的肠襻,肛诊有粪块。

2. 便秘并发症 便秘可导致多种意外发生,要引起高度重视。老年人过分用力排便时,可导致冠状动脉和脑血流的改变。由于脑血流量的降低,排便时可发生昏厥;冠状动脉供血不足者可能发生心绞痛、心肌梗死;高血压者可引起脑血管意外,还可引起动脉瘤或室壁瘤的破裂、心脏附壁血栓脱落、心律失常甚至发生猝死；由于结肠肌层张力低下，可发生巨结肠症；用力排便时，腹腔内压升高可引起或加重痔疮，强行排便时损伤肛管，可引起肛裂等其他肛周疾病；粪便嵌塞后会产生肠梗阻、粪性溃疡、尿潴留及大便失禁。

（三）护理措施

1. 做好心理疏导　向老年人解释发生便秘的原因及预防措施，使其对便秘有一个正确认识，消除其思想顾虑，保持良好心情，增强信心。

2. 手法腹部按摩　老年人可取屈膝仰卧位，放松腹肌，以双手食指、中指、无名指重叠沿结肠行走，即升结肠-横结肠-降结肠-乙状结肠-直肠（右下腹向右上腹横向至左上腹至左下腹）环形按摩，利于排便，每日可按摩 10 分钟左右。按摩能调整自主神经及胃肠功能，可刺激腹壁神经，加强胃肠蠕动，促进肠内容物运行，从而缓解便秘。

3. 正确使用泻药　正确使用泻药可暂时缓解症状，但长期使用或滥用泻药特别是刺激性泻药易引起药物依赖，加重便秘。

4. 纠正不良排便习惯　在固定的时间排便，建立良好的排便习惯。鼓励老年人在有便意时立即排便，避免造成便秘或肠内形成粪块。便秘严重者可采取辅助排便措施，如使用开塞露、灌肠液灌肠刺激局部，促进排便。满足老年人的私人排便空间需求。有便意不要忽视，防止意识性地抑制便意。

（四）健康教育

（1）指导老年人及其家属重视良好排便习惯的养成。

（2）建立合理的饮食习惯，饮食要有规律、定时、定量，每日清晨起床后饮用一杯温开水或淡盐水，多吃含纤维多的食物，多饮水，适当摄取油脂类食物，适当进食新鲜水果蔬菜，少吃荤腥、辛辣、油炸食物，忌饮烈酒、浓茶、咖啡。

（3）进行适当的运动，保证每日有 30～60 分钟活动和锻炼的时间。锻炼形式可选择打拳、跳舞、做操、打太极、上下楼梯等。

思考题

（1）简述尿失禁病人盆底肌锻炼方法。

（2）简述便秘的护理措施。

（吕　丽　郭　玮）

第四章　老年人突发急症院前急救及护理

内容要点

　　院前急救是指在院外对急危重症病人的急救。广义的院前急救是指病人在发病时由医护人员或目击者在现场进行的紧急抢救;狭义的院前急救是指具有通信器材、运输工具和医疗基本要素所构成的专业急救机构,在病人到达医院前所实施的现场抢救和途中监护的医疗活动。老年人身体素质呈现下降趋势,所遇到的突发急症或突发情况也相对较多。做好院前急救可以最大限度地挽救老年人生命,社区护理工作中应给予高度重视。

　　老年急症(geriatric emergency)是指老年人突然发生的疾病和意外损伤,也包括慢性病急性加重。随着人口老龄化的加速和人均寿命的延长,带病生存的老年人越来越多,突发病和急危重症发病也在增多。急诊是老年急危重症病人的首诊科室和聚集地。据报道,60岁及以上急危重症病人占比60%以上,且病死率较高,已经是急诊抢救工作的重中之重。随着急诊医学的不断发展与进步,院前急救、急危重症监护及护理已成为急诊医学一个新的重要领域。

第一节　呼吸系统急症的院前急救和护理

一、急性呼吸衰竭

(一) 概述

1. 概念　呼吸衰竭是指各种原因引起的肺通气和(或)换气功能严重障碍,使静息状态下机体亦不能维持足够的气体交换,导致低氧血症伴(或不伴)高碳酸血症,进而引起一系列病理生理改变和相应临床表现的综合征。气道阻塞性疾病、肺组织病变、肺血管疾病、心脏疾病、胸廓和胸膜病变、神经肌肉病变等参与外呼吸任何一个环节的严重病变均可导致呼吸衰竭。

2. 诊断　呼吸衰竭的诊断主要依靠血气分析:在海平面、静息状态、呼吸空气条件下,动脉血氧分压(PaO_2)<60 mmHg,伴或不伴二氧化碳分压($PaCO_2$)>50 mmHg。

3. 分类　呼吸衰竭按照动脉血气分类可分为Ⅰ型呼吸衰竭和Ⅱ型呼吸衰竭;按照发病急缓分为急性呼吸衰竭和慢性呼吸衰竭;按照发病机制分为通气性呼吸衰竭和换气性呼吸衰竭。临床上最常用的分类方式是按照动脉血气分类:Ⅰ型呼吸衰竭,即低氧性呼吸衰竭,血气分析特点是PaO_2<60 mmHg,$PaCO_2$降低或正常,主要见于肺换气功能障碍;Ⅱ型呼吸衰竭,即高碳酸血症性呼吸衰竭,血气分析特点是PaO_2<60 mmHg,同时伴有$PaCO_2$>50 mmHg,由肺泡通气不足所导致。

(二) 典型临床表现

　　由于老年人各脏器的老化,尤其是存在肺部疾病时,其呼吸衰竭的临床表现有时不典型。老年人的呼吸道黏膜萎缩,清除功能下降,咳嗽、喘息和痰量增加现象反而比年轻人出现率低,而出现意识障碍的比例明显升高;老年人呼吸衰竭并发多器官衰竭者明显高于非老年组,尤以合并心功能衰竭、肾衰竭为多见。

1. 呼吸困难 属于最早的临床症状,多数病人有明显的呼吸困难,可表现为呼吸频率、节律和幅度的改变,常呼吸浅速,严重时可呈点头样呼吸。病情加重时辅助呼吸肌活动加强,出现三凹征。

2. 发绀 属于缺氧的典型症状。当动脉血氧饱和度低于 90% 时,动脉血还原血红蛋白增加,导致耳垂、口唇、口腔黏膜、指甲呈现青紫色的现象。

3. 神经精神症状 急性缺氧可表现为精神错乱、躁狂、昏迷、抽搐,如合并急性二氧化碳潴留,可表现为嗜睡、淡漠、扑翼样震颤,甚至呼吸骤停等。

4. 循环系统症状 缺氧和二氧化碳潴留均可导致心率增快、血压升高。缺氧可引起肺血管收缩致肺动脉压力增高,引起右心衰竭、心律失常,甚至心脏骤停;二氧化碳潴留可引起表浅毛细血管、静脉扩张,表现为皮肤温暖、红润、多汗、头痛等。

5. 泌尿系统症状 缺氧可以导致肾血管收缩,血流量减少,严重缺氧可以导致肾功能不全,病人出现少尿、无尿,血尿素氮以及肌酐增高,代谢性酸中毒等。

6. 消化系统症状 缺氧可以导致肝细胞变性坏死,导致血清谷丙转氨酶升高,严重缺氧或二氧化碳潴留可以导致胃肠道黏膜充血水肿,或者急性应激性溃疡,表现为呕血、黑便等。

（三）院前急救及护理措施

1. 保持呼吸道通畅 气道不畅使呼吸阻力增加,分泌物排出困难。保持呼吸道通畅的方法主要有清除气道内分泌物及异物,解除喉梗阻、气道痉挛;正确打开气道,必要时建立人工气道。痰液较多的病人在转运过程中应指导其有效咳痰,观察痰液的性质,必要时给予吸痰。

2. 简要询问病史及查体 包括意识、呼吸频率、心率、血氧饱和度、血压等。有条件的情况下,进行动脉血气分析检测。

3. 协助病人取合适体位 取半坐卧位或坐位,促进肺膨胀。同时,为减少体力消耗,降低耗氧量,尽量减少病人自理活动和不必要的操作、搬动。

4. 氧疗

（1）Ⅰ型呼吸衰竭:表现为氧合功能障碍而通气功能基本正常,较高浓度(35%以上)给氧可以迅速缓解低氧血症,而不致引起二氧化碳潴留。

（2）Ⅱ型呼吸衰竭:常伴有高碳酸血症的急性呼吸衰竭,需要低浓度(35%以下)给氧,使 PaO_2 控制在 60 mmHg 或 SaO_2 在 90% 或略高,以防缺氧完全纠正,解除对呼吸中枢的兴奋作用,反而使通气量降低,加重二氧化碳潴留。

（3）给氧方法。①鼻导管或鼻塞给氧:此种方法易受病人呼吸的影响而导致吸氧浓度不恒定,但这种吸氧装置操作简单、方便,易于病人咳嗽、进饮食,在急救状态下多采用。②当病人氧分压较低时,通常选择面罩吸氧:面罩可分为普通面罩、带储气囊无重复呼吸面罩、文丘里面罩。面罩吸氧的优势为吸氧浓度相对稳定,对鼻腔黏膜刺激小,且可根据需要调节浓度,不足之处是会影响病人咳痰、进食。

5. 建立静脉通路 遵医嘱应用支气管扩张剂,如氨茶碱等;呼吸兴奋剂适用于以中枢抑制为主、通气量不足引起的呼吸衰竭;使用呼吸兴奋剂时必须保持气道通畅,病人的呼吸肌功能基本正常。脑缺氧、脑水肿未纠正而出现频繁抽搐的病人慎用,使用后不可突然停药;对肺炎、肺水肿、弥漫性肺纤维化等病人不宜使用。

6. 机械通气 呼吸衰竭时应用机械通气,能有效维持肺泡通气量,降低 $PaCO_2$,改善气体交换,有利于呼吸肌休息,恢复呼吸功能。当急性呼吸衰竭病人出现昏迷且程度逐渐加重、呼吸不规则或出现呼吸暂停、咳嗽和吞咽反射明显减弱或消失时,应行气管插管使用机械通气。常使用的通气装置有简易呼吸器、有创呼吸机、无创呼吸机等。

7. 病情监测 密切观察病人病情变化,监测内容如下。①呼吸:注意呼吸幅度、频率、节律的变化;使用辅助呼吸机呼吸的情况,呼吸困难的程度;若呼吸变浅、减慢、节律不齐或呼吸暂停,为呼吸中枢受抑制的表现。②缺氧及二氧化碳潴留情况：观察有无发绀、球结膜水肿、肺部有无异常呼吸音及啰音。③循环状况：监测心率、心律及血压，必要时进行血流动力学监测。④意识状况及神经精神状态：观察有无肺性脑病的表现。昏迷者应评估瞳孔、肌张力、腱反射及病理反射。⑤常规观察：液体平衡状态，观察和记录每小时尿量和液体出入量，有肺水肿的病人需适当保持负平衡；观察痰液的色、质、量、味并及时做好记录；观察粪便颜色，及早发现是否合并消化道出血。

8. 治疗和抢救 针对不同病因采取不同治疗措施，尤其是控制感染，解除气道阻塞，改善肺泡弥散功能和减少肺动静脉短路。备齐抢救物品及药品，发现病情变化时及时配合抢救。

（四）出院后健康教育

1. 疾病知识指导 向病人及其家属讲解疾病的发生、发展和转归，语言应通俗易懂；指导病人正确使用药物，包括药物的剂量、用法和注意事项，并指导病人家庭氧疗方法和注意事项；教会病人有效咳嗽、咳痰方法及呼吸功能锻炼方法，如缩唇呼吸、腹式呼吸、胸部叩击等。

2. 疾病预防指导 病情恢复后可适当进行散步等有氧锻炼，但应循序渐进，避免剧烈运动。根据病人的具体情况指导病人制订合理的活动和休息计划，提醒病人避免耗氧量较大的活动。鼓励病人进行耐寒锻炼；指导病人合理安排膳食；避免吸入刺激性气体，避免劳累、情绪激动等不良因素刺激，尽量少去人群拥挤的地方，减少感染的机会。日常注意天气变化，注意保暖，多锻炼身体，提高免疫力，防止感冒，体弱者可在秋冬季节注射流感疫苗、肺炎球菌疫苗。若出现气急、发热、发绀加重、意识改变等变化，应尽早就医。

二、支气管哮喘急性发作

（一）概述

1. 概念 支气管哮喘简称哮喘，是一种以慢性气道炎症和气道高反应性为特征的异质性疾病。临床表现为反复发作的喘息、气急，伴或不伴胸闷或咳嗽等症状，同时伴有气道高反应性和可变的气流受限，随着病程延长可导致气道结构改变，即气道重塑。

2. 分期 哮喘可分为急性发作期、慢性持续期和临床缓解期。急性发作期指喘息、气急、胸闷或咳嗽等症状突然发生或症状加重，伴有呼气流量降低。哮喘急性发作时严重程度可分为轻度、中度、重度、危重4级，病情加重可在数小时或数天内出现，偶尔可在数分钟内即危及生命。

3. 老年人哮喘 老年人哮喘特指60岁及以上的哮喘病人。尽管老年人哮喘具有与年轻哮喘病人相似的临床表现，但由于老年人的感觉迟钝，对轻、中度的气道阻塞容易忽略，因而常延误就诊和治疗，常被误诊为慢性支气管炎，且老年人器官开始退化，免疫功能和生理机能下降，多合并其他疾病，老年人哮喘的发病率和死亡率均显著高于青壮年，哮喘管理更为复杂。

（二）临床表现

1. 典型表现 典型表现为伴有哮鸣音的呼气性呼吸困难；夜间及凌晨发作和加重是哮喘的重要临床特征；老年哮喘病人气道可逆性差，喘息症状更重。临床上还存在没有喘息症状的不典型哮喘，表现为发作性咳嗽、胸闷或其他症状。以咳嗽为唯一症状的不典型哮喘称为咳嗽变异性哮喘；以胸闷为唯一症状的不典型哮喘称为胸闷变异性哮喘。严重发作时可并发气胸、纵隔气肿、肺不张，长期反复发作或感染可并发慢阻肺、支气管扩张症和肺源性心脏病。

2. 哮喘重度发作 重度发作时表现为端坐呼吸；只能发单字；常有大汗淋漓、焦虑、烦躁，呼吸频率＞30次/分，伴有三凹征，可闻及响亮、弥漫的哮鸣音，心率＞120次/分，有奇脉。血气分析表现为：pH降低，$PaO_2<60$ mmHg，$PaCO_2>45$ mmHg，$SaO_2 \leqslant 90\%$。

3. 危重症病人表现 不能讲话，嗜睡或意识模糊，哮鸣音减弱或消失，脉率变慢或不规则，有胸腹矛盾运动。血气表现为严重低氧血症和高碳酸血症。

（三）院前急救及护理措施

1. 环境与体位 有明确致敏原者应尽快脱离，根据病情取舒适体位，如病人为被迫端坐位时，给予一定的支撑。

2. 病情观察 病人如出现意识不清、烦躁不安、昏迷则提示病情危重,应立即遵医嘱给予辅助通气;哮鸣音也是哮喘病人的典型体征,发生呼吸衰竭时,哮鸣音可减弱或消失;警惕自发性气胸及纵隔气肿等并发症的发生。

3. 氧疗 对有低氧血症(氧饱和度<90%)和呼吸困难的病人可给予控制性氧疗,使病人的氧饱和度维持在93%~95%。

4. 药物治疗和护理 反复使用吸入性短效 β_2 受体激动剂(SABA)是治疗哮喘急性发作最有效的方法。

(1)轻度:经压力定量气雾剂(MDI)吸入短效 β_2 受体激动剂(SABA),在第1小时内每20分钟1~2喷;随后可每3~4小时1~2喷;效果不佳时可加茶碱缓释片(每天200 mg),或加用抗胆碱药如异丙托溴铵气雾剂吸入。

(2)中度:吸入SABA,在第1小时内可持续雾化吸入;联合雾化吸入速效抗胆碱药(SAMA)、糖皮质激素混悬液或静脉注射茶碱类药物。效果不佳时应尽早口服激素(每天60 mg以下)和吸氧。

(3)重度至危重度:持续雾化吸入SABA,联合雾化吸入SAMA、糖皮质激素混悬液以及静脉注射茶碱类药物,吸氧,尽早静脉应用激素,病情得到控制和缓解后改为口服给药。

需注意的是,老年哮喘病人大多会合并糖尿病、高血压、前列腺肥大等疾病,因此在使用药物治疗的时候应注意合并症的处理,如 β_2 受体激动剂可能会引起病人血压升高以及心率增快,抗胆碱能类的药物会导致病人前列腺增生加重、尿潴留,糖皮质激素会引起病人的血压升高、血糖升高。

5. 机械通气 病人经过药物治疗症状无改善,甚至继续加重,即需要进行机械通气治疗,其指征主要包括意识改变、呼吸肌疲劳、$PaCO_2 \geqslant 45$ mmHg等。

6. 口腔与皮肤护理 哮喘急性发作时,病人常会大量出汗,应及时擦干汗液,勤换衣服和床单,保持皮肤的清洁、干燥和舒适。协助并鼓励病人咳嗽后用温水漱口,保持口腔清洁。

7. 缓解紧张情绪 哮喘急性发作的病人,通常会出现紧张、惊恐不安的情绪,应多鼓励病人,耐心解释病情和治疗措施,给予心理疏导和安慰,消除过度紧张情绪。

(四)出院后健康教育

良好的医患关系是实现哮喘有效管理的重要措施。老年病人认知程度低,尤其需加强教育,必要时对陪护人及家庭成员一起进行教育。

1. 疾病知识指导 指导病人增加对哮喘的发病因素、发病机制、控制目的和效果的认识,以提高病人的治疗依从性。稳定期的维持治疗是哮喘病人疾病长期管理的重点内容,使病人懂得哮喘虽不能彻底治愈,但长期规范化治疗可达到良好或完全的临床控制,能和正常人一样生活、工作和学习。

2. 疾病预防指导 针对个体情况,指导病人有效控制可诱发哮喘发作的各种因素,如避免摄入容易引起过敏的食物;避免强烈的精神刺激和剧烈运动;避免持续喊叫等过度换气动作;不养宠物;避免接触刺激性气体及预防呼吸道感染;戴围巾或口罩避免冷空气刺激;在缓解期应加强体育锻炼、耐寒锻炼及耐力训练,以增强体质。指导病人识别哮喘发作的先兆表现和病情加重的征象,学会哮喘急性发作时进行简单的紧急自我处理方法。

3. 用药知识指导 哮喘病人应了解自己所用各种药物的名称、用法、用量及注意事项,了解药物的主要不良反应及如何采取相应的措施来避免不良反应的发生。指导病人及其家属正确规律地使用哮喘药物,如 β_2 受体激动剂和(或)糖皮质激素吸入剂,掌握正确的药物吸入技术。教育老年病人配备缓解药物,减少急性发作、急诊就诊及住院风险。

三、急性呼吸窘迫综合征

(一)概述

急性呼吸窘迫综合征(ARDS),是指由各种肺内和肺外致病因素所导致的急性弥漫性肺损伤和进而发展的急性呼吸衰竭。其原发疾病多样、机制复杂、致病环节多,病死率高达 40%～50%,机械通气是救治 ARDS 病人的关键医疗措施。

ARDS 的常见危险因素有肺炎、非肺源性感染中毒症、胃内容物吸入、大面积创伤、肺挫伤、胰腺炎、吸入性肺损伤、重度烧伤、非心源性休克、药物过量、输血相关急性肺损伤、肺血管炎、溺水等肺内和肺外因素。临床表现为呼吸窘迫及难治性低氧血症。

临床中根据 PaO_2/FiO_2 确立 ARDS 诊断,并按其严重程度分为轻、中、重度三种。

轻度:200 mmHg$<PaO_2/FiO_2\leqslant$300 mmHg。

中度:100 mmHg$<PaO_2/FiO_2\leqslant$200 mmHg。

重度:$PaO_2/FiO_2\leqslant$100 mmHg。

（二）典型临床表现

ARDS 大多数在原发病起病后的 72 小时内发生,一般不超过 7 天。

典型临床表现除原发病相应症状和体征外,还有呼吸困难,呈进行性加重,伴有发绀、烦躁、焦虑、出汗等。表现为呼吸深快、费力,病人感到严重憋气,胸廓有紧束感,不能用通常的吸氧疗法改善,亦不能用其他原发心肺疾病(如气胸、肺气肿、肺不张、肺炎等)解释。病程晚期呼吸极度困难、昏迷甚至死亡。老年病人一般起病急,病情发展迅速,且在呼吸困难持续发生以后较容易因大脑缺氧出现神经恍惚的症状。

（三）院前急救及护理措施

1. 原发病治疗 严重创伤者及时处理外伤及止痛、止血等;淹溺者迅速清除呼吸道积液及污物;大手术后病人注意引流管通畅等。感染是 ARDS 最常见诱因,也是导致 ARDS 病人死亡的主要原因之一,控制感染及预防院内感染是很重要的措施,明确感染部位,给予敏感抗生素治疗。

2. 氧疗 一般需用面罩进行高浓度(50%以上)给氧,使 $PaO_2\geqslant$60 mmHg 或 $SaO_2\geqslant$90%。

3. 机械通气 在急性肺损伤早期即实施合理、有效的机械通气较易纠正低氧血症且对改善 ARDS 预后有显著的积极意义。如病情处于急性肺损伤早期,无呼吸道阻塞,可选无创密闭面罩方式施行正压通气。如有呼吸道阻塞或病人不能合作,病情已处于比较严重阶段,可靠的方式应选经口或经鼻气管插管或气管切开,经气管套管行正压通气。临床医务人员可以根据个人经验选择容量控制通气(CVC)或压力控制通气(PVC)模式,ARDS 病人机械通气时应采用肺保护性通气策略,即潮气量≤7 mL/kg 和平台压≤30 cmH_2O。对于重度 ARDS 病人,机械通气时采取俯卧位,并联合体外膜肺氧合(ECOM)治疗。

4. 液体管理 一般病人的每天补液量应不少于 2000 mL,早期尽量给予晶体溶液,保持血容量于正常低值。最好用漂浮导管测肺动脉楔压(PAWP)指导正确补液,以避免发生肺水肿。必要时可给予呋塞米 40～60 mg 静脉滴注,以促进水肿的消退。对渗透压较低者,可适当补充胶体溶液;创伤中失血过多者,应立即输新鲜血。

5. 监护 动态监测呼吸、循环、水电解质、酸碱平衡及重要脏器的功能。

6. 心理支持 ARDS 病人因呼吸困难,预感病情危重,可能危及生命等,常会产生紧张、焦虑情绪。应多了解和关心病人的心理状况,特别是对建立人工气道和使用机械通气的病人,应经常巡视,让病人说出或写出引起或加剧焦虑的因素,指导病人应用放松、分散注意力和引导性想象技术,以缓解其紧张和焦虑情绪。

（四）健康教育

1. 疾病知识指导 向病人及其家属讲解疾病的发生、发展和转归。出院时应将病人使用的药物、剂量、用法和注意事项告诉病人。与病人一起回顾日常生活中所从事的各项活动,根据病人的具体情况指导病人制订合理的活动与休息计划,提醒病人避免耗氧量较大的活动,并在活动过程中增加休息。指导病人合理安排膳食,加强营养,改善体质。避免劳累、情绪激动等不良因素刺激。

2. 疾病预防指导 教会病人有效呼吸和咳嗽咳痰技术,如缩唇呼吸、腹式呼吸、体位引流、胸部叩击等方法,提高病人的自我护理能力,延缓肺功能恶化。指导并教会病人及其家属合理的家庭氧疗方法及注意事项。鼓励病人进行耐寒锻炼和呼吸功能锻炼,如用冷水洗脸等,以提高呼吸道抗感染的能力。避免吸入刺激性气体,劝告吸烟病人戒烟并避免二手烟、三手烟。告诉病人尽量少去人群拥挤的地方,避免与呼吸道感染者接触,减少感染的机会。若有气急、发绀加重等变化,应尽早就医。

四、重症肺炎

(一) 概述

肺炎(pneumonia)指终末气道、肺泡和肺间质的炎症,可由病原微生物、理化因素、免疫损伤、过敏及药物所致。老年人各组织器官逐渐衰退,胸腺等免疫器官老化萎缩,使机体免疫力下降,呼吸系统因老化,气管和支气管黏膜上的细胞减少,黏液腺分泌的黏液量下降,呼吸道的自净功能减弱,不能及时排出痰液,呼吸道弹性纤维减少,收缩力降低,影响肺的换气能力,这些都使老年人呼吸系统的防御功能下降,不能及时消灭入侵的细菌、病毒等,因此易发生肺炎,且发生后死亡率更高。

肺炎按照患病环境分为社区获得性肺炎(CAP)和医院获得性肺炎(HAP)。社区获得性肺炎是指在医院外罹患的肺实质炎症,包括具有明确潜伏期的病原体感染在入院后于潜伏期(48 小时)内发病的肺炎。

肺炎严重性取决于三个主要因素,即肺部局部炎症程度、肺部炎症的播散和全身炎症反应程度。目前我国推荐使用 CURB-65 作为判断 CAP 病人是否需要住院治疗的标准(表 4-1)。评分 0 分,可门诊治疗;评分 1~2 分,死亡风险增加,可住院治疗;评分 3~5 分视为高危,需紧急住院治疗或进重症监护病房治疗。

表 4-1　社区获得性肺炎 CURB-65 病情评分

临 床 指 标	分　　值
意识障碍	1
血尿素氮>7 mmol/L(19 mg/L)	1
呼吸频率≥30 次/分	1
收缩压<90 mmHg 或舒张压≤60 mmHg	1
年龄≥65 岁	1
总评分	

我国 2015 年成人 CAP 指南,在国外学者推荐的美国 IDSA/ATS 标准简化版的基础上,形成新的简化诊断标准:符合下列 1 项主要标准或至少 3 项次要标准者可诊断为重症肺炎,需密切观察、积极救治,并建议收住监护病房治疗。主要标准:①气管插管需要机械通气;②感染性休克积极液体复苏后仍需血管活性药物。次要标准:①呼吸频率>30 次/分;②PaO_2/FiO_2≤250 mmHg;③多肺叶浸润;④意识障碍和(或)定向障碍;⑤血尿素氮≥7.14 mmol/L;⑥收缩压<90 mmHg,需要积极的液体复苏。

(二) 典型临床表现

典型临床表现如下。需注意的是,老年病人可没有发热、胸痛等典型临床表现,而只出现轻微咳嗽、四肢发冷、呼吸困难、血压下降等不典型表现,应引起高度重视。

1. 发热　畏寒或寒战、高热,体温可在数小时内达 39~40 ℃,呈稽留热,或高峰在下午或傍晚,伴头痛、全身肌肉酸痛。有少部分病人,尤其是老年病人,体温无明显升高,或者仅出现低热。

2. 休克　病人发病 1~3 天即可进入休克状态,表现为收缩压低于 80 mmHg,面色苍白或发绀、四肢发凉、全身冷汗淋漓、呼吸急促、心率增快、少尿或无尿。

3. 神经精神症状　病人多有意识不清、躁动不安、谵妄、嗜睡,甚至昏迷不醒。

4. 呼吸道症状　多数病人都有咳嗽、咳痰的表现,少数可出现咯血。

5. 消化道症状　部分病人可出现恶心、呕吐、腹痛、腹泻等表现,有时可出现黄疸。

(三) 院前急救及护理措施

1. 体位　尽量减少搬动病人,取休克卧位,即头部略抬高约 20°,下肢抬高约 30°,呈仰卧"凹"字形体位,以保证体内主要脏器血液回流。

2. 吸氧 给予中、高流量吸氧,维持 $PaO_2 > 60$ mmHg,改善缺氧状况。

3. 补充血容量 快速建立两条静脉通道,遵医嘱补液,以维持有效血容量,降低血液黏度,防止弥散性血管内凝血。补液速度的调整应考虑病人的年龄和基础疾病,尤其是病人的心功能状况,避免速度过快导致急性肺水肿。

4. 监测 ①生命体征:心率有无加快、脉搏快慢、血压下降情况、脉压变小情况、体温不升或高热情况、呼吸是否困难等,进行心电、血氧、血压监护。②精神和意识状态:有无精神萎靡、表情淡漠、烦躁不安、意识模糊等。③皮肤、黏膜状况:有无发绀,肢端湿冷。④液体出入量:有无尿量减少,疑有休克者应测每小时尿量及尿比重。

5. 降温 可采用温水擦浴、冰袋、冰帽等物理降温措施,以逐渐降温为宜,防止虚脱。

6. 用药护理 遵医嘱给予升压药,根据血压调整滴速,保证重要器官的血液供应,改善微循环。输液过程中注意防止药物溢出血管外,引起局部组织坏死和影响疗效。

7. 机械通气 尽快建立人工气道使用机械通气。

（四）健康教育

1. 疾病知识指导 对病人及其家属进行有关肺炎知识的教育,使其了解肺炎的病因和诱因。指导病人遵医嘱按疗程用药,出院后定期随访。出现高热、心率增快、咳嗽、咳痰、胸痛等症状及时就诊。

2. 疾病预防指导 避免上呼吸道感染、淋雨受寒、过度疲劳、醉酒等诱因。加强体育锻炼,增加营养。长期卧床者应注意经常改变体位、翻身、拍背、随时咳出气道内痰液。易感人群如年老体弱者、慢性病病人可接种流感疫苗、肺炎疫苗等,以预防发病。

五、突发性呼吸道食物、异物梗阻

（一）概述

突发性呼吸道食物、异物梗阻是指喉、气管及支气管外入性食物或异物梗阻。清醒病人突然不能讲话、咳嗽,并有窘迫窒息症状,或在头后仰或三步法开放气道（仰头、开口、托下颌）后,仍不能进行有效正压通气,吹气有阻力或胸廓不能抬起时,应考虑气道异物梗阻,严重时可出现危及病人生命的严重并发症,如循环、呼吸衰竭等。

老年人最常见的呼吸道梗阻是噎食。噎食指食物堵塞咽喉部或卡在食道的第一狭窄处,甚至误入气管,引起呼吸窒息。老年人由于各项生理机能减弱,加上消化系统病变等因素,会出现消化不良、吞咽困难的情况。老年人噎食十分危险,如不及时处置,甚至会造成生命危险,也是老年人猝死的常见因素之一。

（二）典型临床表现

1. 梗阻通常表现 依据梗阻的程度,临床表现可以是隐匿的,也可以是急剧的;若接近完全梗阻时,常表现呼吸短促、费力、喘鸣;病人常显焦虑,面色苍白、多汗、身体前倾,头颈前伸,试图减轻症状;可能伴有发音困难、吞咽困难、阵发性剧咳等症状。

2. 老年人噎食典型表现 进食时突然不能说话,目光恐惧发直,并出现窒息的痛苦表情;病人通常用手按住颈部或胸前,并用手指口腔;如为部分气道阻塞,可出现剧烈的咳嗽,咳嗽间歇有哮鸣音。

（三）院前急救及护理措施

1. 急救措施

1）紧急处置 对清醒和有能力咳嗽的病人,指导其有效咳嗽是最好的排除呼吸道异物阻塞的方法;刺激咽部,当食物阻塞在咽喉部或呼吸道时,可尝试用汤勺刺激老年人舌根部,以引起呕吐,促使食物排出。

2）海姆立克急救法 对于气道完全性阻塞和气体交换不足者,即刻采用海姆立克急救法,根据具体情况采取腹部挤压法或胸部冲击法。

（1）腹部挤压法：①对清醒（立位）的异物阻塞气道病人，抢救者站在病人背后；两臂环绕病人的腰，一手握拳，拇指侧顶住其脐上 2 cm，远离剑突，另一手抱拳，连续向内、向上猛压 6～10 次；然后站在病人面前，一手拇指与其他四指将嘴撬开，另一手食指避开舌头沿颊内侧探入咽喉取出异物。②对昏迷（卧位）的异物阻塞气道病人，抢救者应首先将病人摆放为仰卧位，然后跪在病人大腿左侧或骑跪在病人两大腿外侧，一手掌根顶住病人脐上 2 cm，远离剑突，另一手放在第一只手手背上，连续向上向腹内猛压 6～10 次，再用拇指与其他四指撬起舌颚，另一手沿颊内侧探入咽喉取出异物。

（2）胸部冲击法：主要适用于非常肥胖的病人，具体操作方法如下。①对于意识清醒者可采取站位或坐位胸部冲击，抢救者站在病人背后，两臂从病人腋窝下环绕其胸部，一手握拳将拇指侧置于病人胸骨中部，注意避开肋骨缘与剑突，另一只手紧握此拳向后冲击数次，直至异物排除。②对意识不清的病人则可采用仰卧位胸部冲击法，将病人摆放于仰卧位，抢救者跪于病人胸侧，将一手置于胸骨中下 1/3，另一手重叠放好，向内下斜上方用力冲击数次，异物到达口腔后用手取出。

2. 做好抢救准备　备好急救物品，如气管插管、气管切开包、负压吸引器、简易呼吸器、呼吸兴奋剂、氧气等；根据病人情况给予氧气吸入。

3. 休息与活动　保持病人安静，禁食水，减少活动。病人不宜拍背、摇晃等，避免抽血、测体温等刺激。如须抽血化验，必须在医生陪同下操作，并备好急救物品。

4. 心理护理　评估病人及其家属恐惧程度，给予适当安慰，讲解疾病的治疗方法和预后情况。完善各项手术前准备，如皮肤准备、做药物过敏试验等。

5. 病情观察　①有无感染征象：如体温升高、咳嗽、痰量增多等。②有无呼吸困难加重、心率加快、烦躁不安、面色苍白或发绀。③有无患侧呼吸音降低或消失，严密观察病人呼吸、心率变化情况以及口唇色泽、神志等，持续监控血氧饱和度。如突然出现呼吸困难或呼吸困难加重，应立即报告医生，配合完成紧急气管切开术或急诊手术抢救。

（四）健康教育

1. 疾病知识指导　帮助病人及其家属正确认识气道异物的危险性，指导病人家属观察病情的方法，对于手术后病人应注意观察病人的面色及呼吸情况，一旦发现异常应及时就诊。误吞异物后，应立即就诊及时取出，切忌采用吞咽饭团、馒头等企图将异物强行咽下的错误方法，以免加重损伤，出现并发症，增加手术难度。

2. 疾病预防知识

（1）健康饮食指导：老年人饮食宜以软食、半流质为宜，如面条、蛋羹、粥类等，忌食油腻、坚果及辛辣刺激性食物；进食时要少说话，更不能大声说笑或是看电视，以免分心；进食糯米类食物，一定要小口分食，仔细咀嚼再吞下，避免大口吞咽；少吃带骨带刺类食物，若佩戴义齿，则必须固定好；食物不能大块，要一口一口慢慢吃；头部角度往下时，气管开口较小，所以进食时尽量低头，有些老年人习惯仰着头吃药，反而更容易呛到。

（2）喂饭方法指导：对于不能自行进食的老年人，喂饭时的注意事项如下。①老年人有吞咽障碍者，需告知其家属风险，并根据吞咽障碍的程度选择食物的形状并通知营养科。②新员工及陪伴人员需经培训合格后方可单独喂饭。③喂食时体位：取躯干 30°仰卧位，肩部枕垫，头部向前屈，头偏向麻痹侧。进食后不宜立即平卧休息，保持坐位或半坐卧位 15°～30°，避免食物倒流。④食物温度适宜，不可过热或过冷。一次进食（一口量）一般为 20 mL，薄的小汤匙一汤匙。喂饭时不宜过快，每吞完一口后再喂下一口。⑤吞咽后口腔内仍残留食物者嘱其再反复吞咽，待食物全部咽下后再进食。⑥进食后 30 分钟内不可做口腔检查、口腔护理、吸痰，以防误吸。

思考题

（1）老年呼吸衰竭病人的典型临床表现有哪些？

（2）急性呼吸窘迫综合征的典型临床表现有哪些？

（3）护理重症肺炎病人需监测哪几项指标？其体位要求是什么？

（4）老年支气管哮喘急性发作时采取哪些护理措施？如何进行健康教育？

（5）老年病人突发呼吸道异物梗阻时应该采取什么样的院前急救措施？

（张文光　郭　玮）

第二节　心脑血管系统急症的院前急救和护理

一、急性心力衰竭

（一）概述

急性心力衰竭（AHF）是指急性发作或加重的左心功能异常所致的心肌收缩力降低、心脏负荷加重，造成急性心排血量骤降、肺循环压力升高、周围循环阻力增加，引起肺循环充血而出现急性肺淤血、肺水肿，并可伴组织、器官灌注不足和心源性休克的临床综合征，以左心衰竭最为常见。急性心力衰竭可以在原有慢性心力衰竭基础上急性加重或突然起病，发病前病人多数合并有器质性心血管疾病，可表现为收缩性心力衰竭，也可以表现为舒张性心力衰竭。急性心力衰竭常危及生命，必须紧急抢救。急性心力衰竭的老年病人，更是具有预后凶险、临床症状危重的特点。

（二）典型临床表现

1. 早期征兆　左心功能降低的早期征兆为心功能正常者出现疲乏、运动耐力明显减低、心率增加15～20次/分，继而出现劳力性呼吸困难、夜间阵发性呼吸困难、高枕睡眠等；检查可见左心室增大，舒张早期或中期奔马律、两肺底部有湿啰音、干啰音和哮鸣音，提示已有左心功能障碍。

2. 急性发作　由多种原因诱发其急性发作，可出现急性肺水肿（急性左心衰竭），表现为起病急，病情可迅速发展至危重状态。突发的严重呼吸困难、端坐呼吸、喘息不止、烦躁不安并有恐惧感，呼吸频率可达30～50次/分；频繁咳嗽并咳出大量粉红色泡沫样痰；心率快，心尖部常可闻及奔马律；两肺满布湿啰音和哮鸣音；继而出现因脑缺氧而神志模糊、心源性休克。

3. 不同心力衰竭的表现

（1）左心衰竭：多见，且常可继发右心衰竭，甚至发展为全心衰竭。典型表现有如下几点。①呼吸困难：程度不同的呼吸困难是左心衰竭最主要的症状。症状由轻到重分别表现为劳力性呼吸困难、端坐呼吸、夜间阵发性呼吸困难、严重时出现急性肺水肿，可有心源性哮喘。②咳嗽、咳痰和咯血：肺泡和支气管黏膜淤血所致，典型可出现粉红色泡沫痰。③疲倦、乏力、头晕、心悸：主要是由于心排血量降低，器官、组织血液灌注不足及代偿性心率加快所致。④少尿及肾功能损害症状。

（2）右心衰竭：以体循环淤血为主要表现。①消化道症状：胃肠道及肝淤血引起腹胀、纳差、恶心、呕吐等，是右心衰竭最常见的症状。②劳力性呼吸困难：继发于左心衰竭的右心衰竭呼吸困难已存在。单纯性右心衰竭多由分流性先天性心脏病或肺部疾病所致，也有明显的呼吸困难。③水肿：其特征为始于身体低垂部位的对称性凹陷性水肿。可伴有胸水，以双侧多见，若为单侧则以右侧更多见。④颈静脉征：颈静脉搏动增强充盈、怒张是右心衰竭的主要体征，肝-颈静脉回流征阳性则更具特征性。

（3）全心衰竭：见于心脏病晚期，病情危重，可同时具有左心、右心衰竭的临床表现，主要表现为各个组织器官血液灌注不足的相关症状，如四肢发冷、头晕、少尿等。因左心衰竭发展成为全心衰竭的病人，呼吸困难等可能反而有所减轻，但这并不意味着病情好转，而是加重的表现，病人及其家属应高度重视。

（三）院前急救及护理措施

1. 院前急救　到达现场后应对病人的体位、表情、意识状态情况做出迅速判断。对于急性心力衰竭的病人,可出现急性肺水肿、晕厥、休克甚至心搏骤停,需首先解除严重呼吸困难、缺氧等威胁病人生命的症状,治疗目标以改善症状、稳定血流动力学状态、维护重要脏器功能为主。

2. 护理措施

(1)体位:立即协助病人取半坐卧位或端坐位,双腿下垂,以减少静脉回流,减轻心脏负荷。病人常烦躁不安,需注意安全,谨防坠床受伤。

(2)氧疗:适用于有低氧血症的病人,将血氧饱和度维持在95%以上。给予鼻导管高流量吸氧,根据血气分析结果调整氧流量,一般氧流量为4~6 L/min;面罩吸氧适用于伴呼吸性碱中毒者;病情严重者应采用无创呼吸机持续加压(CPAP)或双水平气道正压(BiPAP)给氧。

(3)建立静脉通道:迅速建立两条以上静脉通道,遵医嘱迅速使用药物,并根据监测中心静脉压或肺动脉压的结果决定补液量,注意观察疗效与不良反应。

(4)病情监测:严密监测血压、呼吸、血氧饱和度、心率、心律,检查血电解质、血气分析、液体出入量等;观察病人意识、精神状态,皮肤颜色、温度及出汗情况,肺部啰音或哮鸣音的变化;记录液体出入量;严密监测血流动力学指标的变化。

(5)心理护理:恐惧或焦虑可导致交感神经系统兴奋性增高,使呼吸困难加重。医护人员在抢救时必须保持镇静、操作熟练、忙而不乱,使病人产生信任与安全感。避免在病人面前讨论病情,以减少误解。必要时可留一家属陪伴病人,护士应与病人及其家属保持密切接触,提供情感支持。

(四)健康教育

1. 疾病知识指导 饮食宜低盐低脂、易消化、富营养,每餐不宜过饱。肥胖者应控制体重,消瘦者应加强营养支持。运动锻炼可以减少神经激素系统的激活和延缓心室重塑的进程,对减缓心力衰竭病人自然病程有利,是一种能改善病人临床状态的辅助治疗手段。所有稳定性慢性心力衰竭病人能够参加体力活动者,都应当考虑运动锻炼。运动过程中应做好监测,随时调整运动量。坚持遵医嘱服药,告知病人药物的名称、剂量、用法、作用与不良反应。

2. 疾病预防指导 积极干预各种高危因素,包括控制血压、血糖、血脂,积极治疗原发病。避免可增加心力衰竭危险的行为,如吸烟、饮酒。避免各种诱发因素,如感染(尤其是呼吸道感染)、过度劳累、情绪激动、输液过快过多等。教育病人家属给予病人积极的支持,帮助其树立战胜疾病的信心,保持情绪稳定,积极配合治疗。必要时教会主要照顾者掌握CPR技术。

二、心律失常

(一)概述

心律失常是窦房结激动异常或激动产生于窦房结之外,窦房结激动传导缓慢、阻滞或经异常通道传导,也就是心脏活动的起源和(或)传导障碍导致心脏搏动的频率和(或)节律异常。心律失常是心血管疾病中重要的一组疾病,可单独发病,亦可与其他心血管疾病伴发。其预后与心律失常的病因、诱因、演变趋势、是否导致严重血流动力障碍有关,可突然发作而致猝死,亦可持续累及心脏而致其衰竭。临床上,由于老年人大多存在冠心病等基础疾病,导致冠状动脉狭窄,心肌供血不足,往往容易发生心律失常。

(二)典型临床表现

心律失常的临床症状轻重不一,这取决于发病的类型以及持续时间的长短,以及原发病的严重程度。

1. 典型症状 包括心悸、乏力等。很多老年病人早期常无任何症状或症状较轻,随着疾病的发生发展,病人发病可出现心悸、出汗、乏力、憋气等症状。此时,若心律恢复正常则无严重不适,若进一步发展可导致头晕、黑矇、晕厥,甚至猝死等。

2. 伴随症状 心律失常伴有明显的外周血流动力学障碍时,会出现相应器官受损的症状。脑:视力模糊、头晕、黑矇、晕厥等。胃肠道:腹胀、腹痛、腹泻等。肾:尿频、尿急、多尿等。肺:胸闷、气促、呼吸困难等,应予以高度重视。

（三）院前急救及护理措施

1. 院前急救　心律失常如果需要急救一般都是恶性心律失常，比如室速、室颤，一般需要电复律、电除颤来急救。老年人心律失常的治疗要针对病人有无症状，以及心脏本身的疾病来选择最佳治疗方案，因此治疗的关键是针对原发病因的治疗。如果是心肌缺血引起的，关键是要给予改善心肌供血不足的药物治疗。针对老年人心律失常的院前急救要正确地评估，寻找导致心律失常的原因，积极的对因治疗。

可以采取的一般急救措施如下。①立刻吸氧：保持呼吸道通畅，可以用持续的鼻导管或面罩进行吸氧，开始的流量为 4～6 L/min，稳定之后改为 3～4 L/min，观察氧疗情况，根据病情变化进行调节和记录。②立即开通静脉通道：确保静脉通道的通畅，给予静脉套管针留置，老年病人滴速小于 40 滴/分。③正确使用药物：掌握抗心律失常药物的适应证，并非所有心律失常均需药物治疗。使用药物时，一定要密切观察药物效果及副作用。

2. 护理措施

（1）体位与休息：告知病人当心律失常发作导致胸闷、心悸、头晕等不适时，采取高枕卧位、半坐卧位或其他舒适体位，尽量避免左侧卧位，因左侧卧位时病人常能感觉到心脏搏动而使不适感加重。做好心理护理，保持情绪稳定，必要时遵医嘱给予镇静药，保证病人充分的休息与睡眠。

（2）给氧：伴呼吸困难、发绀等缺氧表现时，给予氧气吸入，根据缺氧程度调整氧流量。

（3）制订活动计划：评估病人心律失常的类型及临床表现，与病人及其家属共同制订活动计划。对无器质性心脏病的良性心律失常病人，鼓励其正常工作和生活，建立健康的生活方式，保持心情舒畅，避免过度劳累。严重心律失常病人或快速心室率引起血压下降者，应卧床休息，以减少心肌耗氧量。卧床期间加强生活护理。

（4）用药护理：遵医嘱严格按量给予抗心律失常药物，静注时速度宜慢（腺苷除外），一般 5～15 分钟注射完，静滴药物时尽量用输液泵调节速度；胺碘酮静脉用药易引起静脉炎，应选择大血管，配制药物浓度不要过高，谨防药物外渗；观察病人意识和生命体征，必要时监测心电图；注意用药前、用药过程中及用药后的心率、心律、PR 间期、QT 间期等的变化，以判断疗效和有无不良反应。

（5）配合抢救：对于高危病人，应留置静脉导管，备好抗心律失常药物及其他抢救药品、除颤器、临时起搏器等。一旦发生猝死立即配合抢救。

（四）健康教育

1. 疾病知识指导　告知老年人及其家属遵医嘱服用抗心律失常药物的重要性，不可自行减量、停药或擅自改用其他药物。告诉病人药物可能出现的不良反应，并嘱病人有异常时及时就诊。教会病人自测脉搏的方法以利于自我监测病情。

2. 疾病预防指导　嘱病人注意劳逸结合、生活规律，保证充足的休息与睡眠；保持乐观、稳定的情绪；戒烟酒，避免摄入刺激性食物，忌喝咖啡、浓茶等，避免过度饱餐；避免感染发热；低钾血症易诱发室性期前收缩或室速，应注意预防、监测与纠正。心动过缓病人应避免排便时过度屏气，以免兴奋迷走神经而加重心动过缓。对反复发生严重心律失常危及生命者，教会家属 CPR 方法以备应急。

三、心绞痛

（一）概述

心绞痛是冠状动脉供血不足，心肌急剧的暂时缺血与缺氧所引起的以发作性胸痛或胸部不适为主要表现的临床综合征。心绞痛是心脏缺血反射到身体表面所感觉到的疼痛，特点为前胸阵发性、压榨性疼痛，可伴有其他症状，疼痛主要位于胸骨后部，可放射至心前区与左上肢，劳动或情绪激动时常发生，每次发作持续 3～5 分钟，可数日一次，也可一日数次，休息或用硝酸酯类制剂后消失。心绞痛的患病率随着年龄的增长而升高，根据发作状况和机制将心绞痛分为稳定型、不稳定型和变异型 3 种。在 45～65 岁人群中，心绞痛的年发病率为 1%，而 75～84 岁人群的年发病率则达到了 4%。本病多见于男性，劳累、情绪激动、饱食、受寒、阴雨天气、急性循环衰竭等为常见诱因。

（二）典型临床表现

心绞痛的典型症状是心前区出现压迫、发闷、紧缩感的疼痛,也可有烧灼感,偶伴濒死感,一般持续 3～5 分钟。老年人由于身体机能、体力的老化,心绞痛呈现的典型症状也不一样,有的老年人可伴有头痛、肩痛、牙痛、耳痛、咽喉痛、面部痛和上腹部疼痛等。不同类型的心绞痛又可表现出不同的特点。

1. 稳定型心绞痛 以发作性胸痛为主要临床表现。其疼痛特点如下:①部位:主要在胸骨体中、上段之后,或心前区,界限不很清楚,常放射至左肩、左臂内侧达无名指和小指,或至颈、咽或下颌部。②性质:常为压迫样、憋闷感或紧缩样感疼痛,也可有烧灼感,但与针刺或刀割样锐性痛不同,偶伴濒死感。有些病人仅觉胸闷而非胸痛,发作时,病人往往不自觉地停止原来的活动,直至症状缓解。③诱因:体力劳动、情绪激动、饱餐、寒冷、吸烟、心动过速、休克等。其疼痛的发生往往是在劳力或情绪激动的当时,而不是在其之后。④持续时间:疼痛出现后常逐渐加重,持续 3～5 分钟,一般不超过半小时。⑤缓解方式:一般休息或舌下含服硝酸甘油可缓解。

2. 不稳定型心绞痛 胸痛部位、性质与稳定型心绞痛相似,但具有以下特点之一:①原有稳定型心绞痛在 1 个月内疼痛发作的频率增加、程度加重、时限延长、诱因发生改变,硝酸酯类药物缓解作用减弱;②1～2 个月新发生的较轻负荷所诱发的心绞痛;③休息状态下、夜间发作心绞痛或较轻微活动即可诱发,发作时表现有 ST 段抬高的变异型心绞痛。

3. 变异型心绞痛 此种类型少见,一般是由冠状动脉痉挛引起的,主要表现为安静状态下的心前区疼痛,无活动或情绪激动等诱因,尤其是夜间,伴心电图暂时性异常,常伴有出汗,可伴心律失常及晕厥。

（三）院前急救及护理措施

1. 院前急救 当病人突然感觉胸骨后或心前区闷痛时,怀疑心绞痛发作,应立刻休息,舌下含服硝酸甘油或舌下喷硝酸甘油气雾剂,每隔 5 分钟给一次,连续给 3 次,如果还不能缓解,应立即送往医院。

（1）稳定型心绞痛:发作时应立即休息,一般病人停止活动后症状即可消除;宜选用作用较快的硝酸酯制剂,这类药物除可扩张冠状动脉,增加冠状动脉血流量外,还可扩张外周血管,减轻心脏负荷和减少心肌耗氧量,从而缓解心绞痛。

（2）不稳定型心绞痛:不稳定型心绞痛病情发展常难以预料,应使病人处于监控之下,疼痛发作频繁、持续不缓解或高危病人应立即住院,即刻缓解心肌缺血和预防心肌梗死等急性事件发生。立即卧床休息,消除紧张情绪和顾虑,保持环境安静。可以应用小剂量的镇静剂和抗焦虑药物以降低交感神经兴奋,减少心肌耗氧量。对于有发绀、呼吸困难或其他高危表现病人,给予吸氧,监测血氧饱和度。同时积极处理可能引起心肌耗氧量增加的疾病。

（3）变异型心绞痛:在戒烟、戒酒的基础上,使用缓解冠状动脉痉挛的药物。钙通道阻滞剂和硝酸酯类药物是治疗冠状动脉痉挛的主要手段。

2. 护理措施

（1）休息与活动:心绞痛发作时应立即停止正在进行的活动,就地休息。

（2）心理护理:心绞痛病人,患病后对其生活、工作、社交等有严重影响。反复发作心绞痛的病人,会由于担心发生急性心肌梗死而出现焦虑及恐惧心理。故医护人员要耐心和病人及其家属进行沟通和交流,降低负性情绪对疾病造成的不利影响。

（3）疼痛护理:评估病人疼痛的部位、性质、程度、持续时间,嘱病人在疼痛发作时立即停止活动就地休息,紧急时可舌下含服硝酸甘油。观察病人有无面色苍白、大汗、恶心、呕吐等伴随症状。疼痛发作时测血压、心率,做心电图,为判断病情提供依据。

（4）用药护理:心绞痛发作时给予舌下含服硝酸甘油(嚼碎后含服效果更好),用药后注意观察病人胸痛变化情况,如服药后 3～5 分钟仍不缓解可重复使用。对于心绞痛发作频繁者,给予硝酸甘油静滴,但应控制滴速,并告知病人及其家属不可擅自调节滴速,以防发生低血压。部分病人用药后出现面部潮红、头部胀痛、头晕、心动过速、心悸等不适,应告知病人是由于药物所产生的血管扩张作用导致,以解除其顾虑。

（5）制订活动计划:心绞痛发作时应立即停止活动;缓解期的病人一般不需要卧床休息,可根据病人的活动能力制订合理的活动计划,鼓励病人参加适当的体力劳动和体育锻炼,适当运动有利于侧支循环的建立,提高病人的活动耐力,但最大活动量以不发生心绞痛症状为度;避免竞赛类活动和屏气用力动作,避免精神过度紧张的工作和长时间工作;对于规律性发作的劳力性心绞痛,可进行预防性用药,如在外出活动、聚会就餐、排便等活动前先含服硝酸甘油。

(四)健康教育

1. 疾病知识指导　生活方式的改变是冠心病治疗的基础。应指导老年病人合理安排饮食,宜摄入低热量、低脂肪、低胆固醇、低盐饮食,多食蔬菜、水果和粗纤维食物如芹菜、糙米等,避免暴饮暴食,注意少量多餐。戒烟限酒。适量运动,运动方式应以有氧运动为主,注意运动的强度和时间因病情和个体差异而不同,必要时需要在监测下进行。心理平衡,调整心态,减轻精神压力,逐渐改变急躁易怒性格,保持心理平衡。可采取放松技术或与他人交流的方式缓解压力。叮嘱病人及其家属出院后遵医嘱服药,不要擅自增减药量,自我监测药物的不良反应。老年人外出时随身携带硝酸甘油以备急需。硝酸甘油见光易分解,应放在棕色瓶内存放于干燥处,以免潮解失效。药瓶开封后每 6 个月更换 1 次,以确保疗效。

2. 疾病预防指导　指导老年人及其家属避免过劳、情绪激动、饱餐、用力排便、寒冷刺激等诱因。指导病人及其家属心绞痛发作时的缓解方法,胸痛发作时应立即停止活动或舌下含服硝酸甘油。如服用硝酸甘油不缓解,或心绞痛发作比以往频繁、程度加重、疼痛时间延长,应立即到医院就诊,警惕心肌梗死的发生。不典型心绞痛发作时可能表现为牙痛、上腹痛等,为防止误诊,可先按心绞痛发作处理并及时就医。告知病人应定期复查心电图、血压、血糖、血脂、肝功能等。

四、急性心肌梗死

(一)概述

急性心肌梗死(AMI)是冠状动脉急性、持续性缺血缺氧所引起的心肌坏死。急性心肌梗死临床上多有剧烈而持久的胸骨后疼痛,休息及硝酸酯类药物不能完全缓解,伴有血清心肌酶活性增高及进行性心电图变化,可并发心律失常、休克或心力衰竭,常可危及生命。中国近年来的发病率呈明显上升趋势。老年人心肌梗死的基本病因是冠状动脉粥样硬化狭窄基础上,由于某些诱因致使冠状动脉粥样斑块破裂,血小板在破裂的斑块表面聚集,形成血块(血栓),突然阻塞冠状动脉管腔,导致心肌缺血坏死。常见的诱因有过度疲劳、激动、便秘、精神高度紧张、寒冷刺激、暴饮暴食、吸烟和大量饮酒等。

(二)典型临床表现

临床表现与梗死的部位、大小、侧支循环情况密切相关。约半数以上的急性心肌梗死病人,在起病前 1~2 天或 1~2 周有前驱症状,最常见的是原有的心绞痛加重,发作时间延长,或对硝酸甘油效果变差;或继往无心绞痛者,突然出现长时间心绞痛。老年急性心肌梗死的病人一般症状不典型甚至没有症状,应注意密切观察。

1. 先兆　50%~81%的病人在发病前数天有乏力、胸部不适、活动时心悸、气急、烦躁、心绞痛等前驱症状,以新发生心绞痛或原有心绞痛加重最为突出。心绞痛发作较以往频繁、性质较剧烈、持续时间长,硝酸甘油疗效差,诱发因素不明显。

2. 典型早期症状　①典型症状:表现为心前区疼痛或憋闷感。心前区疼痛往往是急性心肌梗死最早出现的症状,多见于清晨,休息或活动时,可表现为持续长时间不缓解。②少数病人:无疼痛,发病开始就出现胸闷、气短、呼吸困难、咳嗽等心力衰竭症状,或意识模糊、皮肤苍白、四肢冰凉、全身出汗、血压降低等休克症状。③疼痛部位:疼痛或憋闷部位主要在胸骨后方,向左下方可延伸到左侧肋骨、上腹部;向上可到左侧肩背甚至口腔、头部;部分病人也可表现在左上肢。④疼痛性质:多为心前区的"压迫感、挤压感、沉重感";部分病人胸部无明显感觉,仅胸部以外其他部位有钝痛或不适感。⑤疼痛持续时间:较长,多超过 30 分钟,无明显疼痛峰值,安静休息或应用硝酸甘油等药物并不能很快减轻症状。

3. 伴随症状　急性心肌梗死发生后,血压、心率、心律等均可能出现不同程度的变化。初期,因心肌灌注量减少,供氧不足,心脏企图通过增加全身供血改善缺氧,故病人有心跳加快、血压升高等表现。后期,因以上方式未能有效改善心肌供氧,而心肌无效工作造成的耗氧增加,导致缺血坏死的心肌数量增加,心脏功能逐渐下降,心脏及全身血液循环出现障碍,伴随心跳减慢、大汗淋漓、呼吸困难、头晕、意识不清等表现,部分病人可直接休克。

(三)院前急救及护理措施

1. 院前急救 对急性心肌梗死的病人,强调早发现、早入院治疗,加强入院前的处理,并尽量缩短病人就诊、检查、处置、转运等时间。治疗原则是尽早使心肌血液再灌注(到达医院后30分钟内开始溶栓或90分钟内完成球囊扩张),以挽救濒死的心肌,防止梗死面积扩大和缩小心肌缺血范围,保护和维持心脏功能,及时处理严重心律失常、泵衰竭和各种并发症,防止猝死,注重二级预防。老年人由于症状不典型,容易误(漏)诊,应进行更多的观察和了解诱发因素。

2. 护理措施

(1)休息:发病12小时内应绝对卧床休息,保持环境安静,限制探视,并告知病人及其家属,卧床休息及有效睡眠可以降低心肌耗氧量和交感神经兴奋性,有利于缓解疼痛,以取得合作。

(2)饮食:发病后4～12小时给予流质饮食,以减轻胃扩张。随后过渡到低脂肪、低胆固醇清淡饮食,提倡少量多餐。

(3)给氧:鼻导管给氧,以增加心肌氧的供应,减轻缺血和疼痛。

(4)止痛治疗的护理:遵医嘱给予吗啡或哌替啶止痛,注意有无呼吸抑制等不良反应。给予硝酸酯类药物时应随时监测血压的变化,维持收缩压在100 mmHg以上。

(5)溶栓治疗的配合与护理:①协助评估病人是否有溶栓禁忌证。②溶栓前先检查血常规、出凝血时间和血型。③迅速建立静脉通路,遵医嘱应用溶栓药物,注意观察有无不良反应,如过敏反应、出血等。④溶栓疗效观察:可根据临床指标间接判断溶栓是否成功:胸痛2小时内基本消失;心电图ST段于2小时内回降50%以上;2小时内出现再灌注性心律失常,如短暂的加速性室性自主节律,房室或束支传导阻滞突然消失,或下后壁心肌梗死的病人出现一过性窦性心动过缓、窦房传导阻滞或低血压状态;血清肌酸激酶同工酶(CK-MB)峰值提前出现(14小时以内);也可根据冠状动脉造影直接判断溶栓是否成功。

(6)心力衰竭的观察与护理:急性心肌梗死病人在起病最初几天,甚至在梗死演变期可发生心力衰竭,特别是急性左心衰竭。应严密观察病人有无呼吸困难、咳嗽、发绀、烦躁等急性肺水肿的临床症状;避免情绪激动、饱餐、用力排便等可能加重心脏负担的诱因出现;必要时做好有创血流动力学监测,一旦发生心力衰竭,则按心力衰竭进行护理;准备好急救药物和抢救设备如除颤器、起搏器等,随时做好抢救准备。

(四)健康教育

1. 疾病知识指导 告诉病人急性心肌梗死的特点,树立终生治疗的观念;坚持做好危险因素控制,有利于延缓疾病进展,改善预后。摄入低饱和脂肪和低胆固醇饮食,要求饱和脂肪占总热量的7%以下,胆固醇<200 mg/d。提高用药依从性,指导病人遵医嘱服药,列举不遵医行为导致严重后果的病例,让病人认识到遵医嘱用药的重要性;告知药物的用法、作用和不良反应;教会病人定时测脉搏、血压,发护嘱卡或个人用药手册;定期电话随访,了解用药反应和效果。

2. 疾病预防指导 急性心肌梗死是心脏性猝死的高危因素,应教会病人家属心肺复苏基本技术以备急用;注意观察胸痛发作的频次和持续时间,若胸痛发作频繁、程度较重、时间较长,且服用硝酸酯制剂疗效较差,应及时就医。

3. 疾病康复指导 康复运动前应进行医学评估与运动评估,确定康复运动的指征。心肺运动试验是测定运动耐力的重要标准,与病人一起制订个体化运动处方,指导病人出院后的运动康复训练。适当的个人卫生活动、家务劳动、娱乐活动等也对病人有益。

4. 心理指导 急性心肌梗死后病人焦虑情绪多来自对今后工作能力和生活质量的担心,应予以充分理解并指导病人保持乐观、平和的心情,正确对待自己的病情。告诉病人家属对病人要积极配合和支持,创造一个良好的身心休养环境。生活中避免对其施加压力;当病人出现紧张、焦虑或烦躁等不良情绪时,应予以理解并设法进行疏导,必要时争取病人工作单位领导和同事的支持。

五、突发性猝死

（一）概述

突发性猝死是指平时貌似健康的人,因潜在的自然疾病突然发作或恶化而发生的急骤死亡。世界卫生组织对猝死的定义:平素身体健康或貌似健康的病人,在出乎意料的短时间内,因自然疾病而突然死亡即为猝死。即发病后6小时内死亡者为猝死。猝死主要有以下特点:①死亡急骤;②死亡出人意料;③自然死亡或非暴力死亡。老年人高龄、肥胖、糖尿病、广泛的冠状动脉病变以及高血压都可以引起左心室负荷增加,导致左心室肥厚,它不仅容易导致慢性复杂的心律失常,也是猝死的高危因素,其中冠心病的猝死约占全部心源性猝死的90%。另外,精神刺激、剧烈运动、便秘、饱餐、饮酒也是老年人猝死的重要因素。

（二）典型临床表现

突发性猝死的典型临床表现主要是心搏骤停和呼吸停止。可依次出现下列症状和体征:①心音消失;②脉搏触不到,血压测不出;③意识突然丧失,若伴抽搐,称之为阿斯综合征,发作数秒或1~2分钟可恢复,持续时间长可致死;④呼吸断续,呈叹息样,随后停止;⑤昏迷;⑥瞳孔散大。判断心搏骤停最主要的特征是意识丧失和大动脉搏动消失。

（三）院前急救及护理措施

1. 院前急救

（1）心肺复苏:一旦心搏骤停就应当机立断、分秒必争、就地进行心肺复苏抢救。心搏停止超过4分钟常引起不可逆的脑损伤或死亡。在抢救的同时还需弄清病因,以便得到正确的治疗。心肺复苏的基本步骤是人工循环、开放气道、人工呼吸。人工循环:主要内容为胸外心脏按压、直流电除颤、静脉或心腔内注射药物。开放气道:清除口腔分泌物,解除呼吸道梗阻保持呼吸道通畅,口对口吹气,以20次/分进行,或人工球囊辅助通气,也可用简易面罩呼吸器接氧气后加压给氧。人工呼吸:如复苏无效,则给予气管插管,插管后可接人工呼吸器或呼吸机,以及时有效给氧,以消除或减轻因缺氧所致的脑损害。

（2）药物注射:静脉给予肾上腺素、阿托品,并给以适量的碳酸氢钠,这样可起到心脏内直接注射的作用,又不影响胸外心脏按压措施进行;根据心律失常性质的不同选用抗心律失常药物;心肺复苏成功后可继发心、脑、肾的损害,发生严重并发症和后遗症,因此在治疗原发病的同时,应维持有效循环、呼吸功能及水电解质平衡等;防止脑水肿和急性肾功能衰竭是处理的关键。

2. 护理措施

（1）配合抢救:检查病人是否存在呼吸微弱心搏骤停现象,如有,应立即做心肺复苏术,最常用的就是胸外心脏按压与人工呼吸交替进行。

（2）保持气道通畅:病人取仰卧位,头偏向一侧,以防舌后坠阻塞气管,及时吸出呕吐物与痰液。如呼吸道难以保持通畅,缺氧严重时应做气管插管或气管切开术。

（3）建立静脉通道:必要时静脉注射抢救药物,其中最常用的抢救药物是肾上腺素,每次静脉推注1mg,每隔3分钟推注一次,准备好抢救药物,常用的有利多卡因、多巴胺、阿拉明、阿托品。

（4）密切观察病情:密切监测生命体征,尤其注意昏迷程度及瞳孔的变化,详细记录昏迷和清醒的时间。当出现昏迷、瞳孔进行性散大或不等大、呼吸不规则、血压不稳定时,常提示预后不良,应及时报告医生,采取相应的急救措施。

（四）健康教育

1. 日常生活指导 讲究科学,饮食结构要合理,多吃水果、含纤维素多的食物、蔬菜、豆制品等,少吃胆固醇高和辛辣刺激性的食物;烹调多用植物油,清淡低盐饮食为主;防止便秘,便秘会使腹压增加,影响心脏,极易诱发冠心病、心肌梗死的急性发作;保持情绪稳定,加强自身修养,情绪乐观、随遇而安,易发火动怒的人血压波动剧烈,易引发急性心肌梗死。

2. 疾病预防指导 ①预防心肌梗死。首先要预防冠状动脉粥样硬化,最重要的措施是远离和消除如下危险因素:高血压、高脂血症、糖尿病、肥胖、吸烟等;心肌梗死发作时应拨打 120 急送医院。②注意用药。冠心病病人要随身携带装有硝酸甘油、消心痛、速效救心丸等药物的保健盒,在疾病发作之初应立即服用以减轻发病的严重程度。此外,冠心病病人每日服用肠溶阿司匹林片 50 mg,对预防猝死也有效。③定期检查。血压过高可突然诱发中风而导致猝死,同时也会增加心脏猝死的危险;血脂过高容易导致动脉粥样硬化。

思考题

(1) 老年人心力衰竭的典型表现和护理措施有哪些?
(2) 心律失常病人的院前急救措施要点是什么?
(3) 如何对心绞痛病人进行健康教育?
(4) 简述急性心肌梗死的临床表现和急救措施。
(5) 简述突发性猝死的概念以及院前急救的重点。

(张文光　郭　玮)

第三节　消化、泌尿系统急症的院前急救和护理

一、急性上消化道大出血

(一)概述

急性上消化道出血是指屈氏韧带以上的消化道包括食管、胃、十二指肠和胰、胆等病变引起的出血,以及胃空肠吻合术后的空肠病变出血,是临床上比较常见的一种急症。其典型表现是呕血和黑便。当出血量短时间内超过 1000 mL 或循环血量的 20% 时,可引起周围循环衰竭,严重者可危及生命。老年人由于同时患有其他脏器多种病变,在出现上消化道出血时预后较差,死亡率较高,需要紧急治疗和处理。

(二)典型临床表现

急性上消化道出血的临床表现一般取决于出血的部位、出血量及速度。由于老年病人基础疾病较多,机体耐受能力较差,可能在少量出血时,病人就会出现头晕、心慌、血压下降甚至晕厥等表现;也有的老年病人临床表现并不是很典型,应注意观察。

1. 呕血和黑便　上消化道出血的典型表现。一般情况下上消化道大出血后均有黑便,在幽门以上者常伴有呕血。但当幽门以上的病变出血量较少或速度较慢时,可无呕血,仅有黑便;幽门以下的病变也可因出血量较大、速度快、血液反流入胃,而同时出现呕血和黑便。由此可见,上消化道出血后必然有黑便,但不一定有呕血。呕血多呈咖啡色,黑便多呈柏油样。当出血量大、出血速度快时,粪便可呈鲜红色或暗红色,此时需要与下消化道出血相鉴别。

2. 急性周围循环衰竭　周围循环衰竭的程度随出血的量和速度而异。快速、大量出血时,循环血容量迅速减少,使心排血量明显减低,病人常有头晕、心悸、出汗、恶心、口渴、黑矇、晕厥、颜面苍白、皮肤湿冷、少尿或无尿等休克症状。

3. 发热　多数病人在出血 24 小时内会出现低热,体温低于 38.5 ℃,持续 3~5 天。

4. 氮质血症　在出血数小时后血尿素氮即开始上升,24~48 小时可达高峰,出血停止后 2~3 天逐渐降至正常。

5. 贫血　急性上消化道出血均有失血性贫血,其程度除取决于出血量外,还与出血前机体的状况有关。

（三）院前急救及护理措施

1. 院前急救

1）补充血容量　立即用大号针头进行静脉输液，并测量中心静脉压，必要时进行深静脉置管，溶液宜选用生理盐水、右旋糖酐及其他代血浆。尽快配血，输血量应接近出血量，肝硬化病人宜用新鲜血。

2）止血

（1）药物止血：对消化性溃疡和急性胃黏膜损害引起的出血，可用奥美拉唑、西咪替丁止血；对食管胃底静脉曲张破裂出血者，常规用血管升压素（即垂体后叶素）静脉滴注，以降低门静脉压，或应用生长抑素缓慢静脉滴注；还可用去甲肾上腺素 8 mg 加入冷生理盐水 100 mL 中分次口服，或胃管注入；也可用凝血酶 800～2000 U 口服，每 4 小时一次，均可取得疗效。

（2）内镜下止血法：食管胃底静脉曲张破裂出血者，经药物治疗大出血基本控制，病人基本情况稳定，可在急诊内镜检查的同时，将硬化剂注入曲张的静脉，达到止血的目的。消化性溃疡出血约 80% 不经特殊处理可自行止血，其余部分持续出血的病人，可采取内镜直视下经高频电灼、激光、热探头等方法进行止血。

（3）三腔气囊管压迫止血：适用于食管胃底静脉曲张破裂出血。但需注意在置管 24 小时后应放出气囊内气体，以防由于压迫过久导致黏膜糜烂，必要时可再向气囊内充气；出血停止后 24 小时，可放出气囊内气体，如 24 小时未再出血，即可考虑拔管。

（4）介入治疗：严重消化道出血无法进行内镜治疗，又不能耐受手术者，可考虑在选择性肠系膜动脉造影找到出血灶的同时进行血管栓塞。

3）手术　对于恶性肿瘤大出血或无法控制的动脉出血等可行急诊手术治疗。

2. 护理措施

（1）体位与保持呼吸道通畅：大出血时病人取平卧位并将下肢略抬高，以保证脑部供血；呕吐时头偏向一侧，防止窒息或误吸；必要时用负压吸引器清除气道内的分泌物、血液或呕吐物，保持呼吸道通畅；给予吸氧。

（2）治疗护理：立即建立静脉通道。配合医生迅速、准确地实施输血、输液、各种止血治疗及用药等抢救措施，并观察治疗效果及不良反应。输液开始宜快，必要时测定中心静脉压作为调整输液量和速度的依据。但应避免因输液、输血过多、过快而引起急性肺水肿，对老年病人和心肺功能不全者尤应注意。

（3）饮食护理：急性大出血伴恶心、呕吐者应禁食。少量出血无呕吐者，可进温凉、清淡流质，这对消化性溃疡病人尤为重要，因进食可减少胃收缩运动并可中和胃酸，促进溃疡愈合。出血停止后改为营养丰富、易消化、无刺激性半流质饮食、软食，少量多餐，逐步过渡到正常饮食。

（4）心理护理：观察病人有无紧张、恐惧或悲观、沮丧等心理反应，特别是慢性病或全身性疾病导致反复出血者，有无对治疗失去信心，不合作的情况发生。安静休息有利于止血，并可关心、安慰病人。抢救工作应迅速而不忙乱，以减轻病人的紧张情绪。经常巡视，大出血时陪伴病人，使其有安全感。呕血或解黑便后及时清除血迹、污物，以减少对病人的不良刺激。向病人及其家属解释各项检查、治疗措施，以减轻他们的疑虑。

（5）病情监测。①生命体征：有无心率加快、心律失常、脉搏细弱、血压降低、脉压变小、呼吸困难、体温不升或发热，必要时进行心电监护。②精神和意识状态：有无精神疲倦、烦躁不安、嗜睡、表情淡漠、意识不清甚至昏迷。③观察皮肤和甲床色泽，肢体温暖或湿冷，周围静脉特别是颈静脉充盈情况。④准确记录液体出入量，疑有休克时留置导尿管，测每小时尿量，应保持尿量在 30 mL/h 以上。⑤观察呕吐物和粪便的性质、颜色及量。⑥定期复查血红蛋白浓度、红细胞计数、血细胞比容、网织红细胞计数、血尿素氮、大便隐血，以了解贫血程度、出血是否停止。⑦监测血清电解质和血气分析的变化：急性大出血时，经由呕吐物、鼻胃管抽吸和腹泻，可丢失大量水分和电解质，应注意维持水、电解质、酸碱平衡。根据病情监测的情况随时准备抢救病人。

（四）健康教育

1. 疾病知识指导　引起上消化道出血的病因很多，应指导病人及其家属积极治疗原发病，掌握自我护理的有关知识,减少再度出血的危险。病人及其家属应学会早期识别出血征象及应急措施,出现头晕、心悸等不适,或呕血、黑便时,立即卧床休息,保持安静,减少身体活动;呕吐时取侧卧位以免误吸;立即送医院治疗。慢性病病人定期门诊随访。

2. 疾病预防指导 注意饮食卫生和饮食的规律;进营养丰富、易消化的食物;避免过饥或暴饮暴食;避免粗糙、刺激性食物,或过冷、过热、产气多的食物、饮料;应戒烟、戒酒。生活起居有规律,劳逸结合,保持乐观情绪,保证身心休息。避免长期精神紧张,过度劳累。在医生指导下用药,以免用药不当。

二、急性下消化道大出血

(一)概述

急性下消化道出血是指十二指肠悬韧带 50 cm 以下的肠段,包括空肠、回肠、结肠以及直肠病变或损伤所致的活动性出血,一般发病时间不足 72 小时,是临床常见的急症之一。发生率比急性上消化道出血低,约占所有消化道出血的 20%。其中,男性病人比女性的发病率高,老年病人比年轻人发病率高,且随着年龄的增长,发病率呈逐渐增长的趋势。

(二)典型临床表现

下消化道出血的症状与出血的快慢、出血的部位和性质,以及出血量的多少等因素有关。对于少量出血的病人可无任何症状,仅在体检时出现大便隐血阳性才被发现。出血量较多时病人可出现血便、黑便等典型表现,短时间大量出血,还可出现头晕、心慌、乏力、晕厥等周围循环衰竭表现。慢性消化道出血可因长期失血出现贫血表现。

1. 典型症状 ①血便:下消化道出血病人常表现为鲜红色或暗红色的血便。右半结肠病变的出血常为暗红色,左半结肠及直肠病变引起的出血为鲜红色。②黑便:空肠、回肠以及右半结肠病变引起的少量出血,每次出血量超过 50 mL 就可表现为沥青色的黑便。③呕血:近端小肠病变的病人若短时间内大量出血也可表现为吐血,但比较少见。④周围循环衰竭表现:短时间内出血量超过 1000 mL 可出现头晕、心慌、乏力、出冷汗、黑矇或晕厥、皮肤湿冷等周围循环衰竭表现。⑤贫血:长期慢性下消化道出血的病人可出现皮肤苍白、无力、易疲倦、头晕眼花、气短等贫血的表现。

2. 伴随症状 根据出血原因的不同,下消化道出血的病人可伴有发热、体重减轻、腹痛、腹泻、大便习惯改变、肛周疼痛、腹部包块等症状,以及腹胀、呕吐、不排便等肠梗阻的表现。

(三)院前急救及护理措施

1. 院前急救 急性下消化道大出血的病人,首先应给予补液抗休克治疗以挽救生命;建立有效的静脉通道,以补充平衡液等晶体为主,根据血压适当补充胶体,有效补充血容量,纠正水、电解质与酸碱平衡失调;严密观察心率、脉搏、血压、呼吸等生命体征的变化,监测尿量,密切观察病人的血便和黑便的情况;当出现收缩压<90 mmHg,血红蛋白<70 g/L,心率明显增快(大于 120 次/分)等情况时,应紧急输注红细胞,以维持生命体征的稳定。

2. 护理措施

(1)休息与体位:急性下消化道大出血病人应绝对卧床休息,可采取平仰卧位或下肢抬高 30°平卧位,以保证心脑的供血。呕血时头侧向一边,保持呼吸道通畅,防止窒息;帮助病人及时清除口腔内积血;必要时用负压吸引器清除气道内分泌物、血液,并给予氧气吸入。

(2)病情观察:密切观察和判断病情,应做到及时、细致、准确地观察并记录生命体征,神志,瞳孔,呕血、便血的量、颜色、性质、次数,尤其是要密切观察血压变化以及尿量;对休克病人要注意肢体温度、湿度、皮肤与甲床色泽以及周围静脉充盈度,并观察记录每小时尿量,以观察休克纠正与否,为临床诊断和治疗提供科学依据。

(3)饮食护理:对休克、急性下消化道大出血伴恶心、呕吐者应禁食,对少量出血、无呕吐、无活动症状者,可进食温凉、清淡、无刺激性的流质饮食,以后逐渐改为半流质饮食、软食,给营养丰富易消化的食物;开始少量多餐,以后改为正常饮食;不食生拌菜、粗纤维多的蔬菜、刺激性食品、硬食、饮料等,进食时应细嚼慢咽,避免损伤黏膜再次出血。

(4)输液护理:对于严重失血性休克的病人,有时需加压输血,但对心、肺、肾等疾病病人或老年病人,输液速度不宜过快,有条件应监测中心静脉压指导输液速度,并注意老年病人心肺功能。

(5)输血护理:在急性下消化道大出血时,应尽快输注红细胞。输血之前可经多条静脉通路输注生理盐水尽量维持血压。一般采用加压输血,同时还要认真观察穿刺部位,防止液体外渗,引起不良后果。在输血过程中应严密观察,一旦出现寒战、发热、心悸、胸闷、气短、皮疹等输血不良反应,应立即停止输血,向医生报告,遵医嘱应用抗过敏药物。

(6)应用止血药物的护理:应用止血药物时,需了解药物的作用、不良反应及用药时的注意事项。使用垂体后叶素时,剂量要准确,观察要及时,如发现腹痛、血压升高、心律失常、心绞痛等严重不良反应时,应及时报告医生处理;使用生长抑制素时,因半衰期极短,故应定时、定量维持血液浓度相对稳定,若中断超过5分钟,应重新注射首次剂量。

(7)心理护理:急性下消化道大出血的病人常出现恐惧的心理状态,此时需绝对卧床休息保持安静加以安慰。消除病人紧张情绪,以免因此导致反射性血管扩张而加速出血。护理人员可陪伴病人使其有安全感。及时消除血迹向病人及其家属解释各项检查、治疗目的以减轻其恐惧心理。

(四)健康教育

1. 日常生活指导 指导病人放松心态,克服紧张情绪;病人家属要监督病人食用清淡易消化食物,适当给病人补充营养,饮食应均衡,多吃蔬菜、水果以及富含纤维的食物,应以清淡、易消化食物为主,避免辛辣刺激性食物,以及过硬及过烫的食物;注意饮食卫生,不吃霉变、腌制的食物;要适当进行体育锻炼,以有氧运动为主,作息要规律,劳逸结合,学会疏解压力,保持心情舒畅;养成良好的排便习惯,不用力排便;避免服用不必要的非甾体抗炎药,戒烟戒酒。

2. 疾病预防指导 急性下消化道大出血的病人应积极监测引起出血的原发病的情况,避免再次出血。病人应遵医嘱规律服药,避免服用不必要的对胃肠有刺激的药物,定期复查。平时也要注意观察大便的颜色,出现血便或黑便等情况时及时就诊。当病人出现血便、黑便等症状时应立即禁食水,注意卧床休息,减少活动,在其家属陪同下就医。若短时间内出血量很大,出现了头晕、黑矇等症状时应及时拨打120急诊就诊。

三、肝性脑病(肝昏迷)

(一)概述

肝性脑病(HE)也称肝昏迷,指严重肝病或门-体分流引起的、以代谢紊乱为基础的中枢神经系统功能失调的综合征。轻者临床表现仅为轻微智力损害,严重者可表现为意识障碍、行为失常和昏迷。

老年人肝性脑病是老年人因各种原因出现的肝脏功能受损,使肝脏对氨的处理能力下降,血氨升高,从而引起中枢神经系统功能紊乱,并以代谢紊乱为基础、意识行为改变或昏迷为主要临床表现的一种综合征。失代偿期肝硬化病人常发生肝性脑病,发生率为30%以上,随着肝功能损害的加重,其发生率会增加,并提示预后不良。

(二)典型临床表现

老年人肝性脑病与中青年人症状一致,只是表现形式有一定差异。肝性脑病的临床表现因原有肝病的性质、肝细胞损害严重程度及诱因不同而不一致。一般根据意识障碍程度、神经系统体征和脑电图改变,可将肝性脑病的临床过程分为五期。

1. 潜伏期(0期) 又称轻微肝性脑病,病人仅在进行心理或智力测试时表现出轻微异常,无性格、行为异常,无神经系统病理征,脑电图正常。

2. 前驱期(1期) 焦虑、欣快激动、淡漠、睡眠倒错、健忘等轻度精神异常,可有扑翼样震颤,即嘱病人两臂平伸,肘关节固定,手掌向背侧伸展,手指分开时,可见到手向外侧偏斜,掌指关节、腕关节,甚至肘与肩关节急促而不规则地扑击样抖动。此期临床表现不明显,脑电图多数正常,易被忽视。

3. 昏迷前期(2期) 嗜睡、行为异常(如衣冠不整或随地大小便)、言语不清、书写障碍及定向力障碍。有腱反射亢进、肌张力增高、踝阵挛及巴宾斯基征阳性等神经体征。此期扑翼样震颤存在,脑电图有特异性异常。

4. 昏睡期(3期) 昏睡,但可以唤醒,醒时尚可应答,但常有神志不清和幻觉。各种神经体征持续存在或加重,肌张力增高,四肢被动运动常有抵抗力,锥体束征阳性。扑翼样震颤仍可引出,脑电图明显异常。

5. 昏迷期(4期) 昏迷,不能唤醒。浅昏迷时,对疼痛等强刺激尚有反应,腱反射和肌张力亢进;深昏迷时,各种腱反射消失,肌张力降低。由于病人不能合作,扑翼样震颤无法引出,脑电图明显异常。

需要注意的是,以上各期分界往往并不很清楚,前后期临床表现可有重叠,病情发展或经治疗好转时,分期可进级或退级,治疗和护理时应注意观察。

（三）院前急救及护理措施

1. 院前急救 目前尚无特效疗法,应采取综合治疗措施。治疗要点包括去除肝性脑病发作的诱因,保护肝功能免受进一步损伤,治疗氨中毒及调节神经递质。

（1）识别并消除诱因:及时控制感染和上消化道出血并清除积血,避免快速和大量的排钾利尿和放腹水。注意纠正水、电解质和酸碱平衡失调。缓解便秘,并控制使用麻醉、镇痛、安眠、镇静等药物。

（2）灌肠或导泻:清除肠内积食、积血和其他含氮物质,可用生理盐水或弱酸性溶液（如稀醋酸液）灌肠,或口服或鼻饲25%硫酸镁30～60 mL导泻。对急性门体分流性脑病昏迷者,用乳果糖500 mL加水500 mL灌肠作为首选治疗。

（3）抑制肠道细菌生长:使用抑制肠道产尿素酶的细菌的口服抗生素,减少氨的生成。常用的有新霉素、甲硝唑、利福昔明等。益生菌制剂起到维护肠道正常菌群、抑制有害菌群、减少毒素吸收的作用。

（4）并发症治疗:重度肝性脑病病人常并发脑水肿和多器官衰竭,应积极防治各种并发症。注意纠正电解质失衡,维护有效循环血容量,保证能量供应及避免缺氧;保持呼吸道通畅,深昏迷者,应做气管切开,排痰给氧;可用冰帽降低颅内温度,保护脑细胞功能;静脉滴注高渗葡萄糖、甘露醇等脱水药,防治脑水肿。

2. 护理措施

（1）病情观察:密切注意肝性脑病的早期征象,如病人有无冷漠或欣快,理解力和近期记忆力减退,行为异常(哭泣、叫喊、当众便溺),以及扑翼样震颤。观察病人思维及认知的改变,可通过刺激或定期唤醒等方法评估病人意识障碍的程度。监测并记录病人血压、脉搏、呼吸、体温及瞳孔变化。定期复查血氨、肝功能、肾功能、电解质,若有异常应及时协助医生进行处理。

（2）去除和避免诱发因素:应协助医生迅速去除本次发病的诱发因素,并注意避免其他诱发因素:①清除胃肠道内积血,减少氨的吸收。上消化道出血为最常见的诱因,可用生理盐水或弱酸性溶液灌肠,忌用肥皂水。②避免快速利尿和大量放腹水,以防止有效循环血量减少、大量蛋白质丢失及低钾血症,从而加重病情。③避免应用催眠镇静药、麻醉药等。④防止及控制感染,失代偿期肝硬化病人容易并发感染,特别是有大量腹水或曲张静脉破裂出血者。发生感染时,应遵医嘱及时、准确地使用抗生素,以有效控制感染。⑤保持排便通畅,防止便秘。便秘使含氨、胺类和其他有毒物质的粪便与结肠黏膜接触时间延长,促进毒物的吸收。

（3）生活护理:尽量安排专人护理,病人以卧床休息为主,以利于肝细胞再生,减轻肝脏负担。对曾经发生过肝性脑病而目前意识尚清楚的病人,应加强巡视,及早发现异常情况。对烦躁病人应注意保护,可加床栏,必要时使用约束带,防止发生坠床及撞伤等意外。

（4）心理护理:病人因病情重、病程长、久治不愈、医疗费较高等原因,常出现烦躁、焦虑、悲观等情绪,甚至不配合治疗。因此要针对病人的不同心理问题,给予耐心的解释和劝导,尊重病人的人格,解除其顾虑及不安情绪,取得信任及合作,鼓励其增强战胜疾病的信心。并向病人家属讲解病情发展经过,共同参与病人的护理,提高治愈率。

（5）昏迷病人的护理:①病人取仰卧位,头略偏向一侧以防舌后坠阻塞呼吸道;②保持呼吸道通畅,深昏迷病人应做气管切开以排痰,保证氧气的供给;③做好基础护理,保持床褥干燥、平整,定时协助病人翻身,按摩受压部位,防止压疮。对眼睑闭合不全、角膜外露的病人可用生理盐水纱布覆盖眼部;④尿潴留病人给予留置导尿管,并详细记录尿量,以及尿液的颜色、气味;⑤给病人做肢体的被动运动,防止静脉血栓形成及肌肉萎缩。

(四)健康教育

1. 疾病知识指导 向病人及其家属介绍肝脏疾病和肝性脑病的有关知识,指导其认识肝性脑病的各种诱发因素,要求病人自觉避免诱发因素,如戒烟酒,避免各种感染,保持排便通畅等。指导病人严格遵医嘱规定的剂量、用法服药,了解药物的主要不良反应,避免服用有损肝脏的药物。

2. 疾病预防指导 指导病人家属给予病人精神支持和生活照顾,帮助病人树立战胜疾病的信心。使病人家属了解肝性脑病的早期征象,指导其学会观察病人的思维、性格、行为及睡眠等方面的改变,以便及时发现病情变化,及早治疗。

四、感染性腹泻(包括水样泄)

(一)概述

感染性腹泻也称急性胃肠炎,是指各种原因引起的胃肠黏膜的急性炎症,通常因进食不洁、生冷或刺激性食物而诱发,病因包括细菌、病毒、寄生虫感染等。本病多发生于夏秋季节,常由粪-口途径传播,急性胃肠炎一般为散发感染,但也可暴发流行,人群普遍易感。尤其是免疫力低下的老年人群,肠道功能较年轻人差,对各种细菌、病毒、寄生虫的抵抗力下降,同时,老年人胃肠道蠕动慢,消化吸收功能弱,一旦发生腹泻,病程较长,恢复较慢,感染后一般不产生显著免疫力。

(二)典型临床表现

症状类型及其严重程度与摄入微生物及毒素的类型和量有很大关系,抵抗力不同也会导致症状差异。感染性腹泻主要表现为腹泻、腹痛、恶心、呕吐等,腹泻是最常见的症状,大便的性质可因不同的致病菌感染而差异很大。病情未能及时控制的病人,尤其是抵抗力弱的老年人,可能会伴有脱水及电解质失衡等更为严重的表现。

1. 典型症状

(1)病毒性急性胃肠炎:轮状病毒胃肠炎起病较急,常伴有发热、恶心、呕吐、腹部不适等症状,多数先吐后泻。大便为水样或黄绿色稀便;诺如病毒胃肠炎的症状主要是恶心、呕吐、腹痛后随即出现腹泻,大便为稀水样,每天可多达10余次,可伴有低热、头痛、食欲减退、乏力等症状。

(2)细菌性急性胃肠炎:食物中毒者多数在进食后几个小时内发病,起病急,表现为上吐下泻,腹痛多以上中腹疼痛为主,呕吐往往为进食了不洁饮食,腹泻轻者每天数次,严重者每天数十次,侵袭性细菌感染者因肠道黏膜破坏可出现黏液脓血便。食物中毒与进食不洁食物有关,一起吃饭的人可集体发病,未进食者不发病,且病情轻重与进食量有关。

(3)寄生虫性急性胃肠炎:阿米巴引起的急性胃肠炎特点是大便腥臭,大便呈果酱样。贾第虫引起的急性胃肠炎特点是暴发性水样便,且恶臭,多伴有腹胀、臭屁、恶心、呕吐等症状。

2. 伴随症状 常见的伴随症状有恶心、发热、头痛、肌痛等。病情严重者,可因大量丢失水分引起脱水、电解质紊乱甚至休克。

(三)院前急救及护理措施

1. 院前急救

(1)及时就医:感染性腹泻病人发病前常有不洁饮食史,当出现剧烈腹痛、大便次数明显增多、排黏液脓血便、高热、脱水、休克等症状时,建议及时就医,老年病人免疫力低下,病情易快速进展,更应及时就医,防止发生严重并发症而危及生命。

(2)及时补液:感染性腹泻一般在经过补液、饮食控制与充分的休息后短时间内可自愈,重症者需纠正酸中毒和电解质紊乱。补液是急性期最主要的治疗,补液的方法、补液量以及补液速度应该根据脱水程度来确定。①轻中度脱水者:可予口服补液盐(ORS)。米汤加补液盐治疗霍乱病人疗效更佳。②严重脱水者:需静脉补液,情况改善后改为口服补液,并安排予以补充钾、钙、锌。③根据病原体不同及病情的流行性决定是否需要隔离治疗。

2. 护理措施

(1)病情观察:包括每日排便次数、排便量、大便性状、体温变化,以及有无头晕、心慌、出冷汗等脱水伴随症状等。严密监测病人生命体征、神志、尿量的变化;有无口渴、口唇干燥、皮肤弹性下降、尿量减少、神志淡漠等脱水表现;有无肌肉无力腹胀、肠鸣音减弱、心律失常等低钾血症的表现;监测血生化指标的变化。

(2)饮食护理:急性期多休息、多饮水、避免劳累、戒烟戒酒。对于感染性腹泻病人,通过合理饮食调节使胃肠功能逐渐恢复,由于胃肠功能障碍,吸收功能下降,故饮食以清淡及富含水分为宜,忌油腻、刺激性食物及海鲜、生冷食物。急性期病情较重者,可采用流质饮食;病情较轻者可采用低渣半流质饮食,食物要求细软、易消化,不吃油炸以及干豆类等易引起肠胀气的食物;腹泻停止后可逐渐恢复普通饮食。

(3)活动与休息:急性起病,全身症状明显的病人应卧床休息,注意腹部保暖,可用热水袋热敷腹部,以减弱肠道运动,减少排便次数,并有利于腹痛等症状的减轻。

(4)用药护理:感染性腹泻的治疗以病因治疗为主,应用止泻药时注意观察病人排便情况,腹泻得到控制应及时停药。应用解痉止痛剂(如阿托品)时,注意药物不良反应如口干,视物模糊,心动过速等。老年病人尤其应及时补液并注意输液速度。因老年人易因腹泻发生脱水,也易因输液速度过快引起循环衰竭。

(5)肛周皮肤护理:排便频繁时,因粪便的刺激,可使肛周皮肤损伤,引起糜烂及感染。排便后应用温水清洗肛周。保持清洁干燥,涂无菌凡士林或抗生素软膏,以保护肛周皮肤,促进损伤处愈合。

(6)心理护理:老年人行动不便,频繁腹泻会给病人及其家属的生活造成不便,导致老年人心理压力大,影响疾病的恢复。因此,应关注老年人的情绪变化,给予适当的心理护理。慢性腹泻治疗效果不明显时,病人往往对预后感到担忧,结肠镜等检查有一定痛苦,某些腹泻如肠易激综合征与精神因素有关,故应注意病人心理状况的评估和护理。鼓励病人配合检查和治疗,稳定病人情绪。

(四)健康教育

1. 疾病知识指导 根据病人的病情、诊断给予健康教育指导,使病人了解疾病的病因、治疗和护理,疾病的发展和预后,使病人提高对疾病的认知度。正确用药是治疗的关键,耐心向病人介绍药物治疗的作用、服药时间、剂量和相关注意事项、可能的不良反应,使病人积极主动配合治疗,按时正确用药。

2. 疾病预防知识 卫生宣教,注意个人卫生,饭前便后洗手,专用茶具和餐具,最好分餐,避免传染给其他人,家庭成员患病时其饮食用具要严格消毒;不吃生的食物,不饮生水,不吃放置时间过久或变质过期的食品,煮熟的食物趁热吃,隔夜食物吃之前要彻底加热,生熟食品应分开存放,已消毒餐具和未消毒餐具分开存放,避免交叉感染;夏秋季节为本病的高发期,尽量不到人群聚集场所。

五、急性尿潴留

(一)概述

尿液在膀胱内不能排出称为尿潴留。如尿液完全潴留膀胱,称为完全性尿潴留;如排尿后仍有残留尿液,称为不完全性尿潴留;急性发作者称为急性尿潴留。急性尿潴留时突然发生不能排尿而膀胱充盈膨胀,是泌尿外科常见的急症之一。急性尿潴留的原因有机械性梗阻(膀胱颈和尿道各种梗阻性病变)、动力性梗阻(膀胱、尿道无器质性病变,尿潴留系排尿功能障碍)、其他原因(低血钾、发热或卧床不习惯床上排尿)。

(二)典型临床表现

1. 病人无法排尿 表现为下腹满闷胀痛,尿意窘迫,欲尿不出,辗转不安等痛苦症状,需要紧急诊断和及时处理。

2.起病急骤 发病突然,膀胱内充满尿液不能排出,病人常胀痛难忍,有时部分尿液可从尿道溢出,但不能减轻下腹疼痛。

3.膀胱胀满 膀胱区充盈,叩击呈浊音,严重尿潴留膀胱底可达脐部平面。

(三)院前急救及护理措施

1.治疗原则 解除病因,恢复排尿。如病因不明或梗阻一时难以解除,可行导尿术引流膀胱尿液,以解除胀痛,然后再做进一步检查,明确病因后再进行治疗。对尿潴留在短时间不能恢复者,最好放置导尿管持续导尿,1周左右拔除。

2.紧急处理 发生急性尿潴留后的紧急处理非常重要,在排除机械梗阻的情况后,可根据具体情况选择采用以下几种方法。

(1)热敷法:热敷耻骨上膀胱区及会阴,对尿潴留时间较短,膀胱充盈不严重的病人疗效好,也可采用热水浴,如在热水中有排尿感,可在水中试排,不要坚持出浴盆排尿,防止失去自行排尿的机会。

(2)按摩法:顺脐至耻骨联合中点处轻轻按摩,并逐渐加压,可用拇指点按关元穴部位约1分钟,并以手掌自膀胱上方向下轻压膀胀,以助排尿,切忌用力过猛,以免造成膀胱破裂。

(3)敷脐疗法:用食盐半斤炒热,布包熨脐腹,冷后炒热敷脐。或用独头蒜1个,栀子3枚,盐少许捣烂,摊纸上贴脐。

(4)导尿法:应在无菌条件下,由医护人员进行操作。

(四)健康教育

避免发生急性尿潴留的主要措施是针对病因预防,如前列腺增生病人应注意避免受凉、劳累、进食刺激性饮食等。如需要做相关手术,则手术前应对病人进行心理和方法上的卧床排尿训练,手术后做好对症处理,并预防便秘等诱发因素出现。

思考题

(1)简述急性上消化道出血典型的临床表现与院前急救措施。

(2)简述急性下消化道出血典型的临床表现与院前急救措施。

(3)简述肝性脑病昏迷病人的护理措施。

(4)感染性腹泻的饮食护理措施有哪些?

(5)老年人发生急性尿潴留的急救处理措施有哪些?

(张文光 郭 玮)

第四节 内分泌和眼科急症的院前急救和护理

一、甲状腺危象

(一)概述

甲状腺危象(thyroid crisis)又称甲亢危象,是甲状腺毒症急性加重而导致全身代谢严重紊乱的一种内科急性综合征,发生原因可能与循环中的甲状腺激素水平增高有关,多发生于较重甲亢未予治疗或治疗不充分的病人。甲状腺危象是甲状腺功能亢进最严重的并发症,病人出现以高热、大汗、心动过速、心律失常、严重呕泻和意识障碍等为主要特征的临床综合征,多发生在感染、应激、手术、创伤或突然停药后。其诊断主要靠临床表现综合判断。临床高度疑似本症及有危象前兆者应按本症处理,其病死率在20%以上。

（二）典型临床表现

1. 先兆危象 甲状腺危象死亡率高,常死于休克或心力衰竭。为及时抢救病人,临床提出危象前期或先兆危象的诊断。先兆危象:①体温 38～39 ℃;②心率 120～159 次/分,也可有心律不齐;③食欲不振、恶心,大便次数增多,多汗;④焦虑、烦躁不安,有危象预感。

2. 典型危象

（1）高热:体温急骤升高,高热,体温常在 39 ℃以上,大汗淋漓,皮肤潮红,继而可汗闭,皮肤苍白和脱水。高热使用一般解热措施无效。

（2）心血管系统:脉压明显增大,心率显著增快,超过 160 次/分。病人易出现各种快速心律失常;心脏增大甚至发生心力衰竭。如果病人出现血压下降、心音减弱及心率减慢,说明其心血管处于严重失代偿状态,预示已发生心源性休克。不少老年人仅有心脏异常,尤以心律失常为突出表现。

（3）消化系统:食欲极差,恶心、呕吐频繁、腹痛、腹泻明显。部分老年人以消化系统症状为突出表现。

（4）中枢神经系统:精神神经障碍、焦虑、烦躁、精神变态、嗜睡,最后陷入昏迷。

3. 不典型危象 不典型甲亢或原有全身衰竭、恶液质的病人,危象发生时常无上述典型表现,可只有下列某一系统表现。①心血管系统:心房纤颤等严重心律失常或心力衰竭。②消化系统:恶心、呕吐、腹泻、黄疸。③精神神经系统:精神病或淡漠、木僵、极度衰弱、嗜睡、反应迟钝。昏迷,反应低下。④体温过低,皮肤干燥,无汗。

（三）院前急救及护理措施

1. 对症处理 吸氧,积极物理降温,建立静脉通道,纠正水、电解质紊乱;迅速送往医院进一步治疗。

2. 严密观察病情 监测生命体征的变化,发现异常及时处理。

3. 镇静 对兴奋、烦躁、谵妄、抽搐者,可用安定 5～10 mg 肌内注射或静脉注射苯巴比妥钠 0.1～0.2 g。

（四）健康教育

1. 预防诱发因素 多数甲状腺危象发生有一定诱发因素,其中主要是应激性刺激,如急性感染、精神刺激、外伤手术、急性心肌(或其他内脏)梗死、糖尿病酮症酸中毒等。因此,对病人及其家属应进行预防诱因的指导和教育,尽量避免病人生活中出现相应的诱发因素。

2. 用药指导 治疗过程中一定不能突然中断抗甲状腺药物或骤减药量,以防加重病情。

二、低血糖性晕厥

（一）概述

低血糖晕厥又叫低血糖昏迷,系多种病因引起的血糖浓度急速下降,而造成广泛的神经系统受损,以晕厥为主要表现的内科急症。低血糖是指静脉血浆葡萄糖浓度低于 2.8 mmol/L。低血糖昏迷超过 6 小时时,会有不可逆的脑组织损害,病愈后可遗留各种脑病后遗症,严重者可因治疗无效而死亡。

引起老年人空腹低血糖的常见原因:①胰岛 B 细胞瘤(胰岛素瘤);②胰岛外肿瘤;③外源性胰岛素口服降糖药;④严重肝病;⑤乙醇性;⑥垂体、肾上腺皮质功能低下。引起老年人餐后低血糖的常见原因:①胃大部切除后(滋养性低血糖);②乙醇性;③2 型糖尿病早期;④垂体、肾上腺皮质功能低下。

（二）典型临床表现

1. 交感神经兴奋表现 一种低血糖引起的代偿反应,主要包括大汗、颤抖、视力模糊、饥饿、软弱无力,以及紧张面色苍白、心悸、恶心呕吐、四肢发冷等。

2. 中枢神经受抑制表现 ①大脑皮质受抑制:意识朦胧,定向力及识别力逐渐丧失,头痛头晕、健忘、语言障碍、嗜睡甚至昏迷跌倒。有时出现精神失常、恐惧、慌乱、幻觉躁狂等。②皮质下中枢受抑制:神志不清,躁动不安,可有阵挛性、舞蹈性或幼稚性动作,心动过速,瞳孔散大,阵发性惊厥,锥体束征阳性等,病人可出现癫痫症状。③延脑受抑制:深度昏迷,去大脑性强直,各种反射消失,呼吸浅弱,血压下降,瞳孔缩小。如果脑组织长期处于比较严重的低血糖状态,则可发生细胞坏死与液化,脑组织可萎缩。病人常有记忆力下降,智力减退,精神失常或性格变异等表现。

3. 混合性表现　病人既有交感神经兴奋的表现,又有中枢神经受抑制的表现,临床上此型更为多见。

4. 原发疾病的症状　如肝病、恶性肿瘤和严重感染,多发性内分泌腺瘤病尚有垂体瘤和甲状旁腺疾病的表现等。

5. 并发症　主要有心动过速、血糖升高、脑功能受损,可出现癫痫。

（三）院前急救及护理措施

1. 院前急救

(1)检测确诊:根据病史和临床表现,一旦怀疑低血糖昏迷,立即抽血查血糖。如血糖低于 2.8 mmol/L 即可诊断;应立即启动抢救程序;可先行口服食用糖或葡萄糖。

(2)抢救措施:立即静脉滴注葡萄糖,必要时应用甘露醇和糖皮质激素。①葡萄糖:最快速有效,为急症处理的首选制剂。轻者可口服适量葡萄糖水,重者需静脉注射 50% 葡萄糖溶液 40~100 mL,可能需要重复,直至病人清醒。②胰升糖素:常用剂量为 0.5~1.0 mg,可皮下、肌内或静脉注射。用药后病人多于 5~20 分钟清醒,否则可重复给药,胰升糖素作用快速,但维持时间较短,一般为 1~1.5 小时,让病人进食或静脉给予葡萄糖,以防低血糖复发。③糖皮质激素:如果病人的血糖已维持在 200 mg/dL 的水平一段时间但仍神志不清,可考虑静脉输入氢化可的松 100 mg,以利病人恢复。④甘露醇:经上述处理反应仍不佳者或昏迷状态持续时间较长者很可能伴有较重的脑水肿,可使用 20% 的甘露醇治疗。

2. 护理措施

(1)紧急处置:立即检测血糖水平。对意识不清病人应注意开放气道,保持气道通畅。必要时,给予氧气吸入。

(2)补充葡萄糖:轻度低血糖病人给予含糖饮料、进高糖饮食即可缓解。

(3)严密观察病情:严密观察生命体征、神志变化、心电图、尿量等;定时监测血糖;意识恢复后要注意观察是否有出汗、嗜睡、意识模糊等再度低血糖状态,以便及时处理。

(4)安全护理:意识不清病人按昏迷常规护理;抽搐者除补糖外,遵医嘱可酌情使用适量镇静剂,注意保护病人,防止外伤。

（四）健康教育

1. 疾病知识指导　发生时要及时确定病因及诱因,进行饮食调理,避免可能引起低血糖的食物或药物,治疗原发的肝、肾、胃肠道及内分泌疾病,切除引起低血糖的肿瘤等。如果有糖尿病史,应加强对病人进行预防低血糖的教育,并指导其合理饮食、进餐和自我检测血糖方法;让病人了解在皮下注射胰岛素和口服降糖药治疗过程中可能会发生低血糖,教会病人及其家属识别低血糖早期表现和自救方法。

2. 康复治疗指导　在全面考虑饮食调整和应用胰岛素之后,应该适当采用运动疗法。同时要注意饮食控制、药物治疗和运动治疗之间的相互关系并进行及时调整。此外,在运动疗法过程中,要注意定期检查血糖,随时观察机体对运动的反应,及时掌握和调整运动量。运动时,应该避开药物峰值时间,必要时随身携带糖类食品,如出现低血糖症状时可以随时服用。

三、急性青光眼

（一）概述

青光眼是一种由于眼内压力(眼压)超过视神经所能耐受的程度,从而引起视功能受损,导致视神经萎缩和视野缺损为共同特征的不可逆性致盲眼病。发病率高,可发生在任何年龄段,常见于中老年人。眼压升高是青光眼的主要危险因素,但不是唯一危险因素,眼球局部解剖学变异、年龄、种族、家族史、近视眼、心血管疾病、糖尿病、血液流变学异常等也是青光眼发病的因素。

青光眼是导致人类失明的三大致盲眼病之一。临床上根据病因、房角、眼压描记等情况将青光眼分为原发性、继发性和先天性三大类。原发性青光眼根据眼压升高时前房角的状态,分为闭角型青光眼和开角型青光眼,闭角型青光眼又根据发病急缓,分为急性闭角型青光眼和慢性闭角型青光眼。其中以急性闭角型青光眼危害最大。

（二）典型临床表现

典型的急性闭角型青光眼根据其临床经过及疾病转归可分为六期。

1. 临床前期 病人一眼已发生急性闭角型青光眼，另一眼前房浅、房角窄，但眼压正常，无自觉症状，属临床前期。

2. 前驱期 急性发作之前，病人往往情绪波动、脑力或体力过度疲劳，阅读过久，感觉有轻度头痛、眼胀、恶心、视物模糊、一时性虹视，休息后自行缓解，称为前驱期。之后这样的小发作越来越频繁，最后出现急性大发作。

3. 急性发作期 ①由于眼压突然上升，病人突然感到剧烈的眼胀痛、头痛，视力显著下降，仅留眼前指数，有光感或无光感。可伴有恶心、呕吐，易误诊为急性胃肠炎或颅内疾病。②混合充血明显，伴有结膜表层血管充血怒张，有时有轻度眼睑和结膜水肿。③角膜水肿，呈雾状混浊，有时上皮产生水疱，知觉减退或消失，角膜后可有色素沉着。④眼压急剧升高，多在 6.65 kPa 以上，最高可达 9.31～10.64 kPa，触诊眼球坚硬如石。青光眼斑、虹膜扇形萎缩和角膜后色素沉着，称为青光眼急性发作后的三联征。

4. 缓解期 急性发作的病例经过治疗，症状消失，关闭的房角重新开放，眼压降至正常，病情得到暂时缓解，局部充血消失，角膜恢复透明，视力部分或完全恢复。此期称为急性闭角型青光眼缓解期，若及时施行周边虹膜切除术，可防止急性发作。

5. 慢性期 由没有缓解的急性发作期迁延而来。眼局部无明显充血，角膜透明，瞳孔中等度散大，常有程度不同的周边虹膜前粘连，眼压中度升高 4.66～6.65 kPa，晚期可见视盘呈病理性凹陷及萎缩，部分有动脉搏动，视力下降及青光眼性视野缺损。

6. 绝对期 得不到及时诊治，24～48 小时会出现视力急剧下降甚至完全失明。

（三）院前急救及护理措施

急性闭角型青光眼是容易致盲的眼病，必须紧急处置。

紧急处置原则：①先用缩瞳剂，可联合应用 β-肾上腺能受体阻滞剂及碳酸酐酶抑制剂或高渗剂等迅速降低眼压，使已闭塞的房角开放；②眼压下降后及时选择适当的手术以防止再发。急性发作时要局部频滴缩瞳剂，同时联合应用 β-肾上腺能受体阻滞剂点眼，口服碳酸酐酶抑制剂等以迅速降低眼压。

（四）健康教育

1. 疾病知识指导 发生眼病要及时治疗，不然虹膜会封住引流角，造成永久性房水循环障碍，使视力无法恢复。平时注意不要久留暗室，阅读不要太久，睡眠不宜俯卧，洗澡水不宜过热等。长时间伏案工作或读书时应每小时抬头 10 分钟。如果属于高危人群，最好每年定期去医院做一次眼科检查，做到早发现，早干预。青光眼病人具有遗传倾向，所以家族中有青光眼病人，其成年子女应定期检查。

2. 日常生活指导 应注意生活规律，劳逸结合，情绪稳定，衣领裤带不宜过紧，保持心情舒畅，戒恼怒。禁烟禁酒，饮食清淡，少食肥肉及蛋类和煎炒炙煨类食物。一次饮水不宜过多。每次不超过 300 mL，一天不超过 2000 mL。防止便秘。

思考题

（1）甲状腺危象的典型临床表现有哪些？

（2）简述引起老年人空腹低血糖的常见原因。

（3）老年人青光眼的临床特点是什么？

（4）简述急性青光眼院前急救的方法。

（刚海菊 裴子琦）

第五节　车祸和骨折急症的院前急救和护理

一、车祸

(一)概述

车祸,指行车(多指汽车等机动车)时发生的伤亡事故。造成的伤害大体可分为减速伤、撞击伤、碾挫伤、压榨伤及跌扑伤等,其中以减速伤、撞击伤为多。减速伤是由于车辆突然而强大的减速所致伤害,如颅脑损伤、颈椎损伤,主动脉破裂、心脏及心包损伤,以及"方向盘胸"等;撞击伤多由机动车直接撞击所致;碾挫伤及压榨伤多由车辆碾压所致,或被变形车厢、车身和驾驶室挤压所致的伤害同时发生于一体。因此,车祸的伤势重、变化快、死亡率高。

(二)院前急救

1. 请求支援　遇到车祸无法自行处理时,一定要向旁人求救;原则上尽量不要移动伤者,但若出事地点太危险,则找人帮忙,小心地将伤者搬移至安全场所,以确保伤者安全;无论多大的车祸都需要报警;利用三角警示牌提醒后方来车,防止引发其他事故。

2. 观察处置　车祸可致各种程度不一的伤害,最重要的是要沉着应对。①首先要检查伤者的意识、呼吸和脉搏。②千万不要扭曲伤者身体,因为车祸时常伤及颈部骨头及神经,扭曲伤者身体更是致命的动作。③检查有没有大出血。血液自伤口大量喷出的动脉性出血或滴滴答答大量流出的静脉性出血,都可能造成生命危险,此时需尽快止血;可用干净的手帕压住伤口,利用直接压迫法来防止大出血;大出血时很容易引起休克,所以必须施行休克救护。④若为意识清醒、没有大出血的轻伤,只要在救护车抵达前,依伤势来进行救护即可。

3. 接受检查　车祸时,无论伤势多么轻微,即使看来毫发无伤,也一定要接受医生诊治,否则可能引起令人意想不到的严重后果或后遗症。到时不仅是受害者要承受严重后果,对肇事者来说也可能会带来金钱或精神上的损失或损害。

(三)护理措施

在车祸中抢救成功的伤者会入院进行进一步观察和治疗,严重的伤者可能住院时间比较长,应注意按住院病人常规进行护理。

1. 密切观察病情变化　观察瞳孔及意识变化,观察双侧瞳孔是否等大、等圆,对光反应的灵敏度,眼球的活动度。如清醒病人突然躁动,有意识改变,提示病情趋于恶化。如果病人意识从清醒到昏迷,表示病人脑创伤病情加重。

2. 颅脑损伤病人要防止并发症　高热护理:持续昏迷者手术后往往出现中枢性高热。应将体温控制在38℃以下,加强呼吸道管理,防止消化道出血。

3. 疼痛和睡眠护理　老年人本身睡眠质量差,加之创伤大,疼痛剧烈,环境的改变,体位的不适,都会加重老年人失眠。①环境护理:提供一个安静、整洁、舒适,有利于休养的环境,使病人放松紧张的心情。②骨折后护理:骨折后往往局部肿胀、淤青,初期可冷敷,使毛细血管收缩,减轻局部充血肿胀,同时,抑制细胞活动,减轻疼痛。急性期过后可局部进行热敷,促进血液循环,减轻炎性水肿,缓解疼痛。③护士应经常巡视病房,关注病人睡眠质量,及时疏导,必要时给予镇痛药物。

4. 预防便秘　老年人长期卧床,活动量减少,肠蠕动减慢,是引起便秘的原因。应适当多食富含膳食纤维的食物,多饮水,按摩腹部,从右下腹依次向右上腹、左上腹、左下腹环形按摩,增加腹肌肌力和胃肠蠕动,有利于排便。

5. 预防泌尿系统感染　男性病人常有前列腺增生肥大,会引起排尿不畅,尿液在膀胱存留时间过长,细菌繁殖,易发生泌尿系统感染;女性病人常有压力性尿失禁,护理不当也易发生泌尿系统感染。因此,要鼓励病人多饮水,多排尿,起到自然冲洗尿道的作用,有尿潴留者,给予留置导尿管,及时排出尿液。

6. 肺部并发症的预防和护理 老年人呼吸功能减退,长期卧床,痰液生成增加,排痰不畅,抵抗力下降是发生肺部感染的主要原因。所以首先要劝导病人戒烟,鼓励病人多咳嗽、咳痰、深呼吸,帮助病人翻身叩背,必要时雾化吸入,稀释痰液,促进痰液排出。房间应保持空气清新,定时通风,保持室内温度、湿度适宜,每周紫外线消毒病房一次。

（四）健康教育

心理健康指导是此类病人健康教育的关键。病人入院初期心理表现为愤怒与敌对,与突发交通意外引发疾病有关。老年病人感情脆弱,怕孤单,遇车祸的不良精神刺激易加重病情,应稳定病人的情绪,给予鼓励、安慰等心理支持,帮助其树立战胜疾病的信心。而重症监护病房规定每天家属的探视时间较短暂,满足不了病人的心理需求。因此,应加强护患沟通,了解其生活及性格特点和护理需要,理解并尊重病人,从举止、表情、语言、态度上取得老年病人及其家属的信任,鼓励病人以正确积极的情绪面对疾病,积极配合治疗,早日康复。

二、长骨骨折（四肢）

（一）概述

长骨骨折发生于四肢长骨,如肱骨、桡骨、尺骨、股骨、胫骨和腓骨,是一种由外伤或疾病引起的骨结构的完整性或连续性受到破坏,以疼痛、肿胀、功能障碍、畸形及可扪及骨擦音、异常活动等为主要临床表现的疾病。

长骨骨折可由创伤和骨骼疾病所致。①创伤所致长骨骨折主要有两个原因:一是直接暴力,为暴力直接作用于骨骼某一部位而致该部位骨折,常伴有不同程度软组织破坏,如车祸中车轮碾压所致的股骨干骨折;二是间接暴力,通过纵向传导、扭转或杠杆作用,使远离外力的部位发生骨折,如高空坠落时,高能量轴向传导所致的胫腓骨骨折。②骨骼疾病为骨折发生的诱因,常由骨髓炎、骨肿瘤、骨质疏松等导致骨质破坏,骨骼抵抗外力能力下降,受到轻微的外力即可发生骨折,也称为病理性骨折。

（二）典型临床表现

1. 全身表现 ①休克:长骨骨折所致休克的主要原因是出血,特别是股骨骨折或多发性骨折,如股骨干骨折出血量可达 1000～1500 mL,病人伴有血压下降、面色苍白等出血性休克的表现。其他因素如疼痛、感染等亦可导致休克。②发热:长骨骨折后一般体温正常,出血量大,如股骨骨折,血肿吸收时可出现低热,但一般不超过 38 ℃。开放性骨折感染,可出现高热。

2. 局部表现 ①一般表现:包括疼痛,局部肿胀,功能障碍。骨折局部出现剧烈疼痛,特别是移动患肢时加剧,伴明显压痛。骨折时出血及软组织损伤所致水肿,使患肢严重肿胀,可出现张力性水疱和皮下瘀斑。②专有体征:畸形、反常活动、骨擦音或骨擦感。

3. 并发症 合并血管损伤时,伤肢可有循环异常的表现,如胫腓骨骨折合并胫前后血管损伤时,足背动脉可无搏动或搏动轻微;合并神经损伤时,可有浅感觉异常或远端被支配肌肉肌力异常表现。潜在的威胁生命的并发症包括急性骨筋膜间室综合征、脂肪栓塞和出血。

（三）院前急救及护理措施

1. 检伤

（1）现场快速评估:评估的重点是查看伤者有无危及生命的情况,如有危及生命的症状要及时处理。

（2）开放性骨折查验及处置:①应先查验伤口情况,去除污染物及异物,有效止血、包扎破损处,再固定骨折肢体;②有外露的骨折端等时不应还纳,以免将污染物带入深层组织,应用消毒敷料或清洁布类进行严密的保护性包扎;③伴有血管损伤者,先行加压包扎止血后再行伤肢临时固定。加压包扎止血无效时,用弹性止血带或三角巾、绷带等代替止血。

2. 固定 固定的目的是避免骨折处再次受损,减轻疼痛,减少出血,易于搬运。固定注意事项:①固定前将伤肢放到适当的功能位(固定位),一般上肢骨折采用肘关节屈曲位,下肢骨折采用伸直位。②固定物与肢体之间要加衬垫(棉垫、毛巾、衣物等),骨突部位加垫棉花或软布类加以保护。③其中一个夹板的长度应比骨折处上下两个关节的距离长。④健肢固定法:无长夹板时,在膝、踝关节及两腿之间的空隙处加棉垫或折叠的衣服,用绷带或三角巾将双下肢分别在大腿上部、膝关节上方、脚踝上方三处捆绑在一起。

3. 转运 现场紧急处置后,将病人就近送往医院接受专业治疗。转运注意事项:①如果伤者是四肢骨折,经固定后可用普通担架运送。②如果是脊柱骨折病人,就必须平卧于硬板上,同时要固定好头颈部。③运送的原则是迅速、平稳。运送途中注意观察全身情况及创口出血情况。④做好保暖措施。⑤在等待转运的过程中,原则上不要给予伤者任何饮料和食物。

(四)健康教育

1. 体位 无禁忌证时,患肢抬高,高于心脏平面,有利于静脉回流,减轻肿胀。定时翻身,预防压疮形成。

2. 饮食 给清淡富有营养的食物,多进食水果蔬菜,防止便秘,忌过甜过咸,生冷油腻食物。多喝水,防止尿路感染和泌尿系统结石形成。

3. 防止失用性萎缩 在患肢制动期间,进行患肢的等长收缩运动,促进血液循环,防止静脉血栓形成和肌肉失用性萎缩。

三、骨盆骨折

(一)概述

骨盆骨折是一种严重外伤,多由直接暴力骨盆挤压所致,多见于交通事故和塌方,战时则为火器伤。骨盆骨折半数以上伴有合并伤或多发伤,最严重的是创伤性失血性休克及盆腔脏器合并伤,救治不当有很高的死亡率。低能创伤所造成的骨盆骨折多为稳定性骨折,多发生于老年人跌倒及低速车祸,或未成年人及运动员髂前上棘或坐骨结节撕脱骨折。

(二)典型临床表现

1. 一般表现 病人有严重外伤史,尤其是骨盆受挤压的外伤史;疼痛广泛,活动下肢或坐位时加重;局部压痛、淤血,会阴部肿胀。

2. 专有体征 下肢旋转、短缩畸形,脐棘距可见增大(分离型骨折)或减小(压缩型骨折);髂后上棘可有增高(压缩型骨折)、降低(分离型骨折)、上移(垂直型骨折);骨盆分离挤压试验、4字征、扭转试验为阳性,但禁用于严重骨折病人。

3. 并发症 ①出血性休克:骨折断端的出血及后方结构损伤造成骶前静脉丛破裂为休克的主要原因。②腹膜后血肿:骨盆各骨主要为松质骨,盆壁肌肉多,邻近又有许多动脉丛和静脉丛,血液供应丰富,盆腔与后腹膜的间隙由疏松结缔组织构成,有巨大空隙可容纳出血,因此骨折后可引起广泛出血。③尿道或膀胱损伤:对骨盆骨折的病人应经常考虑下尿路损伤的可能性。病人可出现排尿困难、尿道口溢血现象。双侧耻骨支骨折及耻骨联合分离时,尿道膜部损伤的发生率较高。④直肠损伤:直肠破裂如发生在腹膜反折以上,可引起弥漫性腹膜炎;如发生在腹膜反折以下,则可发生直肠周围感染,常为厌氧菌感染。⑤神经损伤:多在骶骨骨折时发生,组成腰骶神经干的 S_1 及 S_2 最易受损伤,可出现臀肌、腘绳肌和小腿腓肠肌群的肌力减弱,小腿后方及足外侧部分感觉丧失。

(三)院前急救及护理措施

如果伤者有明显的外伤及出血,应立即予以止血包扎,进行紧急处置,而后进行如下操作。

1. 验伤、监测体征 发现骨盆骨折伤者:①评估现场环境:确保现场环境安全后,再对伤者进行救治,避免二次损伤;在无法判断伤者伤情时,不要随意搬动伤者;伤者伤后应平卧,禁止其站立及行走。②快速验伤:先处理危及生命的情况。当伤者出现意识不清,呼吸、心跳停止时,应立即实施心肺复苏。③监测生命体征:如果现场有血压计,应每5~10分钟为伤者测量一次血压,同时密切观察伤者意识、呼吸及脉搏情况,并做好记录。

2. 固定 ①在确定伤者骨盆骨折后,不要随意移动,要使其保持平卧位,头偏向一侧,避免呕吐物引起窒息;②将宽 20～30 cm 的床单沿伤者腰后穿过,移至伤者臀下,使床单双侧保持对称,用厚棉垫或衣物垫在下腹部,床单两端在厚棉垫或衣物上绞紧,并用胶布或三角巾固定;③将两条宽约 10 cm 的布条放置在伤者膝关节处及踝关节处,两腿间放置厚毛巾及棉垫,再依次将足踝处及膝关节处布条打结;④在足踝下放置衣物、靠垫、背包等物品,将下肢垫高 15°～20°。

3. 转运 尽量不移动伤员,若遇紧急情况需移动伤者时,应保持伤员仰卧位,在固定后,用铲式担架或硬木板进行搬运,需注意搬抬时禁止翻转伤者。铲式担架搬运方法:①先将铲式担架两端调整到超出伤者头顶及脚底一拳左右,并将其上下锁扣打开,使其分成左右两片;②将铲式担架两片分别插入伤者身下,按先头后脚的顺序,将铲式担架锁扣锁好;③利用铲式担架约束带将伤者固定在铲式担架上,搬运者需步调保持一致,平稳前行。

（四）健康教育

1. 体位指导 平卧于硬板床上,遵医嘱活动。避免活动时造成骨盆环移位,引起二次损伤。

2. 饮食指导 指导病人吃清淡富有营养的食物,多吃水果蔬菜,防止便秘,忌过甜过咸,生冷油腻食物。多喝水,防止尿路感染和泌尿系统结石形成。

3. 防止失用性萎缩 在患肢制动期间,进行患肢的等长收缩运动,促进血液循环,防止静脉血栓形成和肌肉失用性萎缩。

四、股骨颈骨折

（一）概述

由股骨头下至股骨颈基底部之间的骨折称股骨颈骨折,是老年常见的骨折之一,尤以老年女性较多。老年人发生骨折有两个基本因素,一是骨强度下降,二是老年人髋周肌群退变,不能有效地抵消髋部有害应力。因此不需要多大的外力,如平地滑倒、由床上跌下或下肢突然扭转,甚至在无明显外伤的情况下老年人都可以发生骨折。在临床治疗上股骨颈骨折常常存在骨折不愈合和股骨头缺血坏死的情况。

（二）典型临床表现

1. 一般表现 疼痛、肿胀、功能障碍。髋部疼痛,不能站立和走路;髋部除有自发疼痛外,移动患肢时疼痛更为明显;在患肢足跟部或大粗隆部叩打时,髋部也感疼痛,在腹股沟韧带中点下方常有压痛。股骨颈骨折多为囊内骨折,骨折后出血不多,又有关节外丰厚肌群的包围,因此,外观上局部不易看到肿胀。移位骨折病人在伤后不能坐起或站立,但也有一些无移位的线状骨折或嵌插骨折病例,在伤后仍能走路或骑自行车。在移位骨折时,远端受肌群牵引而向上移位,因而患肢变短。

2. 专有体征 主要有畸形、反常活动、骨擦音或骨擦感。①畸形:患肢多有轻度屈髋屈膝及外旋畸形。②患侧大粗隆升高:表现为大粗隆在髂-坐骨结节连线之上;大粗隆与髂前上棘间的水平距离缩短,短于健侧。③反常活动、骨擦音、骨擦感往往不明显。

3. 并发症 ①股骨颈骨折不愈合:发生股骨颈骨折不愈合比较常见,文献报道其不愈合率为 7%～15%,在四肢骨折中发生率最高。②股骨头缺血坏死:股骨头缺血坏死是股骨颈骨折常见的并发症,近年来随着治疗技术的进展,骨折愈合率可达 90% 以上。但股骨头缺血坏死率迄今仍无明显下降。

4. 辅助检查 X 线片能明确诊断。特别是髋关节正、侧位片,可确定骨折类型、部位、移位情况以及治疗方法的选择。

（三）院前急救及护理措施

1. 验伤 现场进行快速评估,有无危及生命的情况,如有合并伤,先处理合并伤,如颅脑外伤、胸部损伤等。

2. 固定 目的是避免骨折处再次受损,减轻疼痛,减少出血,易于搬运。现场固定时不急于复位,防止发生二次损伤。

3. 转运 采用两人或三人搬运法将病人搬运至硬板担架上。搬运时注意搬运者站于病人伤侧,一手托扶病人臀部,一手托扶大腿。

（四）健康教育

1. 体位指导 平卧于硬板床上,患肢外展中立位,早期脚背下压上勾,行患肢等长收缩运动。后期遵医嘱进行活动。

2. 饮食指导 给予清淡富有营养的食物,多进食水果蔬菜,防止便秘,忌过甜过咸,生冷油腻食物。多喝水,防止尿路感染和泌尿系统结石形成。

3. 防止失用性萎缩 股骨颈骨折卧床时间长,定时翻身,防止压疮形成,主动或被动活动患肢,防止深静脉血栓形成和肌肉失用性萎缩。

五、脊椎骨折

（一）概述

脊椎骨折是骨科常见创伤,以胸腰段骨折发生率最高,其次为颈、腰椎,胸椎最少,常可并发脊髓或马尾神经损伤。特别是颈椎骨折脱位可造成脊髓损伤,严重者可致截瘫,甚至死亡。治疗不当的单纯压缩骨折,亦可遗留慢性腰痛。

老年人群的脊椎骨折大多数由骨质疏松与严重的外伤所致。外伤性脊椎骨折常见于老年人,一般是单个椎体发病,但也会出现多个椎体发病的情况,且发病的主要部位为胸腰椎。病人在发病时一般都会出现腰背疼痛,还会有四肢乏力、关节疼痛等临床症状,这些都是外伤性脊椎骨折最为常见的临床表现。老年人发生脊柱骨折,如不及时进行治疗,会对其生活质量造成严重的影响。

（二）典型临床表现

1. 一般表现 疼痛、肿胀、功能障碍。伤处局部疼痛,如颈痛、胸背痛、腰痛或下肢痛;棘突有明显浅压痛,脊背部肌肉痉挛,骨折部有压痛和叩击痛;颈椎骨折时,屈伸运动或颈部回旋运动受限;胸椎骨折躯干活动受限,合并肋骨骨折时可出现呼吸受限;腰椎骨折时腰部有明显压痛,屈伸下肢感腰痛,肿胀可不明显。病人有明显的外伤史,如车祸、高处坠落、躯干部挤压等。

2. 专有体征 检查时脊椎可有畸形和疼痛。

3. 并发症 常合并脊髓损伤,可有不全或完全瘫痪的表现,如感觉、运动功能丧失、大小便障碍等。

4. 辅助检查 X线片或CT、MRI可提示骨折情况及脊髓损伤情况。

（三）院前急救及护理措施

1. 现场检伤 严密观察病情变化,做好急救准备,备好急救药品和器械。

2. 固定 ①对于怀疑有颈椎骨折的病人,应该避免擅自活动其头部,在没有颈托的保护时应让病人平躺,使其头部和身体呈直线状态,并保持呼吸道通畅。②如果怀疑病人有胸腰椎骨折,切记不能让病人坐位检查。

3. 转运 如病人已有脊椎骨折的情况,则在搬运时应特别注意。①怀疑病人有脊椎骨折,切记不能让病人坐位检查,也不可背驮运送和抱持运送,这时应尽快呼叫救护车,用担架转运。②如果没有担架,应采用三人平托的方法,将病人平托转运。③转运过程中,应注意病人双下肢的活动情况,以观察病人是否存在脊髓损伤,如病人双下肢不能活动或有麻木感,则考虑存在脊髓损伤。④急救搬运病人受伤后,应将病人平抬或滚动,保持躯体平直状态置于担架或木板上送往医院,以防脊柱弯曲,骨折移位加重脊髓及马尾神经的损伤。⑤搬运工具最好运用硬板担架或木板,不要用软担架或毯子、被子等软物。⑥搬运时应注意病人体位,保持脊柱制动,动作要轻柔,协调一致。

（四）健康教育

1. 防治压疮 病人采取合适卧位,每间隔2小时为病人翻身一次,避免同一部位长时间受压,病情允许情况下训练病人独自翻身;保持病人床褥柔软干燥、整洁干净,衣裤柔软宽松,避免皮肤受损。

2. 饮食指导 告知病人及其家属,应当补充高热量、高蛋白质、高纤维素、清淡易消化食物,为机体提供足够的能量,促进身体恢复。

3. 膀胱功能训练 病人导尿管间隔 4 小时开放 1 次,每日进行膀胱冲洗 1 次,待病人病情稳定后尽早进行间歇导尿。

4. 运动训练 ①呼吸训练:指导病人进行深呼吸,在身体允许情况下可行吹气球训练,同时鼓励病人自主咳痰。②关节训练:上肢各关节进行主动功能训练,增强关节灵活度。对于无法完成全范围活动度的关节,应协助病人进行适当运动,预防关节肌萎缩。③功能训练:关节功能逐渐恢复时,鼓励病人主动适度锻炼,逐步增大阻力训练,同时使病人认识功能锻炼重要性。

5. 心理护理 手术后疼痛且活动受限,病人易产生焦躁、忧虑等不良情绪,截瘫病人甚至会产生轻生想法。应与病人加强沟通,建立良好的护患关系,换位思考并关心鼓励病人,给予积极支持,使病人树立信心。

思考题

(1) 骨折的临床表现有哪些特点?

(2) 老年人发生车祸后睡眠及便秘的护理是什么?

(3) 股骨颈骨折的专有体征是什么?

(刚海菊 裴子琦 邹 丽)

第六节 灾难和意外伤害的院前急救和护理

一、火灾

(一)概述

火灾是指在时间或空间上失去控制的燃烧所造成的灾害。在各种灾害中,火灾是经常、普遍威胁公众安全和社会发展的灾害之一。火的形成需要三个条件,即可燃物、空气和火源,三者缺一火即无法形成。对火灾扑救,通常采用窒息(隔绝空气)、冷却(降低温度)和拆除(移去可燃物)三种。

(二)危害特点

1. 直接伤害

(1)火焰烧伤:火焰表面温度可达 800 ℃以上,但人体所能承受的温度仅为 65 ℃,超过 65 ℃人就会被烧伤。所以火灾在焚毁大量物质财产的同时,也会严重危害人的生命。

(2)热烟灼伤:火灾通常伴有烟雾流动,烟雾中的微粒携带着高温热值,通过热对流传播给流经物体,它不仅能引燃其他物质,还能伤害人体。当人体吸入高温烟气,可出现呼吸道灼伤,造成组织肿胀、阻塞呼吸道,甚至窒息死亡。

2. 次生伤害

(1)浓烟窒息:火灾过程中,燃烧会生成大量烟气,其浓度由单位烟气中所含固体微粒和液滴多少决定。烟气温度依据火源距离而变化,距火源越近,温度越高,烟气浓度越大。人体吸入高浓度烟气后,大量烟尘微粒有附着作用,使气管和支气管严重阻塞,并损伤肺泡壁,造成通气和换气功能障碍,导致窒息、死亡。

(2)中毒:现代建筑火灾燃烧物质多为合成材料,所有火灾中的烟雾均含有毒气体,如 CO、NO、SO_2、

H_2S等。现代材料中的一些高分子化合物在火灾高温燃烧条件下可热解出剧毒悬浮微粒烟气,如氰化氢(HCN)、二氧化氮(NO_2)等,上述有毒物质产生麻醉作用能致人迅速昏迷,并强烈刺激呼吸中枢和肺部功能,引起中毒性死亡。火灾中80%的死亡病例是吸入有毒气体而导致的。

(3)砸伤、埋压:火灾区域的温度根据不同的燃烧物质而有所变化,通常1000 ℃左右,一般建筑结构材料在超过耐火极限后就会坍塌。在火灾中,由于坍塌造成砸伤、摔伤、埋压等伤害非常普遍,这种伤害主要表现为体外伤或内脏创伤引起失血性休克。

(4)刺伤、割伤:火灾造成建筑物、构筑物坍塌,各种形式的利刃物随时可能刺伤皮肤、肌肉,甚至直接刺(割)破血管和内脏,导致脏器损坏或失血过多而死亡。

(三)院前急救与护理措施

火灾中的烧伤可波及各类人群,但由于老年人反应和行动迟缓,故被烧伤的可能性更大。烧伤后引起皮肤黏膜甚至肌肉、骨骼等组织损伤,严重烧伤不仅造成局部损害,而且常引起机体水、电解质代谢紊乱和感染性休克。如果现场人员能及时进行自救和互救,救援人员及时进行现场抢救,即可使烧伤人员尽快脱离火场,得到有效救护。

1. 积极开展自救

(1)迅速报警:发现火灾时应及时报火警,报火警时要清晰表达火灾所在区县、街道、胡同、门牌号或乡村地址;要清晰表达燃烧物和火势大小,以便消防部门调出相应的消防车辆;说清楚报警人的姓名和使用的电话号码;要注意听清消防队询问,正确简洁地回答,待对方明确说明可以挂断电话时,方可挂断;报火警后要到路口等候消防车,指示消防车去火场的道路。

(2)保持镇定:当周围发生火灾时,一定要保持镇静,以免在慌乱中做出错误判断或采取错误行动,受到不应有的伤害。

(3)迅速撤离:受到火势威胁时,要当机立断,披上浸湿的衣物、被褥等冲向安全出口方向,勿躲入柜子里、床下或角落里,切忌盲目跑向火场;当发生火灾的楼层位于自己所在楼层之上时,应迅速向楼下跑,因为火向上蔓延;下楼通道受火势阻断时,可利用疏散楼梯、阳台等逃生自救,也可用绳子或将床单撕成条状连成绳索,紧拴在窗框、暖气管、铁栏杆等固定物上,用毛巾布条等保护手心,顺绳滑下,或下到未着火楼层脱离险境。

(4)避免烟雾中毒:燃烧时会散发出大量烟雾和有毒气体,其蔓延速度是人奔跑速度的4~8倍,人很容易被烟雾毒害窒息而死亡。火灾中要及时用湿毛巾、浸湿的衣物等捂住口、鼻,屏住呼吸,不要大声呼叫,以防中毒;要尽量使身体贴近地面,靠墙边爬行逃离火场。因为贴近地面的空气一般含烟雾少,含氧量较多,可以避免被毒烟熏倒而窒息。

(5)积极呼救:当所在地被大火封闭时,可以暂时退入房间,关闭所有通向火区的门窗,用浸湿的被褥、衣物等堵塞门窗缝,并泼水降温。同时,积极向外寻找救援,以打手电筒、挥舞色彩明亮的衣物、呼叫等方式向窗外发送求救信号,以引起救援者注意,等待救援。

2. 现场急救主要措施 ①使伤员迅速脱离现场,去除烧伤源(火源热源等);②紧急处理窒息、骨折或大出血等;③保护创面镇静止痛;④尽快转运,及时输液和抗休克。

(四)健康教育

1. 烧伤早期健康指导 烧伤早期,老年病人有恐惧、后悔、埋怨的心理,表现为烦躁不安、精神恍惚、对疼痛不能忍受等,此时应对老年病人进行耐心劝导、说服,纠正其心理异常反应,同时要讲解各种康复治疗的意义和作用,给老年病人介绍已治愈的典型病例,帮助其树立治疗信心,取得老年病人主动配合。

2. 创面愈合阶段健康指导 创面愈合阶段,往往出现瘢痕挛缩、关节畸形,特别是头面部烧伤,面容遭到毁坏的老年病人,思想负担重,甚至会有轻生念头。此时的老年烧伤病人除躯体疼痛外,心理上也受到创伤,要积极开展心理治疗。因此,医务人员要态度热情和蔼,避免刺激性语言,劝导老年病人正确对待疾病和困难,同时要做好老年病人家属思想工作,动员老年病人家属,特别是配偶,给予老年病人无微不至的关怀,使其能得到温暖,解除后顾之忧。

二、地震

(一)概述

地震是群灾之首,它具有突发性、频度高及不可预测性,可产生严重次生灾害。强震可造成大量人员伤亡和严重经济损失,破坏震区生态环境,挑战人类医疗救援救治、防疫、灾后的重建能力和速度,对社会造成极大影响。

(二)灾害特点

1. 事件的突发性 地震灾害发生的时间、空间和破坏程度难以预料。不仅在短时间内对人民群众的生命财产造成巨大损失,而且救援人员往往来不及进行充分计划和准备,开展医学救援工作必须冒着巨大危险,而且是在极度紧张的条件下开展高强度、超负荷的工作。

2. 伤情的复杂性 强震可短时间内造成大量人员伤亡,而且伤情较为复杂。其复杂性体现在以下三点:①重伤员多,如汶川地震造成了大批骨折伤、颅脑外伤、脏器伤的伤员;②复合伤、多发伤多,合并骨折和挤压综合征等,并伴有少量慢性病和传染病;③感染伤员多,伤口长期暴露在污染环境中,创面感染化脓,部分伤员为耐药菌感染给医疗救治和伤口愈合造成困难。

3. 任务的特殊性 在抢险救灾过程中,洪水和余震等次生灾害会直接威胁医务人员生命安全,救援后勤保障和医疗装备等物资匮乏直接影响医疗救治工作的顺利进行,救治工作往往要在救护车、帐篷、旷野甚至废墟中开展。在严重自然灾害中,伤病疫情的复杂程度难以预见,并且随着灾情发展,安全区可能会变成危险区,这迫使急救中心不得不及时调整救援方案,以适应次生灾害变化。

4. 环境的惨烈性 重大地震灾害造成环境的严重破坏,给人们的精神及心理带来强烈冲击,救援官兵和受灾群众都会出现焦虑、自责、恐怖、失眠等不同的心理问题。环境刺激和过度紧张的工作也会对医务人员的身心造成负性影响。因此,医务人员要有较好的自我调整和控制情绪的能力。

(三)院前急救与护理措施

1. 快速反应、科学决策 针对地震灾害突发性的特点,在时间紧、任务急的情况下,要求各级医疗救援组织坚决按照上级部署和号令,快速反应,以灾情为命令,以时间为生命,迅速做出工作调整,将工作重点转移到医疗救援上;迅速启动相应预案,抽调医疗队防疫队、心理救援队,紧急驰援灾区,迅速展开医学救援。

2. 整体运筹、多方救治 针对灾害伤情复杂和环境特殊的特点,采取多元化救治格局。一是医疗队跟随救灾部队实施现场抢救,以减少伤残率和病死率;二是部分医疗队、医疗站负责伤员的分类、早期救治、留治轻伤员,对于一些疑难复杂病症采取远程信息医疗技术;三是运用火车、飞机等工具送伤员到远离灾区的医院进行专科治疗。

3. 抓紧防疫、预防疫情 一是以饮水安全为重点,选择临时性供水水源,加强对临时性供水措施的卫生监督,防止水源污染,确保饮水安全;二是以人居环境卫生消毒为基础,集中力量杀灭蚊蝇,对污染源和可疑污染源进行反复消毒处理,建立疾病监测系统,防止传染病发生与流行;三是抓好卫生宣传,通过举办培训班,培训志愿者,强化群众防病意识,传授自救技术,做好卫生防疫工作。

(四)健康教育

心理救援,人文关怀。作为一种重大应激事件,灾难会对个体心理产生严重影响。地震后伤员身体遭到重创,还普遍存在情绪、认知等异常,需及时获得心理救援。心理疏导和心理危机干预是科学救援的重要环节。救援官兵和医务人员面对大范围的灾情,加之高强度工作,都需要重建安全感,缓解心理压力,抚平心理创伤,减少心理障碍。一项调查显示,对汶川地震60例伤员进行心理救援,其心理不适感,如焦虑、恐惧、睡眠障碍等均有明显改善。因此,在地震发生前,对社区护士和工作人员进行相应的心理疏导技术技能培训,在灾难发生时,能够及时介入,发挥专业优势,对伤员进行心理干预,稳定其情绪,从而能消除幸存者的紧张、恐怖、焦虑等情绪,能帮助幸存者抚平内心的创伤。

三、烫伤

(一) 概述

烫伤是由高温液体、高温固体或高温蒸气等所致的皮肤机体的损伤,属于常见病。临床上一般分为三类,即轻度烫伤、中度烫伤、重度烫伤等。烫伤多见于儿童。烫伤的主要临床表现为皮肤红肿、水疱以及疼痛,及时治疗一般预后良好。若治疗不及时,容易造成瘢痕增生、感染,严重者可导致休克。

(二) 分类及临床表现

1. 根据烫伤程度分类 ①轻度烫伤:面积在9%以下的二度烫伤。②中度烫伤:总面积为10%~29%的二度烫伤,或三度烫伤面积不足10%。③重度烫伤:烫伤面积为30%~49%,或三度烫伤面积为10%~19%,或烫伤面积不足30%,但有下列情况之一者:全身情况较重或已有休克;较重的复合伤;中、重度吸入性损伤。④特重烫伤:烫伤总面积在50%以上,或三度烫伤面积20%以上。

2. 根据损伤深度分类 一度烫伤:伤及皮肤颗粒层;浅二度烫伤:伤及真皮浅层,保留部分生发层;深二度烫伤:伤及真皮深层,残留部分网状层;三度烫伤:伤及皮肤全层,甚至深部骨骼、肌肉。

(三) 院前急救与护理措施

1. 一般护理 接诊后立即对烧伤创面进行面积和深度估计;每天保证摄入足够的营养和能量,烧伤面积达10%以上病人应保证每日有足够的液体供应,相对创面较大者应维持水、电解质平衡,防止脱水。

2. 创面护理

(1) 原则:保护并使创面清洁,减少损害减轻疼痛;使创面不感染或少感染;加速创面愈合;使愈后不留瘢痕或少留瘢痕,不影响功能;及时清除坏死组织,封闭创面,防止病菌向深部或全身播散。

(2) 初步处置:入院后首先对创面进行清洗和清创,去除油污和污物,对大片而深的坏死组织可暂不进行处理,以防出血或影响恢复;然后用湿润烧伤膏均匀涂抹创面,厚度1 mm左右,每4~6小时换药1次,换药前应将原药膏轻轻刮除,但应防止出血,如有出血和疼痛应立即涂抹烧伤膏止血镇痛,对疼痛剧烈者也可给予镇痛药。

(3) 浅二度以下处置:浅二度以下烫伤及水疱较小、烫伤时间较短者,水疱暂不处理,疱内压力可阻止进一步渗出,防止蛋白质丢失和感染;水疱较大、时间超过72小时者,可用75%酒精局部消毒后抽出疱内液体,否则会出现细菌繁殖,导致局部和全身感染。

3. 饮食护理 宜食清淡食品,促进伤口恢复,如豆制品、瘦猪肉、青菜、萝卜等;宜食新鲜水果和蔬菜,补充机体所需维生素,利于恢复,如香蕉、苹果、土豆和青菜等。忌食发物,发物会延缓伤口愈合时间,如狗肉、鹿肉、羊肉、鲤鱼、海鲜等;忌食辛辣刺激食物,易造成伤口加重,如辣椒、辣酱、洋葱、胡椒粉等。吃高蛋白质、高热量、富含维生素的易消化食物,提高病人的免疫力和抗感染能力。

4. 心理护理 由于病人突然致伤,心理反应较快且较明显,必然产生紧张恐惧心理,表现为急躁不安、急切地希望得到处理。要帮助病人摆脱紧张恐惧心理,将治疗目的、过程和方法解释给病人,及时进行心理疏导。

(四) 健康教育

1. 注重平时教育 制作宣传图册或视频资料,向高龄老年人及陪护人员宣传有关预防低温烫伤的知识,并以真实的病例使病人及陪护人员认识到低温烫伤的危害,使其提高对低温烫伤的重视,增强安全防范意识,避免低温烫伤的发生,如使用热水袋时的温度要在安全范围内。

2. 紧急情况处置 一旦发生低温烫伤应立即冷敷患处,并及时就医以免创面加重导致经久不愈等严重后果。有些病人因创面较小且痛感不强,自行用酱油、食醋、碱水、牙膏等偏方涂抹创面而致创面感染,或自行涂抹紫药水等附着颜色强的药物而影响医生判断创面深度,这些错误的方式将导致病情加重和治疗时间延长增加病人痛苦及医疗费用。

四、电击伤

（一）概述

电击伤,俗称触电,是指一定量的电流通过人体引起全身或局部组织损伤和功能障碍,甚至发生心搏、呼吸骤停的创伤。电击伤可以分为超高压电伤或雷击、高压电伤和低压电伤三种类型。

（二）典型临床表现

1. 全身表现 ①一般表现:痛性肌肉收缩、神情惊恐、面色苍白、四肢软弱、表情呆滞,呼吸及心跳加速,头痛、头晕、心悸等,皮肤灼伤处疼痛。②高压电电击时:常发生神志丧失,心搏、呼吸骤停;有些老年人可转入"假死"状态——心跳、呼吸极其微弱或暂停,心电图可呈心室颤动状态,经积极治疗,一般可恢复;昏迷或心搏、呼吸骤停,如不及时复苏则会发生死亡;幸存者可能发生定向力丧失和癫痫发作。③低压电电击后:心室颤动是常见的表现,也是伤者致死的主要原因。④综合表现:组织损伤区或体表烧伤处丢失大量液体时,可出现低血容量性休克;低血压,体液、电解质紊乱和严重的肌球蛋白尿可引起急性肾衰竭;电击时因肌肉剧烈收缩的机械暴力,可致关节脱位和骨折。

2. 局部表现 ①高压电电击引起电烧伤的典型特点:烧伤面积不大,但可深达肌肉、血管、神经和骨骼,有"口小底大,外浅内深"的特征;有一处进口和多处出口;肌肉组织常呈夹心性坏死;电流可造成血管壁变性、坏死或血管栓塞,从而引起继发性出血或组织的继发性坏死。②低压电电击引起的烧伤:常见于电流进入点与流出点,伤口小,呈椭圆形或圆形,焦黄色或灰白色,干燥,边缘整齐,与正常皮肤分界清楚,一般不损伤内脏。③如有衣服点燃,可出现与触电部位无关的大面积烧伤。

（三）院前急救与护理措施

1. 现场救护

（1）迅速脱离电源:根据触电现场情况,采用最安全、最迅速的办法脱离电源。①切断电源:拔除电源插头或拉开电源闸刀。②挑开电线:应用绝缘物或干燥的木棒、竹竿、扁担等将电线挑开。③拉开触电者:急救者可穿胶鞋,站在木凳上,用干燥的绳子、围巾或干衣服等拧成条状套在触电者身上拉开触电者。④切断电线:如在野外或远离电源闸以及存在电磁场效应的触电现场,施救者不能接近触电者,不便将电线挑开时,可用干燥绝缘的木柄刀、斧或锄头等物将电线斩断,中断电流,并妥善处理残端。

（2）保护创面:保护好烧伤创面,防止感染。

（3）注意观察:轻型触电者,就地观察及休息1～2小时,以减轻心脏负荷,促进恢复;重型触电者,对心搏骤停或呼吸停止者应立即行心肺复苏术,不能轻易终止复苏。

2. 护理措施

（1）即刻护理:心搏骤停或呼吸停止者按心肺复苏指南的流程进行复苏,应尽早尽快建立人工气道和机械通气,充分供氧,配合医生做好抢救。

（2）用药护理:尽快建立静脉通道,遵医嘱给予输液,恢复循环容量。应用抗生素预防和控制电击伤损害深部组织后所造成的厌氧菌感染,注射破伤风抗毒素预防破伤风发生。

（3）合并伤的护理:因触电后弹离电源或自高空跌下,常伴有颅脑伤、气胸、血胸、内脏破裂、四肢与骨盆骨折等,应注意老年人有无其他合并伤存在。搬运老年人过程中应注意有无头颈部损伤和其他严重创伤,颈部损伤者要给予颈托保护,可疑脊椎骨折老年病人应注意保护脊椎,使用硬板床。

（4）创面处理:局部电烧伤与烧伤创面的处理相同。积极清除电击烧伤创面的坏死组织,有助于预防感染和创面污染。由于深部组织的损伤、坏死,伤口常需开放治疗。

（5）加强基础护理:病情严重者注意口腔护理、皮肤护理,预防口腔炎和压疮的发生。保持老年病人局部伤口敷料的清洁、干燥、防止脱落。

（四）健康教育

防触电教育和指导是学校、医院、社区、社会都应重视的问题。对老年人的防触电教育和一旦触电后的现场处置能力进行指导,更是老年医院、养老机构、社区工作和居家老年人及其家属平时学习和注意的重要问题之一,应引起医务人员、社区工作人员及家庭每一位成员的高度重视。同时,平时要做好各种各类电源的管理和维护,教会老年人正确使用电器,避免老年人自己修理电源或电器产品,保证用电安全。

五、煤气中毒

(一)概述

煤气即一氧化碳(CO),是无色无味的气体。煤气中毒又称急性一氧化碳中毒,是指人体短时间内经呼吸道吸入含碳物质燃烧不完全时的产物引起的中毒。中毒机理是 CO 与血红蛋白的亲和力比氧与血红蛋白的亲合力高 200~300 倍,所以 CO 极易与血红蛋白结合,形成碳氧血红蛋白(COHb),使血红蛋白丧失携氧能力,造成组织窒息。对全身的组织细胞均有毒性作用,尤其对大脑皮质的影响最为严重,严重者可引起死亡。工业炼钢、炼焦、烧窑等生产可产生大量 CO。家用煤气、在通风不良的浴室内使用燃气热水器、在车内长时间开空调睡觉均可能发生 CO 中毒。

(二)典型临床表现

1. 轻度中毒 血液 COHb 浓度低于 30%。老年人出现头痛、头晕、四肢无力、恶心、呕吐、心悸及视力模糊。及时脱离中毒环境,吸入新鲜空气后,症状迅速消失。

2. 中度中毒 血液 COHb 浓度可达 30%~40%。除上述症状外,老年人皮肤黏膜呈樱桃红色,呼吸及心率加快,四肢张力增高、瞳孔对光反射迟钝等浅昏迷表现,经治疗可恢复且无明显并发症。

3. 重度中毒 血液 COHb 浓度可高于 40%。病人深昏迷,各种反射消失,可呈去大脑强直状态,严重者死于呼吸循环衰竭。常有脑水肿、呼吸衰竭、肺水肿、上消化道出血、休克和严重的心肌损害等。老年病人病死率高,抢救后多有不同程度的后遗症。

(三)院前急救与护理措施

1. 现场救治 迅速撤离现场,尽快纠正缺氧,预防迟发性脑病,是急性 CO 中毒的救治原则。如关闭煤气开关,开窗通风,移至空气新鲜处,保暖,保持呼吸道通畅。如有呼吸、心搏骤停,应立即进行心肺复苏。

2. 护理措施

(1)加强病情观察:严密观察老年病人意识、瞳孔变化、血压、脉搏、呼吸是否平稳,持续进行血氧饱和度监测;注意有无头痛、喷射性呕吐等脑水肿症状发生;及时发现呼吸衰竭、严重心律失常或心力衰竭、脑疝及其他严重并发症,立即报告医生,并协助紧急处理。

(2)氧疗的护理:采用高浓度面罩给氧(流量应保持在 8~10 L/min),给氧时间一般不应超过 24 小时,以防发生氧中毒和二氧化碳潴留。氧疗过程中注意及时清除口鼻腔及气道分泌物、呕吐物,保持呼吸道通畅,以提高氧疗效果,防止发生窒息。

(3)基础护理:①严密观察输液的速度和量,避免输入过多过快;②使用脱水剂后,记录液体出入量,防止水、电解质紊乱;③做好留置导尿管的护理,防止泌尿系统感染;④不能进食者可鼻饲,给予高热量、高蛋白质、富含维生素的流质饮食;⑤昏迷老年病人做好口腔护理,皮肤护理,定时翻身,预防口腔感染及压力性损伤的发生。

(4)心理护理:由于发病突然,老年病人往往无心理准备,难以接受身体的感觉、运动功能障碍等,护士应鼓励老年病人表达感受,并提供有关疾病的客观资料,引导老年病人正确认识病情,增强战胜疾病的信心。发病 3~5 天,老年病人通常会有较大的情绪波动、反常,则应考虑是否有迟发性脑病。

(四)健康教育

健康教育的核心是安全预防。告诫老年病人及其家属家庭使用煤气及煤炉时的注意事项,提高防范意识,学会简单的急救知识和技术,减少意外伤害。必须合理使用煤炉,在安装炉具时,要检查炉具是否完好,如发现破损、锈蚀、漏气等问题,要及时更换并修补;要检查烟道是否畅通,有无堵塞物;烟囱的出风口要安装弯头,出口不能朝北,以防大风造成煤气倒灌;烟囱接口处要顺边接牢,即粗口朝下、细口朝上,严防漏气等。同时建议在可能产生一氧化碳气体的地方安装一氧化碳气体报警器,当空气中一氧化碳气体超标时,可以声光报警,提醒人们及早采取避险措施。

(张仁川　胡淑新)

六、食物中毒

(一)概述

食物中毒是食源性疾病最常见的一种,食源性疾病是由摄食而进入体内的各种致病因子引起的、具有感染性或中毒性的一类疾病。误食变质食物、食物相克、食物过敏、饮食不洁等均会导致急性食物中毒。应有效、及时地抢救和治疗,否则可能会导致病人死亡。此外,夏秋季节人体防御能力有所降低,易感性增强,容易发生细菌性食物中毒,其中沙门氏菌、副溶血性弧菌、变形杆菌是主要致病微生物。可以导致食物中毒的有毒动植物食物中,四季豆是主要致病因素,其次为青川鱼、扁豆等食物;化学性食物中毒,主要是误食亚硝酸盐。

(二)典型临床表现

有误食不洁食物、有毒食物、变质食物的病史。临床表现:频繁呕吐、腹泻,严重者出现呕血或便血;腹痛或腹绞痛;体温超过 38.6 ℃;有脱水的征兆:比如严重口渴、口唇干燥、少尿或无尿、乏力及头晕;视力模糊、肌无力、肩膀刺痛等。

(三)院前急救及护理措施

1. 催吐　对病人尽早进行催吐。清醒者可给予 300 mL 温开水自行饮用,并指导其用手指刺激咽喉进行催吐;若手指催吐无效,则可以采用消毒压舌板进行催吐。

2. 饮食护理　禁食禁饮,呕吐腹泻频繁者,可饮温盐水。

3. 感染护理　及时将病人的排泄物与呕吐物进行处理,最好将呕吐物和排泄物取样连同病人一起送入医院;对病人进行隔离,以便预防交叉感染;定期清洁、消毒病人周围环境和使用过的器皿,降低病毒传播的概率。

(四)健康教育

1. 保证食物来源的安全　切勿购买和食用腐败变质、过期、来源不明的食品,不要吃发芽的马铃薯、野生蘑菇、河豚鱼等可能含有有毒、有害物质的食品。

2. 食物制作过程　保持厨房环境和餐具的清洁卫生;肉及家禽在冷冻之前按食用量分切,烹调前充分解冻;彻底加热食品,特别是肉、奶、蛋及其制品,四季豆、豆浆等应烧熟煮透;经冷藏保存的熟食和剩余食品及外购的熟肉制品食用前应彻底加热,食物中心温度须达到 70 ℃,并至少维持 2 分钟。

3. 食物储存　不要等食物放凉后才把食物放到冰箱里;烹调后的食品应在 2 小时内食用,未吃完的可以放冰箱低温保存;食品要储存在密封容器内,生、熟食品分开存放,新鲜食物和剩余食物不要混放。

思考题

(1)简述火灾现场如何积极开展自救?
(2)地震的灾害特点是什么?
(3)烫伤的创面护理方法是什么?
(4)电击伤如何现场救护?
(5)煤气中毒的护理措施是什么?
(6)简述老年人食源性中毒的发病特点及急救要点。

(刚海菊　胡淑新)

第五章　老年人常见疾病及护理

 内容要点

老年病又称老年疾病、老年慢性病，是指人在老年期所患的与衰老有关的，并且有自身特点的疾病。由于老年人各种细胞器官组织的结构与功能随着年龄的增长逐年老化，因而适应力减退，抵抗力下降，发病率增加。老年人又是青壮年人的延续，有些老年病是在青壮年期得的，而到老年期表现更为明显。因此，有些老年病不是老年人所特有的疾病，但又与青壮年期所患疾病有不同的特点，例如：病因往往不十分明确；病程长，恢复慢，有时突然恶化；没有明显的症状与体征，临床表现初期不易察觉，症状出现后又呈多样化；老年病人往往同时患几种疾病；同一种疾病在不同的老年人身上差异很大；目前在治疗控制病情方面，还缺乏特效方法。因此老年病的防治是老年保健的重要措施之一。

慢性病的全称是慢性非传染性疾病，不是特指某种疾病，而是对一类起病隐匿，病程长且病情迁延不愈，缺乏确切的传染性生物病因证据，病因复杂，且有些尚未完全被确认的疾病的概括性总称。慢性病的主要危害在于脑、心、肾等重要脏器的损害，易造成伤残，影响劳动能力和生活质量，且医疗费用极其昂贵，增加了社会和家庭的经济负担。慢性病导致的死亡人数已占到全国总死亡人数的 86.6%，而导致的疾病负担占总疾病负担的近 70%。常见的慢性病主要有心脑血管疾病、癌症、糖尿病、慢性呼吸系统疾病，其中心脑血管疾病包含高血压、脑卒中和冠心病。

第一节　老年人常见呼吸系统疾病及护理

一、老年人上呼吸道感染的护理

（一）概述

上呼吸道感染，简称上感，是鼻腔、咽或喉部急性炎症的总称，常见病原体为病毒，少数由细菌引起。本病具有较强的传染性，多数预后良好，少数可引起严重并发症。本病全年均可发生，冬春季多发。可通过含有病毒的飞沫或被污染的手和用具传播，多为散发，但在气候突然变化时可引起局部小规模流行。由于病毒表面抗原易发生变异，产生新的亚型，不同亚型之间无交叉免疫，因此同一个人一年内可多次发病。

（二）典型临床表现

根据病因和临床表现不同，可分为不同的类型。

1. 普通感冒　俗称"伤风"，以鼻咽部卡他症状为主要临床表现，故又称急性鼻炎或上呼吸道卡他。成年人多为鼻病毒所致，好发于冬春季节。本病起病较急，初期出现咳嗽、咽干、咽痒或烧灼感，甚至鼻后滴漏感，继而出现鼻塞、喷嚏、流涕，2～3 天后清水样鼻涕变稠，可伴咽痛、呼吸不畅、流泪、头痛、声嘶等，如引起咽鼓管炎可出现听力减退。病人一般无发热及全身症状,严重者有发热、轻度畏寒和头痛等。如无并发症,5～7天可痊愈。体检可见鼻腔黏膜充血、水肿、有分泌物和咽部轻度充血等体征。

2. 以咽喉炎为主要表现的上呼吸道感染

(1)急性病毒性咽炎:常由鼻病毒、腺病毒、副流感病毒和呼吸道合胞病毒等引起,多发于冬春季节。临床表现为咽部发痒和烧灼感,咽痛不明显;腺病毒感染时可伴有咽结膜炎。体检可见咽部明显充血、水肿、颌下淋巴结肿大,可有触痛。

(2)急性病毒性喉炎:由鼻病毒、流感病毒、副流感病毒和腺病毒等引起,以声音嘶哑、讲话困难、咳嗽伴咽喉疼痛为主要特征,常伴有发热。体检可见喉部水肿、充血、局部淋巴结轻度肿大伴触痛,有时可闻及喉部喘息声。

(3)急性疱疹性咽峡炎:主要由柯萨奇病毒A所致,夏季好发,多见于儿童。临床表现为明显咽痛、发热,病程约为1周。体检时可见咽部充血,软腭、腭垂、咽及扁桃体表面有灰白色疱疹及浅溃疡,周围有红晕。

(4)急性咽结膜炎:常为腺病毒和柯萨奇病毒等引起。常发生于夏季,由游泳传播,儿童多见,病程4～6天。临床表现有发热、咽痛、畏光、流泪等。体检可见咽部及结膜明显充血。

(5)急性咽-扁桃体炎:多由溶血性链球菌引起,其次由流感嗜血杆菌、肺炎球菌、葡萄球菌等引起。起病急,有明显咽痛、畏寒、发热,体温可达39 ℃以上。体检可见咽部明显充血,扁桃体肿大、充血,表面有脓性分泌物,颌下淋巴结肿大伴压痛。

3. 并发症 急性上呼吸道感染如未予及时恰当的治疗,部分病人可并发急性鼻窦炎、中耳炎、气管-支气管炎。以咽炎为表现的上呼吸道感染中,部分病人可继发溶血性链球菌感染引起的风湿热、肾小球肾炎,少数病人可并发病毒性心肌炎,应予以警惕。

(三)护理措施

1. 病情观察 观察生命体征及主要症状,尤其是体温、咽痛、咳嗽等的变化。

2. 环境和休息 保持室内温、湿度适宜和空气流通,症状较轻者应适当休息,病情较重或年老者以卧床休息为主。

3. 饮食 选择清淡、富含维生素、易消化的食物,并保证足够热量。发热者应适当增加饮水量。

4. 口腔护理 进食后漱口或按时给予口腔护理,防止口腔感染。

5. 防止交叉感染 注意隔离病人,减少探视,以避免交叉感染。指导病人咳嗽或打喷嚏时应避免对着他人,并用双层纸巾捂住口鼻。病人使用的餐具、痰盂等用品应按规定及时消毒。

6. 用药护理 遵医嘱用药且注意观察药物的疗效及不良反应。为减轻使用马来酸氯苯那敏(扑尔敏)或苯海拉明等抗过敏药者的头晕、嗜睡等不良反应,应指导病人在临睡前服用;驾驶员和高空作业者使用此类药物时应把握好用药时间。

(四)健康教育

1. 日常生活指导 指导病人生活规律、劳逸结合、坚持规律且适当的体育活动,以增强体质,提高抗寒能力和机体的抵抗力。保持室内空气流通,避免受凉、过度疲劳等感染的诱发因素。在高发季节少去人群密集的公共场所。

2. 疾病知识指导 采取适当的措施避免本病传播,防止交叉感染。患病期间注意休息,多饮水并遵医嘱用药。出现下列情况应及时就诊:①经药物治疗后症状不缓解;②出现耳鸣、耳痛、外耳道流脓等中耳炎症状;③恢复期出现胸闷、心悸、眼睑水肿、腰酸或关节疼痛。

二、老年性慢性支气管肺炎病人的护理

(一)概述

慢性支气管炎,简称慢支,是气管、支气管黏膜及其周围组织的慢性非特异性炎症。临床上以咳嗽、咳痰为主要症状,或有喘息,每年发病持续3个月,连续2年或2年以上。排除具有咳嗽、咳痰、喘息症状的

其他疾病。

（二）典型临床表现

1. 症状 缓慢起病，病程长，反复急性发作而病情加重。主要症状为咳嗽、咳痰，或伴有喘息。急性加重指咳嗽、咳痰、喘息等症状突然加重，其主要原因是病毒、细菌、支原体或衣原体等引起呼吸道感染。

（1）咳嗽：一般以晨间咳嗽为主，睡眠时有阵咳或排痰。

（2）咳痰：一般为白色黏液和浆液泡沫性痰，偶见痰中带血。清晨排痰较多，起床或体位变动可刺激排痰。

（3）喘息或气急：喘息明显者称为喘息性支气管炎，部分可能伴发支气管哮喘。若伴肺气肿，可表现为劳动或活动后气急。

2. 体征 早期多无异常体征。急性发作期可在背部或双肺底听到干、湿啰音，咳嗽后可减少或消失，如伴发哮喘可闻及广泛哮鸣音并伴呼气期延长。

3. 并发症 阻塞性肺气肿、支气管肺炎、支气管扩张症等。

（三）护理措施

1. 保持呼吸道通畅 指导病人采取有效的咳嗽方式，遵医嘱用药、进行雾化吸入等，促进痰液排出。

2. 饮食护理 注意营养，以增强体质。饮食以高蛋白质、高热量、高维生素、低脂肪、易消化的食物为宜，多吃瘦肉、蛋、奶、鱼、蔬菜和水果等。多饮水，每天不少于 1500 mL。

3. 减少急性发作 要点是增强体质、预防感冒、戒烟等。

（四）健康教育

1. 日常生活指导 增强体质、预防感冒、戒烟，均是防治慢性支气管炎的重要措施，根据自身情况选择合适的体育锻炼方法，如跳健身操、打太极拳、跑步等，可增加耐寒训练，如冷水洗脸、冬泳等。注意劳逸结合，保证充足睡眠。

2. 疾病知识指导 指导病人及其家属了解本病的相关知识，积极配合治疗，减少急性发作。平时多饮水，饮食清淡、富有营养、易消化。保持室内适宜的温湿度，通风良好。避免被动吸烟，避免烟雾、化学物质等有害理化因素的刺激。寒冷季节外出时适当增加衣物，防止受寒。

三、老年慢性阻塞性肺疾病病人的护理

（一）概述

慢性阻塞性肺疾病（COPD），简称慢阻肺，是以持续气流受限为特征的可以预防和治疗的疾病，其气流受限多呈进行性发展，与气道和肺组织对香烟烟雾等有害气体或有害颗粒的异常炎症反应有关。

慢阻肺与慢性支气管炎及肺气肿密切相关。肺气肿是肺部终末细支气管远端出现异常持久的扩张，并伴有肺泡壁和细支气管的破坏，而无明显的肺纤维化。当慢性支气管炎和肺气肿病人肺功能检查出现气流受限时，则可诊断为慢阻肺。如病人只有慢性支气管炎和（或）肺气肿，而无持续气流受限，则不能诊断为慢阻肺。

（二）典型临床表现

1. 症状 慢阻肺发病具有反复性，老年慢阻肺病人的临床表现包括反复咳嗽、进行性呼吸困难，合并喘息、自发性气胸及情绪波动较大等。

（1）慢性咳嗽：晨间起床时咳嗽明显，白天较轻，睡眠时有阵咳或排痰。随病情发展可能终生不愈。

（2）咳痰：清晨排痰较多，一般为白色黏液或浆液性泡沫痰，偶可带血丝。急性发作伴有细菌感染时，痰量增多，可有脓性痰。

（3）气短或呼吸困难：早期仅在体力劳动或上楼等活动时出现，随着病情发展逐渐加重，日常活动甚至休息时也感到气短，是慢阻肺的标志性症状。

（4）喘息和胸闷：重度病人或急性加重时出现喘息。

（5）其他：晚期病人可有体重下降、食欲减退等全身症状。

2. 体征 早期可无异常，随疾病进展出现桶状胸，呼吸浅快，严重者可有缩唇呼吸等，触觉语颤减弱或消失。叩诊呈过清音，心浊音界缩小，肺下界和肝浊音界下降。两肺呼吸音减弱，呼气延长，部分病人可闻及干啰音和（或）湿啰音。

3. 并发症 慢阻肺可并发慢性呼吸衰竭、自发性气胸、慢性肺源性心脏病。

（三）护理措施

1. 一般护理

（1）饮食护理：病人在治疗及康复期间饮食要以易消化、易咀嚼的清淡食物为主，吃高热量、高蛋白质、高维生素、易消化的食物，少量多餐，避免刺激性食物，如各种辛辣、冷、咸等食物；多吃新鲜水果、蔬菜，保持大便通畅；多饮水，以利于稀释痰液，促进排痰，但不可饮用易产生气体的碳酸饮料。

（2）用药护理：①急性期：需要给予积极的抗感染治疗，护理人员需严格遵医嘱对病人进行用药指导，用药后需密切关注病人是否出现不良反应，如有异常需要及时与主治医生沟通，予以相应的处理。②雾化吸入治疗：应指导病人正确的呼吸方法，并需要加强口腔检查，病人每次雾化完成后，护理人员要及时督促病人漱口。③提高服药依从性：由于慢阻肺病程长、病人年龄偏大等因素，病人对剂量和时间掌握不好，应防止出现错服、漏服和随意增减的现象；应向病人介绍各种药物的药理作用、用药剂量及间隔、用药适应证及禁忌证等；应告知病人科学、合理用药的重要性，建立病人主观规律用药的意识。

（3）心理护理：护理人员要主动与病人沟通，依据其心理负担予以相应的心理疏导，以消除病人的内心孤独感与被遗忘感，鼓励病人以平和的心态面对疾病，并积极接受治疗及护理。耐心为病人及其家属讲解老年慢阻肺的相关知识及治疗原则，以减少其不必要的担心。

2. 专科护理

（1）氧疗护理：护理人员在为病人实施氧疗前，要对病人及其家属讲解氧疗的相关知识及必要性，告知病人在氧疗过程中不可私自对氧流量加以调整，需严格遵医嘱，为老年病人实施持续性低流量低浓度吸氧，避免病人发生氧中毒或二氧化碳潴留等不良事件。

（2）体位护理：急性期的老年慢阻肺病人通常都存在呼吸困难的症状，护理人员可协助病人多取端坐位或半坐卧位，保持呼吸道畅通。在此期间要督促病人不可使头部前屈，防止发生窒息，危及生命。

（3）康复护理：根据病人心肺功能和体力情况，为病人制订康复锻炼计划，如慢跑、快走及打太极拳等，加强呼吸肌训练，可采用缩唇-腹式呼吸训练、全身呼吸体操、传统吐纳呼吸法等。要向病人解释呼吸训练的意义，讲明具体的操作方法和注意事项，并耐心地做好演示和指导，病人掌握动作要领后，可逐渐增加训练次数和每次训练的时间，在病情允许的情况下，随时随地进行锻炼。

（四）健康教育

1. 日常生活指导 戒烟是慢阻肺病人最重要的干预措施。吸烟者戒烟能有效延缓肺功能进行性下降。①戒烟干预方法：包括医生咨询、行为疗法、尼古丁替代、安非他酮和伐尼克兰，向病人及其家属讲解烟草对疾病的危害，帮助病人制订戒烟方案并提供戒烟环境。②指导病人识别使病情恶化的诱因，在呼吸道传染病流行期间尽量避免到人群密集的公共场所。③潮湿、大风、严寒气候时避免室外活动，根据气候变化及时增减衣物，避免受凉感冒。

2. 疾病知识指导 ①教会病人及其家属依据呼吸困难与活动之间的关系，或采用呼吸困难问卷、自我评估测试问卷，判断呼吸困难的严重程度，以便合理安排工作和生活。②控制职业和环境污染：减少有害气体或粉尘、通风不良的烹饪环境或燃料烟雾的吸入，防治呼吸道感染对预防慢阻肺也十分重要。③对于患有慢性支气管炎等慢阻肺高危人群应定期进行肺功能监测，尽可能及早发现慢阻肺并及时采取干预措施。

3. 家庭氧疗 指导病人及其家属做到：①了解氧疗的目的、必要性及注意事项；②注意安全：供氧装置周围严禁烟火，以防止爆炸；③氧疗装置定期更换、清洁、消毒。

四、老年慢性肺源性心脏病病人的护理

(一)概述

肺源性心脏病,简称肺心病,是指支气管-肺组织、胸廓或肺血管病变引起肺血管阻力增加,产生肺动脉高压,继而出现右心室结构和(或)功能改变的疾病。根据起病缓急和病程长短,可分为急性肺心病和慢性肺心病两类,急性肺心病常见于急性大面积肺栓塞。本节重点论述慢性肺心病。

慢性肺心病是我国呼吸系统的常见病。患病率存在地区差异,北方地区高于南方地区,农村高于城市。并随年龄增高而增加。吸烟者比不吸烟者患病率明显增多,男女无明显差异。冬春季节和气候骤变时,易出现急性发作。

老年肺心病的病因可分为四类。①慢性支气管、肺部疾病最常见。慢阻肺是我国肺心病最主要的病因。其他如支气管哮喘、重症肺结核、支气管扩张、尘肺、间质性肺疾病等,晚期也可继发慢性肺心病。②严重的胸廓畸形如严重的脊椎后凸、侧凸,脊椎结核,胸廓成形术,严重的胸膜肥厚。③肺血管病变如肺栓塞,特发性肺动脉高压等。④其他神经肌肉疾病,如脊髓灰质炎、肌营养不良和肥胖伴肺通气不足,睡眠呼吸障碍等。

(二)典型临床表现

本病发展缓慢,临床上除原有支气管、肺、胸廓疾病的各种症状和体征外,主要是逐步出现肺、心功能障碍以及其他器官损害的表现。按其功能的代偿期与失代偿期进行分述。

1. 肺、心功能代偿期

(1)症状:咳嗽、咳痰、气促、活动后可有心悸、呼吸困难、乏力和活动耐力下降。急性感染可加重上述症状。少有胸痛或咯血。

(2)体征:可有不同程度的发绀等肺气肿体征,干、湿啰音,右心室肥厚,部分病人可有颈静脉充盈,或肝下界下移。

2. 肺、心功能失代偿期

(1)呼吸衰竭。①症状:呼吸困难加重,夜间为甚,常有头痛、失眠、食欲下降、白天嗜睡,甚至出现表情淡漠、神志恍惚、谵妄等肺性脑病的表现。②体征:明显发绀,球结膜充血、水肿,严重时出现颅内压升高的表现,腱反射减弱或消失,出现病理反射。可出现皮肤潮红、多汗。

(2)右心衰竭。①症状:明显气促、心悸、食欲不振、腹胀、恶心等。②体征:发绀更明显,颈静脉怒张,心率增快,可出现心律失常,剑突下可闻及收缩期杂音,甚至出现舒张期杂音。肝大并有压痛,肝颈静脉回流征阳性,下肢水肿,重者可有腹水。少数病人可出现肺水肿及全心衰竭的体征。

3. 并发症 肺性脑病、电解质及酸碱平衡紊乱;心律失常、休克、消化道出血和弥散性血管内凝血等。

(三)护理措施

1. 病情观察 观察病人的生命体征及意识状态;注意有无发绀和呼吸困难及其严重程度;定期监测动脉血气分析,观察有无右心衰竭的表现,密切观察病人有无头痛、烦躁不安、神志改变等。

2. 休息和安全 病人绝对卧床休息,呼吸困难者取半坐卧位,有意识障碍者,用床挡进行安全保护,必要时专人护理。

3. 氧疗护理 持续低流量、低浓度给氧,氧流量 $1\sim2$ L/min,浓度 $25\%\sim29\%$。防止高浓度吸氧抑制呼吸,加重缺氧和二氧化碳潴留。

4. 饮食护理 给予高纤维素、易消化的清淡饮食,防止因便秘、腹胀而加重呼吸困难;避免高糖食物,以免引起痰液黏稠;如病人出现水肿、腹水或尿少时,应限制钠、水摄入,每天钠盐不超过 3 g,水分不超过 1500 mL、蛋白质 $1.0\sim1.5$ g/kg,因糖类可增加二氧化碳生成量,增加呼吸负担,故一般糖类含量不大于 60%;少量多餐,减少用餐时的疲劳,进餐前后漱口,保持口腔清洁,促进食欲。必要时遵医嘱予静脉补充营养。

5. 用药护理 遵医嘱应用呼吸兴奋药,观察药物的疗效和不良反应。出现心悸、呕吐、震颤、惊厥等

症状时,立即通知医生。

(1)对二氧化碳潴留、呼吸道分泌物多的重症病人慎用镇静药、麻醉药、催眠药,如必须用药,使用后注意观察是否有抑制呼吸和咳嗽减弱的情况。

(2)应用利尿药后易出现低钾、低氯性碱中毒而加重缺氧,过度脱水可引起血液浓缩、痰液黏稠不易排出等不良反应,应注意观察及预防;使用排钾利尿药时,督促病人遵医嘱补钾。利尿药尽可能在白天给药,避免夜间频繁排尿而影响病人睡眠。

(3)使用洋地黄类药物时,应询问有无洋地黄用药史,遵医嘱准确用药,注意观察药物毒性反应。

(4)应用血管扩张药时,注意观察病人心率及血压情况。血管扩张药在扩张肺动脉的同时也扩张体循环动脉,往往造成血压下降、反射性心率增快、氧分压下降、二氧化碳分压升高等不良反应。

(5)使用抗生素时,注意观察感染控制的效果,有无继发性感染。

6. 皮肤护理 注意观察全身水肿情况、有无压疮发生。因肺心病病人常有营养不良和身体下垂部位水肿,若长期卧床,极易形成压疮。指导病人穿宽松、柔软的衣服;定时更换体位,或使用气垫床。

(四)健康教育

1. 日常生活指导 加强饮食营养,以保证机体康复的需要。病情缓解期应根据肺、心功能及体力情况进行适当的体育锻炼和呼吸功能锻炼,如散步、练气功、打太极拳、腹式呼吸、缩唇呼吸等,改善呼吸功能,提高机体免疫功能。

2. 疾病预防指导 由于慢性肺心病是各种原发肺胸疾病晚期的并发症,所以应对高危人群进行宣传教育,劝导戒烟,积极防治慢阻肺等慢性支气管肺疾病,以降低发病率。指导病人及其家属了解疾病发生、发展过程,减少反复发作的次数。积极防治原发病,避免和防治各种可能导致病情急性加重的诱因,坚持家庭氧疗等。

3. 病情监测指导 告知病人及其家属病情变化的征象,如发现病人体温升高、呼吸困难加重、咳嗽剧烈、咳痰不畅、尿量减少、水肿明显,或神志淡漠、嗜睡、躁动、口唇发绀加重等,均提示病情变化或加重,需及时就诊。

五、老年肺炎病人的护理

(一)概述

肺炎是指终末气道、肺泡和肺间质的炎症。可由多种病因引起,如感染、理化因素、免疫损伤等,是呼吸系统的常见病。尽管新的强效抗生素和有效的疫苗不断投入临床应用,但其发病率和病死率仍很高。其原因可能是人口老龄化、病原体的变迁、医院获得性肺炎发病率增高、病原学诊断困难和不合理应用抗生素引起细菌耐药性增高等。

(二)典型临床表现

1. 典型症状 典型的肺炎具有咳嗽、咳痰、发热及全身酸痛、乏力、食欲不振等全身症状等,由于病原体不同以及治疗的影响,热型具有很大的不确定性。但老年肺炎常缺乏明显呼吸系统症状,症状多不典型,病情进展快,易发生漏诊、错诊。首发症状为呼吸急促及呼吸困难,或有意识障碍、嗜睡、脱水、食欲减退等。

2. 并发症 老年人感染严重时可发生感染性休克。此外,还可并发胸膜炎、脓胸、肺脓肿、脑膜炎和关节炎等。

(三)护理措施

1. 病情观察 监测并记录生命体征,精神及意识状态,密切观察咳嗽、咳痰情况,详细记录痰液的颜色、量和性质。

2. 休息与环境 高热病人应卧床休息,以减少耗氧量,缓解头痛、肌肉酸痛等症状。病室应尽可能保持安静并维持适宜的温湿度。

3. 饮食护理 提供足够热量、蛋白质和维生素的流质或半流质食物,以补充高热引起的营养物质消耗。鼓励病人多饮水,以保证足够的液体入量并有利于稀释痰液。

4. 高热护理 可采用温水擦浴、冰袋、冰帽等物理降温措施,以逐渐降温为宜,防止虚脱。病人大汗时,及时协助擦拭和更换衣服,避免受凉。必要时遵医嘱使用退热药或静脉补液,补充因发热而丢失较多的水分和电解质,加快毒素排泄和热量散发。心脏病和(或)老年人应注意补液速度,避免过快导致急性肺水肿。

5. 口腔护理 做好口腔护理,鼓励病人经常漱口,口唇有疱疹者局部涂抗病毒软膏,防止继发感染。

6. 用药护理 遵医嘱使用抗生素,观察疗效和不良反应。应用头孢唑林钠(先锋 V)可出现发热、皮疹、胃肠道不适等不良反应;喹诺酮类药物(氧氟沙星、环丙沙星)偶见皮疹、恶心等不良反应:氨基糖苷类抗生素有肾、耳毒性,老年人或肾功能减退者应特别注意有无耳鸣、头晕、唇舌发麻等不良反应,病人一旦出现严重不良反应,应及时与医生沟通,并做相应处理。

7. 感染性休克的抢救配合 发现休克征象时,立即通知医生,并备好物品,积极配合抢救。

(1)体位:病人取仰卧中凹位,头胸部抬高约 20°,下肢抬高约 30°,以利于呼吸和静脉血回流。

(2)吸氧:给予中、高流量吸氧,维持 $PaO_2>60$ mmHg,改善缺氧状况。

(3)补充血容量:①快速建立两条静脉通道,遵医嘱补液,以维持有效血容量,降低血液黏度,防止弥散性血管内凝血。②随时监测病人生命体征、意识状态的变化,必要时留置导尿管以监测每小时尿量。③补液速度的调整应考虑病人的年龄和基础疾病,尤其是病人的心功能状况,可以中心静脉压作为调整补液速度的指标,中心静脉压 <50 mmH_2O 时,可适当加快输液速度;中心静脉压达到或超过 100 mmH_2O 时,输液速度不宜过快,以免诱发急性心力衰竭。④下列指标提示血容量已补足:口唇红润、肢端温暖、收缩压 >90 mmHg、尿量 >30 mL/h。在血容量已基本补足的情况下,尿量仍小于 20 mL/h,尿比重 $<$ 1.018,应及时报告医生,警惕急性肾损伤的发生。

(4)遵医嘱给药:①遵医嘱输入多巴胺、间羟胺(阿拉明)等血管活性药物。根据血压调整滴速,维持收缩压在 90~100 mmHg,以保证重要器官的血液供应,改善微循环。输注过程中注意防止药液溢出血管外引起局部组织坏死。②有明显酸中毒时可应用 5‰碳酸氢钠静脉滴注,因其配伍禁忌较多,宜单独输入。③联合使用广谱抗菌药物控制感染时,应注意药物疗效和不良反应。

(四)健康教育

1. 日常生活指导 避免上呼吸道感染、淋雨受寒、过度疲劳、醉酒等诱因。加强体育锻炼,增加营养。老年病人可接种流感疫苗、肺炎疫苗等,以预防发病。

2. 疾病知识指导 对病人及其家属进行有关肺炎知识的教育,使其了解肺炎的病因和诱因。指导病人遵医嘱按疗程用药,出院后定期随访。出现高热、心率增快、咳嗽、咳痰、胸痛等症状及时就诊。长期卧床者应注意经常改变体位、拍背,随时咳出气道内痰液。

六、老年阻塞性睡眠呼吸暂停低通气综合征病人的护理

(一)概述

阻塞性睡眠呼吸暂停低通气综合征(OSAHS),简称阻塞性呼吸暂停,是指每夜 7 小时的睡眠过程中呼吸暂停及低通气反复发作 30 次以上,或睡眠呼吸暂停低通气指数不小于 5 次/小时。病人睡眠过程中由于上气道阻塞或狭窄出现低通气和(或)呼吸暂停,而导致反复的低氧血症(伴或不伴高碳酸血症);或反复出现微觉醒而导致睡眠结构紊乱,可导致高血压、冠心病、糖尿病和脑血管疾病等并发症及交通事故,甚至出现夜间猝死。因此,阻塞性呼吸暂停是一种有潜在致死性的睡眠呼吸疾病。老年人往往以并发症就诊。

(二)典型临床表现

1. 症状不典型 成年人阻塞性呼吸暂停的典型症状是巨大鼾声、睡眠呼吸暂停、觉醒时头痛和口渴、白天困倦,而老年人典型症状不明显。老年人由于睡眠结构和呼吸调节功能不稳定,呼吸动力减小,鼾声

较成年人小,打鼾及夜间憋醒的发生率明显降低,而夜间尿频的发生率明显增高。

2. 发病率高、合并症多、危害大 有资料报道,65岁及以上的老年人半数以上有睡眠障碍,阻塞性呼吸暂停发生率高达20%,并随年龄的增长而增加。老年阻塞性呼吸暂停病人常会合并多种疾病,如心血管系统疾病、呼吸系统疾病、神经系统疾病等,多种疾病症状相互掩盖,使阻塞性呼吸暂停的诊断率降低。同时阻塞性呼吸暂停还可引起各种心律失常、肺动脉高压、肺心病和高血压等。研究发现阻塞性呼吸暂停可增加脑血管病的发病率及病死率,是引起夜间猝死的元凶之一。

3. 对疾病缺乏认识 阻塞性呼吸暂停的发生发展是一个慢性的渐进过程,故临床症状经常不是十分典型。病人常认为是普通打鼾或被认为"老了"的自然现象,长期被人们忽视或被医院漏诊、误诊,而得不到及时治疗。临床上多数病人是以治疗其他并发症就诊。

4. 严重程度低 老年阻塞性呼吸暂停的严重程度较中青年病人明显降低,并随着年龄的增长,阻塞性呼吸暂停病情程度减轻。

5. 睡眠质量差 常作为主要表现,镇静催眠药物易加重病情。老年阻塞性呼吸暂停病人不仅总睡眠时间减少,且睡眠效率也明显低于中青年病人,多以失眠为主要表现,易误服镇静催眠药治疗而加重病情。

6. 对治疗要求少 由于老年阻塞性呼吸暂停病人临床症状大多不如中青年严重,因而积极要求治疗者少。

7. 记忆力减退 记忆力减退常随着年龄的增长而增加,阻塞性呼吸暂停病人存在的长期夜间间歇低氧的病理生理过程,可能对神经认知功能产生影响,更进一步加剧了记忆力的减退。因此,记忆力的严重减退可能为老年阻塞性呼吸暂停病人区别于其他年龄段病人的特点之一。

（三）护理措施

1. 一般护理

（1）饮食指导:嘱病人补充水分,使用面罩气道正压通气病人,因其气道干燥,要注意补充水分,嘱病人睡前喝250~500 mL水,防止因缺水及痰液黏稠增加呼吸道感染概率或发生其他并发症。

（2）生活指导:对于肥胖病人,应嘱其节制饮食,加强锻炼,控制身体过度肥胖。嘱病人戒烟戒酒,减少镇静安眠药的使用,睡眠时注意改变睡眠姿势,睡眠时保持侧卧位也可以明显减轻呼吸暂停。

（3）做好宣教工作:必要时需使用无创气道正压通气（CPAP）。最关键的是病人的长期配合,因病人对其接受程度和顺从性不一,部分病人感到不适应或嫌麻烦而不愿接受治疗。护士应做好疾病宣教工作,耐心讲解无创气道正压通气的作用和使用方法,指导病人呼吸配合,减少不适刺激。

2. 专科护理

（1）无创气道正压通气的应用:①无创气道正压通气疗法是治疗中重度阻塞性呼吸暂停的首选方法,是治疗老年阻塞性呼吸暂停的首选非侵袭性手段,但是依从性是无创气道正压通气治疗的主要问题,为了使病人能够适应并接受无创气道正压通气,护士应做好相应的护理工作。②选择合适的鼻面罩或鼻罩:重量轻、密封性好、皮肤舒适度高的鼻面罩有助于提高病人无创气道正压通气的依从性。③护士应注意观察管道有无漏气,调节合适的压力（从小到大）,及时评估病人的耐受性,使病人尽快适应。④对初次使用无创气道正压通气的病人,护士至少要在床边观察30分钟,减轻病人恐惧心理,给予精神安慰和鼓励;以后每0.5~1小时巡视病人1次,了解病人使用情况,及时调整各项指标参数。

（2）呼吸监护:①病人夜间频繁发生呼吸暂停,在没有解除呼吸暂停现象之前,对病人应进行特别监护。②当病人入睡后要观察有无打鼾、呼吸暂停、憋气、发绀等症状,如果呼吸暂停时间过长,应及时叫醒病人,以免发生因窒息缺氧而猝死。③根据病情必要时床旁备压舌板、舌钳、气管切开包、氧气、呼吸机等抢救物品,以便在病情严重时配合医生采取抢救措施。④有条件的应给予血氧饱和度监测仪持续监护,以便观察病人缺氧情况,掌握处理时机。

（四）健康教育

老年人随着年龄的增长,对阻塞性呼吸暂停引起的症状如疲倦、白天嗜睡、记忆力下降感受不如普通成年人明显,常被误认为自然生理现象不被重视。因此,护士应积极进行健康教育宣传,开展阻塞性呼吸暂停疾病知识讲座,帮助他们了解阻塞性呼吸暂停对机体的危害,耐心讲解无创气道正压通气的作用,使老年阻塞性呼吸暂停病人尽可能接受治疗,改善症状,减少并发症发生,提高生活质量。

七、老年肺栓塞病人的护理

(一)概述

肺栓塞(pulmonary embolism,PE)是各种栓子阻塞肺动脉或其分支为发病原因的一组疾病或临床综合征。最常见的肺栓子为血栓,由血栓引起的肺栓塞称为肺血栓栓塞(pulmonary thromboembolism,PTE),以肺循环和呼吸功能障碍为主要临床和病理生理特征。其他栓子如脂肪栓、空气栓、羊水、骨髓、转移性癌、细菌栓、心脏赘生物等均可引起本病。肺动脉发生栓塞后,如其所支配区的肺组织因血流受阻或中断而发生坏死,称为肺梗死(pulmonary infarction,PI)。

引起肺血栓栓塞的血栓主要来源于深静脉血栓(deep venous thrombosis,DVT)。肺血栓栓塞与深静脉血栓是一种疾病在不同部位、不同阶段的表现,两者合称为静脉血栓栓塞症(venous thromboembolism,VTE)。目前,静脉血栓栓塞症已成为世界性的重要疾病,其发病率和病死率均较高,欧盟国家的年发病率为 1‰~2‰,每年因静脉血栓栓塞症死亡的人数超过 31.7 万。美国每年新发病例超过 60 万,深静脉血栓每年新发病例 500 万,每年因静脉血栓栓塞症死亡的病例超过 6 万。我国住院病人中肺血栓栓塞的比例为 1.45‰。随着诊断意识和检查技术的提高,肺血栓栓塞已不再被视为"少见病"。然而,由于肺血栓栓塞症状缺乏特异性且无特殊的检查技术,漏诊和误诊现象仍然比较普遍,在老年慢性病的治疗和护理中应引起高度重视。

(二)典型临床表现

肺栓塞的典型临床表现包括症状缺乏特异性和症状多样性;根据栓子大小及其阻塞肺动脉的程度,临床表现有轻重急缓之分。

1. 急性表现

(1)首发症状——晕厥:根据栓子的大小及阻塞的部位表现不尽相同,但晕厥可能是急性肺栓塞唯一或首发症状;根据临床表现可分为猝死型、急性心源性休克型、急性肺心病型、肺梗死型、突发性不明原因型。

(2)起病突然:病人突然发生不明原因的虚脱、面色苍白、出冷汗、呼吸困难者、胸痛、咳嗽等症,甚至晕厥、咯血。

(3)脑缺氧症状:病人极度焦虑不安、恐惧、恶心、抽搐和昏迷。

(4)急性疼痛:胸痛、肩痛、颈部痛、心前区及上腹痛。

2. 慢性表现 慢性肺栓塞的主要临床表现是,病人会出现肺动脉高压以及右心功能不全等症状,如呼吸困难、咯血、晕厥、心力衰竭、乏力、运动耐力下降等,也可能会出现食欲下降以及不明原因的消瘦等肠道方面的问题。

(三)护理措施

1. 一般护理

(1)饮食护理:嘱病人吃易消化、高纤维素、高维生素、高蛋白质饮食,少吃产气类食物,如豆类、牛奶等,保持大便通畅。

(2)用药护理:抗凝药物治疗可以防止血栓进一步形成,并通过内源性纤溶活性溶解已形成的血栓。在使用抗凝药物期间不要挖鼻、剔牙,饮食注意要吃一些细软的食物,尽量不食用辛辣刺激、生硬的食物。

(3)心理护理:在工作生活中避免情绪激动,忌大喜大悲,保持心情舒畅,避免外伤。

(4)其他护理:指导病人休息与活动,肺栓塞病人应卧床休息,定时协助病人更换体位,但是注意动作要缓慢、轻柔,避免叩背排痰,避免用力排便,以免栓子脱落。为病人提供安静、舒适的病房环境,保持病房合适的温度和湿度,定时通风、消毒。

2. 专科护理

(1)做好呼吸循环支持护理:根据动脉血气分析结果合理调节氧流量,给予合适的氧疗措施。保持呼吸道通畅,及时清理呼吸道分泌物。

(2)做好病情观察:肺栓塞病死率较高,应严密观察病人四肢末梢循环情况和病情变化。①对于长期卧床病人下床活动或排尿排便时突然出现脑缺氧的症状,如头痛、头晕、视物模糊、休克、呼吸困难、胸闷、下肢疼痛、心肌梗死样疼痛等,应给予高度重视。②给予持续心电监护,及时抽取动脉血,行血气分析。若动脉氧分压降低、T波倒置,应高度警惕。③及时向医生汇报,为其提供病情变化的第一手资料。④疼痛病人应遵医嘱给予镇痛药物。⑤及时抽血查 D-二聚体,血 D-二聚体测定对深静脉血栓和防栓塞的诊断具有重要意义。

(3)溶栓治疗的密切观察:研究指出,肺栓塞病人采用溶栓治疗可有效缓解临床症状,及早恢复肺灌注,减少右心室损伤,提高预后。但是溶栓治疗的最大副作用是出血,常表现为牙龈出血、皮肤瘀斑等,严重者可发生颅内出血。因此,要特别注意观察各种出血情况,如牙龈出血、穿刺部位淤血或瘀斑,有无血尿、黑便,有无头痛、呕吐等表现,以警惕颅内出血;同时要做好皮肤护理、口腔护理;在溶栓过程中要遵医嘱定时检查凝血时间,发现异常及时报告。

(四)健康教育

1. 疾病知识指导 对卧床病人尤其是长期卧床病人,要早期预防下肢深层静脉血栓形成,则大多可防止肺栓塞的发生;手术病人可早期下床活动,以促进血液回流,增强血液循环;必要时应用预防性抗凝血疗法。

2. 生活知识指导 嘱病人多休息,饮食要清淡、易消化;排便时不要用力,必要时可使用开塞露;如无必要尽量避免叩背排痰,以免栓子脱落;做好沟通和疏导,向病人及其家属解释卧床休息、反复抽血对肺栓塞的治疗和预防并发症的重要性;对于有焦虑、惊恐、烦躁不安及胸痛剧烈的病人,在医生指导下适当给予镇静药或镇痛药。

思考题

(1)病毒性感冒的护理措施有哪些?

(2)老年慢性支气管肺炎的护理要点有哪些?

(3)慢阻肺病人健康教育要点有哪些?

(4)肺心病病人使用利尿剂及血管扩张药的护理要点有哪些?

(5)阻塞性呼吸暂停病人的一般护理要点有哪些?

(6)急性肺栓塞的典型临床表现有哪些?

(杨红雨 裴子琦)

第二节 老年人常见心血管系统疾病及护理

一、老年高血压病人的护理

(一)概述

依据《中国老年高血压管理指南 2019》推荐,年龄 65 岁及以上、未使用降压药物情况下,非同日 3 次测量血压,收缩压≥140 mmHg 和(或)舒张压≥90 mmHg(1 mmHg＝0.133 kPa),诊断为老年高血压。对收缩压≥140 mmHg 而舒张压＜90 mmHg 者诊断为老年单纯性收缩期高血压。据统计,65 岁及以上的老年人高血压患病率为 50%～75%;75 岁及以上人群中,80% 的女性和 69% 的男性有高血压。

《中国老年高血压管理指南 2019》将高血压分为 1～3 级,老年高血压分级标准与一般高血压人群保持一致。若病人的收缩压与舒张压分属不同级别时,则以较高的分级为准;单纯性收缩期高血压也可以按照收缩压水平分为 3 级。具体见表 5-1。

表 5-1　血压水平定义和分级

分　类	收缩压/(mmHg)	舒张压/(mmHg)
正常血压	<120 和	<80
正常高值	120~139 和(或)	80~89
高血压	≥140 和(或)	≥90
Ⅰ级高血压(轻度)	140~159 和(或)	90~99
Ⅱ级高血压(中度)	160~179 和(或)	100~109
Ⅲ级高血压(重度)	≥180 和(或)	≥110
单纯收缩期高血压	≥140 和	<90

（二）典型临床表现

1. 血压增高

（1）收缩压增高为主:老年高血压病人多以单纯性收缩压升高为主。

（2）脉压增大:脉压是反映动脉弹性功能的指标,与生理性老化和多种导致血管老化的疾病相关。脉压增大是高血压的特点,定义为脉压>40 mmHg,老年人的脉压可达 50~100 mmHg。

（3）血压波动大:随着年龄增长,老年高血压病人的血压易随情绪、季节和体位的变化明显波动,清晨高血压多见。老年人血压波动增加了降压治疗的难度,需谨慎选择降压药物。此外,老年高血压病人常伴有冠状动脉、肾动脉、颈动脉及颅内动脉病变等,血压急剧波动时,心脑血管事件及靶器官损害可显著增加。

（4）诊室高血压:又称白大衣高血压,指病人就诊时由医生或护士在诊室内所测收缩压≥140 mmHg,或舒张压≥90 mmHg,而在家中自测血压或动态血压监测不高的现象。老年人诊室高血压常见,易导致过度降压治疗。对于诊室血压增高者应加强血压监测,鼓励病人家庭自测血压,必要时行动态血压监测评估是否存在诊室高血压,同时注意校对血压计,避免测量误差。诊室高血压病人常伴有代谢异常,心脑血管风险增加。

2. 血压降低

（1）直立性低血压:直立性低血压是指从卧位变为站立位(或至少 60°的直立倾斜试验)3 分钟内,收缩压下降≥20 mmHg 或舒张压下降≥10 mmHg,同时伴有头晕或晕厥等脑循环灌注不足的症状。老年病人由于血管硬化,动脉顺应性降低,自主神经系统调节功能减退,容易发生直立性低血压。当高血压伴有糖尿病、低血容量,或使用利尿剂、扩血管药物及精神类药物时更容易发生直立性低血压。因此,在老年人高血压的诊治过程中需要注意测量卧位、站立位血压。

（2）餐后低血压(PPH):进餐后 2 小时内收缩压下降 20 mmHg 以上或餐前收缩压≥100 mmHg、餐后收缩压<90 mmHg,并于进餐后出现头晕、晕厥、心绞痛等低血压相关症状。

3. 多种疾病并存、并发症多　高血压常伴动脉粥样硬化性心血管疾病及心脑血管疾病的其他危险因素,部分病人多种疾病并存。若血压长期控制不理想,更易导致或加重靶器官损害,显著增加心脑血管病死率及总死亡率。部分老年人高血压及伴随疾病的临床表现不典型,容易漏诊,应进行综合评估并制订合理的治疗措施。老年病人脑血管病常见,应注意筛查和评估。若病人存在 70% 以上的双侧颈动脉狭窄或存在严重颅内动脉狭窄,过度降压或血压波动可增加缺血性卒中发生的风险。

（三）护理措施

1. 非药物治疗　通过对不良生活方式的干预来预防或延迟高血压的发生,降低心血管风险。通过减轻精神压力、戒烟限酒、控制体重、控制钠盐摄入、增加钾盐摄入等方法降压,提高降压药物的疗效。若年龄在 65 岁及以上,血压≥140/90 mmHg,在生活方式干预的同时,可启动降压药物治疗,将血压降至

140/90 mmHg以下。

2. 药物治疗应遵循以下原则

(1) 小剂量：从较小的有效治疗剂量开始，根据需要，逐步增加剂量。

(2) 长效降压：尽可能使用有24小时持续降压作用的长效药，1次/天，有效控制夜间与晨峰血压，预防心脑血管并发症的发生。如使用中、短效制剂，则需每天给药2～3次，平稳降压。

(3) 联合用药：低剂量单药治疗疗效不理想时，可采用两种或多种降压药联合治疗，在增加降压效果的同时减少不良反应。

(4) 个体化：根据病人病情和耐受性及个人意愿或长期承受能力，选择合适的降压药。若年龄在80岁及以上，血压≥150/90 mmHg，即启动降压药物治疗，首先应将血压降至150/90 mmHg以下，若耐受性良好，则进一步将血压降至140/90 mmHg以下。

3. 衰弱高龄高血压病人 经评估确定为衰弱的高龄高血压病人，血压160/90 mmHg以上，应考虑启动降压药物治疗，收缩压控制目标为150 mmHg以下，但尽量不低于130 mmHg，如果病人对降压治疗耐受性良好，不应停止降压治疗。

4. 血压监测 老年人血压波动较大，所以应每日定时、多次测量血压。又因为老年人易发生直立性低血压，必要时应测量站立位血压。

5. 并发症观察及处理

(1) 高血压危象护理：病人应绝对卧床休息，立即遵医嘱给予吸氧、开放静脉通路、使用降压药物。用药过程中密切观察病人神志、生命体征及尿量的变化，发现异常时立即通知医生调整用药。硝普钠是治疗高血压危象的首选用药，静脉滴注过程中注意药物配伍禁忌，避光输注，现用现配，使用微量泵控制滴速。

(2) 高血压脑病护理：严密观察病人生命体征、瞳孔、神志、尿量变化，是否出现头晕、头痛、恶心、呕吐等症状。用药过程中血压不宜降得过低、过快；对神志不清、烦躁的病人应加床挡，防止坠床。抽搐的病人应于上、下齿之间垫牙垫，以防咬伤舌头，并注意保持呼吸道通畅。

（四）健康教育

1. 疾病知识指导 高血压治疗的长期性决定了其防治工作的重要性，应与老年人进行面对面宣教，提高其对高血压相关知识的掌握，提高其自信心，使老年人明确定期监测血压、长期坚持治疗的重要性，避免出现不愿服药、不难受不服药、不遵医嘱服药的三大误区，养成定时、定量服药和定时间、定体位、定部位测量血压的习惯。

2. 日常生活指导 可根据病情决定减少钠盐摄入，增加钾盐摄入，如水果、蔬菜、粗粮、豆制品、鱼类等；增加优质蛋白质摄入，如鸡、鸭、鱼肉、豆制品、菌类；增加膳食纤维摄入，如水果、蔬菜、杂粮；戒烟限酒；适当减轻体重，老年人的体重指数（BMI）控制在20.0～23.9比较合理。

3. 康复运动指导 适当的运动有利于血压下降，提高其心肺功能。适当的运动包括四方面：适当的运动形式，如步行、慢节奏的交谊舞、重心不太低的太极拳等；适当的运动强度，以自己感觉舒适，能承受为度；适当的运动时间，如每周5次，每次30分钟；适当的运动目标。

4. 定期监测指导 每天定时测量血压并记录，尤其是在有自觉症状或情绪波动时，应及时测量，发现血压高于正常时应及时遵医嘱服药或到医院就诊。另外，还需定期检查尿常规、生化、心电图及眼底。

二、老年冠状动脉粥样硬化性心脏病病人的护理

（一）概述

冠状动脉粥样硬化性心脏病（CAD），是冠状动脉血管发生动脉粥样硬化病变而引起血管腔狭窄或阻塞，造成心肌缺血、缺氧或坏死而导致的心脏病，简称为冠心病。世界卫生组织将冠心病分为无症状心肌缺血（隐匿性冠心病）、心绞痛、心肌梗死、缺血性心力衰竭（缺血性心脏病）和猝死五种临床类型。临床上常常分为稳定性冠心病和急性冠状动脉综合征。

老年人是冠心病的高危人群，占慢性病死亡总数的3/4。资料显示，我国人群急性心肌梗死（AMI）病

死率也在上升,并随年龄而增加,80 岁及以上人群急性心肌梗死病死率增加更为显著。和年轻人相比,老年冠心病病人由于衰老引起的机体生理和心理变化,在临床表现和治疗等方面都有其自身特点。

（二）典型临床表现

1. 典型表现 ①诱发因素:体力劳动或激烈活动、情绪激动等诱发。②心前区疼痛:突然发作,多为发作性绞痛或压榨痛,也可为憋闷感;疼痛从胸骨后或心前区开始,向上放射至左肩、臂,甚至小指和无名指,或至颈、咽或下颌部。③休息或含服硝酸甘油可缓解。④老年人:心绞痛症状和部位多不典型,疼痛程度常较轻,多表现为非疼痛症状,如劳累或情绪激动后气促、乏力、胸闷、咽喉或颈部紧缩感等。⑤其他:胸痛也可出现在安静状态下或夜间,由冠脉痉挛所致,也称变异型心绞痛;疼痛逐渐加剧、变频,持续时间延长,祛除诱因或含服硝酸甘油不能缓解,此时往往怀疑不稳定性心绞痛。

2. 主要危险因素

（1）不可改变因素。①血脂异常:高胆固醇血症与冠心病危险增高的相关性最明确。血浆胆固醇浓度升高,冠心病风险增加;血脂异常是老年人动脉粥样硬化最重要的危险因素。②高血压:60%～70%的冠心病病人有高血压;高血压病人患本病的概率较血压正常者高 3～4 倍。③糖尿病和糖耐量异常:糖尿病病人心血管疾病风险增加 2～5 倍,且动脉粥样硬化进展迅速,未来 10 年发生心肌梗死的风险高达 20%。

（2）可改变因素。①吸烟:可造成动脉壁氧含量不足,使高密度脂蛋白胆固醇降低,对冠状动脉血流量、血管内皮细胞功能、纤维蛋白原浓度及血小板凝集性产生不利效应,促进动脉粥样硬化的形成。被动吸烟也是冠心病的危险因素之一。②其他危险因素:肥胖;缺少体力活动;进食过多的动物脂肪、胆固醇、糖和钠盐;遗传因素;A 型性格。

（三）护理措施

（1）心绞痛发作时:立即停止原有活动,协助老年人取舒适体位休息。有条件者及时给予间断氧气吸入,调节流量为 4～6 L/min。

（2）监测病情:严密观察胸痛的特点及伴随症状,随时监测生命体征、心电图的变化,注意有无急性心肌梗死的可能。

（3）用药护理:老年心绞痛治疗所使用的药物种类与一般成年人相同,但在使用的细节上,要注意结合老年人特点。①硝酸酯类:老年心绞痛病人的常备药,对缓解心绞痛最为有效。针对老年人易口干的特点,口服硝酸甘油前应先用水湿润口腔,再将药物嚼碎置于舌下,这样有利于药物快速溶化生效,有条件的老年人最好使用硝酸甘油喷雾剂。首次使用硝酸甘油时宜平卧,因老年人易出现减压反射导致血容量降低。②β 受体阻滞剂:应遵循剂量个体化原则,从小剂量开始,使心率维持在 55 次/分以上。老年人用药剂量较中年人要小。伴有慢阻肺、心力衰竭或心脏传导病变的老年人对 β 受体阻滞剂很敏感,易出现副作用,故应逐渐减量或停药。③钙拮抗剂:可引起老年人低血压,应从小剂量开始使用。长效制剂氨氯地平血药浓度与肾功能损害无关,故可适用于老年心绞痛合并高血压的病人;维拉帕米有明显的负性肌力和负性传导作用,用于老年心绞痛治疗时,应密切观察其副作用。④血小板抑制剂:除了临床上使用较广的阿司匹林、噻氯匹定、氯吡格雷外,糖蛋白Ⅱb/Ⅲa（GPⅡb/Ⅲa）被认为是抗血小板治疗最有希望的一类药,老年人使用不会增加颅内出血的危险性。在使用血小板抑制剂期间,应密切观察有无出血倾向,定期监测出血时间、凝血时间及血小板计数。⑤他汀类降脂药:具有降脂、抗炎、稳定动脉粥样硬化斑块和保护心肌的作用。对于伴有高脂血症的老年人,应坚持使用此类药物治疗。

（4）增强型体外反搏:一般每天 1 小时,12 天为 1 个疗程,能使 75%～80%的病人症状改善。

（5）心理调适:老年人的负性情绪往往来自对疾病的不合理认知,可通过对疾病本质和预后的讲解,改善其不合理认知。也可以指导病人通过自我暗示改变消极心态,如告诫自己沉着、冷静,暗示自己"心绞痛可以战胜"等。

（四）健康教育

1. 日常生活指导 避免过劳、情绪激动、饱餐、寒冷刺激等诱发因素。少食富含脂肪、胆固醇的食物,每日摄盐量 5 g 以下,少量多餐,戒烟限酒。控制体重,进行适当的有氧运动及康复运动。保持规律生活和愉快情绪。

2. 疾病知识指导 遵医嘱服药,不要擅自增减药量。教会病人及其家属心绞痛发作时立即停止一切活动,就地休息,舌下含服硝酸酯类药物,仍不缓解立即拨打 120。建立健康档案及畅通的双向转诊机制,定期复查。

三、老年慢性心力衰竭病人的护理

(一)概述

心力衰竭几乎是所有心血管疾病的共同结局,心肌结构和功能的变化,最后导致心室泵血或充盈功能低下。慢性心力衰竭的严重程度常以纽约心脏协会 NYHA 分级表示:Ⅰ级为日常活动无心力衰竭症状;Ⅱ级为日常活动出现心力衰竭症状;Ⅲ级为低于日常活动出现心力衰竭症状;Ⅳ级为休息时出现心力衰竭症状。

(二)典型临床表现

可以表现为典型的心力衰竭,也可以表现为不典型的心力衰竭。

1. 典型心力衰竭 临床表现为劳累性呼吸困难、端坐呼吸、夜间不能平卧入睡,需高枕卧位才能入睡、下肢水肿、胸水、腹水等。

2. 不典型心力衰竭 临床症状表现为疲乏无力、懒言、不愿活动、大汗、干咳,干咳以夜间或平躺时明显,坐起或站立位时可缓解。

3. 老年人特有表现 有些老年病人可以出现腹胀、纳差、呕吐等消化道症状;有的老年病人可能会出现精神症状,如嗜睡、烦躁不安等。很多老年人因心力衰竭症状不典型而延误诊治,如老年病人出现上述情况,需及时到医院就诊。

(三)护理措施

1. 常规护理 提供安静、舒适整洁的病房环境,并保障正常通风及阳光充足。每天定时进行消毒,采用含氯消毒剂对部分物品擦拭清洁,疾病发作期病人应当进行隔离,避免造成呼吸道传染,从而引起疾病再次发作。护理人员还应当嘱咐病人注意卧床休息。

2. 用药护理 护理人员应当给予正确用药指导,保障病人合理用药,从而减轻对身体造成的损害。①使用洋地黄制剂:护理人员应当密切观察病人是否存在恶心、呕吐、心动过缓等不良反应,实时监测病人的心率变化情况。②使用硝酸酯类药物:首先给予病人小剂量,再针对病人的病情适当增加药量,停药前应缓慢减量,不能突然停止用药,避免出现不良反应。③输液过程:应合理控制输液速度,如果滴注速度过快,可能会导致心动过速,导致病人病情加重。④按时服用药物:可告知病人家属用药相关注意事项,督促病人定时、定量用药,并密切观察病人是否存在不良反应症状,当出现严重异常情况时,应当立即通知医护人员,并及时采取相应的措施予以处理。

3. 心理干预 护理人员应当主动热情对待病人,加强与病人之间的沟通,鼓励病人讲述其出现焦虑情绪的原因,并帮助病人寻找恰当的解决办法。可向病人耐心讲解疾病治疗方式及相关注意事项。家人的重视程度在很大程度上也会对病人病情的康复产生间接影响,家属应当帮助病人增强自信心,缓解病人的负性情绪。

4. 饮食护理 宜少量多餐,适当控制每日进食量,减轻胃肠道负担;宜用低盐饮食,每日盐不宜超过 5 g;忌盐腌制食品及含盐炒货;严禁烟、酒,不喝浓茶或咖啡。病人以流质饮食为主,逐渐过渡到普食。

5. 体位指导 大多数心力衰竭病人因呼吸困难,导致不能平卧,可结合病人呼吸困难严重程度,遵循舒适原则,适当调整卧位。病人需长期卧床,所以很容易出现压疮等并发症,应嘱病人适当更换卧位姿势,帮助病人适当按摩,促进血液循环。疾病恢复期病人,可针对病情状况,适度开展康复功能训练,循序渐进,运动量不能过大,避免导致病人呼吸困难加重。

（四）健康教育

1. 饮食指导　指导病人适量摄入蛋白质、维生素比较丰富的食物，改善病人低蛋白血症情况，避免出现水肿症状；结合病人实际情况，适量摄入钾含量比较丰富的食物，如香蕉、玉米、猕猴桃，同时改善便秘，并可减轻病人在用力排便时导致心肌耗氧量增加而使病症加重。

2. 活动指导　轻度心力衰竭病人应限制体力活动，较重心力衰竭病人以卧床休息为主。心功能改善后，应适当下床活动，以免下肢血栓形成和肺部感染。

3. 用药指导　严格遵医嘱服药，不得随意改变药物的用法和用量，特别在服用利尿剂和地高辛时更应如此，以免发生不良后果。

四、深静脉血栓

（一）概述

深静脉血栓（DVT）是指血液在深静脉内不正常凝固、阻塞管腔，从而导致静脉回流障碍，是常见的血栓类疾病，属于下肢静脉回流障碍性疾病。血栓形成大都发生于制动状态（尤其是骨科大手术）。血栓形成后，除少数能自行消融或局限于发生部位外，大部分会扩散至整个肢体的深静脉主干，若不能及时诊断和处理，多数会演变为血栓形成后遗症，长时间影响病人的生活质量；还有一些病人可能并发肺栓塞，造成极为严重的后果。

有症状和体征的深静脉血栓多见于手术后、外伤、晚期癌症、昏迷和长期卧床的病人。研究显示高龄是深静脉血栓发生的独立危险因素，老年人是深静脉血栓高发人群。随着年龄增加，深静脉血栓病人数量逐渐增加，我国 65 岁及以上人群深静脉血栓年发病率为 81.1/10 万。老年人运动功能下降、肌力和肌肉泵功能减退、静脉血管硬化、静脉瓣功能减退，可能是影响深静脉血栓的机制。静脉壁损伤、血流缓慢、血液高凝状态是导致深静脉血栓的三个主要因素。

（二）典型临床表现

血栓脱离腿部的静脉，游走到肺脏，阻塞肺部血管，可形成严重而致命的肺栓塞；血栓严重时，可造成慢性深静脉功能不全，表现为血栓静脉远端回流障碍症状，出现肢体肿胀、疼痛、浅静脉曲张、发热等，影响病人的生活和工作。

1. 上肢深静脉血栓形成　前臂和手部肿胀、胀痛，上肢下垂时症状加重。

2. 上、下腔静脉血栓形成

（1）上腔静脉血栓：上肢静脉回流障碍表现为面颈部肿胀，球结膜充血水肿，眼睑肿胀，胸背以上浅静脉广泛扩张，胸壁扩张静脉血流方向向下。

（2）下腔静脉血栓：常为下肢深静脉血栓向上蔓延所致，下肢深静脉回流障碍，躯干浅静脉扩张，血流方向向头端；可有心悸，甚至轻微活动即可引起心慌、气短等心功能不全的症状；由于肾静脉回流障碍，可引起肾功能不全的表现，包括尿量减少、全身水肿等。

3. 下肢深静脉血栓形成　下肢深静脉血栓最常见，可发生在下肢深静脉的任何部位。根据血栓形成的解剖部位分为三种类型。

（1）小腿肌肉静脉丛血栓形成（周围型）：为手术后深静脉血栓形成的好发部位。因病变范围较小，所激发的炎症反应程度较轻，临床症状并不明显，易被忽略。通常可感觉小腿部疼痛或有胀感，腓肠肌有压痛，足踝部轻度肿胀。若在膝关节伸直位，将足急剧背屈，使腓肠肌与比目鱼肌伸长，可以激发血栓所引起炎症性疼痛，而出现腓肠肌部疼痛，称为霍曼斯征阳性。

（2）髂股静脉血栓形成（中央型）：左侧多见，起病急骤；局部疼痛，压痛，腹股沟韧带以下患肢肿胀明显；浅静脉扩张，尤其腹股沟部和下腹壁明显；在股三角区，可扪及股静脉充满血栓所形成的条索状物；伴有发热，但一般不超过 38.5 ℃；可扩展侵犯至下腔静脉。

（3）全下肢深静脉血栓形成（混合型）：临床上最常见。临床表现可为前两者表现的相加，使患肢整个静脉系统几乎全部处于阻塞状态，同时引起动脉强烈痉挛者，疼痛剧烈，整个肢体明显肿胀，皮肤紧张、发亮、发绀，称为股青肿。有的可发生水疱或血疱，皮温明显降低，动脉搏动消失。全身反应明显，体温常达

39 ℃以上,神志淡漠,有时有休克表现。

(三)护理措施

1. 非手术治疗护理和手术前护理

(1)重在预防:应对所有下肢大型手术病人进行一级预防。其措施包括:避免手术后在小腿下垫枕,影响小腿深静脉回流;鼓励病人的足和趾经常主动活动,并嘱其多做深呼吸及咳嗽动作;让病人尽早下床活动,必要时穿着医用弹力袜。对手术后的年老或心脏病病人要更加重视。

(2)一般护理。①病情观察:密切观察患肢疼痛的部位、持续时间、性质、程度,皮温、皮肤颜色、动脉搏动及肢体感觉等,并每日进行测量、记录、比较。②饮食护理:进食低脂肪、高纤维食物,多饮水,保持大便通畅,避免因用力排便引起腹内压增高而影响下肢静脉回流。

(3)疼痛及用药护理:采用各种非药物手段缓解疼痛,必要时遵医嘱给予镇痛药物;遵医嘱应用抗凝、溶栓等药物,服药期间应定期监测凝血功能,避免碰撞及跌倒,用软毛牙刷刷牙;观察有无出血倾向,出现异常应立即就诊。

(4)体位与活动护理:①卧床休息 1～2 周,禁止热敷、按摩,避免活动幅度过大,避免用力排便,以免血栓脱落;②休息时患肢高于心脏平面 20～30 cm,改善静脉回流,减轻水肿和疼痛;③下床活动时,穿医用弹力袜或用弹力绷带,使用时间因栓塞部位而异,周围型血栓形成使用 1～2 周,中央型血栓形成可用 3～6 个月。

(5)并发症的护理。①出血:抗凝、溶栓治疗的严重并发症。主要由于溶栓、抗凝治疗期间,抗凝药物使用不当造成。应注意观察病人有无创口渗血或血肿,有无牙龈、消化道或泌尿道出血等情况,监测凝血功能的变化,观察有无出血倾向;发现异常立即通知医生。除停药外,可用鱼精蛋白对抗肝素,维生素 K_1 对抗华法林,使用 10% 的 6-氨基己酸、纤维蛋白原制剂或输新鲜血对抗溶栓治疗引起的出血。②肺栓塞:注意病人有无出现胸痛、呼吸困难、咯血、血压下降甚至晕厥等表现,如出现肺栓塞,立即嘱病人平卧,避免深呼吸、咳嗽及剧烈翻动,同时给予高浓度氧气吸入,并报告医生,配合抢救。

2. 手术后护理

(1)病情观察:观察病人生命体征;切口敷料有无渗血、渗液;皮温、皮肤颜色、动脉搏动、肢体感觉等,以判断手术后血管通畅程度、肿胀消退情况等。

(2)体位:休息时抬高患肢至高于心脏平面 20～30 cm,膝关节微屈,适当进行足背屈伸运动,逐渐增加活动量,以促进下肢深静脉再通,促进侧支循环再建。避免屈膝、屈髋或穿过紧衣物影响静脉回流。

(3)饮食护理、用药护理及并发症的护理同手术前护理。

(四)健康教育

1. 生活知识指导 注意保护患肢,避免寒冷潮湿、外伤等因素,保持被褥清洁、平整、干燥,定期消毒更换,肢端坏疽应保持干燥,以免创面继发细菌感染;指导病人正确使用弹力袜、弹力绷带,保持良好的体位;绝对戒烟,防止烟草中尼古丁刺激引起血管收缩,但可饮少量酒,促进血管扩张。

2. 疾病知识指导 应定期复诊,出院 3～6 个月到门诊复查。帮助患肢锻炼,病人可取平卧位,抬高患肢约 45°,保持 2～3 分钟,然后将患肢沿床边下垂 3～5 分钟,再放平患肢 2～3 分钟,同时进行踝部和足趾的活动,每日锻炼数次,每次 5～6 分钟,以便更好地恢复患肢机能。

思考题

(1)高血压分几级?如何做好高血压病人的健康教育?

(2)冠心病的护理措施有哪些?

(3)老年慢性心力衰竭病人的典型临床表现有哪些?

(4)深静脉血栓病人体位与活动的护理包括哪些内容?

(张颖惠 裴子琦)

第三节　老年人常见消化、内分泌系统疾病及护理

一、老年反流性食管炎病人的护理

（一）概述

反流性食管炎（RE）是指胃十二指肠内容物、肠液反流入食管，其酸性胃内容物质导致食管黏膜组织破损引起的慢性炎症病变，严重的病人可合并有食管溃疡、狭窄甚至癌变。不健康的饮食方式是疾病发生的主要原因。近年来，反流性食管炎的发病率有所升高，其发病机制、诊治方法成为国内外学者研究的热点。

（二）典型临床表现

1. 食管症状

（1）典型症状：烧心和反流是本病最常见、最典型的症状。常在餐后 1 小时出现，卧位、弯腰或腹压增高时可加重，部分病人烧心和反流症状可在夜间入睡时发生。

（2）非典型症状：主要有胸痛、吞咽困难。胸痛严重时可为剧烈刺痛，发生在胸骨后，可放射至后背、胸部、肩部、颈部、耳后，可伴有或不伴有烧心和反流；吞咽困难呈间歇性发作，进固体或液体食物均可发生；由食管狭窄引起的吞咽困难可呈持续性或进行性加重。有严重食管炎或并发食管溃疡者，可伴吞咽疼痛。

2. 食管外症状　由反流物刺激或损伤食管以外的组织或器官引起，如咽喉炎、慢性咳嗽和哮喘。严重者可发生吸入性肺炎，甚至出现肺间质纤维化。一些病人诉咽部不适，有异物感、棉团感或堵塞感，但无真正吞咽困难，称为癔球症。

3. 并发症　主要有上消化道出血、食管狭窄、Barrett 食管。

（三）护理措施

1. 病情观察　注意观察病人疼痛的部位、性质、程度、持续时间及伴随症状。

2. 避免诱发因素　①避免应用降低食管下括约肌压力的药物及引起胃排空延迟的药物如激素、抗胆碱能药物、茶碱类、地西泮、钙拮抗药等；②避免饭后剧烈运动，避免睡前 2 小时进食，白天进食后不宜立即卧床，睡眠时将床头抬高 15～20 cm，以改善平卧位食管的排空功能；③避免进食后会引起食管下括约肌压力降低的食物，如高脂肪、巧克力、咖啡、浓茶等，以高蛋白质、低脂肪、无刺激、易消化饮食为宜，少量多餐，戒烟禁酒；④减少一切引起腹压增高的因素，如肥胖、便秘、紧束腰带等。

3. 指导并协助病人减轻疼痛　①保持环境安静、舒适，减少对病人的不良刺激和心理压力；②疼痛时尽量深呼吸，以腹式呼吸为主，减轻胸部压力刺激；③取舒适的体位；④保持情绪稳定，焦虑的情绪易引起疼痛加重；⑤教会病人一些放松和转移注意力的技巧，如做深呼吸、听音乐、看小说等，有利于缓解疼痛。

4. 用药护理　遵医嘱使用促胃肠动力药、抑酸药。

（四）健康教育

1. 日常生活指导　向病人及其家属介绍反流性食管炎的有关知识，改变生活方式或生活习惯对多数病人能起到一定的疗效。生活中应注意：①避免摄入过多易引起反流和胃酸过量分泌的高脂肪食物；②鼓励病人咀嚼口香糖，增加唾液分泌，中和反流物；③适当控制体重，减少由于腹部脂肪过多引起的腹压增高；④避免重体力劳动或者高强度的体育锻炼等。

2. 用药指导与病情监测　①指导病人严格遵医嘱规定的剂量、用法服药，了解药物常见的不良反应；②应用抑酸药的病人，治愈后逐渐减少剂量直至停药或者改用缓和的其他制剂再逐渐停药；③平时自备铝碳酸镁、硫糖铝等碱性药物，出现不适症状时可服用；④出现胸骨后灼热感、胸痛、吞咽不适等症状加重时，

应及时就诊。

二、老年慢性胃炎病人的护理

(一)反流性胃炎

1. 概述 反流性胃炎(BRG),也叫碱性反流性胃炎、胆汁反流性胃炎,是胆汁、胰液等十二指肠内容物反流入胃,破坏胃黏膜屏障而导致的病理性变化。

反流性胃炎主要病因有以下几种:①胃肠道术后导致幽门结构出现异常变化,胆汁等碱性液体通过幽门反流至胃、食管,引起炎症。②各种胆囊疾病,如胆囊炎、胆石症,胆囊经手术切除等治疗之后,其功能出现异常,无法浓缩胆汁,造成胆汁淤积,压力升高,反流至胃、食管引起病变。③精神心理出现异常表现,并长期处于这种不正常的状态,使身体出现消化道应激反应致功能异常,引起反流性胃炎。④细菌感染使胃部幽门压力下降,肠道内的胆汁等碱性液体通过幽门反流至胃、食管引起反流性胃炎。⑤胃轻瘫、括约肌功能失调也会引起反流性胃炎。

2. 典型临床表现 病人会出现上腹痛、食欲不振、饱胀、反酸、呕吐等。胆汁反流性胃炎病人可以表现为上腹部烧灼样疼痛,服用抗酸药物不能缓解,也可以伴有口苦、呕吐,呕吐物中混有胆汁。

3. 护理措施及健康教育

(1)心理护理:协助病人调节情绪,避免长期处于精神紧张的状态,告知病人不要长期超负荷工作,要做到劳逸结合。

(2)基础护理:告知病人不要食用一些粗糙、过热、刺激性强的食物,调整好饮食,定时定量吃饭,不要饥一顿饱一顿,戒烟戒酒;告知病人及时治疗口腔、呼吸道的慢性病,并对可能引起胃炎的疾病进行积极治疗。

(3)用药指导:①当病人的幽门括约肌出现功能性障碍时,可以使用调节神经功能的药物来增加幽门括约肌的张力,使其恢复功能。常用药物有多潘立酮(吗丁啉)、西沙必利或莫沙必利,遵医嘱剂量服用;以上药物均要在饭前15~30分钟服用,严重的病人在睡前可加服一次。治疗时间最少为2周。②增强胃动力,常用药物为多潘立酮(吗丁啉)、西沙必利、莫沙必利和甲氧氯普胺(胃复安)。③对于已经进入胃部的反流液体,可以采用服用吸附剂的方式将其吸收,避免对胃黏膜造成伤害,常用药物有蒙脱石散(思密达)。④告知病人不要长期使用对胃黏膜有刺激和伤害的药物,如果必须使用,要咨询医生进行相关的护胃治疗。

(二)慢性胃炎

1. 概述 慢性胃炎指不同病因引起的胃黏膜的慢性炎症或萎缩性病变,是一种十分常见的消化道疾病,占接受胃镜检查病人的80%～90%,男性多于女性,随年龄增长发病率逐渐增高。根据病理组织学改变和病变在胃的分布部位,慢性胃炎可分为非萎缩性慢性胃炎、萎缩性慢性胃炎和特殊类型慢性胃炎三大类。

2. 典型临床表现

(1)症状:大多数慢性胃炎病人无任何症状,有症状者主要表现为非特异性的消化不良症状,如上腹部隐痛、进食后上腹部饱胀、食欲缺乏、反酸、嗳气、呕吐等。少数病人有呕血与黑便,自身免疫性胃炎可出现明显厌食和体重减轻,常伴有贫血。

(2)体征:本病多无明显体征,有时可有上腹部轻压痛,胃体胃炎严重时可有舌炎和贫血的体征。

3. 护理措施及健康教育

(1)基础护理。①休息与体位:急性发作或症状明显时应卧床休息,以病人自觉舒适体位为宜。②平时注意劳逸结合,生活有规律,避免晚睡晚起或过度劳累,保持心情愉快。③饮食:注意饮食规律及饮食卫生,选择营养丰富易于消化的食物,少量多餐;避免暴饮暴食,避免使用过多的刺激性和粗糙食物,勿食过冷、过热、易产气的食物和饮料等;养成细嚼慢咽的习惯,使食物和唾液充分混合,以帮助消化;胃酸高时忌食浓汤、酸味或烟熏味重的食物;胃酸缺乏者可酌情食用酸性食物,如山楂等。

（2）心理护理：①因腹痛等症状加重或反复发作，病人往往表现出紧张、焦虑等心理，有些病人因担心自己所患胃炎会发展为胃癌而恐惧不安；②护理人员应根据病人的心理状态，给以关心、安慰，耐心细致地讲授有关慢性胃炎的知识，指导病人规律生活和正确饮食，消除病人紧张心理，使病人认真对待疾病，积极配合治疗，安心养病。

（3）疾病护理。①疼痛护理：上腹疼痛时可给予局部热敷与按摩或针灸合谷、足三里等穴位，也可用热水袋热敷胃部，以解除胃痉挛，减轻腹痛。②用药护理：督促并指导病人及时准确服用各种灭菌药物及制酸剂等，以缓解症状。

（4）健康指导：①劳逸结合，适当锻炼身体，保持情绪乐观，提高免疫能力；②饮食方面坚持少量多餐，软食为主，按照护理要求摄入食物；③避免服用对胃有刺激性的药物（如水杨酸钠、吲哚美辛、保泰松和阿司匹林等）；④嗜烟酒病人及其家属一起制订戒烟酒的计划并督促执行；⑤经胃镜检查肠上皮化生和不典型增生者，应定期门诊随访，积极治疗。

三、老年消化性溃疡病人的护理（胃溃疡、十二指肠溃疡）

（一）概述

消化性溃疡，是指胃肠道黏膜被自身消化而形成的溃疡，可发生于食管、胃、十二指肠、胃-空肠吻合口附近以及含有胃黏膜的 Meckel 憩室。以胃溃疡（GU）、十二指肠溃疡（DU）最为常见。本病是全球性常见病，可发生于任何年龄。全世界约有 10% 的人一生中患过此病。临床上十二指肠溃疡较胃溃疡更多见，两者之比约为 3:1。十二指肠溃疡好发于青壮年，胃溃疡多见于中老年，后者发病高峰较前者约迟 10 年，男性患病较女性多，秋冬和冬春之交是本病的好发季节。

（二）典型临床表现

1. 症状 上腹部疼痛是本病的主要症状，其规律如下。①疼痛性质：可为钝痛、灼痛、胀痛甚至剧痛，或呈饥饿样不适感。②疼痛部位及规律：多位于上腹中部、偏右或偏左；多数病人疼痛有典型的节律，十二指肠溃疡表现为空腹痛，即餐后 2~4 小时或（及）午夜痛，进食或服用抗酸剂后可缓解；胃溃疡的疼痛多在餐后 0.5~1 小时出现，经 1~2 小时逐渐缓解，至下餐进食后再次出现疼痛，午夜痛也可发生，但较十二指肠溃疡少见。③部分病人无上述典型疼痛，而仅表现为无规律性的上腹隐痛不适；也可因并发症而发生疼痛性质及节律的改变。④消化性溃疡除上腹疼痛外，尚可有反酸、嗳气、恶心、呕吐、食欲减退等消化不良症状，也可有失眠、多汗、脉缓等自主神经功能失调表现。

2. 体征 溃疡活动期可有上腹部固定而局限的轻压痛，十二指肠溃疡压痛点常偏右。缓解期则无明显体征。

3. 特殊类型的消化性溃疡

（1）无症状性溃疡：15%~35% 消化性溃疡病人无任何症状，尤以老年人多见，多因其他疾病做胃镜或 X 线钡餐检查时偶然发现，或当发生出血或穿孔等并发症时，甚至于尸体解剖时始被发现。

（2）老年人消化性溃疡：溃疡常较大，临床表现多不典型，常无任何症状或症状不明显，疼痛多无规律，食欲不振、恶心、呕吐、消瘦、贫血等症状较突出，需与胃癌鉴别。

（3）复合性溃疡：胃与十二指肠同时存在溃疡，多数十二指肠溃疡发生先于胃溃疡。其临床症状并无特异性，但幽门梗阻的发生率较单独胃溃疡或十二指肠溃疡高。

（4）幽门管溃疡：较为少见，常伴胃酸分泌过高。其主要表现为餐后立即出现较为剧烈而无节律性的中上腹疼痛，对抗酸药反应差，易出现幽门梗阻、穿孔、出血等并发症。

（5）球后溃疡：发生于十二指肠球部以下的溃疡，多位于十二指肠乳头的近端。其夜间痛和背部放射性疼痛较为多见，并发大量出血者亦多见，药物治疗效果差。

4. 并发症

（1）出血：消化性溃疡最常见的并发症，大约 50% 的上消化道大出血由消化性溃疡所致。出血引起的临床表现取决于出血的速度和量。轻者仅表现为黑便、呕血，重者可出现周围循环衰竭，甚至低血容量性休克,应积极抢救。

(2)穿孔:溃疡病灶向深部发展穿透浆膜层则并发穿孔。溃疡穿孔在临床上可分为急性、亚急性和慢性三种类型,以急性最为常见。①急性穿孔:溃疡常位于十二指肠前壁或胃前壁,穿孔后胃肠内容物渗入腹膜腔而引起急性弥漫性腹膜炎,急性穿孔引起突发的剧烈腹痛,多自上腹开始迅速蔓延至全腹,腹肌强直,有明显压痛和反跳痛,肝浊音区消失,肠鸣音减弱或消失,部分病人出现休克。②慢性穿孔:溃疡深达浆膜层时已与邻近器官、组织粘连,穿孔时胃肠内容物不会流入腹腔,又称为穿透性溃疡;表现为腹痛规律发生改变,变得顽固而持久,疼痛常放射至背部。③亚急性穿孔:为邻近后壁的穿孔或穿孔较小只引起局限性腹膜炎,症状较急性穿孔轻且体征较局限。

(3)幽门梗阻:主要由十二指肠溃疡或幽门管溃疡引起。①急性梗阻:多因炎性水肿和幽门部痉挛所致,梗阻为暂时性,随炎症好转而缓解。②慢性梗阻:主要由于溃疡愈合后瘢痕收缩而呈持久性。③临床表现:胃排空延迟,病人可感上腹饱胀不适,疼痛于餐后加重,且有反复大量呕吐,呕吐物为酸腐味的宿食,大量呕吐后疼痛可暂缓解。严重频繁呕吐可致失水和低氯低钾性碱中毒,常继发营养不良。④特征:上腹部空腹振水音、胃蠕动波以及空腹抽出胃液量超过 200 mL 是幽门梗阻的特征性表现。

(4)癌变:少数胃溃疡可发生癌变,十二指肠溃疡则极少见。对长期胃溃疡病史,年龄在 45 岁及以上,经严格内科治疗 4~6 周症状无好转,粪便隐血试验持续阳性者,应怀疑癌变,需进一步检查和定期随访。

(三)护理措施

1. 针对性去除病因 向病人解释疼痛的原因和机制,指导其减少或去除加重或诱发疼痛的因素:①对服用非甾体抗炎药者,若病情允许应停药;若必须用药,可遵医嘱换用对胃黏膜损伤小的非甾体抗炎药,如塞来昔布或罗非昔布。②避免暴饮暴食和进食刺激性饮食,以免加重对胃黏膜的损伤。③对嗜烟酒者,劝其戒除,但应注意突然戒断烟酒可引起焦虑、烦躁,反而会刺激胃酸分泌,故应与病人共同制订切实可行的戒烟、戒酒计划,并督促其执行。

2. 指导缓解疼痛 注意观察及详细了解病人疼痛的规律和特点,并按其疼痛特点指导病人缓解疼痛的方法。如十二指肠溃疡表现为空腹痛或夜间痛,指导病人在疼痛前或疼痛时进食碱性食物(如苏打饼干等),或服用制酸剂;也可采用局部热敷或针灸止痛。

3. 休息与活动 溃疡活动期且症状较重者,嘱其卧床休息数天,可使疼痛等症状缓解;病情较轻者则应鼓励其适当活动,以分散注意力。

4. 用药护理 遵医嘱给予药物治疗,并注意观察药效及不良反应。

(1)质子泵抑制剂。①奥美拉唑:可引起头晕,特别是用药初期,应嘱病人用药期间避免开车或做其他必须高度集中注意力的工作;奥美拉唑有延缓地西泮及苯妥英钠代谢和排泄的作用,联合应用时需慎重。②兰索拉唑:主要不良反应包括皮疹、瘙痒、头痛、口苦、肝功能异常等,轻度不良反应不影响继续用药,较为严重时应及时停药。③泮托拉唑的不良反应较少,偶可引起头痛和腹泻。

(2)H_2 受体拮抗药:①药物应在餐中或餐后即刻服用,也可把 1 天的剂量在睡前服用。若需同时服用抗酸药,则两药应间隔 1 小时以上。②若静脉给药应注意控制速度,速度过快可引起低血压和心律失常。③西咪替丁对雄激素受体有亲和力,可导致男性乳腺发育、阳痿以及性功能紊乱,且其主要通过肾脏排泄,用药期间应监测肾功能;因药物可随母乳排出,哺乳期应停止用药。

(3)弱碱性抗酸剂:①氢氧化铝凝胶,应在饭后 1 小时和睡前服用;服用片剂时应嚼服;乳剂给药前应充分摇匀。因其能阻碍磷的吸收,引起磷缺乏症,表现为食欲不振、软弱无力等症状,甚至可导致骨质疏松;长期大量服用还可引起严重便秘、代谢性碱中毒与钠潴留,甚至造成肾损害。②抗酸药应避免与奶制品同时服用,因两者相互作用可形成络合物;酸性的食物及饮料不宜与抗酸药同服。

5. 营养支持

(1)进餐方式:指导病人有规律进食,维持正常消化活动的节律。在溃疡活动期,以少量多餐为宜,每天进餐 4~5 次,避免餐间零食和睡前进食,使胃酸分泌有规律。一旦症状得到控制,应尽快恢复正常的饮食规律。饮食不宜过饱,以免胃窦部过度扩张而增加促胃液素的分泌。进餐时注意细嚼慢咽,避免急食,咀嚼可增加唾液分泌,后者具有稀释和中和胃酸的作用。

(2)食物选择:①选择营养丰富、易消化的食物。除并发出血或症状较重外,一般无须规定特殊食谱。②症状较重的病人以面食为主,因面食柔软易消化,且其含碱,能有效中和胃酸,不习惯面食的可以软米饭或米粥替代;由于蛋白质具有中和胃酸作用,可适量摄取脱脂牛奶,宜安排在两餐之间饮用,但牛奶中的钙质吸收有刺激胃酸分泌的作用,故不宜多饮;脂肪到达十二指肠时虽能刺激小肠分泌抑促胃液素,抑制胃酸分泌,但同时又可引起胃排空减慢,胃窦扩张,致胃酸分泌增多,故脂肪摄取应适量。③应避免食用机械性和化学性刺激性强的食物。机械性刺激强的食物指生、冷、硬、粗纤维多的蔬菜、水果,如洋葱、韭菜、芹菜等;化学性刺激强的食物有浓肉汤、咖啡、浓茶和辣椒、酸醋等调味品等。

(3)营养监测:监督病人采取合理的饮食方式和结构,定期测量体重、监测人血清白蛋白和血红蛋白等营养指标。

(四)健康教育

1. 疾病知识指导　向病人及其家属讲解引起或加重溃疡病的相关因素。指导病人保持乐观情绪,养成规律生活的习惯,避免过度紧张与劳累,选择合适的锻炼方式,提高机体抵抗力,建立合理的饮食结构,戒烟限酒,避免摄入刺激性食物。

2. 用药知识指导　病人遵医嘱正确服药,学会观察药效及不良反应,不随便停药或减量。防止溃疡复发。指导病人慎用或勿用致溃疡药物,如阿司匹林、咖啡因、泼尼松等。定期复诊。若上腹疼痛节律发生变化或加剧,或者出现呕血、黑便时,应立即就医。

(杜　巧　杨从艳)

四、肝硬化、腹水病人的护理

(一)概述

肝硬化是一种由不同病因引起的慢性进行性弥漫性肝病。病理特点为广泛的肝细胞变性坏死、再生结节形成、纤维组织增生、正常肝小叶结构破坏和假小叶形成。临床早期症状不明显,后期主要表现为肝功能损害和门静脉高压,可有多系统受累,晚期常出现消化道出血、感染、肝性脑病等严重并发症。

腹水是肝硬化肝功能失代偿期最为显著的临床表现。腹水形成的主要因素有门静脉压力增高、血浆胶体渗透压降低、肝淋巴液生成过多、有效循环血容量不足。

(二)典型临床表现

1. 代偿期肝硬化　早期无症状或症状轻,以乏力、食欲不振、低热为主要表现,可伴有腹胀、恶心、厌油腻、上腹隐痛及腹泻等。症状多呈间歇性,常因劳累或伴发病而出现,经休息或治疗可缓解。病人营养状况一般或消瘦,肝轻度大,质地偏硬,可有轻度压痛,脾轻至中度大。肝功能多在正常范围或轻度异常。

2. 失代偿期肝硬化　主要为肝功能减退和门静脉高压所致的全身系统症状和体征。

1)肝功能减退的临床表现

(1)全身症状和体征:一般状况较差,疲倦、乏力、精神不振;营养状况较差,消瘦、面色灰暗黝黑(肝病面容)、皮肤巩膜黄染、皮肤干枯粗糙、水肿、舌炎、口角炎等。部分病人有不规则发热,常与病情活动或感染有关。

(2)消化系统症状:食欲减退为最常见的症状,进食后上腹饱胀,有时伴恶心、呕吐,稍进油腻肉食易引起腹泻。

(3)出血和贫血:常出现鼻出血、牙龈出血、皮肤紫癜和胃肠出血等。女性常有月经过多。病人可有不同程度的贫血。

(4)内分泌失调:雌激素增多,雄激素和糖皮质激素减少:部分病人出现蜘蛛痣,主要分布在面颈部、上胸、肩背和上肢等上腔静脉引流区域;手掌大小鱼际和指端腹侧部位皮肤发红,称为肝掌;肾上腺皮质功能减退,表现为面部或其他暴露部位皮肤色素沉着;胰岛素增多,容易发生低血糖。

2)门静脉高压的临床表现 有三大临床表现:脾大、侧支循环的建立和开放、腹水。腹水是肝功能失代偿期最为显著的临床表现;腹水出现前,常有腹胀,以饭后较明显;大量腹水时腹部隆起,腹壁绷紧发亮,病人行动困难,可发生脐疝,膈抬高,出现呼吸困难,心悸。部分病人伴有胸水。

（三）护理措施

1. 饮食护理

（1）饮食治疗原则:选择高热量、高蛋白质、高维生素,易消化饮食;严禁饮酒,适当摄入脂肪,动物脂肪不宜过多,并根据病情变化及时调整。

（2）保证营养。①蛋白质:应保证其摄入量。蛋白质来源以豆制品、鸡蛋、牛奶、鱼、鸡肉、瘦猪肉为主。血氨升高时应限制或禁食蛋白质,待病情好转后再逐渐增加摄入量,并应选择植物蛋白,如豆制品。②维生素:新鲜蔬菜和水果含有丰富的维生素,如西红柿、柑橘等,富含维生素 C。日常食用以保证维生素的摄取。③限制钠和水的摄入:有腹水者应限制摄入钠盐 500～800 mg/d(氯化钠 1.2～2.0 g/d);进水量 1000 mL/d,如有低钠血症,应限制在 500 mL/d 以内。

（3）避免损伤曲张静脉:有静脉曲张者应食菜泥、肉末、软食,进餐时细嚼慢咽,咽下的食团宜小且外表光滑,切勿混入糠皮、硬屑、鱼刺、甲壳等坚硬、粗糙之物,以防损伤曲张的静脉导致出血。

（4）营养支持与监测:根据病人情况必要时遵医嘱给予静脉补充营养,如高渗葡萄糖液、复方氨基酸、白蛋白或新鲜血;经常评估病人的饮食和营养状况,包括每天的食物和进食量,体重和实验室检查有关指标的变化。

2. 体液过多的护理

（1）体位:平卧位有利于增加肝、肾血流量,改善肝细胞的营养,提高肾小球滤过率,故应多卧床休息。可抬高下肢,以减轻水肿。阴囊水肿者可用托带托起阴囊,以利水肿消退。大量腹水者卧床时可取半坐卧位,以使膈下降,有利于呼吸运动,减轻呼吸困难和心悸。

（2）避免腹压骤增:大量腹水时,应避免使腹压突然剧增的因素,如剧烈咳嗽、打喷嚏,保持大便通畅,避免用力排便。

（3）限制钠和水的摄入。

（4）用药护理:使用利尿剂时应特别注意维持水、电解质和酸碱平衡。利尿速度不宜过快,每天体重减轻一般不超过 0.5 kg,有下肢水肿者每天体重减轻不超过 1 kg。

（5）腹腔穿刺放腹水的护理:①手术前说明注意事项,测量体重、腹围、生命体征,排空膀胱以免误伤。②手术中及手术后监测生命体征,观察有无不适反应。③手术毕用无菌敷料覆盖穿刺部位,如有溢液可用明胶海绵处置;系紧腹带,以免腹压骤然下降;记录抽出腹水的量、性质和颜色。④腹水培养接种应在床旁进行,每个培养瓶至少接种 10 mL 腹水,标本及时送检。

（6）病情观察:观察腹水和下肢水肿的消长,准确记录液体出入量,测量腹围、体重,并教会病人正确的测量和记录方法。进食量不足、呕吐、腹泻者,或遵医嘱应用利尿剂,放腹水后更应密切观察。监测血清电解质和酸碱度的变化,以及时发现并纠正水、电解质、酸碱平衡紊乱,防止肝性脑病、肝肾综合征的发生。

3. 一般护理 ①注意情绪的调节和稳定,在安排好治疗、身体调理的同时,勿过多考虑病情,遇事豁达开朗,树立治病信心,保持愉快心情;②预防感染,注意保暖和个人卫生;③做好皮肤护理,沐浴时应注意避免水温过高,或使用有刺激性的皂类和沐浴液,沐浴后可使用性质柔和的润肤品,皮肤瘙痒者给予止痒处理,嘱病人勿用手抓搔,以免皮肤破损。

（四）健康教育

1. 疾病知识指导 肝硬化为慢性过程,护士应帮助病人及其家属掌握本病的有关知识和自我护理方法,并发症的预防及早期发现,分析和消除不利于个人和家庭应对的各种因素,把治疗计划落实到日常生活中。

2. 活动与休息指导 肝硬化代偿期病人无明显的精神、体力减退,可参加轻工作,避免过度疲劳;失代偿期病人以卧床休息为主,活动量以不加重疲劳感和其他症状为度。病人睡眠应充足,生活起居有规律。

3.用药指导和病情监测 按照医生处方用药,加用药物时需征得医生同意,以免服药不当而加重肝脏负担和肝功能损害。护士应向病人详细介绍所用药物的名称、剂量、给药方法和时间,教会其观察药物疗效和不良反应。如服用利尿剂应记录尿量,出现软弱无力、心悸等症状时,提示低钠、低钾血症,应及时就医。定期门诊随访。

4.照顾者指导 指导病人家属理解和关心病人,给予精神支持和生活照顾。细心观察,及早识别病情变化,如当病人出现性格、行为改变时,可能为肝性脑病前驱症状。

五、老年慢性胆囊炎、胆石症病人的护理

(一)概述

胆石症包括发生在胆囊和胆管内的结石,是胆道系统的常见病和多发病。胆囊结石指发生在胆囊内的结石,主要为胆固醇结石、混合性结石和黑色素结石,常与急性胆囊炎并存,为常见病和多发病,主要见于成年人,40岁以后发病率随年龄增长而增加,女性多于男性。胆管结石为发生在肝内、外胆管的结石。左右肝管汇合部以下的肝总管和胆总管结石为肝外胆管结石,汇合部以上的结石为肝内胆管结石。

慢性胆囊炎是胆囊持续、反复发作的炎症过程,超过90%的病人有胆囊结石。

(二)典型临床表现

胆囊结石大多数病人可无症状,称为无症状胆囊结石。典型表现为胆绞痛,常发生于饱餐、进食油腻食物后或睡眠中体位改变时,但只有少数病人出现;其他的表现为急性或慢性胆囊炎。慢性胆囊炎病人的症状常不典型,多数病人有胆绞痛病史,并有上腹部饱胀不适,嗳气和厌油腻饮食等消化不良的症状,也可有右上腹和肩背部的隐痛。体格检查时可发现右上腹胆囊区有轻压痛或不适。

(三)护理措施

慢性胆囊炎急性发作时,如需进行手术应做好手术前、手术后护理。

1.手术前护理

(1)控制疼痛:评估疼痛的程度,观察疼痛的部位、性质、程度、发作时间、诱因及缓解的相关因素;评估疼痛与饮食,体位,睡眠的关系,为进一步治疗和护理提供依据。为诊断明确且剧烈疼痛者,遵医嘱给予消炎利胆、解痉镇痛药物,以缓解疼痛。

(2)合理饮食:进食低脂饮食,以防诱发急性胆囊炎影响手术治疗。

(3)皮肤准备:腹腔镜手术入路多在脐周,指导病人用肥皂水清洗脐部、脐部污垢可用松节油或液状石蜡清洁。

(4)呼吸道准备:手术中需将二氧化碳注入腹腔形成气腹,达到手术野清晰并保证腹腔镜手术操作所需空间的目的。二氧化碳弥散入血可导致高碳酸血症及呼吸抑制,故病人手术前应进行呼吸功能锻炼;避免感冒、戒烟,以减少呼吸道分泌物,利于手术后早日康复。

2.手术后护理

(1)病情观察:观察并记录生命体征;观察腹部体征,了解有无腹痛、腹胀及腹膜刺激征等;有引流管者,观察并记录引流液的颜色、性状和量。

(2)体位:清醒病人且血压稳定者,改为半坐卧位,指导病人有节律地深呼吸,达到放松和减轻疼痛的效果。

(3)饮食护理:腹腔镜手术后禁食6小时,手术后24小时内饮食以无脂流质、半流质为主,逐渐过渡至低脂饮食。

(4)并发症的护理。①出血:观察生命体征、腹部体征和伤口渗血情况;有腹腔引流管者,观察引流液的颜色、性状及量。如出现面色苍白、冷汗、脉搏细弱、血压下降、腹腔引流管引流出大量血性液体等情况,及时报告医生并做好抢救准备。②胆瘘:病人出现发热、腹胀、腹痛、腹膜刺激征等,或腹腔引流液呈黄绿

色胆汁样,常提示发生胆汁渗漏。③护理:观察腹部体征及引流液情况,一旦发现异常,及时报告医生并协助处理;充分引流胆汁,取半坐卧位,安置腹腔引流管,保持引流通畅,将漏出的胆汁充分引流至体外是治疗胆瘘最重要的措施;维持水、电解质平衡;防止胆汁刺激和损伤皮肤,及时更换引流管周围被胆汁浸湿的敷料,给予氧化锌软膏或皮肤保护膜涂敷局部皮肤。

（四）健康教育

1. 疾病预防指导 遵医嘱服药,定期复查,以确定是否进行手术治疗和手术的时机。若出现腹痛、发热和黄疸等情况,及时就诊。

2. 日常生活指导 严格限制油腻饮食,避免暴饮暴食;合理安排作息时间,劳逸结合,避免过度劳累及精神高度紧张。

（韩 炜 胡淑新）

六、老年糖尿病病人的护理

（一）概述

老年糖尿病(DM)是指老年人由于体内胰岛素分泌不足或作用缺陷,或两者同时存在而引起糖类、蛋白质、脂肪、水和电解质等代谢紊乱,包括 60 岁以前被诊断和 60 岁及以后被诊断的糖尿病病人。临床上以慢性高血糖为共同特征,随着病程延长可出现多系统损害,导致眼、肾、神经、心脏、血管等组织慢性进行性病变,引起功能缺陷及衰竭。老年糖尿病病人的治疗目标是减少急、慢性并发症导致的伤残和死亡,改善生存质量,提高预期寿命。

（二）典型临床表现

1. 典型表现 起病隐匿且症状不典型,仅有 1/4 或 1/5 的老年病人有多饮、多尿、多食及体重减轻的症状,多数病人是在查体或治疗其他疾病时,发现有糖尿病。

2. 并发症 常并发皮肤、呼吸、消化、泌尿、生殖等各系统的感染,且感染可作为疾病的首发症状出现。老年糖尿病病人容易发生高血糖高渗状态和乳酸酸中毒,还易发生各种大血管或微血管症状,如高血压、冠心病、脑卒中、糖尿病肾病、糖尿病视网膜病变、皮肤瘙痒等。

3. 老年人特有表现 ①多种疾病并存:如各种肿瘤、呼吸、消化系统慢性病、脑血管疾病、缺血性肾病、白内障等。②更容易发生低血糖:与非老年糖尿病病人相比,老年糖尿病病人发生低血糖风险更高,且对低血糖的耐受性差,更易发生无意识低血糖、夜间低血糖和严重低血糖,导致的死亡风险也更高,应加以重视。

（三）护理措施

1. 饮食与营养 饮食治疗方法、原则同普通成年人,但制订饮食计划前应考虑老年病人的一些身体特性,如活动量减少、味觉减弱、胃肠功能改变等;对病人营养需求进行评估,固定糖类的摄入量和进餐时间,避免血糖大幅度波动,但应限制脂肪摄入,保证富含维生素、蛋白质和纤维素食物的摄入,适当补充微量元素,补充适量的水分;膳食纤维可增加饱腹感,延缓胃排空,胃轻瘫和胃肠功能紊乱的老年病人避免过量摄入;为预防低血糖的发生,推荐老年人的饮食按一日五餐或六餐分配。

2. 运动 老年糖尿病病人首选中等强度的有氧运动,能力较差者可选择低强度有氧运动。低、中强度有氧运动对于绝大多数老年糖尿病病人是安全的,具体形式包括快走、跳健身舞、做韵律操、骑自行车、游泳、慢跑等;每周运动 5～7 天,最好每天都运动,运动的最佳时间段是餐后 1 小时后,每次运动约 30 分钟。老年糖尿病病人常伴有平衡能力下降等问题,加强柔韧性与平衡能力训练可以增强平衡能力,降低跌倒风险。

3. 用药护理 老年糖尿病病人可以优先考虑不易出现低血糖的口服降糖药物,如二甲双胍、α-糖苷酶抑制剂、二肽基肽酶-Ⅳ抑制剂等,对健康中度受损或健康状态相对较差的老年糖尿病病人,可以酌情放宽血糖控制目标,但应避免高血糖引发的症状及可能出现的并发症。

(1) 磺脲类:常见的有格列本脲、格列美脲、格列齐特、格列吡嗪和格列喹酮。磺脲类药物降糖效果明确,但容易导致低血糖,老年糖尿病病人应慎用。肾功能不全者如使用磺脲类药物宜选择格列喹酮,该药仅有5%代谢产物进肾脏排泄。

(2) 格列奈类:常见的有瑞格列奈、那格列奈。格列奈类药物降糖效果与磺脲类相近,低血糖风险较低,适合餐后高血糖为主的老年病人。该药主要经肝脏代谢,可以用于肾功能不全的病人。

(3) 二肽基肽酶-Ⅳ抑制剂:常见的有西格列汀、沙格列汀、维格列汀、利格列汀和阿格列汀。该类药物单独使用一般不出现低血糖,胃肠道反应少,适用于老年病人。禁用于糖尿病酮症酸中毒病人;怀疑胰腺炎者,应停用本类药。

(4) 双胍类:目前临床上使用的双胍类药物主要是盐酸二甲双胍。适用于肥胖的老年2型糖尿病病人,造影检查如使用碘化对比剂时,应暂时停用二甲双胍,在检查完至少48小时且复查肾功能无恶化后可继续用药。长期服用二甲双胍可引起维生素 B_{12} 水平下降,可每年测定1次血清维生素 B_{12} 水平,如缺乏应适当补充维生素 B_{12}。

(5) 噻唑烷二酮类(TZD):常见的有罗格列酮和吡格列酮。单独使用时不增加低血糖风险,但与胰岛素或胰岛素促泌剂联合使用时可增加低血糖风险。该类药可能使水肿、骨折、心力衰竭的风险增加,有心力衰竭(心功能Ⅱ级以上)、活动性肝病或氨基转移酶升高超过正常上限2.5倍、严重骨质疏松和有骨折病史的病人不宜使用。

(6) α-糖苷酶抑制剂:常见的有阿卡波糖、伏格列波糖和米格列醇。单独服用通常不会发生低血糖。严重酮症酸中毒、糖尿病昏迷或昏迷前的病人,伴有肠道疾病者禁用。

(7) 钠-葡萄糖共转运蛋白2抑制剂(SGLT2i):常见的有达格列净、恩格列净、卡格列净。单药治疗不增加低血糖风险,但与胰岛素或胰岛素促泌剂联用时则增加低血糖风险。在重度肝功能受损病人中不推荐使用。重度肾损害、终末期肾病或需要透析的病人禁用。

(8) 胰岛素:老年2型糖尿病病人在生活方式和非胰岛素治疗的基础上,血糖控制仍未达标,可加用胰岛素。老年病人应用胰岛素应尽量减少注射次数、餐后血糖不达标时再加用餐时胰岛素。起始胰岛素治疗时,首选基础胰岛素,用药方便、依从性高,适用于多数老年病人。老年病人容易发生低血糖,应从小剂量开始逐步增加。

(9) GLP-1受体激动剂:常见的有艾塞那肽、利拉鲁肽、利司那肽、贝那鲁肽。可有效降低血糖,能部分恢复胰岛β细胞功能,降低体重,改善血脂,降低血压。主要不良反应为轻、中度的胃肠道反应,包括腹泻、恶心、腹胀、呕吐等。老年病人使用时应注意。

(四) 健康教育

1. 疾病知识指导 老年糖尿病病人通常病程长,并发症、伴发病多,健康教育时应结合老年人理解力差、记忆力减退的特点进行个体化健康教育,用通俗易懂的语言向老年人讲解糖尿病的病因、临床表现、检查、治疗方法、相关急(慢)性并发症的知识等。

2. 日常生活指导 告知病人及其家属饮食原则和方法,调整饮食并不是要求病人完全放弃所有饮食习惯及喜好,而是在病人原有的饮食习惯及喜好的基础上帮助其制订合理的、个性化的饮食计划,鼓励和督促病人坚持执行。指导病人掌握正确的运动方式、方法和时间。指导病人及其家属做好足部及口腔的护理,并告知或培训其掌握正确方法和技巧。

3. 药物指导与病情监测 向老年病人及其家属讲解口服降糖药的种类、剂量、给药时间、方法和注意事项,教会他们观察药物的不良反应。对使用胰岛素者配合辅助教具,教会老年人及其家属正确的注射方法,并指导老年人正确监测血糖的方法。

思考题

(1) 反流性食管炎的食管症状有哪些?

（2）慢性胃炎的健康指导有哪些？

（3）如何保证消化性溃疡病人的营养支持？

（4）肝硬化腹水病人体液过多时的病情观察要点有哪些？

（5）慢性胆囊炎、胆石症病人的典型临床表现是什么？

（6）老年糖尿病病人的临床表现有哪些特点？

（王晓云　胡淑新）

第四节　老年人常见代谢、血液、免疫类疾病及护理

一、老年骨质疏松症病人的护理

（一）概述

骨质疏松症（OP）是一种以低骨量和骨组织微结构破坏为特征，骨矿成分和骨基质等比例不断减少，骨质变薄，骨小梁数量减少，导致骨质脆性增加且易于骨折的代谢性疾病。本疾病各年龄段都可发病，但以老年人常见，尤其是绝经期后的女性更易发生。

骨质疏松症可分为原发性和继发性两类。老年骨质疏松症属于原发性骨质疏松症Ⅱ型，是机体衰老在骨骼方面的一种特殊表现，也是使骨质脆性增加导致骨折危险性增大的一种常见病。多见于 60 岁及以上的老年人，男性一般发生在 65 岁左右，女性的发病率是男性的 2 倍以上，主要累及的部位是脊柱和髋骨。

（二）典型临床表现

早期大多骨质疏松症病人无明显症状，常常是在骨折发生后进行 X 线或骨密度检查时才发现骨质疏松。

1. 疼痛　病人可能会出现腰背疼痛或全身骨骼疼痛，在负荷增加时疼痛加重或活动受限，严重时翻身、起坐及行走有困难。

2. 脊柱变形　骨骼畸形表现为身高缩短和驼背、脊柱侧弯、胸椎压缩性骨折，严重者影响呼吸运动，出现胸闷、气急、呼吸困难等；腰椎骨折可能会改变腹部解剖结构，导致便秘、腹胀，食欲下降等。

3. 骨折　脆性骨折是指自发性或因轻微外力而造成的完全性骨折，发生脆性骨折的常见部位为胸、腰椎、髋部、桡、尺骨远端和肱骨近端，其他部位亦可发生骨折。发生过一次脆性骨折后，再次发生骨折的风险明显增加。

4. 并发症　驼背和胸廓畸形者常伴胸闷、气短、呼吸困难，甚至发绀等表现。肺活量、肺最大换气量和心排血量下降，极易并发上呼吸道和肺部感染。髋部骨折者常因感染、心血管病或慢性衰竭而死亡。

（三）护理措施

1. 休息与活动　根据个人身体状况，制订活动计划。首先，保证环境安全，防止碰撞等外伤。能运动的老年人应适当活动以增加和保持骨量；因疼痛导致活动受限的老年人，指导其维持功能位，进行肌肉等长等张收缩训练。指导老年人改变体位时动作缓慢，必要时建议病人使用手杖或助行器，以增加其活动时的稳定性，衣服穿着要合适，鞋大小适中，有利于活动。对于使用利尿剂或镇静剂的病人，要密切注意因药物作用而导致的意外跌倒。

2. 饮食与营养　老年骨质疏松症病人饮食应注意：①钙的摄入量应达到 800～1200 mg/d，维生素 D 的需求量为 600～800 U/d，鼓励老年人多摄入含钙和维生素 D 丰富的食物，补充足够维生素 A、维生素 C 及含铁的食物，利于钙的吸收。②含钙高的食品有牛奶、乳制品、大豆、豆制品、芝麻酱、海带、虾米等。③富含维生素 D 的食品有禽、蛋、肝、鱼肝油等，首选牛奶，牛奶不仅含有丰富的钙，也有相应比例的磷，对

骨骼生长十分有益。除增加含钙饮食外,还可补充钙剂,老年人适合服用碳酸钙、枸橼酸钙。④还应鼓励老年人多摄入含镁、钾丰富的食物,尽量多摄入蔬菜和水果。

3. 减轻或缓解疼痛 骨质疏松症引起疼痛的原因,主要与腰背部肌肉紧张及椎体压缩性骨折有关,可通过卧床休息、腰部软组织和脊柱肌群得到松弛以显著减轻疼痛。休息时应卧于加薄垫的木板或硬棕床上,仰卧时头不可过高,在腰下垫一薄枕。必要时可使用背架、紧身衣等限制脊柱的活动度。也可通过洗热水浴、按摩、擦背以促进肌肉放松。对疼痛严重者可遵医嘱使用镇痛药、肌肉松弛剂等药物,对骨折者应通过牵引、介入或手术方法最终缓解疼痛。

4. 用药护理

(1)钙制剂:如碳酸钙、葡萄糖酸钙等,使用过程中要增加饮水量,通过增加尿量以减少泌尿系统结石形成的机会,并防止便秘。注意空腹效果最好,最好在用餐时间外服用。服用维生素 D 时,不可与绿叶蔬菜一起食用,防止因形成钙螯合物而降低钙的吸收。

(2)钙调节剂:包括降钙素、维生素 D、激素。①降钙素:使用过程中要监测老年人有无面部潮红、恶心、腹泻和尿频等副作用,若出现耳鸣、眩晕、哮喘和便秘等表现应停用,如果大剂量短期使用,应注意有无继发性甲状腺功能低下的表现。②维生素 D:在服用维生素 D 的过程中要监测血清钙和肌酐的变化。③雌激素:对使用雌激素的老年女性病人,应详细了解家族中有关肿瘤和心血管方面的病史,严密监测子宫内膜的变化,注意阴道出血情况,定期做乳房检查,防止肿瘤和心血管疾病的发生。④雄激素:用于男性疾病的治疗。雄激素对肝有损害,并常导致水、钠潴留和前列腺增生,在治疗过程中要定期监测体重、肝功能、前列腺等。性激素必须在医生指导下服用,保证剂量准确,与钙剂、维生素 D 同时服用,效果更好。

(3)二膦酸盐:包括依替膦酸二钠、帕米膦酸钠、阿仑膦酸钠、唑来膦酸钠等。①此类药物可引起皮疹或暂时性低钙血症,且口服引起食管病变较多,因此,应晨起空腹服用,不要咀嚼或吸吮药片,防止发生口咽部溃疡,同时饮清水 200~300 mL,至少 30 分钟内不能进食或喝饮料,也不能平卧,以减轻对食管的刺激。②如果出现吞咽困难、吞咽痛或胸骨后疼痛,警惕可能发生食管炎、食管溃疡和食管糜烂情况,应立即停止用药。③服药期间不加钙剂,停药期间可加钙剂或维生素 D。④静脉注射要注意血栓性疾病的发生,同时应监测血钙、磷和骨吸收生化标志物。

5. 预防并发症 尽量避免弯腰、负重等行为,同时为老年人提供安全的生活环境或装束,防止跌倒和损伤。对已发生骨折的老年病人,应每 2 小时翻身一次,保护和按摩受压部位,指导老年人进行呼吸和咳嗽训练,做被动和主动的关节活动训练,定期检查,防止并发症的出现。

(四)健康教育

1. 疾病预防指导 讲解骨质疏松症的防治知识,提高个人的防病意识是做好骨质疏松症防治的重要环节。对于骨质疏松症的预防,在达到峰值骨量前就应开始,以争取获得较理想的峰值骨量。合理的生活方式和饮食习惯可以在一定程度上降低骨量丢失的速率和程度,延缓和减轻骨质疏松症的发生及病情。其中运动、保证充足的钙剂摄入较为可行。

2. 日常生活指导 提供每天的饮食计划单,学会各种营养素的合理搭配,尤其多摄入含钙及维生素 D 丰富的食物。避免酗酒,避免长期高蛋白质、高盐饮食。指导病人每日适当运动和进行户外日光照晒。运动要循序渐进、持之以恒,强度以每次运动后肌肉有酸胀感和疲乏感,休息后次日感觉消失为宜,每周运动 3~4 次,每次 30 分钟,在活动中特别注意防止跌倒。

3. 用药指导 指导老年人服用可咀嚼的片状钙剂,且应在饭前 1 小时及睡前服用,钙剂应与维生素 D 同时服用。教会老年人观察各种药物的不良反应,明确各种不同药物的使用方法及疗程。

二、老年痛风病人的护理

(一)概述

痛风是单钠尿酸盐沉积于骨关节、肾脏和皮下等部位,引发急慢性炎症和组织损伤,与嘌呤代谢紊乱和(或)尿酸排泄减少所致的高尿酸血症直接相关,属代谢性风湿病范畴。痛风可并发肾脏病变,严重者可出现关节破坏、肾功能损害,常伴发高脂血症、高血压、糖尿病、动脉硬化及冠心病等。高尿酸血症是痛风发生的基础。临床多见于40岁及以上的男性,女性多在更年期后发病。常有家族遗传史。

（二）典型临床表现

1. 无症状期　仅有波动性或持续性高尿酸血症,从血尿酸增高至症状出现的时间可长达数年至数十年,有些可终生不出现症状,但随年龄增长,痛风的患病率增加,并与高尿酸血症的水平和持续时间有关。

2. 典型表现　临床特点是高尿酸血症、反复发作的急性痛风性关节炎、间质性肾炎和痛风石的形成,严重者可导致关节畸形及功能障碍,并常伴有尿酸性尿路结石。

3. 急性痛风性关节炎

（1）多在午夜或清晨突然起病,关节剧痛,呈撕裂样、刀割样或咬噬样,难以忍受;数小时内出现受累关节的红、肿、热、痛和功能障碍。

（2）单侧第1跖趾关节最常见,其余为趾、踝、膝、腕、指、肘关节。

（3）发作常呈自限性,多于数日或2周内自行缓解,受累关节局部皮肤脱屑和瘙痒。

（4）可伴高尿酸血症,但部分病人急性发作时血尿酸水平正常。

（5）关节液或皮下痛风石抽吸物中发现双折光的针形尿酸盐结晶是确诊本病的依据。

（6）秋水仙碱可以迅速缓解关节症状。

（7）可有发热等。常见的发病诱因有受寒、劳累、饮酒、高蛋白质高嘌呤饮食、外伤、手术、感染等。

4. 痛风石及慢性痛风性关节炎　痛风石是痛风的特征性临床表现,典型部位在耳廓,也常见于反复发作的关节周围,以及鹰嘴、跟腱、髌骨滑囊等处。外观为隆起的大小不一的黄白色赘生物,表面菲薄,破溃后排出白色粉状或糊状物经久不愈,但较少继发感染。关节内大量沉积的痛风石可造成关节骨质破坏、关节周围组织纤维化、继发退行性变等,临床表现为持续关节肿痛、压痛、畸形、关节功能障碍。

5. 肾病变　①痛风性肾病:起病隐匿,早期仅有间歇性蛋白尿,随着病情的发展而呈持续性,伴有肾浓缩功能受损时夜尿增多,晚期可发生肾功能不全,表现为水肿、高血压、血尿素氮和肌酐升高。②尿酸性肾石病:10%～25%的痛风病人肾有尿酸结石,呈泥沙样,常无症状,结石较大者可发生肾绞痛、血尿。

6. 眼部病变　肥胖痛风病人常反复发生睑缘炎,在眼睑皮下组织中发生痛风石。有的逐渐长大、破溃形成溃疡而使白色尿酸盐向外排出。部分病人可出现反复发作性结膜炎、角膜炎与巩膜炎。在急性关节炎发作时,常伴发虹膜睫状体炎。眼底视盘往往轻度充血,视网膜可发生渗出、水肿或渗出性视网膜剥离。

（三）护理措施

1. 饮食与营养

（1）限制嘌呤摄入量。①急性期:严格限制嘌呤摄入,食物中的嘌呤量控制在100～150 mg/d;蛋白质摄入控制在1 g/(kg·d);脂肪摄入控制在50 g/d,提高糖类的含量(60%左右),如各种精制大米、玉米面、面粉等主食,糖类可以促进尿酸的排出。②慢性期:减少嘌呤摄入,选用嘌呤含量低的食物,如白菜、青椒、洋葱、青菜、苏打水、梨、蜂蜜、核桃等。避免食用动物内脏、沙丁鱼等嘌呤含量高的食物。

（2）限制每日总热量:因痛风病人大多肥胖,应控制体重,热量不宜过高,每日总热量比正常人减少10%～15%,应限制在1200～1500 kcal/d。每餐不可吃得过多、过饱。热量应该逐渐减少,减少过度会引起酮症酸中毒,从而诱发痛风的急性发作。每月减重1～2 kg,但不能采用饥饿疗法,饥饿疗法会影响肾脏排酸量而导致高尿酸血症或诱发痛风发作。在病情较重时应以植物蛋白为主,糖类应是能量的主要来源。

（3）以碱性食物为主:尿酸在碱性环境中容易溶解,尿液pH在7.0以上可以减少尿酸盐结晶的沉积,所以应多吃蔬菜、水果、坚果、牛奶等碱性食物。急性发作期可食用蔬菜1～1.5 kg/d,或者适量水果。B族维生素和维生素C能促进组织内淤积的尿酸盐溶解,故宜增加B族维生素和维生素C的摄入。采用周期性植物性饮食,如黄瓜日、西瓜日、苹果日等,每周2次,间隔3日。

（4）饮水:鼓励病人多饮水,每天饮水量应在1500 mL以上,保证每天尿量达到2000 mL以上,以增加尿酸的排出。均匀饮水,每小时一杯;餐前0.5小时或餐后不宜马上饮水,应在餐后1小时左右饮水或选择三餐之间,以免餐后大量饮水引起胃胀,也可指导病人睡前或半夜饮水,以免引起尿液浓缩而增加尿酸性尿路结石的可能。不宜大量喝浓茶或咖啡等饮料,不宜饮用纯净水,宜选用普通饮用水或淡茶水碱性饮料;注意合并严重心功能不全、严重肾功能不全、全身有显著水肿者不宜饮水过多。

(5)禁酒:大量饮酒可使血清尿酸含量明显升高,诱使痛风急性发作。痛风病人尤其应该禁饮啤酒,因为啤酒比白酒和葡萄酒含有更多的嘌呤。

(6)限脂、限盐、限糖果:高脂高盐饮食会抑制尿酸的排泄,所以应该选择每天脂肪含量小于 50 g,食盐含量在 2~5 g 的低盐低脂饮食。以植物油为主,少用动物油。果糖可促进嘌呤向尿酸降解通路的活化,从而增加血清胰岛素水平及胰岛素抵抗,减少肾尿酸排泄,升高尿酸水平。而蔗糖代谢分解后有一半成为果糖,所以尽量少吃蔗糖。

(7)注意烹调方法:合理的烹调方法可减少食物中含有的嘌呤量,如将肉食先煮,弃汤后再行烹调。此外,辣椒及胡椒、芥末、生姜等辛辣调味品均能使神经系统兴奋,诱发痛风急性发作,应尽量避免食用。

2. 休息与活动

(1)环境:痛风容易在受凉的情况下发作,温度过低时,尿酸盐更容易沉积在组织内,形成痛风石,引起关节肿痛。因此,要避免受累关节受到寒冷刺激,并保持房间内合适的湿度,避免潮湿刺激。

(2)休息与卧位:痛风急性发作时,除关节红肿热痛和功能障碍外,病人常伴有发热,应绝对卧床休息。

(3)协助生活自理:指导病人使用减轻负重的方法,如拐杖等,尽可能帮助病人恢复生活自理能力,预防跌倒、坠床等意外发生,以确保病人安全。

3. 疼痛护理 正确评估疼痛的部位、性质、程度,观察用药效果,遵医嘱正确使用镇痛药。病人由于疼痛容易产生焦虑,指导病人看书、听音乐以分散注意力,缓解疼痛。病人疼痛严重时,遵医嘱给予病人镇痛药。痛风石破溃时要注意维持破损部位的清洁,避免发生感染。

4. 用药护理

(1)秋水仙碱:口服给药,消化道反应严重,若病人一开始口服即出现恶心、呕吐、水样腹泻等严重的消化道反应,可采取静脉给药。静脉给药时注射速度要慢,一般不少于 5 分钟,同时要密切观察病人的状态,一旦出现不良反应,立即停药。

(2)苯溴马隆、磺吡酮、丙磺舒:可有发热、皮疹、胃肠道反应等副作用,服药期间,鼓励病人多喝水,口服碳酸氢钠等碱性药物。

(3)非甾体抗炎药:餐后服用,减轻胃肠道刺激,密切注意有无活动性消化道溃疡或出血。

(4)别嘌醇:密切关注出现皮疹、发热、胃肠道反应、肝损害、骨髓抑制等不良反应,肾功能不全者,药量宜减半。

(5)糖皮质激素:观察有无血糖升高、血压增高、消化道溃疡或出血、感染、"反跳"现象。

(四)健康教育

1. 疾病知识指导 向病人及其家属讲解痛风的有关知识,经过积极有效的治疗,可以维持正常的生活和工作。

2. 日常生活指导 指导病人严格控制饮食,限制高嘌呤饮食,多食碱性食物,便于尿酸排出。急性期病人避免运动,运动后疼痛超过 1 小时应暂时停止运动,运动以有氧运动为主,如散步、打太极等。活动时尽量不使用大肌群,不要长时间持续重体力劳动或工作,经常改变姿势,保持受累关节舒适,局部有红肿的关节避免活动。帮助病人保持心情舒畅,避免过度疲劳、受凉、潮湿、饮酒、饱餐、精神紧张等诱发因素。

3. 用药指导与病情监测 指导病人正确用药,观察药物的疗效,发现不良反应及时反馈给医生,及时给予处理。教会病人自我护理,如经常用手触摸耳轮及手足关节,检查是否有痛风石形成。定期于门诊复查血尿酸,随访。

三、老年代谢综合征病人的护理

(一)概述

代谢综合征(MS)是指人体的蛋白质、脂肪、糖类等物质发生代谢紊乱的病理状态,是一组复杂的代谢紊乱症候群,是导致糖尿病、心脑血管疾病的危险因素。

代谢综合征具有以下特点:①集多种代谢紊乱于一身,包括肥胖、高血糖、高血压、血脂异常、高黏血症、高尿酸血症、重度脂肪肝发生率和高胰岛素血症,这些代谢紊乱是心、脑血管病变以及糖尿病的病理基础。②有共同的病理基础,多认为它们的共同原因是肥胖,尤其是中心性肥胖所造成的胰岛素抵抗和高胰岛素血症。③可造成多种疾病增加,如高血压、冠心病、脑卒中,甚至某些癌症,包括与性激素有关的乳腺癌、子宫内膜癌、前列腺癌,以及消化系统疾病胰腺癌、肝胆癌、结肠癌等。④有共同的预防及治疗措施,能防治一种代谢紊乱,就有利于其他代谢紊乱的防治。

(二)典型临床表现

代谢综合征的临床表现包含所涉及的各个疾病及其并发症、伴发病的临床表现,这些疾病可同时或先后出现。特征性表现:腹部肥胖或超重;脂代谢异常;高血压;糖尿病、胰岛素抵抗和(或)葡萄糖耐量异常。

(三)护理措施

1. 饮食与营养 控制总热量,减少脂肪的摄入,限制饱和脂肪酸的摄入,控制体重。保证饮食营养均衡,做到粗细搭配、荤素搭配。多食蔬菜和水果,选择全谷物、高纤维的食物。高血压者控制盐的摄入,每日 5 g 以下。

2. 运动 运动由轻至中等强度,体力活动从较低强度开始,循序渐进,逐渐增加;运动时间建议每次运动 20 分钟,逐渐增加;运动方式可选择有氧运动,如骑自行车、擦地板、散步、跳舞、快走等。

3. 用药护理 指导正确用药,不可随意停药或减量,尤其是降压、降糖、降脂药,观察药物的疗效,发现不良反应及时反馈给医生,及时处理。

(四)健康教育

1. 疾病知识指导 向病人及其家属讲解代谢综合征的危害。代谢综合征是多种危险因素的聚集,且其效应不是简单的相加,而是协同叠加代谢综合征的危害,使发生糖尿病和冠心病与其他心血管病的危险明显增加。由于代谢综合征中的每一种组分都是心血管疾病的危险因素,它们的联合作用更强。

2. 日常生活指导 建立科学的生活方式,向病人及其家属讲解体重控制在理想范围的重要性,指导病人合理饮食,限制总热量,合理分配营养;指导病人合理运动,尽早控烟、戒烟。

3. 用药指导与病情监测 教会病人及其家属认识所服药物的名称、剂量、用法及不良反应,用药期间严密观察有无不良反应。定期检查体重、腰围、腹围、血糖、血压、血脂、凝血指标、血液黏度、血管 B 超、心电图,如有异常及时就医。

(王晓云 胡淑新)

四、蛋白质-能量营养不良病人的护理

(一)概述

蛋白质-能量营养不良(PEM)是一种由于蛋白质和(或)热量供给不能满足机体正常生理功能的需要时产生的病理现象,病人可出现疲倦、贫血、血浆蛋白下降,甚至血清蛋白含量降低,引起机体免疫力低下,引发各种感染性疾病。

老年人蛋白质-能量营养不良的发生率较高。其原因主要是,随着年龄增长,老年人牙齿脱落,咀嚼困难,消化吸收能力较差,活动减少,能量需求降低,往往对蛋白质的摄入也相应减少,导致蛋白质的摄入不足;老年人体内蛋白质的分解代谢大于合成代谢,更新缓慢,容易出现负氮平衡;老年人人际交往减少,易有孤独、失落感等,加之社会地位、经济实力、疾病、药物等因素的影响,均可导致老年人食欲减退,进食量减少,造成蛋白质-能量营养不良。

(二)典型临床表现

1. 体质消瘦 食欲减退,体重降低,显著的肌肉消耗;抵抗力降低。

2. 皮肤变化 皮肤干燥;毛发纤细、无光泽;可有轻度贫血;严重者有较明显的营养不良性水肿;伤口难以愈合。

3. 精神不振 表现为身体易出现疲倦,精神烦躁或不振。

（三）护理措施

1. 饮食护理 ①根据老年人的生理及病情特点,饮食中应补充足够的蛋白质和热量,食材丰富,美味可口,注意色、香、味,营养齐全,既满足营养需求,又能增进老年人的食欲。②老年人胃肠消化能力较弱,指导照顾者在烹饪时,尽量使食物软、烂,提高消化吸收率。③及时纠正不良饮食习惯,如偏食、挑食、吃得过饱、常吃隔夜饭菜等。④提供良好的就餐环境,鼓励家属与老年人一起进餐。

2. 用药护理 积极治疗原发病,阻断恶性循环;遵医嘱用药,密切观察药物疗效及副作用;如有不适,需在医生的指导下调整药物种类和剂量。

3. 心理护理 尊重老年人,及时解释引起营养不良的相关因素,提高治疗依从性及配合度;有针对性地做好心理调适,及时疏导不良情绪,避免精神紧张而进一步加重病情;鼓励老年人积极参加有益的社交活动,保持良好的精神状态。

4. 密切观察 密切关注老年人的身体状况,如有不适,及早发现,及时就诊处理。

（四）健康教育

1. 日常生活指导 加强老年人饮食的关心和管理,注意餐具及食材的卫生,避免摄入发霉、变质的食物;根据病人的体力、年龄、兴趣爱好适度运动,安排适量的体育锻炼,以增强抵抗力、增进食欲、改善情绪;注意活动强度,以不引起疲劳及不适为宜;养成良好的卫生习惯,指导老年人晨起、睡前、进餐前后及时刷牙漱口,保持口腔清洁卫生。

2. 疾病知识指导 指导老年人定期检查身体相关指标,如测量体重、血清蛋白含量及白蛋白与球蛋白的比值,根据监测结果指导老年人正确进餐、锻炼的方法,必要时遵医嘱使用相关药物,提高机体免疫力。

（杨 瑞 胡淑新）

五、老年性贫血病人的护理

（一）概述

老年性贫血是指人体外周循环血液在单位容积中,血红蛋白或红细胞计数低于正常值的下限,其中以血红蛋白最为重要。一般认为,成年男性血红蛋白含量低于 120 g/L;成年女性血红蛋白含量低于 110 g/L,即为贫血。

老年性贫血与造血系统的造血机能老化有关,即红细胞的生成基地红骨髓,随着年龄的增大而逐渐减少;老年人牙齿脱落,味蕾萎缩,胃肠功能也减退,影响营养物质的消化吸收,导致造血原料的缺乏,致使红细胞或血红蛋白生成不足。此外,各种疾病因素也可导致老年人营养不良而发生贫血,如老年男性的睾丸激素分泌不足,致使造血功能低下;感染性疾病、慢性萎缩性胃炎、慢性胃炎、糖尿病、动脉硬化、肿瘤等,均可引起贫血。

（二）典型临床表现

1. 共有表现 老年性贫血也具有一般贫血的共同特征,如面色苍白、乏力易倦、头晕头痛、心悸气促、耳鸣等。

2. 化验检查 当老年人血色素为 9～11 g 时,属轻度贫血,一般无明显症状;当血色素不足 8 g 时会有头昏眩晕、倦怠失眠、心悸气短、踝部水肿等,严重者还可出现精神错乱、淡漠、忧郁、易激动,或可出现幻想、幻觉。

3. 恶性贫血 由于内因子缺乏导致维生素 B_{12} 吸收障碍,可能与自身免疫有关。好发于 50～70 岁。

临床上除了表现为营养性巨幼细胞贫血的症状外,较严重的神经精神症状是其主要特点。

（三）护理措施

1. 休息与运动 要求病人合理休息与活动,减少机体的耗氧量。根据贫血的程度、发生发展的速度及基础疾病等,与病人一起制订休息与活动计划,逐步提高病人的活动耐力水平,待病情好转后可逐渐增加活动量。

2. 饮食护理

（1）纠正不良的饮食习惯:病人应保持均衡饮食,避免偏食或挑食;养成良好的进食习惯,定时、定量,细嚼慢咽,必要时可少量多餐;尽可能减少刺激性过强食物的摄取。

（2）针对性进食:根据病因有针对性地吃富含铁、叶酸或维生素 B_{12} 的食物。鼓励其多吃含铁丰富且吸收率较高的食物,如动物肉类、肝脏、血,蛋黄、海带与黑木耳等或铁强化食物;叶酸缺乏者多吃绿叶蔬菜、水果、谷类和动物肉类等;维生素 B_{12} 缺乏者要多吃动物肉类、肝脏、禽蛋以及海产品。

（3）注意饮食结构与搭配:不合理的饮食结构或搭配往往不利于铁的吸收,例如,食物中蔬菜类过多而肉、蛋类不足;富含铁的食物与牛奶、浓茶、咖啡同服;烹调时温度过高或时间过长容易破坏食物中的叶酸。故饮食的结构、搭配与合理的烹饪方法对老年性贫血病人十分重要。

（4）改善食欲:对于胃肠道症状明显或吸收不良的病人,如出现食欲降低、腹胀,可建议其少量多餐、细嚼慢咽,吃温凉、清淡的软食。出现口腔炎或舌炎的病人,应注意保持口腔清洁,饭前、饭后用复方硼砂含漱液（朵贝液）或生理盐水漱口,以减少感染的机会并增进食欲。口腔溃疡面可涂溃疡膜等。

3. 用药指导 遵医嘱正确用药,并注意药物疗效及不良反应的观察与预防。

（1）药物常见不良反应:口服铁剂的常见不良反应有恶心、呕吐、胃部不适和排黑便等胃肠道反应,严重者可致病人难以耐受而被迫停药。因此,为预防或减轻胃肠道反应,可建议病人饭后或餐中服用,反应过于强烈者宜减少剂量或从小剂量开始;肌注维生素 B_{12} 偶有过敏反应,甚至休克,要密切观察并及时处理;遵医嘱预防性补钾并加强观察。

（2）服用铁剂类药物:铁剂类药物应避免铁剂与牛奶、茶、咖啡同服;避免铁剂与碳酸钙（包括硫酸镁类抗酸药以及 H_2 受体拮抗剂）同服;可同时服用维生素 C、乳酸或稀盐酸等酸性药物或食物;须使用吸管,避免将牙齿染黑;服铁剂期间,粪便会变成黑色,此为铁与肠内硫化氢作用而生成黑色的硫化铁所致,应做好解释,以消除病人顾虑。

4. 积极治疗原发病 随时注意观察病人的基础体质和基础疾病的进展,如有相应的症状和临床表现,应及时反馈给医生,积极治疗基础疾病,提高病人机体抵抗力,改善贫血症状。

5. 病情观察 为了解病人治疗的依从性、治疗效果及药物的不良反应,要关注病人的自觉症状,特别是原发病及贫血的症状和体征;饮食疗法与药物应用的状况;红细胞计数及血红蛋白浓度、网织红细胞等血常规变化等。

（四）健康教育

1. 注意基础体质 很多老年人会出现营养不良的状况,很大一部分原因是身体比较虚弱而无法顺利吸收营养物质。因此,提醒和指导老年人积极治疗原发病是有效根治贫血的前提和基础。

2. 疾病知识指导 提高病人及其家属对疾病的认识,如缺铁性贫血的病因、临床表现、治疗、护理,导致叶酸、B 族维生素缺乏的病因等相关知识,让病人及其家属能主动参与疾病的治疗与康复。

3. 饮食指导 提倡均衡饮食,荤素结合,以保证足够热量、蛋白质、维生素及相关营养素的摄入。对于长期素食、偏食、挑食和酗酒者,应向病人及其家属解释说明这些不良的饮食习惯与疾病的关系,从而劝导其纠正。

4. 病情监测指导 监测内容主要有病人自觉症状,包括原发病的症状、贫血的一般症状及特殊表现等;静息状态下呼吸与心率变化、能否平卧、有无水肿及尿量变化等。一旦出现自觉症状加重,静息状态下呼吸、心率加快、不能平卧、下肢水肿或尿量减少,多提示病情加重、重症贫血或并发贫血性心脏病,应及时就医。

5. 用药指导 向病人解释治疗措施,说明坚持正规用药的重要性,指导病人遵医嘱用药,定期门诊复查血常规。

6. 预防受伤与感染 末梢神经炎、四肢麻木无力者,应注意局部保暖、避免受伤。出现共济失调的老年病人,行走要有人陪伴。重症病人,尤其是伴白细胞减少者,应注意预防感染。

六、老年骨髓增生异常综合征病人的护理

(一)概述

骨髓增生异常综合征(MDS)是起源于造血干细胞的一组异质性髓系克隆性疾病,特点是髓系细胞分化及发育异常,表现为无效造血、难治性血细胞减少、造血功能衰竭,高风险向急性髓系白血病(AML)转化。任何年龄男、女均可发病,约80%病人大于60岁。骨髓增生异常综合征分原发性和继发性,原发性多见于老年人。

(二)典型临床表现

1. 贫血 骨髓增生异常综合征的临床表现无特殊性,病人通常起病缓慢,此病病人在一年之内50%以上会转化为白血病,其中贫血病人占90%,此类型病人表现面色苍白,乏力,活动后心悸、气短等特点。当老年人出现贫血后,会使原有的慢性心、肺疾病加重。

2. 发热 原因不明的发热占10%~15%,多数为低热。仅少数起病急骤,有高热、出血症状的占20%左右。

3. 乏力和虚弱 半数以上病人起病隐匿,可无特殊症状。80%以上病人可因贫血而感头昏、乏力和虚弱。

4. 脾大和淋巴结肿大 轻度脾大者占25%;部分病人发生 sweet 综合征,即急性发热性嗜中性皮病,或坏死性脓皮病。

5. 感染和出血 本病发展成急性白血病后,病程短促,疗效很差。由于常伴有外周血细胞减少,临床出现贫血、反复发生感染和出血等表现。其中感染部位以呼吸道、肛门周围和泌尿系统最多。

(三)护理措施

1. 病情观察 观察病人活动后有无头晕、气促、乏力主诉,有无心跳加快、缺氧症状;注意病人皮肤黏膜的改变,有无瘀点、瘀斑以及出血部位;输血时注意有无发热、腰痛、寒战等溶血反应现象。有无血压降低、脉率增快等贫血加重现象。

2. 饮食护理 老年贫血病人容易发生食欲缺乏甚至厌食症状,应综合考虑营养保证、病人食欲和满足感三方面因素。既要满足病人对于热量的需求,也要在心理上增加其充实感。饮食要有营养、易消化,并照顾到老年人的饮食习惯。

(1)饮食:应给予高热量、高蛋白质、高维生素、易消化饮食,宜集中就餐,通过交流增进病人食欲。由于老年人便秘较常见,建议每日食用一定量的水果和蔬菜纤维,也可适当服用多潘立酮片等胃肠动力药物,可帮助食欲减低的病人增加进食量,促进消化,保证营养。

(2)针对性补充:有缺铁性贫血病人可增加蛋黄、牛肉、肝、肾、豆类等富含铁剂的食物;营养性巨幼细胞贫血病人则应多进食含维生素 B_{12} 和叶酸的食物,如动物肝脏、肉类、蛋类、水果、新鲜蔬菜等;食欲减低者可少量多餐,于两餐之间加一次补血气疗汤。

(3)防止口腔溃疡:根据贫血病人易患口腔溃疡的特点,选择软纤维食物,如香蕉、草莓、西红柿或切成小片的水果,避免大块、硬的食物摩擦损伤口腔黏膜。

3. 用药护理 按照贫血病人使用铁剂的注意事项用药;严重贫血时,病人可有吞咽困难,老年病人可能服药困难,有发生呛咳、误吸的危险,可将大药片磨碎服用。

4. 皮肤护理 老年贫血病人由于衰老和表皮血流量的相对减少,较易出现皮肤干燥、瘙痒症状,应注意保持皮肤表面的水分,增加室内空气湿度,至少达到60%,室内温度控制在22℃以下;为防止抓挠破损造成皮肤伤口感染,建议使用温水洗澡,每日早晚涂抹婴儿油按摩四肢及背部皮肤;避免搔抓皮肤止痒,必

要时可使用药物止痒,如炉甘石洗剂、止痒软膏,以免挠破皮肤,增加感染机会。

5. 心理护理　骨髓增生异常综合征也被称为白血病前期,缺乏有效的根治疗法。通常病人家属会出于亲情和歉疚心理隐瞒病人的病情,并给予过度的照顾。老年高龄病人,由于缺氧乏力,部分病人产生依赖心理,逐渐丧失自理能力,产生无用、无望和无助感,导致生活质量下降,使家庭负担加重。应根据病人体力特点和配合程度,制订病人可接受的训练计划,采用鼓励、暗示、示范等方法帮助病人恢复进食、穿衣、洗漱、如厕等自理活动,使病人自信心增强,正性情绪增加。

(四)健康教育

1. 防止感染和出血指导　骨髓增生异常综合征病人的主要死亡原因是感染和出血,因此,有效预防感染和出血是延长病人生存期、减少死亡率的重要手段。嘱病人重视个人卫生,注意保持口鼻腔、会阴部皮肤黏膜的清洁和完整。早发现、早处理松动的牙齿,防止牙齿脱落掉入气管引发严重后果。餐后及时清洗和调整义齿,避免误咽划伤食管或损伤胃肠道。教育病人养成不剔牙、不抠鼻子的卫生习惯,为预防鼻腔黏膜干燥出血,可在睡前涂抹鱼肝油滴鼻剂。

2. 日常生活指导　指导病人缓解期保持良好的生活方式,生活要有规律,保证充足的休息和睡眠,每天睡眠时间保证 8～10 小时。适当进行健身活动,如散步、慢跑、打太极拳等,以提高免疫力。保持室内通风良好,定期消毒,避免与患感冒或者其他传染性疾病的人员接触。

3. 疾病预防指导　告知病人保持体重的重要性,给病人提供补血食谱,在总热量控制的前提下鼓励病人少量多餐。教会病人认识活动过度时的体征,如憋喘、头晕等不适,出现这种情况时应减少活动,饭后至少休息 1 小时再开始活动。

4. 用药指导　指导病人遵医嘱用药,不使用对骨髓造血系统有损害的药物和含苯的染发剂。定期监测提示治疗效果和药物副作用的指标动态,了解疾病转归。指导病人及其家属在生活、工作中应注意针对致癌物质的防护,定期复查血常规,发现出血、发热,以及骨、关节疼痛要及时到医院检查。

5. 运动指导　将老年病人常用的生活用品放在病人容易拿取的位置,根据需要提供便器,指导病人如何减少氧消耗的技巧,保存体力。血红蛋白<60 g/L 时,应保证病人充分休息,减少能量消耗,间断低流量吸氧以改善缺氧症状;血红蛋白≥60 g/L 时,根据病人耐受情况,鼓励病人进行自理活动和轻度活动;血红蛋白≥80 g/L 时,鼓励病人恢复以往作息时间及运动习惯,如室内散步、打太极拳等。

七、老年性紫癜病人的护理

(一)概述

老年性紫癜是指由于老年人皮肤和皮下组织内血管脆性增加的一种紫癜性损害。本病又称老年性坏血病,属于老年性退行性变的一种皮肤病,其特征为前臂、手背、颈部或其他部位出现红色至紫色瘀斑或紫癜。

其发病机制有两种:一是与老年人血管失去皮下组织支持而又缺乏弹性有关,轻微外伤可造成血管破裂,红细胞外渗;二是老年人皮肤组织中吞噬细胞的吞噬能力减弱,因此血液吸收迟缓,在红细胞外渗处常遗留含铁血黄素沉着。年老体弱,尤其是营养不良者,由于皮下脂肪消失,皮肤血管不能受到适当支撑,轻微外伤能使这些血管漏血。束臂试验可呈弱阳性。

(二)典型临床表现

1. 年龄特征　本病多为中老年人,尤以 65 岁及以上人群居多。

2. 出血　多见于显露部位,如面部、颈部、手背、前臂的伸侧与桡侧以及小腿。偶尔也发生于面部,特别是鼻背与眼镜架接触的压迫处。皮肤出现深红色至紫红色、直径 1～2 cm 大小的紫癜,通常对称分布。

3. 皮损　表现微弱外伤,压迫或者自然发生 1～5 cm 大小暗紫色瘀点或瘀斑,形态不规则,边界清楚,常伴表皮破损;紫癜色泽变化很小,历时数周或更长,自然消退后留下色素沉着,损害周围皮肤变薄;毛发稀疏甚至缺乏,毛细血管可见扩张,缺乏弹性,压脉带试验常呈阳性。

（三）护理措施

1. 保护血管　保护老年人脆性增加的血管免受损伤,去除诱因;注意防晒,避免外伤;慎用糖皮质激素外用制剂,以免加重或诱发新的紫癜。

2. 加强营养　纠正营养不良,改善营养状况,可给予维生素 C、维生素 E 和蛋白同化激素,亦可用复方丹参滴丸;积极治疗肝病等原发疾病。

3. 用药护理　注意改善和增加血管壁密度,遵医嘱应用改善微循环药物。

（四）健康教育

指导病人及其家属积极治疗,明确诊断,排除其他各类紫癜,如特发性血小板减少性紫癜、过敏性紫癜、血友病及维生素 C 缺乏病。老年人血管脆性增强,指导老年人保护好皮肤,避免切力损伤,如负重、压迫、碰撞、外伤。长期应用糖皮质激素而引起该病者,应在医生指导之下,根据病情减少或停用糖皮质激素。

八、弥散性血管内凝血病人的护理

（一）概述

弥散性血管内凝血(disseminated intravascular coagulation,DIC)是由多种致病因素激活机体的凝血系统,导致全身弥漫性微血栓形成,从而消耗了大量凝血因子和血小板,并继发纤溶亢进,造成全身出血、栓塞、微循环衰竭的临床综合征。引起"内凝血"的病因很多,其中最常见的有感染性疾病、恶性肿瘤、产科意外、手术及创伤、内科与儿科疾病。由于老年人是恶性肿瘤的高发人群,又有多病性等特点,所用药物较多,易发生各种感染,因此"内凝血"在老年人群中较为常见。"内凝血"的病死率高达 31%～80%,疾病治疗与护理中应高度重视。

（二）典型临床表现

1. 分型　按起病缓急、症状轻重可分为急性与慢性两种类型。

（1）急性弥散性血管内凝血:急性弥散性血管内凝血病人可在数小时至 1～2 天发病,病情凶险,表现为严重广泛的出血,常伴短暂或持久的血压下降,可见于严重感染、溶血性输血反应、外科大手术后等情况。

（2）慢性弥散性血管内凝血:慢性弥散性血管内凝血起病缓慢,病程较长,病情较和缓,可持续几周以上,症状隐匿,以栓塞为主,症状可被原发的症状所掩盖,早期出血不严重,可见于癌肿播散、死胎潴留、系统性红斑狼疮(SLE)等。

2. 典型表现　"内凝血"的主要症状表现为出血、休克、栓塞、溶血四个方面。

（1）出血:①急性型发生出血率为 84%～100%,慢性型不严重。"内凝血"早期可无出血症状,相反血液凝固性增高,静脉采血常出现针筒内血液凝固现象。②在消耗性低凝血期尤其是伴继发性纤溶时,发生大量广泛的出血,出血可随原发病病变而不同,皮肤出血呈一处或多处的大片瘀斑或血肿。③外科手术中,老年病人可出现伤口渗血不止或血不凝固。④在局部注射的部位则有针孔持续渗血;严重病例也可有胃肠、肺或泌尿道出血,颅内出血是致死的主要病因之一。

（2）休克:①"内凝血"的基础疾病和"内凝血"本身都可诱发休克。②急性型占比较高,表现为一时性或持久性血压降低,原因是微循环障碍,回心血量减少;大量出血致血容量不足;"内凝血"的病理过程中激肽生成,补体激活,可致血管扩张,血管床增加,血流灌注更趋不足;血管通透性增强,血浆外渗,进一步降低血管内血容量;微循环障碍,血流淤滞,局部营养代谢障碍,引起小血管调节功能紊乱,小血管扩张。③休克见于严重的病例,其休克程度与出血量不成比例,以革兰阴性杆菌败血症引起的"内凝血"最常见,可与"内凝血"形成恶性循环,休克一旦发生则会加重"内凝血",往往提示病情严重、预后不良。

（3）栓塞:①可发生于全身各脏器。因血栓导致相应器官的缺血性功能障碍甚至功能衰竭,肾功能受累占 25%～67%,肝功能受累占 22%～57%;脑的栓塞和出血能引起非特异性神经症状,包括昏迷、谵妄、短暂性神经症状或脑膜炎样脑膜刺激症状;②以肺部及肾脏最常见。肾脏血栓导致腰痛、血尿、蛋白尿、少尿甚至尿毒症及急性肾衰竭;肺栓塞可引起呼吸困难、发绀、呼吸窘迫综合征等。③各静脉受累可发生动静脉血栓栓塞的症状。

（4）溶血:又称红细胞破碎综合征,引起的贫血也可称为微血管病性溶血性贫血。近年来认为内毒素、纤溶降解产物、D碎片可以通过激活补体-粒细胞自由基途径损伤红细胞膜参与溶血过程。常较轻微,一般不容易觉察,大量溶血时可出现黄疸。

（三）护理措施

1. 休息与饮食

（1）注意休息:当血红蛋白<30 g/L时,应绝对卧床休息,减少机体耗氧量;意识障碍者应采取保护性措施;当血小板个数<20×10^9/L时,应限制活动,避免外伤,以防出血。

（2）增加营养:供给足够的能量、蛋白质与维生素。有消化道出血者应酌情进冷流质饮食或暂禁食;贫血病人多进食富含铁的食物,如绿叶蔬菜、动物肝脏;昏迷者应给予鼻饲,并注意做好鼻饲的常规护理。

2. 对症护理

（1）出血时:注意观察生命体征、意识状态,皮肤、黏膜出血范围,出现呕血、便血、咯血时要记录出血量,并警惕脑出血。记录液体出入量,注意观察原发病症状及体征。

（2）组织灌注不足时:注意观察意识、表情、皮肤色泽和肢端温度、脉搏、血压与脉压、尿量、中心静脉压、动脉血气等,并详细记录。

（3）栓塞时:观察皮肤有无点状或块状瘀点,四肢末端有无发绀、疼痛;观察口腔黏膜、肛门及胃肠道等黏膜栓塞表现;观察是否出现腰背部疼痛、少尿、无尿或血尿,是否出现恶心、呕吐、意识障碍;观察病人有无肺血管栓塞、心脑血管栓塞等症状。

（4）皮肤护理:减轻血压袖带或衣服的束缚,选择柔软的衣服;指导病人剪短指甲,以免抓破皮肤,出血不止,保持皮肤清洁,定期用温水擦洗;预防压疮,每小时翻身1次,有条件者用气垫床;做好尿、便失禁的护理,保持局部皮肤干燥、清洁,必要时给予导尿。

（5）牙龈出血时:可用冷水、冷盐水漱口,平时不用牙刷刷牙,用棉签蘸水擦洗牙齿。

3. 用药护理

（1）严格执行医嘱:按时按量应用抗凝药物、抗纤溶药物和预防低血压的药物,维持静脉输液,以防止血压降低后进一步减少末梢循环血量。

（2）应用肝素时:肝素用量过大,有引起全身大出血的危险,所以在用药过程中要密切观察出血情况,随时提供动态信息,若出现自发性出血要立即报告医生,遵医嘱立即停药,必要时使用抗凝拮抗剂。

（3）使用抗纤溶药物时:静脉用药速度不宜过快,此药可加重组织缺氧、坏死,尤其在休克的少尿期时会使病情恶化,应尽量少用或不用。

（4）输注各种成分血时:要严格按照输血操作规程和查对制度,仔细核对,及时输注,加强巡视,注意输注速度,密切观察病情变化及有可能发生的各种输血反应。

4. 心理护理 由于病情危重,症状较多,病人常有濒死感。大多表现为高度紧张恐惧,部分表现为烦躁不安、精神失常,有的表现为悲观失望、抑郁淡漠,甚至拒食和拒绝治疗。因此,应针对上述不同的心理状态进行解释,对病人只谈疾病良性转化规律,并列举抢救成功的范例,取得其合作,保持心身安宁,增强战胜疾病的信心。

（四）健康教育

1. 日常生活指导 向病人及其家属讲解疾病的相关知识及注意事项,指导其吃营养丰富、易于消化的流质或半流质食物,避免生、冷、油炸及刺激性食物,以免对消化道造成刺激,引起出血;指导病人日常活动方法,避免剧烈运动,防止外伤;指导病人家属掌握皮肤护理的注意事项,掌握翻身的方法;会阴部用温水清洗后,用干毛巾擦干,必要时涂爽身粉以保持干燥,避免细菌滋生及局部破损。

2. 疾病知识指导 指导病人及其家属学会观察抗凝药物不良反应的表现,如发热、脱发、过敏、血小板减少、出血;学会如何预防出血,如使用电动剃须刀,避免使用牙签剔牙,选用软牙刷或海绵棒清洁口腔;

讲解保持伤口局部干燥清洁的重要性、刺激性药物输注时的注意事项；输注刺激性药物应严防外渗，以免引起局部组织炎症甚至坏死；告知其坚持定期门诊复查血常规的重要性。

九、老年类风湿关节炎病人的护理

（一）概述

类风湿关节炎（RA）是一种全身性自身免疫病，主要表现为以双手和腕关节等小关节受累为主的慢性、对称性、持续性、侵蚀性多关节炎。其病理表现为关节滑膜慢性炎症、血管形成、关节软骨和骨破坏。40～60岁人群较多发，女性发病率高于男性。

（二）典型临床表现

1. 关节表现

（1）晨僵：95％以上的病人可出现晨僵，晨僵是类风湿关节炎突出的临床表现，可作为观察病情活动及轻重的一个指标。手指关节较长时间不运动后出现活动障碍、僵硬感，影响翻身、系衣扣、握拳等活动，需经过肢体缓慢活动后这种感觉才消失。

（2）关节痛与压痛：常为最早出现的症状。最常出现的部位为腕、掌指、近端指间关节，其次是足趾、膝、踝、肘、肩等关节。多呈对称性、持续性，但时轻时重，以夜间晨间及关节起动时明显。疼痛的关节往往伴有压痛，受累关节的皮肤可出现褐色色素沉着。

（3）关节肿胀：多因关节腔内积液、滑膜增生或关节周围软组织炎症、水肿引起，凡受累的关节均可肿胀，常见的部位与关节疼痛部位相同，亦多呈对称性。

（4）关节畸形：见于较晚期病人；关节周围肌肉的萎缩、痉挛使畸形更为严重。最为常见的关节畸形是掌指关节的半脱位、手指向尺侧偏斜和呈"天鹅颈"样及"纽扣花"样，以及腕和肘关节强直。

（5）关节功能障碍：关节肿痛、结构破坏和畸形导致关节活动受限，影响病人生活自理能力和工作能力。美国风湿病学会（ACR）将因本病影响生活的程度分为四级。Ⅰ级：能正常地进行各种工作和日常生活活动。Ⅱ级：能正常地进行各种日常生活活动和某些特定工作，其他工作受限。Ⅲ级：能正常地进行各种日常生活活动，不能胜任工作。Ⅳ级：各种日常生活活动和工作均受限。

2. 关节外表现

（1）类风湿结节：本病较常见的关节外表现，可见于30％～40％的病人，往往类风湿因子呈阳性且病情活动，男性多见，多有长期大量吸烟史。类风湿结节可发生于任何部位，但多位于关节隆突部及经常受压部位的皮下，如前臂伸面、尺骨鹰嘴下方、跟腱、滑囊等处。结节大小不一，直径由数毫米至数厘米，质硬、无压痛，对称性分布。此外，几乎所有脏器如心、肺、胸膜、眼等均可累及。其存在提示类风湿关节炎病情活动。

（2）类风湿血管炎：通常见于病程长、血清类风湿因子阳性且病情活动的类风湿关节炎病人。其皮肤表现各异，包括瘀点、紫癜、指（趾）坏疽、梗死、网状青斑，病情严重者可出现下肢深大溃疡。需积极应用免疫抑制剂治疗。

（3）心脏受累：心包炎最常见，多见于类风湿因子阳性、有类风湿结节的病人。但不足10％的病人会出现临床症状，近半数病人可通过超声心动图检查发现。

（4）肺：肺受累很常见，其中男性多于女性，有时可为首发症状。①肺间质病变：最常见的肺病变，见于约30％的病人，主要表现为活动后气短，肺纤维化。②胸膜炎：见于约10％的病人。为单侧或双侧少量胸水，偶为大量胸水。胸水呈渗出性，糖类含量低。③结节样改变：肺内出现单个或多个结节，为肺内的类风湿结节表现。结节有时可液化，咳出后形成空洞。尘肺病人合并类风湿关节炎时易出现大量肺结节，称为卡普兰（Caplan）综合征，也称类风湿性尘肺。临床和胸部X线片表现均类似肺内的类风湿结节，数量多，较大，可突然出现并伴关节症状加重。

（5）眼：最常见的表现为继发干燥综合征所致的干眼症，可能合并口干、淋巴结肿大，需结合自身抗体，经口腔科及眼科检查进一步明确诊断。

（6）神经系统：神经受压是类风湿关节炎病人出现神经系统病变的常见原因。如正中神经在腕关节处受压可出现腕管综合征，胫后神经在踝关节处受压可出现跗管综合征。

（7）血液系统：正细胞正色素性贫血是最常见的血液系统表现，贫血程度与关节的炎症程度相关，在病人的炎症得以控制后，贫血也可得到改善。如出现小细胞低色素性贫血时，贫血可因病变本身或因服用非甾体抗炎药而造成胃肠道长期少量出血所致。在病情活动的类风湿关节炎病人常见血小板增多，与疾病活动度相关，病情缓解后可下降。

（三）护理措施

1. 病情观察

（1）注意关节症状：了解关节疼痛的部位、病人对疼痛性质的描述，关节肿胀和活动受限的程度，有无畸形，晨僵的程度，以判断病情及疗效。

（2）注意关节外症状：如胸闷、心前区疼痛、腹痛、消化道出血、头痛、发热、咳嗽、呼吸困难等，提示病情严重，应尽早给予适当的处理。

2. 休息与体位 急性活动期，除关节疼痛外，常伴有发热、乏力等全身症状，应卧床休息，以减少体力消耗，保护关节功能，避免脏器受损。限制受累关节活动，保持关节功能位，如膝下放一平枕，使膝关节保持伸直位，足下放置足板，避免垂足。但不宜绝对卧床。

3. 晨僵护理 ①鼓励病人早晨起床后行温水浴，或用热水浸泡僵硬的关节，而后活动关节。夜间睡眠时注意对病变关节保暖，如戴弹力手套，可减轻晨僵程度。关节肿痛时，限制活动。②急性期后鼓励病人坚持每天定时进行被动和主动的全关节活动锻炼，并逐步从主动的全关节活动锻炼过渡到功能性活动，以恢复关节功能，加强肌肉力量与耐力。活动量以病人能够忍受为度，如活动后出现疼痛或不适持续 2 小时以上，应减少活动量。③老年人耐力受限，可提供适当的辅助工具，如拐杖、助行器、轮椅等，并教给病人个人安全的注意事项，指导病人及其家属正确使用辅助性器材，使病人既能避免长时间不活动而致关节僵硬，又能在活动时掌握安全措施，避免损伤，预防跌倒。

4. 预防关节失用 为保持关节功能，防止关节畸形和肌肉萎缩，护士应指导病人锻炼。在症状基本控制后，鼓励病人及早下床活动，必要时提供辅助工具，避免长时间不活动。也可配合理疗、按摩，以增加局部血液循环，松弛肌肉，活络关节，防止关节失用。

5. 用药护理 坚持服药可以缓解症状，提高生活质量，延缓病情的发展。指导病人遵医嘱用药，掌握服药的方法及服药时间，观察药物疗效及不良反应。服用非甾体抗炎药，应合用胃黏膜保护剂、质子泵抑制剂等药物，定期监测血常规、肝肾功能等指标。

6. 饮食护理 以低盐、高钙及含钾丰富但热量较低的食物为宜。忌辛辣、刺激性食物，禁酒，避免进食高热量、高脂肪饮食，因为含热量高的食物（如巧克力、糖、油煎食品等）会使体重上升，从而加重关节及身体的负担，特别是下肢关节，所以应选择新鲜蔬菜、水果、瘦肉、含维生素的食物等，对缓解症状有益。

7. 心理护理 病人因病情反复发作、顽固的关节疼痛、疗效不佳等原因，常表现出情绪低落、忧虑、孤独，对生活失去信心。护士在与病人的接触中要以和蔼的态度，采取心理疏导、解释、安慰、鼓励等方法做好心理护理。帮助老年病人认识和疏导负性情绪，鼓励积极参加集体活动，建立良好的社会支持体系。

（四）健康教育

1. 疾病知识指导 向病人讲述类风湿关节炎的基本知识，使病人正确认识疾病，消除恐惧心理，保持心情愉快及乐观的心态，树立战胜疾病的信心。指导病人观察药物疗效及不良反应，如出现皮疹、关节肿胀、发热、恶心、食欲缺乏、血尿、黑便等，及时告知医生，遵医停药或改药。指导居家老年病人定期复查血液指标，发现病情变化，及时就医。

2. 日常生活指导 指导老年人居住环境应干燥、安静、阳光充足、通风良好，切勿住在阴暗潮湿的地方；指导居家老年病人循序渐进地进行受累关节的功能锻炼，强度以不引起关节疼痛加重为度；指导居家老年病人关节处保暖，不穿湿衣、湿鞋及湿袜，防止受寒、淋雨和受潮，夏季空调不宜直吹，不宜暴饮冷饮等；保持良好的精神状态，避免过度疲劳、精神刺激、感染等。

十、老年风湿性关节炎病人的护理

(一)概述

风湿性关节炎是一种常见的急性或慢性结缔组织炎症。可反复发作并累及心脏。临床上以关节和肌肉游走性酸楚、红肿、疼痛为特征,属变态反应性疾病,是风湿热的主要表现之一,多以急性发热及关节疼痛起病。寒冷、潮湿等因素可诱发本病。下肢大关节如膝关节、踝关节最常受累。虽然近几十年来风湿热的发病率已显著下降,但非典型风湿热及慢性风湿性关节炎并非少见。

(二)典型临床表现

风湿性关节炎分急性和慢性两种类型,主要有全身症状、局部症状及关节外症状。

1. 全身症状　起病时多有周身疲乏、食欲减退、出汗、烦躁、发热等症状。大多数病人均可出现发热,呈不规则低热或中度发热,也有呈弛张热或持续高热者。

2. 局部症状　关节局部主要表现为红、肿、热、痛。病变主要侵犯膝、踝、髋、肩、肘、腕等大关节,但少数也可侵犯四肢小关节及颞颌关节和脊柱关节;特点是关节疼痛,呈游走性,由一个关节转移至另一个关节,可以同时数个关节受累;关节症状受气候变化影响较大,常在天气转冷或下雨前出现关节痛;急性期过后不遗留关节变形,这与类风湿关节炎不同。

3. 关节外症状　包括心脏病变及皮肤病变。

(1)心脏病变:由于风湿热活动期以累及关节和心脏为主,因此风湿性关节炎病人常伴有心肌炎、心内膜炎、心包炎等,其中以心肌炎为主,主要症状有胸闷、心悸、心前区不适或疼痛等。

(2)皮肤病变:主要表现为结节性红斑及环形红斑,且以环形红斑多见,好发于四肢内侧和躯干,其中结节性红斑好发于小腿,初起不红,按之有压痛,其后呈红色结节,消退后仍有色素沉着。

(三)护理措施

1. 休息与活动

(1)保证休息与定期锻炼:定期锻炼能维持关节的功能,缓解僵硬感,减轻疼痛和疲劳;锻炼还能增强骨骼的力量;病人可根据自身病情来进行休息和锻炼。若炎症较严重,则应严格保证睡眠,每天应保证8～10小时的睡眠。

(2)保护关节和保存体力:过度使用已有炎症的关节会导致疼痛、肿胀和新的关节损伤。避免使用会给关节造成额外压力的不当姿势或活动,避免同一姿势保持太长时间。学会并正确使用各种生活辅助设施,以减轻关节压力。

2. 饮食护理　给病人高蛋白质、高维生素、富于营养和维生素、易消化的饮食,有心功能不全或服用激素治疗时严格限制摄入水量和盐量。可一周食用两次以上的富含欧米伽-3多元不饱和脂肪酸的鱼油缓解症状,如鲑鱼、鲭鱼和沙丁鱼。服用胶囊形式的鱼油也是很有效的。

3. 发热护理　监测发热病人体温变化,保持皮肤清洁;鼓励病人多饮水;观察有无心功能不全表现,有无脱水体征;若出现心力衰竭表现应及时通知医生,并给予抗心力衰竭的治疗。

(四)健康教育

1. 日常生活指导　非活动期注意关节锻炼,关节处要注意保暖,避免潮湿;老年居家病人不要受寒、受潮、疲劳,防止呼吸道感染;保证营养摄入,提高机体抵抗能力。

2. 疾病知识指导　去除体内链球菌感染灶防止复发,如扁桃体炎反复发作可行扁桃体切除,患急性咽喉炎时即刻就医以免病情复发。当风湿侵犯心脏时,绝对卧床休息,并遵医嘱服用治疗心脏的药物,严密观察病情,如有异常变化及时联系医生。

十一、老年干燥综合征病人的护理

(一)概述

干燥综合征(SS)是一种侵犯外分泌腺体,尤以唾液腺和泪腺为主的慢性炎症性自身免疫病。临床上除有唾液腺和泪腺受损功能下降引起的口干、眼干外,尚有其他外分泌腺及腺体外其他器官的受累而出现多系统损害的症状。其血清中则有多种自身抗体和高免疫球蛋白血症。本病分为原发性和继发性两类。原发性干燥综合征属全球性疾病,在我国人群的患病率为 $0.29\%\sim0.77\%$,老年人患病率为 $3\%\sim4\%$。本病女性多见,男女比为 $1:(9\sim20)$。发病年龄多在 $30\sim60$ 岁。

（二）典型临床表现

1. 眼部症状 由于泪腺分泌功能下降,出现眼部干涩、沙粒感、烧灼感、幕状遮感、畏光,眼睑沉重,结膜、角膜炎,视力下降,严重者欲哭无泪。

2. 口腔症状 唇和口角干燥裂、有口臭。①猖齿:牙齿呈粉末状或小块破碎、发黑,最终只留下残根齿。②舌:舌面干,舌干痛,舌质红,呈"镜面舌"样。③唾液腺炎:腮腺、颌下腺反复肿大,伴压痛、发热。以腮腺受累最常见。

3. 皮肤 干燥,似鱼鳞状。

4. 关节疼痛 $70\%\sim80\%$ 病人有关节疼痛。

（三）护理措施

1. 休息与环境 嘱病人卧床休息,待病情好转后逐渐增加活动量。保持病室适宜的温度及湿度,温度保持在 $18\sim21$ ℃,湿度保持在 $50\%\sim60\%$,可以缓解呼吸道黏膜干燥所致干咳等症状,并可预防感染。角膜炎病人出门宜戴有色眼镜,居室环境光线宜暗。

2. 饮食护理

（1）促进食欲:由于发热及口腔黏膜干燥引起的食欲减退,病人宜吃富含高蛋白质、高热量、高维生素、易消化、富含水分的清淡软食,如丝瓜、芹菜、黄花菜甲鱼、西瓜、甜橙、鲜梨、鲜藕等。忌暴饮暴食,忌食辛辣、熏烤、煎炸食品及过热、过冷、过酸等刺激性食物,忌烟酒,多吃水果和蔬菜,多饮水,缓解干燥症状。

（2）注意补钾:干燥综合征可引起肾小管损害,出现低血钾症状,如腹胀、乏力、肠蠕动减慢、诱发肠麻痹、心动过速等,故需定期监测血钾,并食用含钾高的食物,如橘子、香蕉、肉、蛋、谷类等。

（3）慎用补品:告知老年病人吃补药时不宜吃鹿茸等干燥性食物;可服用枸杞粥、人参粥等,可遵医嘱服用西洋参、沙参和甘草等中药泡水代茶饮,以保持口腔湿润。

3. 皮肤护理

（1）防止搔抓:干燥综合征病人皮肤干燥,严重者常伴瘙痒,并因搔抓导致外伤。由于反复搔抓刺激,导致局部组织肥厚,色素沉着而出现苔藓化。老年病人应经常修剪指甲,不留长指甲。

（2）皮肤保湿:对汗腺受累引起皮肤干燥者,禁用碱性肥皂,选用中性肥皂。病人在洗澡后不要把身体完全擦干,轻轻吸干身上水分,保持皮肤一定的湿度,然后再涂上一层保湿剂或者护体霜。嘱咐老年病人勤换内衣裤、床单、被褥,保护皮肤的清洁、干净。

（3）防止感染:皮肤损伤者应该根据皮损情况予以清创换药,如遇感染,可以适当使用抗生素。

4. 疼痛护理 ① $70\%\sim80\%$ 的病人有关节、肌肉酸痛,嘱病人急性期多卧床休息,注意保暖,缓解疼痛,避免引起疼痛的各种诱因,如寒冷、潮湿、感染、吹风,注意肢体保暖,减少疾病的反复发作。可以用热水浸泡关节疼痛部位,以松弛肌肉、改善循环、减轻疼痛。②加强口腔护理,保持口腔清新,用餐后刷牙漱口,减少口腔继发感染。发生口腔溃疡时,可用生理盐水棉球擦洗局部,再用 5% 甲硝唑涂擦,避免使用龙胆紫,以免加重口腔干燥症状。

5. 心理护理 本病常因病变累及多系统而影响病人的生活、学习、社交、经济等,病人易出现负性心理反应。通过与病人交谈,介绍本病相关知识,讲解良好的情绪有利于病情的好转,列举成功的经验,使病人情绪稳定,积极配合治疗及护理。

（四）健康教育

1. 疾病知识指导 ①向病人及其家属讲解疾病的病因、诱因、治疗方法、常用药物及自我护理方法,定期复查。②指导病人坚持正确服药,勿随意停药减药,如糖皮质激素类药物。了解药物副作用,如有异常及时停用并就医。③观察日夜尿量并记录。观察排尿时有无尿频、尿急、尿痛。每天清洗会阴,以防止泌尿系统感染。④病变累及鼻、气管、肺等可引起咽干、慢性咳嗽、肺纤维化。可行雾化吸入,加强扩胸运动,指导老年居家病人学会正确咳嗽方法预防肺部感染。

2. 注意眼部卫生 对由于腺病变或泪腺分泌减少而产生干燥性角膜、结膜炎病人,需要做好眼部护理。①保护好眼睛,每天用温热软毛巾湿敷眼部1小时,勿用手揉眼睛,揉擦会增加损伤。②眼泪减少可引起角膜损伤,易发生细菌感染,给予人工泪液滴眼或其他药水滴眼,指导滴眼药的方法,睡前涂眼膏保护角膜,戴眼防护镜。③避免阳光直接照射,避免长时间看书和看电视,增加卧床休息和睡眠时间,避免眼睛疲劳。

3. 口腔卫生指导 保持口腔清洁,每天刷牙至少2次,选用软毛牙刷。定期做口腔检查,预防口腔感染及牙齿的发生。养成饭后漱口的习惯,并用牙签将食物碎屑从牙缝中清除。经常用液体湿润口腔,或咀嚼口香糖等刺激唾液腺分泌,保持口腔湿润。

4. 日常预防指导 尽量少去公共场所,尤其是流感季节;如有必要可以佩戴口罩,适时增减衣物,适量锻炼增强体质,预防感冒发生;卧室每日要定时通风。

思考题

(1) 骨质疏松症病人饮食原则是什么?
(2) 痛风病人饮食的注意事项有哪些?
(3) 代谢综合征病人日常生活注意事项有哪些?
(4) 为什么老年人易患蛋白质-能量营养不良综合征?
(5) 缺铁性贫血服用铁剂时应注意什么?
(6) 老年骨髓增生异常综合征的典型临床表现有哪些?
(7) 老年性紫癜的护理措施有哪些?
(8) 急性弥散性血管内凝血(DIC)典型临床表现是什么?
(9) 类风湿关节炎常见的关节临床表现有哪些?
(10) 如何指导类风湿关节炎的老年病人的休息与活动?
(11) 干燥综合征的皮肤护理要点是什么?

(王凤娇 张翠玲)

第五节 老年人常见泌尿、生殖系统疾病及护理

一、老年慢性肾功能衰竭病人的护理

(一)概述

慢性肾脏病是指各种原因引起的慢性肾脏结构和功能异常(肾脏损伤3个月以上),伴或不伴肾小球滤过率下降,表现为肾脏病理学检查异常或肾脏损伤;或不明原因的肾小球滤过率下降超过3个月。

慢性肾功能衰竭,简称慢性肾衰,指各种原发性或继发性慢性肾脏病进行性进展,引起肾小球滤过率下降和肾功能损害,出现以代谢产物潴留,水、电解质和酸碱平衡紊乱为主要表现的临床综合征,疾病末期称为尿毒症。慢性肾功能衰竭常见病因有原发性和继发性肾小球肾炎、糖尿病肾病、高血压肾小动脉硬化、肾血管疾病、遗传性肾病等。

近年来随着人口老龄化以及糖尿病、高血压的发病率逐年上升,糖尿病肾病、高血压肾小球动脉硬化的发病率亦明显增高。

（二）典型临床表现

慢性肾功能衰竭起病隐匿，早期常无明显临床症状或症状不典型，当发展至肾衰竭失代偿期时才出现明显症状，尿毒症时出现全身多个系统的功能紊乱。

1. 水、电解质和酸碱平衡失调 病人可出现水肿或脱水、高钠或低钠血症、高钾或低钾血症、低钙血症、高磷血症、高镁血症、代谢性酸中毒等。

2. 糖、脂肪、蛋白质代谢障碍 可表现为糖耐量降低、高甘油三酯血症、高胆固醇血症、蛋白质营养不良和血浆清蛋白水平降低。

3. 各系统症状体征

（1）消化系统表现：食欲不振是最常见和最早期的表现，还可表现为恶心、呕吐、腹胀、腹泻，晚期病人呼出气体中有尿味，口腔炎、口腔黏膜溃疡、消化道黏膜糜烂、溃疡以及上消化道出血也很常见。

（2）心血管系统表现。①高血压和左心室肥大：多数病人存在不同程度的高血压，主要由水钠潴留引起，也与肾素-血管紧张素-醛固酮系统功能紊乱、血管舒张因子分泌减少有关。高血压可引起左心室肥厚、心力衰竭、动脉硬化并加重肾损害。②心力衰竭：慢性肾衰竭常见的死亡原因。其发生大多与水钠潴留、高血压有关，部分亦与严重贫血、代谢性酸中毒、电解质紊乱有关。③心包炎：主要与尿毒症毒素，水、电解质紊乱，感染、出血等因素有关，可分为尿毒症性心包炎或透析相关性心包炎。后者主要与透析不充分、肝素使用过量有关，心包积液多为血性。④动脉粥样硬化：与高血压、脂质代谢紊乱、钙磷代谢紊乱引起的血管钙化等因素有关，动脉粥样硬化常发展迅速，引起冠状动脉、脑动脉和全身周围动脉粥样硬化，也是主要的致死因素。

（3）呼吸系统表现：常表现为气促，若发生酸中毒，可表现为深而长的呼吸。循环负荷过重、心功能不全时可发生肺水肿，部分病人发生尿毒症性胸膜炎或胸水。

（4）血液系统表现。①贫血：几乎所有病人均有轻至中度贫血，且多为正细胞正色素性贫血。导致贫血的主要原因是肾脏促红细胞生成素生成减少，故称为肾性贫血。②出血倾向：常表现为皮肤瘀斑、鼻出血、月经过多等，重者出现消化道出血、颅内出血。出血倾向与血小板功能障碍以及凝血因子减少等有关。

（5）皮肤表现：皮肤瘙痒是慢性肾衰竭常见症状之一，与继发性甲状旁腺功能亢进等有关。皮肤干燥伴有脱屑。尿毒症病人因贫血出现面色苍白或色素沉着异常呈黄褐色，为尿毒症病人特征性面容。

（6）肾性骨营养不良症：简称肾性骨病，可出现纤维囊性骨炎、骨软化症、骨质疏松症和骨硬化症，但有症状者少见，早期诊断主要靠骨活组织检查。

（7）神经、肌肉系统表现：神经系统异常包括中枢和周围神经病变。中枢神经系统异常称为尿毒症脑病：早期表现为疲乏、失眠、注意力不集中等；后期可出现性格改变、抑郁、记忆力下降、定向力障碍、谵妄、幻觉、昏迷等。尿毒症时可出现肌肉震颤、痉挛、肌无力和肌肉萎缩等。

（8）内分泌失调：慢性肾功能衰竭时除肾脏产生的内分泌激素异常外，还可出现多种内分泌功能紊乱。如性激素紊乱可有雌激素、雄激素水平下降，催乳素、黄体生成素水平升高等，女性病人常表现为闭经、不孕，男性病人表现为阳痿、不育等。

（9）感染：慢性肾衰竭主要死因之一，其发生与机体免疫功能低下、白细胞功能异常、淋巴细胞减少和功能障碍等有关。常见的感染有肺部感染、尿路感染。

（三）护理措施

1. 饮食护理 饮食治疗在慢性肾功能衰竭的治疗中具有重要意义，因为合理的营养膳食调配不仅能减少体内氮代谢产物的积聚及体内蛋白质的分解，维持氮平衡，还能在维持营养，增强机体抵抗力，延缓病情发展，提高生存率等方面发挥重要作用。

（1）蛋白质：慢性肾功能衰竭病人应限制蛋白质的摄入，且饮食中 50% 以上的蛋白质应为优质蛋白质，如鸡蛋、牛奶、瘦肉等，由于植物蛋白质含非必需氨基酸多，因此应尽量减少摄入，如花生、豆类及其制品。

（2）热量：供给病人足够的热量，以减少体内蛋白质的消耗。一般每天供应的热量为 $126 \sim 147$ kJ/kg，主要由糖类和脂肪供给。可选用热量高、蛋白质含量低的食物,如小麦淀粉、藕粉、薯类、粉丝等。同时供给富含维生素 C 和 B 族维生素的食物。对已开始透析的病人,应改为透析饮食。

(3)改善病人食欲:适当增加活动量,加强口腔护理,提供整洁、舒适的进食环境,提供色、香、味俱全的食物,烹调时可加用醋、番茄汁、柠檬汁等调料以增强病人食欲。少量多餐。

2. 用药护理 ①必需氨基酸、α-酮酸主要用于低蛋白饮食的肾功能衰竭病人和蛋白质营养不良问题难以解决的病人;以 8 种必需氨基酸配合低蛋白高热量的饮食治疗尿毒症,可使病人达到正氮平衡,并改善症状。②必需氨基酸有口服制剂和静脉滴剂,能口服者以口服为宜;静脉输入时应注意输液速度,如有恶心、呕吐,及时减慢输液速度,同时可给予止吐剂。③切勿在氨基酸内加入其他药物,以免引起不良反应。

3. 监测肾功能和营养状况 定期监测病人的体重变化、血尿素氮、血肌酐、人血清白蛋白和血红蛋白水平等,以了解其营养状况。

4. 皮肤护理 ①评估皮肤情况:评估皮肤的颜色、弹性、温湿度及有无水肿、瘙痒,检查受压部位有无发红、水疱、感染、脱屑等。②皮肤的一般护理:避免皮肤过于干燥,应以中性肥皂和沐浴液进行皮肤清洁,洗后涂上润肤剂,以避免皮肤瘙痒;指导病人修剪指甲,以防皮肤瘙痒时抓破皮肤,造成感染。

5. 休息与活动 慢性肾功能衰竭病人应卧床休息,避免过度劳累。

(1)卧床休息:病情较重或心力衰竭者,应绝对卧床休息,并提供安静的休息环境,协助病人做好各项生活护理;贫血严重者应卧床休息,并告诉病人坐起、下床时动作宜缓慢,以免发生头晕。有出血倾向者活动时应注意安全,避免皮肤黏膜受损。

(2)适度活动:能起床活动的病人,则应鼓励其适当活动,如室内散步、在力所能及的情况下自理生活等,但应避免劳累和受凉。活动时要有人陪伴,以不出现心慌、气喘、疲乏为宜。一旦有不适症状,应暂停活动,卧床休息。

(3)长期卧床病人:应指导或帮助其进行适当的床上活动,如屈伸肢体、按摩四肢肌肉等,指导家属定时为病人进行被动的肢体活动,避免发生静脉血栓或肌肉萎缩。

6. 监测感染征象 监测病人有无体温升高。慢性肾功能衰竭病人基础代谢率较低,体温高于 37.5 ℃时即提示存在感染。注意有无寒战、疲乏无力、食欲下降、咳嗽、咳脓性痰、肺部湿啰音、尿路刺激征、白细胞计数增高等。准确留取各种标本,如痰液、尿液、血液等送检。采取切实可行的措施,预防感染的发生。

具体措施如下:①有条件时将病人安置在单人房间,病室定期通风并进行空气消毒。②各项检查治疗应严格遵循无菌操作原则,避免不必要的侵入性治疗与检查,特别注意有无留置静脉导管和留置导尿管等部位的感染。③加强生活护理,尤其是口腔及会阴部皮肤的卫生。卧床病人应定期翻身,指导有效咳痰。④病人应尽量避免去人多聚集的公共场所。⑤接受血液透析的病人,其乙型和丙型病毒性肝炎的发生率明显高于正常人群,可进行乙肝疫苗的接种,并尽量减少输注血液制品。

(四)健康教育

1. 疾病预防指导 早期发现和积极治疗各种可能导致肾损害的疾病,如高血压、糖尿病等。高龄、高脂血症、肥胖、有肾脏疾病家族史是慢性肾脏病的高危因素,此类人群应定期检查肾功能。已有肾脏基础病变者,注意避免加速肾功能减退的各种因素,如血容量不足、肾毒性药物的使用、尿路梗阻等。

2. 疾病知识指导 向病人及其家属讲解慢性肾功能衰竭的基本知识,使其理解本病虽然预后较差,但只要坚持积极治疗,消除或避免加重病情的各种因素,可以延缓病情进展,提高生存质量。指导病人根据病情和活动耐力进行适当的活动,以增强机体抵抗力,但需避免劳累,做好防寒保暖。注意个人卫生,注意室内空气清洁,经常开窗通风,但避免对流风。避免与呼吸道感染者接触,尽量避免去公共场所。指导病人家属关心、照料病人,给病人以情感支持,使病人保持稳定积极的心理状态。

3. 饮食指导 指导病人严格遵从慢性肾功能衰竭的饮食原则,强调合理饮食对治疗本病的重要性。教会病人在保证足够热量供给、限制蛋白质摄入的前提下,选择适合自己病情的食物品种及数量。指导病人在血压升高、水肿、少尿时,应严格限制水钠摄入。口渴时可采用漱口、含小冰块、嚼口香糖等方法缓解。

有高钾血症时,应限制含钾量高的食物。

4. 病情监测指导　①指导病人准确记录每天的尿量和体重。②指导病人掌握自我监测血压的方法,每天定时测量,确保用药期间血压控制目标:当尿蛋白>1.0 g/d 时,血压应<125/75 mmHg;当尿蛋白<1.0 g/d 时,血压应<130/80 mmHg。③监测体温变化。④定期复查血常规、肾功能、血清电解质等。⑤及时就医的指征:如出现体重迅速增加超过 2 kg,水肿、血压显著增高,气促加剧或呼吸困难、发热、乏力或虚弱感加重,嗜睡或意识障碍时,需及时就诊。

5. 治疗指导　遵医嘱用药,避免使用肾毒性药物,不要自行用药。向病人解释有计划地使用血管以及尽量保护前臂、肘等部位的大静脉,对于日后进行血透治疗的重要性,使病人理解并配合治疗。已行血液透析者应指导其保护好动静脉瘘管,腹膜透析者保护好腹膜透析管道。

二、老年前列腺肥大病人的护理

(一)概述

前列腺肥大亦称前列腺增生,是老年男性的常见病和多发病。随全球人口老龄化的发展其发病也日渐增多。男性自 35 岁以后前列腺开始增生,但有增生病变不一定有临床症状,其发病率随年龄递增,50 岁以后开始出现临床症状,疾病症状随年龄增长而逐渐加重。城镇发病率高于乡村。种族差异也影响增生程度。

(二)典型临床表现

1. 尿频　这是最初症状,开始时表现为夜尿次数增加,每次尿量不多,当残余尿明显增加时,白天亦出现尿频。

2. 排尿困难　进行性排尿困难是前列腺增生最典型的症状,表现为排尿起始延缓、排尿费力、尿线细且射程短、尿时长。可因受凉、劳累、饮酒等使前列腺突然充血、水肿,发生急性尿潴留。

3. 并发症　可并发无痛性血尿、感染、结石、憩室,甚至引起双肾功能损害。长期排尿困难可诱发腹外疝、脱肛及痔等。

4. 直肠指诊　可扪及增大的前列腺。

(三)护理措施

1. 非手术治疗的护理

(1)一般护理:前列腺增生以老年人多见,应为病人提供安静、舒适、便利的治疗环境,做好生活护理,如搀扶如厕、帮助递送便器、整理衣裤等。

(2)用药护理:注意药物不良反应,观察记录用药后症状改善情况。

(3)保护膀胱功能:避免着凉、便秘等不良刺激可诱使增生的前列腺突然充血、水肿而发生急性尿潴留;禁饮酒、忌食辛辣刺激性食物,多食富含纤维素的食物,保持排便通畅;指导病人有尿意时及时排尿,勿憋尿。

2. 手术治疗的护理

(1)手术前护理。①饮食:嘱病人吃粗纤维、易消化食物,以防便秘,鼓励病人多饮水。②引流尿液:残余尿较多或出现尿潴留时,留置导尿管持续引流。

(2)手术后护理:重点是持续膀胱冲洗护理。手术后用生理盐水持续膀胱冲洗 3～7 日。注意:①确保冲洗通畅;②准确记录冲洗量和排出量;③冲洗速度根据排出液的颜色而定,色深则快,色浅则慢。

(四)健康教育

1. 日常生活指导　前列腺增生病人不能饮酒及食辛辣食物;应注意休息、勿受凉,手术后 1～2 个月不能从事剧烈运动;加强自我情绪的调整,保持乐观的精神风貌,积极与医护人员配合,增强战胜疾病的信心。

2. 疾病知识指导　定期为病人讲解泌尿、男性生殖系统疾病的防治知识,定期进行尿常规及肾功能的检查,不用对肾脏有损害的药物。病人手术后如果仍有排尿异常,应多饮水,定期测定残余尿量,少数病人出现尿失禁,嘱出院后继续坚持提肛锻炼,其方法是吸气时缩肛,呼气时放松肛门括约肌,可促进尿道括约肌功能恢复。

三、老年尿路感染病人的护理

（一）概述

尿路感染是由于各种病原微生物感染所引起的尿路急、慢性炎症，老年人多见。根据感染发生的部位，尿路感染可分为上尿路感染和下尿路感染，前者指肾盂肾炎，后者包括膀胱炎和尿道炎。

泌尿系统感染主要由细菌感染所致，致病菌以革兰阴性杆菌为主，其中以大肠杆菌最常见，占70％以上；90％尿路感染的致病菌来源于上行感染。正常情况下尿道口周围有少量细菌寄居，一般不引起感染，当机体抵抗力下降、尿道黏膜有损伤或入侵细菌毒力大、致病力强时，细菌可侵入尿道并沿尿路上行至膀胱、输尿管或肾脏而发生尿路感染。

细菌进入泌尿系统后是否引起感染与机体的防御功能和细菌本身的致病力有关。当机体抵抗力低下，有全身性疾病存在时，如糖尿病、慢性肾脏疾病、慢性腹泻、长期卧床的重症慢性病和长期使用糖皮质激素等，可使机体抵抗力下降而发生尿路感染。

（二）典型临床表现

1. 膀胱炎 约占尿路感染的60％，病人主要表现为尿频、尿急、尿痛等膀胱刺激症状，伴耻骨上不适。一般无全身毒血症状。常有白细胞尿，30％有血尿，偶有肉眼血尿。

2. 急性肾盂肾炎 临床表现因炎症程度不同而差异较大，多数起病急骤，表现如下。

（1）全身表现：常有寒战、高热，伴有头痛、全身酸痛、无力、食欲减退。轻者全身表现较少，甚至缺如。

（2）泌尿系统表现：常有尿频、尿急、尿痛等膀胱刺激症状，多伴有腰痛或肾区不适，肋脊角压痛和（或）叩击痛。可有脓尿和血尿。部分病人可无明显的膀胱刺激症状，而以全身症状为主，或表现为血尿伴低热和腰痛。

（3）并发症：较少，当细菌毒力强、合并尿路梗阻或机体抵抗力下降时可发生肾乳头坏死和肾周脓肿。前者主要表现为高热、剧烈腰痛和血尿，可有坏死组织脱落随尿排出，发生肾绞痛；后者除原有肾盂肾炎症状加重外，常出现明显单侧腰痛，向健侧弯腰时疼痛加剧。

3. 无症状性菌尿 又称隐匿型尿感，即有真性菌尿但无尿路感染的症状。多见于老年人和孕妇，60岁及以上老年人的发生率为10％，孕妇为7％。如不治疗，约20％无症状性菌尿者可发生急性肾盂肾炎。

（三）护理措施

1. 休息与睡眠 急性发作期应注意卧床休息，宜取屈曲位，尽量勿站立或坐直。保持心情愉快，过分紧张可加重尿频。增加休息与睡眠，为病人提供安静、舒适的休息环境，加强生活护理。指导病人进行感兴趣的活动，如听轻音乐、欣赏小说、看电视或聊天等，以分散注意力，减轻焦虑，缓解尿路刺激征。

2. 增加水分的摄入 在无禁忌证的情形下，应尽量多饮水、勤排尿，以达到不断冲洗尿路，减少细菌在尿路停留的目的。尿路感染者每天摄水量应不低于2000 mL，保证每天尿量在1500 mL以上，且每2～3小时排尿1次。

3. 保持皮肤黏膜的清洁 加强个人卫生，增加会阴清洗次数，减少肠道细菌侵入尿路而引起感染的机会。

4. 缓解疼痛 指导病人进行膀胱区热敷或按摩，以缓解局部肌肉痉挛，减轻疼痛。

5. 用药护理 遵医嘱给予抗菌药物和口服碳酸氢钠，注意观察药物的疗效及不良反应。碳酸氢钠可碱化尿液，减轻尿路刺激征。此外，尿路刺激征明显者可遵医嘱予以阿托品、普鲁本辛等抗胆碱能药物。

6. 病情观察 监测体温、尿液性状的变化，有无腰痛加剧。如高热持续不退或体温升高，且出现腰痛加剧等，应考虑可能出现肾周脓肿、肾乳头坏死等并发症，需及时通知医生。

（四）健康教育

1. 疾病预防指导 保持规律生活，避免劳累，坚持体育运动，增强机体免疫力。多饮水、勤排尿是预防尿路感染最简便而有效的措施。每天应摄入足够水分,以保证足够的尿量和排尿次数。注意个人卫生,尤其是老年女性,要注意会阴部及肛周皮肤的清洁。与性生活有关的反复发作者,应注意性生活后立即排尿。

2. 疾病知识指导 告知病人尿路感染的病因、疾病特点和治愈标准,使其理解多饮水、勤排尿以及会阴部、肛周皮肤清洁的重要性,确保其出院后仍能严格遵从。教会病人识别尿路感染的临床表现,一旦发生尽快诊治。

3. 用药指导 嘱病人按时、按量、按疗程服药,勿随意停药,并按医嘱定期随访。

(樊建楠 张赟鑫)

四、老年性阴道炎病人的护理

（一）概述

老年性阴道炎常见于绝经后的老年妇女,因卵巢功能衰退,雌激素水平降低,阴道壁萎缩,黏膜变薄,上皮细胞内糖原含量减少,阴道内 pH 上升,局部抵抗力降低,致病菌易入侵繁殖引起炎症。

（二）典型临床表现

主要症状为外阴灼热不适、瘙痒,阴道分泌物稀薄、增多,呈淡黄色;感染严重者阴道分泌物呈脓血性。检查时见阴道萎缩、菲薄;阴道黏膜充血,有散在小出血点或点状出血斑,有时可见浅表溃疡。

（三）处理原则及护理措施

1. 处理原则

(1) 应用抗生素抑制细菌生长。

(2) 补充雌激素,增强阴道抵抗力。①抑制细菌生长:阴道局部应用抗生素如诺氟沙星制剂 100 mg,放于阴道深部,每日 1 次,7～10 日为 1 个疗程。对阴道局部干涩明显者,可应用润滑剂。②补充雌激素:雌激素制剂可局部给药,也可全身给药。局部涂抹雌三醇软膏,每日 1～2 次,连用 14 日。口服替勃龙 2.5 mg,每日 1 次,也可选用其他雌孕激素制剂连续联合用药。

2. 护理措施

(1) 一般护理:指导病人自我护理。注意个人卫生,保持外阴部清洁、干燥;勤换内裤;内裤、坐浴及洗涤用物应煮沸消毒 5～10 分钟以消灭病原体,避免交叉和重复感染机会。避免搔抓外阴部以免发生破损。

(2) 配合检查:告知病人取分泌物前避免局部用药,取出的分泌物应及时送检。

(3) 用药护理:引导局部置药效果较好。由于老年人阴道放药有一定困难,应将放药的方法告知其家属或护士按医嘱给药。

（四）健康教育

(1) 指导病人养成良好的卫生习惯,尽量避免使用盆浴,必要时专人专盆。

(2) 保持外阴清洁,便后应从前向后擦拭外阴,避免细菌污染。

(3) 指导病人注意性生活卫生,必要时可用润滑剂以减少对阴道的损伤。

思考题

(1) 慢性肾功能衰竭病人如何检测感染征象?

(2) 前列腺病人手术后护理措施有哪些?

(3) 尿路感染的护理措施有哪些?

(4) 老年性阴道炎的临床表现有哪些?

(罗 春 张赟鑫)

第六节　老年人神经、精神系统常见疾病及护理

一、老年脑卒中病人的护理

(一)概述

脑卒中分为缺血性卒中和出血性卒中。前者约占70%,主要包括脑血栓、脑栓塞及短暂性脑缺血发作(TIA)等;后者约占30%,主要包括脑出血(ICH)、蛛网膜下腔出血(SAH)等。

脑卒中是老年人常见神经系统疾病,是我国目前仅次于恶性肿瘤的三大死亡原因之一,占所有死亡原因的14.85%。脑卒中的发病率、患病率和死亡率均随年龄增长而增加,65岁及以上人群增加最为明显,75岁及以上人群的发病率是45~54岁人群发病率的5~8倍。

我国每年新发脑卒中病人有260多万人,每年死于脑血管病者有150多万人。据此估算每12秒发生一个脑卒中事件,每21秒有一个脑卒中病人死亡。存活病人中50%~70%会遗留瘫痪、失语等严重残疾。

(二)典型临床表现

1. 出血性卒中　脑出血,即脑实质内的自发性出血。常见病因为高血压伴动脉粥样硬化。发病率占全部脑卒中的20%~30%,病情凶险,病死率高。具体表现如下。

1)基底节区出血　其中壳核是高血压脑出血最常见的出血部位,占50%~60%,丘脑出血约占24%,尾椎核出血少见。壳核出血主要是豆纹动脉尤其是其外侧支破裂引起。出血量大时病人很快昏迷,病情在数小时内迅速恶化。出血量较小则可表现为纯运动或纯感觉障碍,仅凭临床表现无法与脑梗死区分。

(1)脑叶出血:占脑出血的5%~10%,根据累及脑叶的不同,可出现不同的局灶性定位症状和体征。①额叶出血:可有前额痛及呕吐,癫痫性发作较多见;对侧轻偏瘫、共同偏视、精神障碍;尿便障碍,并出现摸索和强握反射等;优势半球出血时可出现运动性失语。②顶叶出血:偏瘫较轻,而偏侧感觉障碍显著;对侧下象限盲;优势半球出血时可出现混合性失语,非优势侧受累有体象障碍。③颞叶出血:表现为对侧中枢性面舌瘫及上肢为主的瘫痪;对侧上象限盲;优势半球出血时可出现感觉性失语或混合性失语;可有颞叶癫痫、幻嗅、幻视等。④枕叶出血:可表现为对侧同向性偏盲,并有黄斑回避现象,也可表现为对侧象限盲;可有一过性黑矇和视物变形,多无肢体瘫痪。

(2)脑干出血:约占脑出血的10%,绝大多数为脑桥出血。典型表现为突然头痛、呕吐、眩晕、复视、眼球不同轴、侧视麻痹、交叉性瘫痪或偏瘫、四肢瘫等。①出血量少:病人意识清楚,可表现为一些典型的综合征,如Foville综合征、Millard-Gubler综合征、闭锁综合征等。②大量出血(超过5 mL)时:血肿波及脑桥双侧基底和被盖部,病人很快进入意识障碍,出现针尖样瞳孔、四肢瘫痪、呼吸障碍、去大脑强直、应激性溃疡、中枢性高热等。常在48小时内死亡。

(3)小脑出血:约占脑出血的10%。最常见的出血动脉为小脑上动脉的分支,病变多累及小脑齿状核。发病突然,眩晕和共济失调明显,可伴有频繁呕吐及后头部疼痛等。①当出血量较少时主要表现为小脑症状,如眼球震颤、病变侧共济失调、站立和行走不稳、肌张力降低及颈项强直、构音障碍和吟诗样语言,无偏瘫。②出血量增加时还可表现有脑桥受压体征,如展神经麻痹、侧视麻痹、周围性面瘫、吞咽困难及出现肢体瘫痪和(或)锥体束征等。③当出血量大尤其是蚓部出血时,病人很快进入昏迷状态,双侧瞳孔缩小呈针尖样,呼吸节律不规则,有去脑强直发作。最后导致枕骨大孔疝而死亡。

(4)脑室出血:分为原发性脑室出血和继发性脑室出血。原发性脑室出血是指脉络丛血管出血或室管膜下1.5 cm内出血破入脑室;继发性脑室出血是指脑实质出血破入脑室者。原发性脑室出血占脑出血的3%~5%。出血量较少时,仅表现为头痛、呕吐、脑膜刺激征阳性,无局限性神经体征;出血量较大时,很快进入昏迷状态或昏迷逐渐加深,双侧瞳孔缩小呈针尖样,四肢肌张力增高,病理反射阳性,预后差,多迅速死亡。

2) 蛛网膜下腔出血(SAH)

(1) 概念:指脑底部或脑表面血管破裂后,血液流入蛛网膜下腔引起相应临床症状的一种脑卒中,又称为原发性蛛网膜下腔出血。我国发病率约为 2×10^{-5}。

(2) 典型临床表现:突然发生剧烈头痛,呈胀痛或爆裂样疼痛,难以忍受。可为局限性头痛或全头痛,有时上颈段也可出现疼痛,持续不能缓解或进行性加重;多伴有恶心、呕吐;可有意识障碍或烦躁、谵妄、幻觉等精神症状;少数出现部分性或全面性癫痫发作;也可以头昏、眩晕等症状起病。

(3) 发病数小时后可见脑膜刺激征(颈强直、Kernig 征、Brudzinski 征)阳性;部分病人检查可发现玻璃体膜下出血、视神经盘水肿或视网膜出血;少数可出现局灶性神经功能缺损体征,如动眼神经麻痹、轻偏瘫、失语或感觉障碍等。

(4) 老年病人:头痛、脑膜刺激征等临床表现常不典型,精神症状可较明显。

2. 缺血性卒中 脑血栓形成是缺血性脑血管病中最常见的类型。脑内动脉因动脉粥样硬化等自身病变使管腔狭窄、闭塞,并在此基础上形成血栓,造成脑局部血流突然中断,脑组织缺血缺氧进而发生软化、坏死,出现相应的神经系统症状和体征,以偏瘫、失语多见。常见临床综合征包括以下几种。

(1) 颈内动脉闭塞综合征:严重程度差异颇大,取决于侧支循环状况。颈内动脉卒中:可无症状,症状性闭塞出现单眼一过性黑矇;偶见视网膜动脉缺血导致的永久性失明;或 Horner 综合征,即颈上交感神经节节后纤维受损,伴有大脑中动脉缺血导致的对侧偏瘫、偏身感觉障碍或同向性偏盲等;优势半球受累伴失语症;非优势半球可有体象障碍;颈动脉搏动减弱或血管杂音,亦可出现晕厥发作或痴呆。

(2) 大脑中动脉闭塞综合征:主干闭塞时可出现"三偏征",梗死面积大的可引起高颅压。分支血管闭塞时可引起偏瘫及感觉缺失,以面部和上肢为重,也可出现失语。深穿支闭塞时可仅出现对侧偏瘫而无感觉障碍和偏盲。

(3) 大脑前动脉闭塞综合征:主干闭塞时可引起对侧下肢运动和感觉障碍,还可出现排尿障碍。深穿支闭塞时则会出现对侧中枢性面舌瘫和上肢瘫。

(4) 大脑后动脉闭塞综合征:主要影响枕叶、脑干上部及丘脑。常见症状为对侧同向性偏盲及一过性视力障碍,优势半球受损可出现失读、失认及失写等症状。可有锥体外系症状,如手足徐动、舞蹈样动作和震颤等,也可有动眼神经麻痹和小脑性共济失调。

(5) 椎基底动脉闭塞综合征:导致大面积梗死可出现四肢瘫、延髓性麻痹、意识障碍,病人常迅速死亡。脑桥基底部梗死会出现闭锁综合征,病人因锥体束及部分脑神经核受损,神志清楚的病人无法用肢体及面部表情来表达自己的愿望,只能通过眼球运动来表达意愿。

(6) 小脑后下动脉闭塞综合征:多表现为延髓背外侧综合征,出现眩晕呕吐眼球震颤,共济运动失调,病侧面部及对侧躯体和四肢的痛、温觉异常及 Horner 综合征。

3. 短暂性脑缺血发作 短暂并反复发作的脑局部供血不足,导致供血区域局限性神经能缺失的症状。好发于 50～70 岁的中老年人,男性多于女性。主要表现为一过性供血不足。症状一般在 5 分钟内达到高峰,发作时间为数分钟至数小时,每次发作一般不超过 24 小时,但可反复出现。根据受影响的血管不同,病人出现的症状也不同。

4. 脑栓塞 气体、液体、固体等各种栓子因各种原因进入血流并阻塞在脑部血管,造成局部脑组织血流中断,引起供血区域脑组织缺血坏死,表现为相应症状和体征,占脑卒中病人的 15%～20%。心源性栓子多见,主要为附壁血栓或炎性赘生物脱落,其他如脂肪、羊水、寄生虫卵均可引起栓塞,老年人多因冠心病大动脉粥样斑块脱落引起。

脑栓塞的特点是发病急骤,在数秒或数分钟内症状就达到高峰,且多为完全性卒中,是所有脑血管疾病中起病最快的。病人多在安静状态下发病,运动状态下也可发病。部分病人还会有表现为局限性抽搐的癫痫样发作。神经功能异常的表现基本与脑梗死相同,只是病情更为急骤。

(三) 紧急处置与护理措施

1. 院前救护 发生脑卒中时要启动急救医疗服务体系,使病人得到快速救治,并能在关键的时间窗内获得有益的治疗。脑卒中处理的要点可记忆为7"D":检诊(detection),派送(dispatch),转运(delivery),收入急诊(door),资料(data),决策(decision),药物(drug)。前三个"D"是基本生命支持阶段,后四个"D"是进入医院脑卒中救护急诊绿色通道流程。

2. 急性期护理 急性期病人病情处于变化阶段,可能在治疗过程中还会恶化,所以应密切观察病情。

(1)密切观察:病人应尽可能住在重症监护病房(ICU),密切监测生命体征如体温、脉搏、血压和呼吸,病房应保持安静;保持病人呼吸道通畅,必要时给予吸痰及给氧;特别注意病人意识状况变化;定时观察瞳孔变化警惕脑疝的发生;定时监测昏迷深度变化。

(2)建立和保持静脉通道:以保证随时使用药物,病情危重者24～48小时禁食,48小时后给予鼻饲流质。

(3)基础护理:神志清楚而无吞咽困难者给予流质或半流质饮食,鼻饲管应定期更换;有排尿障碍者应留置导尿管;脑出血者床头抬高15°～30°;蛛网膜下腔出血者卧床4～6周,复发者延长至8周。

3. 瘫痪卧床的护理

(1)做好基础护理:病人体温调节功能较正常人差,病房温度调至20～22 ℃、湿度50%～60%,定时开窗换气及空气消毒;病人应每日做好口腔护理;适当增加营养,加强饮食护理;保持床单洁净平整,保持皮肤清洁,预防压疮;昏迷病人还应注意意识状况和昏迷程度的变化,定时呼唤病人或给予疼痛刺激记录病人反应。

(2)做好疾病护理:病人应尽量采取侧卧位或平卧头偏向一侧,防止误吸和窒息;眼闭合受限的病人应用凡士林油纱覆盖眼部防止异物落入;金霉素眼膏可防止角膜溃疡,氯霉素眼液滴眼可防止感染;尿失禁或尿潴留的病人应留置导尿管;每2小时给病人叩背并翻身1次。

4. 心理护理 脑卒中病人及其家属在脑卒中突然发生后,均处于急性心理应激状态,面临许多心理社会问题,这时的病人并不是单纯的生物体,而是身心需要医治和帮助的社会人。脑卒中病人大多为老年人,了解老年人及其家属的心理特点更有利于做好心理护理。

5. 并发症护理

(1)胃部应激性溃疡:给予胃黏膜保护剂及制酸剂,给予流质或半流质饮食。留置鼻饲管者应注意胃液颜色和内容物的观察。

(2)监测病人生命体征:经常观察瞳孔及意识状态的变化。如有体温、血压的骤升和骤降,心率过快或过慢及脑疝形成的迹象,应立即报告医生并做好监护和急救准备。

(3)脑心综合征病人:做心电图检查,心电监护。根据病情需要给予病人强心、利尿及抗心律失常药物治疗。

(4)体温调节障碍:如病人体温过高,可给予物理降温如冰枕、酒精擦浴和冰毯机降温,也可使用药物如巴比妥降温以降低机体耗氧量。如体温低要注意保暖,可使用热水袋。水温不应超过50 ℃。

(5)压疮、肺部感染者:积极抗感染治疗,经常给病人叩背及翻身。房间空气流通,注意空气流通、定期消毒。帮助虚弱的病人咳痰,必要时采用吸引器吸痰。给瘫痪病人喂食时可将床头抬高30°,避免吸入性肺炎。

(6)肾功能衰竭:按照需要补足液体,维持血压保证肾脏血流灌注,适当给予利尿剂。及时准确记录病人液体出入量,根据尿量调整液体输入量。

(7)预防深静脉血栓形成:减少形成血栓的因素,减少在下肢静脉输液输血。

6. 康复护理

(1)基本原则:脑血管病病人的康复护理,应遵循早期性、全面性、适量性、渐进性和综合性的原则。

(2)基本要求:在急性住院期间,生命体征稳定时就开始;疾病早期,先采取被动运动,逐步过渡到主动运动;锻炼应该循序渐进,不能急于求成,每次锻炼的运动量不能超过病人的承受能力;可采用包括中西医结合、药物与锻炼结合、机体康复和心理康复结合等多种方式对病人进行综合、全面的康复治疗。

(3)基本行为能力的康复训练。①关节训练:根据瘫痪程度,主动或被动进行肩部外展,髋关节屈曲,伸屈肘关节、腕关节、关节膝关节和踝关节,每日活动各个关节3～5次,每次约15分钟。②肌力训练:肢体肌力Ⅳ级左右的病人,可由护理人员扶持行走,并可准备拐杖和步行器辅助;肢体肌力Ⅲ级以下的卧床病人应定时协助翻身和进行肢体被动运动。③日常训练:尽量帮助病人完成日常生活活动,必要时可为病人准备便于他们使用的特殊筷子、勺子和牙刷等,如果有条件可准备特殊的助起式便器。④配合仪器训练:中风治疗仪可以通过对神经和肌肉的电刺激促进肌力增强、放松痉挛肌肉,并有促进血液循环的功能,有利于病人康复治疗。

(4)基本语言能力的康复训练。①根据病情先进行舌肌、面肌、软腭和声带运动的训练,语言功能保留较多的病人,可通过与护理者交谈来训练;语言功能丧失较多者可以先从一些简单的发音开始。②进行理解和书写能力的训练。可以让病人看图或文字和护理人员交流所理解的内容。书写功能的锻炼可以先从简单熟悉的内容开始。如自己的名字、简单的数字等。经2~6个月的训练,语言功能可有不同程度的恢复,应长期坚持。

(5)特殊病人康复训练:对昏迷病人,护理人员及病人家属、朋友可经常呼唤病人的名字或给其阅读报纸,以此给予听觉信号刺激;还可由护理人员对病人肢体和全身皮肤进行按摩,给予感觉刺激以帮助病人苏醒。

(四)健康教育

1. 生活方式指导 指导病人及其家属养成良好的生活规律,按时作息;注意锻炼身体,劳逸结合,保持积极的生活方式;做力所能及的简单劳动,避免剧烈体力劳动。天气变化时注意随时增减衣物,避免受凉。合理饮食,宜进低盐低脂含充足蛋白质和维生素的食物,限制动物油脂的摄入,注意粗细搭配,荤素搭配,戒烟酒。保持积极乐观的生活态度。学会疏导不良情绪,尤其是高血压病人应该避免发怒,做到少生气,不发火。

2. 疾病知识指导 定期检查身体,尤其应该注意血压、血脂和血糖变化,如有异常,应该遵医嘱进行控制和治疗;血压>140/90 mmHg时应引起注意。遵医嘱正确服药,积极治疗原发病,服药期间定期复查肝肾功能,不适应随诊。注意身体异常情况,出现一过性肢体活动不灵、麻木感觉异常,言语不清、头晕、头痛呕吐、昏睡,视力障碍、平衡障碍及意识障碍等症状均应及早就医。

二、帕金森病病人的护理

(一)概述

帕金森病又名震颤麻痹,主要病变是黑质、蓝斑及迷走神经背核等处色素细胞变性坏死,多巴胺递质生成障碍,导致多巴胺能与胆碱能系统不平衡。临床呈缓慢进展性,以静止性震颤、运动迟缓、肌强直和姿势步态异常为主要症状。

(二)典型临床表现

1. 静止性震颤 ①拇指与屈曲的食指呈"搓丸样"动作,节律为4~6 Hz,安静或休息时出现或明显,随运动减轻或停止,紧张时加剧,入睡后消失。②症状常从一侧上肢开始,逐渐扩展到同侧下肢及对侧肢体。③少数病人尤其是70岁及以上发病者可不出现震颤;部分病人可合并姿势性震颤。

2. 肌强直 ①表现为屈肌和伸肌同时受累,被动运动关节时始终保持增高的阻力,类似弯曲软铅笔的感觉,故称"铅笔样强直"。②部分病人因伴有震颤,检查时可感到在均匀的阻力中出现断续停顿,如同转动齿轮感,称为"齿轮样强直"。

3. 运动迟缓 随意动作减少,始动困难;面部表情肌活动减少,双腿凝视,瞬目减少,呈现面具脸;手指精细动作困难,书写时字越写越小,呈现字体过小。

4. 姿势步态异常 站立式呈屈指体位,行走时步态异常,转弯时平衡障碍;晚期自坐位、卧位起立困难,迈步后以极小的步伐向前冲,呈慌张步态。

(三)护理措施

1. 安全护理 防止坠床和跌倒,确保安全,床铺高度适中,应有保护性床挡;呼叫器和经常使用的物品应置于床头病人伸手可及处;运动场所要宽敞、明亮,无障碍物阻挡,建立"无障碍通道";走廊、厕所要装扶手,以方便病人起坐、扶行;地面要保持平整干燥,去除门槛,防湿、防滑;病人最好穿防滑软橡胶底鞋;病人在行走时不要在其身旁擦过或在其面前穿过,同时避免突然呼唤病人,以免分散其注意力;不要让病人自行打开水或用热水瓶倒水,防止烫伤;行走不稳或步态不稳者,选用三角手杖等合适的辅助工具,并有人陪伴,防止受伤。

2. 心理护理 由于本病的特点之一是进行性加重,随着病情的加重逐渐丧失劳动能力,可使病人产生焦虑,恐惧甚至绝望心理,应鼓励病人树立战胜疾病的信心,为其创造良好的亲情和人际关系氛围。

3. 药物治疗与护理 药物只能改善症状,不能阻止病情发展,因而需要终身服用。药物治疗应遵循从小剂量开始、缓慢递增的原则,尽量以较小的剂量取得较满意的疗效;一般应根据病人的年龄、症状、严重程度、就业情况、药物价格和经济承受能力等选择药物;严密观察药物效果及副作用,如有不适,及时到医院就诊,以免耽误病情。

4. 生活护理 衣服选择宽大、纯棉,尽量减少纽扣,可选用拉链、按扣等;增加饮食中热量,蛋白质的含量及容易咀嚼的食物,采用少量多餐,定期检测体重变化。在饮食中增加纤维质和液体的摄取,以预防便秘;夜间起床必须保证光线充足,室内地面平坦,减少台阶。

5. 运动护理 与病人家属共同制订锻炼计划,克服运动障碍的不良影响,尽量参加各种形式的活动,做到量力而行,持之以恒。

（四）健康教育

（1）遵医嘱坚持服药,定期复查。

（2）指导家属制订帮助病人活动的计划,包括每日的益智活动及社会交往活动。

（3）增强体质,延缓疾病的进展。

三、阿尔茨海默病病人的护理

（一）概述

阿尔茨海默病（AD）是一种起病隐匿的进行性发展的神经系统退行性疾病,以进行性认知功能障碍和行为损害为主要特征。可发生于老年和老年前期,是老年期最常见的痴呆类型,占老年期痴呆的50%～70%。随着对阿尔茨海默病认识的不断深入,目前认为阿尔茨海默病在痴呆阶段之前还存在一个极为重要的痴呆前阶段,此阶段已有阿尔茨海默病病理生理改变,但没有或仅有轻微临床症状。病因迄今未明。65岁以前发病者,称早老性痴呆;65岁及以后发病者称老年性痴呆。

（二）典型临床表现

临床上主要表现为记忆障碍、失语、失用、失认、视空间能力损害、抽象思维和计算力损害、人格和行为改变等。根据其早、中、晚期发展阶段的不同,表现出的症状也各有所异、各不相同。

1. 遗忘期 早期。主要表现为记忆障碍。首先出现的是近事记忆减退,常将日常所做的事和常用的一些物品遗忘。随着病情的发展,可出现远期记忆减退,即对发生已久的事情和人物的遗忘。部分病人出现视空间障碍,外出后找不到回家的路,不能精确地临摹立体图。面对生疏和复杂的事物容易出现疲乏、焦虑和消极情绪,还会表现出人格方面的障碍,如变得不爱清洁、不修边幅,暴躁、易怒,自私多疑。病程可持续1～3年。

2. 混乱期 中期。除记忆障碍继续加重外,工作、学习新知识和社会接触能力减退,特别是原已掌握的知识和技巧出现明显的衰退。出现逻辑思维、综合分析能力减退,言语重复、计算力下降,明显的视空间障碍,如在家中找不到自己的房间,还可出现失语、失用、失认等,有些病人还可出现癫痫、强直-少动综合征。

此时病人常有较明显的行为和精神异常,性格内向的病人变得易激惹、兴奋欣快、言语增多,而原来性格外向的病人则可变得沉默寡言,对任何事情提不起兴趣,出现明显的人格改变,甚至做出一些丧失羞耻感的行为,如随地大小便等。本期是本病最困难的时期,多在起病2～10年。

3. 极度痴呆期 晚期。此期的病人除上述各项症状逐渐加重外,还有情感淡漠、哭笑无常、言语能力丧失,以致不能完成日常简单的生活事项,如穿衣、进食。终日无语而卧床,与包括亲友在内的外界,逐渐丧失接触能力。四肢出现强直或屈曲瘫痪,括约肌功能障碍。此期病人常可并发全身系统疾病的症状,如肺部及尿路感染、压疮,以及全身性衰竭症状等,最终因并发症而死亡。该期多在起病8～12年。

（三）护理措施

1. 生活护理

（1）穿着:①衣服按穿着的先后顺序叠放。②避免太多纽扣,以拉链取代纽扣,以弹性裤腰取代皮带。③选择不用系带的鞋子。④选择宽松的内裤,女性胸罩选择前扣式;⑤说服病人接受合适的衣着,不要与之争执,慢慢给予鼓励,如告诉病人这条裙子很适合她,然后再告知穿着的步骤。

（2）进食:①最好是与其他人一起进食。②如果病人不停地想吃东西,可以把用过的餐具放入洗涤盆,以提醒病人在不久前才进餐完毕。③病人如果偏食,注意是否有足够的营养。④允许病人用手拿取食物,进餐前协助清洁双手,亦可使用一些特别设计的碗筷,以降低病人使用的困难;给病人逐一解释进食的步骤,并做示范,必要时予以喂食。⑤食物要简单、柔软,最好切成小块。⑥进食时,将固体和液体食物分开,以免病人不加咀嚼就把食物吞下而导致窒息。⑦义齿必须安装正确并每天清洗。

（3）睡眠:①睡觉前让病人先如厕,可避免半夜醒来;②根据病人以前的兴趣爱好,白天尽量安排病人进行一些兴趣活动,不要让病人在白天睡得过多;③给予病人轻声安慰,有助于病人入睡;④如果病人以为是日间,切勿与之争执,可陪伴病人一段时间,再劝说病人入睡。

2. 安全护理

（1）环境设施:为了防止病人走失、迷路,门锁可设计成隐形式、双门锁。墙壁拐角为圆形,以减少病人意外损伤的机会。房间布置应简洁,没有阻碍手脚的障碍,最好不要悬挂镜子,睡床要低,必要时可加床挡。

（2）安全护理:照顾者在病人洗澡时要把淋浴器或水温调至37 ℃以下,以免烫伤病人。进食前检查食物是否已经变质;进食时必须有人照看,以免呛入气管而窒息死亡,吃鱼时注意避免被鱼刺卡住。

（3）潜在危险:不要让病人独自使用煤气和热水器等,以免发生煤气中毒、火灾等意外;不要让病人独自留在厨房,电器用过后把电器开关盖住或拔掉电源;病人的日常生活用品应放在其看得见、找得到的地方;把刀、火柴、药、热水瓶、电源、剪刀等危险品放在安全、不容易拿到的地方。

（4）做安全卡:为病人制作写有姓名和联系电话的安全卡放在口袋内,或使用有定位系统的电子仪器,以防止病人走失、迷路。

3. 用药护理

（1）全程陪伴:痴呆老年人常忘记吃药、吃错药,或忘了已经服过药又过量服用,所以老年人服药时必须有人在旁陪伴,帮助病人将药全部服下,以免遗忘或错服。

（2）重症老年人:服药吞咽困难的病人不宜吞服药片,最好研碎后溶于水中服用;昏迷的病人由胃管注入药物。

（3）痴呆老年人:服药后常不能诉说不适,要细心观察病人有何不良反应,及时报告医生,调整给药方案。

（4）特殊老年人:对伴有抑郁症、幻觉和自杀倾向的痴呆老年人,一定要把药品管理好,放到病人拿不到或找不到的地方。

4. 心理护理

（1）多陪伴关心:家庭活动,使之消除孤独、寂寞感,感到家庭的温馨和生活的快乐。

（2）维护其自尊:对老年人说话要和颜悦色,专心倾听,回答询问时语速要缓慢,使用简单、直接、形象的语言;多鼓励、赞赏、肯定病人在自理和适应方面作出的任何努力。切忌使用刺激性语言,避免使用呆傻、愚笨等词语。

（3）耐心体贴:要有足够的耐心,态度温和,周到体贴,不厌其烦,积极主动地去关心照顾老年人,以实际行动关爱老年人。

（四）健康教育

1. 积极预防教育 大力开展科普宣传,普及有关老年期痴呆的预防知识和痴呆早期症状。老年期痴呆的预防要从中年开始做起,培养广泛的兴趣爱好和开朗性格,积极合理用脑、劳逸结合,保护大脑,保证充足睡眠,注意脑力活动多样化。

2. 日常生活指导 培养良好的卫生饮食习惯,多吃富含锌、锰、硒、锗类的健脑食物、如海产品、贝壳类、鱼类、乳类、豆类、坚果类等,适当补充维生素 E。中医的补肾食疗有助于增强记忆力。戒烟限酒。尽量不用铝制炊具,过酸过咸的食物在铝制炊具中存放过久,就会使铝深入食物而被吸收。

3. 基本知识指导 积极防治高血压、脑血管病、糖尿病等慢性病;尽可能避免使用镇静剂,如苯二氮䓬类药物;避免使用抗胆碱能药物,如某些三环类抗抑郁剂、抗组胺制剂、抗精神病药物以及甲磺酸苯扎托品等。

4. 配合中医预防 按摩或灸任脉的神阙、气海、关元,督脉的命门、大椎、膏肓、肾俞、志室,胃经的足三里穴(双)等,有补肾填精助阳、防止衰老和预防痴呆的效果,并且研究表明按摩太阳、神庭、百会、四神聪等穴位可有效提升认知功能或延缓认知功能的衰退。

（刘晓霞　胡淑新）

四、老年精神分裂症病人的护理

（一）概述

精神分裂症临床症状复杂多样,不同类型、不同阶段的临床表现可能有很大的差异,但无论如何此类疾病临床表现都具有其特征性,都具有思维、情感、行为意向的不协调和脱离现实环境的特点。

（二）临床表现

1. 前驱症状 精神分裂症前驱症状多种多样,与起病类型有关。由于病人的前驱症状不具有特异性,并且出现的频率较低,进展缓慢,可能持续数周、数月甚至数年,一般常易被误解为病人思想或性格发生了问题,而不易被人理解为病态的变化,故处于前驱期的病人常不被他人所重视,易错过最佳治疗时期,影响预后。所以普及精神分裂症前驱症状的识别知识,对于精神分裂症的早期诊断及治疗具有非常重要的意义。

最常见的前驱症状可以概括为以下几个方面。

（1）个性改变:原来性格开朗,热情好客的人,变得沉默少语不与人交流;一向注重外表的人变得不修边幅,生活懒散;原来循规蹈矩的人变得不守纪律;原来勤俭的人变得挥霍浪费。

（2）类神经症症状:可表现为不明原因的焦虑、抑郁、不典型强迫、失眠、头痛、易疲劳、个性改变、注意力不集中、工作缺乏热情以及学习和工作能力下降等症状。

（3）言行古怪:有的病人可出现不可理解的言行;有的病人可以突然做出一些出乎周围人意料、不可理解的决定;有的病人可表现为对自身某个部位的不合理关注。

（4）多疑、敌对及困惑感:有的病人可出现对周围环境的恐惧、害怕,虽然从理智上自己也觉得没有什么不妥,但就是感到对于周围环境的恐惧和对某些人的不放心。病人往往相信日常生活中具有专门针对自己的、特殊的(通常为凶险的)意义的处境,因此病人在日常生活中表现为多疑,对其家人及朋友有敌对情绪,并与他们疏远。

2. 感知觉障碍 精神分裂症最突出的感知觉障碍是幻觉,幻听、幻视、幻嗅、幻味、幻触,其中最常见的是幻听。幻听可以是非言语性的,如病人描述听到机器的轰隆声、乐曲声、鸟叫声、车船声等;也可以是言语性的,如病人听见邻居、亲人、同事或陌生人在说话。内容往往使病人不愉快。有的幻听内容为争论性的,如有声音议论病人的好坏;或评论性的,声音不断对病人的所作所为评头论足;幻听也可以是命令性的,如不许病人吃饭,让病人跳楼等。此种幻听最应该引起注意,通常病人是很难违抗幻听命令的。一般来说,在意识清晰的情况下出现评论性幻听、争论性幻听或命令性幻听,常指向精神分裂症。

其他类型的幻觉虽然少见,但也可在精神分裂症病人身上见到,如有的病人拒绝进食,原因是闻到食物里有毒药的味道(幻嗅);有的病人感到恐惧,经常看到有人在他面前来来往往,欲对他施暴(幻视);有的病人一坐到床上就感到有一种被电的感觉(幻触)等。精神分裂症的幻觉体验不管是具体形象的还是朦胧模糊的,都会给病人的思维、情绪和行动带来不同程度的影响,病人会在幻觉的支配下做出违背本性、不合常理的举动。

3. 思维障碍 这是精神分裂症的核心症状,其特点是在意识清楚的情况下,出现各种思维障碍,主要表现在以下几个方面。

(1)思维内容障碍:主要是妄想,最常见的妄想是被害妄想和关系妄想。其他还包括夸大、钟情、嫉妒、被控制、非血统、宗教以及躯体妄想等。一位病人可表现一种或多种妄想,妄想的荒谬性往往显而易见。也许在疾病的初期,病人对自己的某些明显不合常理的想法还持将信将疑的态度,但随着疾病的进展,病人逐渐与病态的信念融为一体。

(2)被动体验:病人丧失了对自身精神活动及躯体活动的自主支配感,感觉自己的躯体运动、思维活动、情感活动、冲动都是受人控制的,有一种被强加的被动体验,常常描述思考和行动身不由己。被动体验常常会与被害妄想联系起来,病人对这种完全陌生的被动体验赋予种种妄想性的解释,如"受到某种射线影响""被骗服了某种药物""身上被安装了芯片"。

(3)思维联想与思维逻辑障碍:可通过与病人交谈和从病人书写的材料中获得。由于原发的精神活动损害,精神分裂症病人在交谈中常常忽略常规的修辞、逻辑法则,与病人交流会感到非常困难。

4. 情感障碍 情感淡漠或情感不协调是精神分裂症的重要症状。最早受损的是较细致的情感,如对同事、朋友的关怀、同情,对亲人的体贴。随着疾病的发展,病人的情感体验日益贫乏,对一切无动于衷,甚至对那些使一般人产生莫大悲哀和痛苦的事件,病人都表现得冷漠无情,无动于衷,丧失了对周围环境的情感联系。情感不协调是精神分裂症情感障碍的主要特点之一,情感反应与其思维内容、其他精神活动或周围环境不协调。少数病人有情感倒错,如一位病人在接到父亲意外死亡的电话时却哈哈大笑。抑郁与焦虑情绪在精神分裂症病人中也并不少见。病人在交谈时经常游移于主题之外。

5. 意志与行为障碍

(1)意志减退:病人在坚持工作、完成学业、料理家务方面有很大困难,对学业、生活缺乏应有的要求,做事缺乏积极主动性,或虽有计划但不实施。病人活动减少,缺乏主动性,可以连坐几个小时而没有任何自发活动。

(2)紧张综合征:以病人全身肌张力增高而得名,包括紧张性木僵和紧张性兴奋,两者可交替出现,是精神分裂症紧张型的典型表现。木僵时以缄默、随意运动减少或缺失以及精神运动无反应为特征。严重时病人保持一个固定姿势,不语不动、不进饮食、不自动排便,对任何刺激均不起反应。在木僵病人中,可出现蜡样屈曲,特征是病人的肢体可任人摆布,即使被摆成不舒服的姿势,也可以较长时间似蜡塑一样维持不变。

(三)护理措施

1. 安全护理 由于精神分裂症病人认知、情感、行为、意志等精神活动具有明显障碍,病人的思维常常脱离现实,不能正确理解和处理客观事物,从而出现冲动、伤人、自杀、自伤、毁物等异常行为。这些行为的发生,严重影响了病人及其周围人的正常生活,带来了严重的后果。因此,安全护理是护理中最重要的组成部分。

(1)病房的安全管理:做好安全检查工作,保证病人安全,禁止将危险物品带入病房,以防发生意外。危险物品包括玻璃制品、绳索物品(鞋带、腰带、购物袋等)、刀具(水果刀、削皮刀、指甲刀等)、打火机等。严格执行安全检查制度,如病房门窗、锁、桌椅等物品损坏时,及时进行维修。对于护士办公室、病人活动室等地,应人走锁门,防止医疗器械成为危险物品。

(2)严密观察,掌握病情:在日常生活中,护理人员要对每位病人的病情、诊断、护理要点做到心中有数,对于高护理风险的病人做到合理到位的评估。严格遵守分级护理制度,每 15～30 分钟巡视病房一次,对于重点病人要做到心中有数,24 小时不离视线。护理过程中加强重点病人、关键环节、特殊时段的护理;做好特护及危重、兴奋等高意外风险病人的安全评估及护理;同时护理过程中注重探视、急救、医嘱执行及高危药品管理等关键环节;加强晨晚间护理、午间及夜间护士稀少时间段的巡视,确保病人安全。

2. 生活护理　精神分裂症病人常常沉浸于自己的症状世界里,不知料理生活,个人卫生差,进食不规律,有的病人还会存在睡眠障碍。如果对以上情况不加以重视,不仅病人的需求得不到满足,也会影响到治疗效果。因此,做好精神分裂症病人的基础护理是非常必要的,同时也是治疗疾病的前提条件。

(1) 饮食护理:①评估进食情况,分析原因:病人在症状的支配下,会出现拒食行为,必须要加强病人饮食管理,保证入量。②拒绝进食或严重摄入不足病人的护理:分析病人拒绝进食的原因,对症处理。如对于被害妄想的病人,可采取集体进餐制,或者采取示范法,让病人看到其他病人取走食物的场景;对于自责自罪的病人,可以把饭菜拌在一起,让其感觉是剩饭,以达到诱导进食的作用;对于衰退病人,专人看护,耐心等待,不可催促;对于不合作、木僵病人,诱导进食无效时应采取必要措施,如通知医生,给予静脉输液或鼻饲,以保证病人机体营养需要量。③防噎食的护理:对于兴奋躁动可能出现抢食、暴饮暴食的病人,尽量安排其单独进餐,专人看护,以防噎食,并适当限制病人进食量,以防营养过剩而导致病人肥胖。

(2) 保证充足睡眠:精神分裂症病人多伴有睡眠障碍,如失眠、早醒、入睡困难、多梦、睡眠过多等。对于精神分裂症病人,睡眠质量的高低常预示病情的好坏,严重的睡眠障碍会使病人焦虑、紧张、愁苦、郁闷,并可发生意外,良好的睡眠可促进病情早日康复。具体措施如下。①为病人创造良好的睡眠环境。保持环境安静,温度适宜,避免强光刺激,与兴奋躁动的病人分开,巡视病房时要做到"四轻"。②观察病人睡眠情况及是否存在睡眠障碍,针对不同的原因,对症处理。③夜间巡视病房要认真仔细,掌握睡眠障碍的表现。如果发现病人有睡眠障碍的症状,要观察病人的病情有无波动,精神症状尤其是幻觉妄想是否加重,是否有心理因素的影响等。

(3) 清洁护理:精神分裂症病人由于疾病原因,注意力集中在病态体验之中,常常生活不能自理,严重影响了病人的生活质量,因此精神分裂症病人的清洁护理是获得良好治疗效果的前提。①生活可以自理的病人,在护士督促或协助下料理个人卫生;②对于生活不能自理的病人,应有专人做好相应护理。

3. 心理护理

(1) 建立良好的护患关系:精神分裂症病人通常意识清楚,智能完整,病人常常不暴露思维内容,戒备心强,只有与病人建立了良好的护患关系,取得了病人的信任,才能深入了解病情,更好地护理病人。因此需做到尊重病人的人格,体谅病人的病态行为,对病人的精神症状予以理解接纳,不能嘲笑、歧视病人,对病人的观点及想法不批判,理解病人的真实感受。娴熟的技术是取得病人信任、建立和维持良好护患关系的重要环节。工作中做到护理工作程序化、技术操作标准化,以减少工作中的随机性和盲目性,严防差错事故的发生。

(2) 正确应用沟通技巧:在病人治疗期间,应恰当地应用沟通技巧。护理人员应耐心倾听病人诉说,鼓励其用语言表达内心感受而非冲动行为,并做出行为约定。在倾听时不要随意打断病人的谈话,对病人的谈话内容要有反应,适当的时候运用共情,才能更好地理解帮助病人。当和病人谈话结束时,用简短的话语反馈病人所要表达的意思,并给予简单的分析指导,不要说教、指责和否定。

(3) 恢复期病人的心理护理:当病人处于恢复期时,病人的自知力恢复,可能会产生自卑、自罪的情绪,此时应耐心安慰病人,教导病人出院后要遵医嘱按时服药,防止复发。帮助病人思考与预后有关的社会心理问题,如工作、学习、婚姻、经济等方面。同时,护理人员应向病人讲解疾病的相关知识,告诉病人在疾病发作时的一些表现只是疾病的症状,而不是他本人的行为,多给予病人一些支持性的心理护理。

(四) 健康教育

(1) 教育病人及其家属彻底治疗,特别是首次治疗要听从医生的意见,足疗程治疗。

(2) 教育病人,坚持服药是目前认为减少复发最有效的办法。

(3) 正确对待自己的疾病,罹患精神分裂症之后,要有乐观主义精神,要树立战胜疾病的信心。

（4）保持和谐的家庭关系和良好的家庭氛围,多和家人沟通,适当地参加一些家务劳动。

（5）注意复发的早期症状,如失眠、早醒、多梦等睡眠障碍;头痛、头晕、疲乏、心悸等;烦躁易怒、焦虑忧郁等情绪障碍时,及时到医院就诊,听从医生指导。

（6）养成规律的生活和卫生习惯,戒除不良嗜好,多参加社交活动,提高社会适应能力。

思考题

（1）简述脑卒中病人的院前救治原则和康复护理要点。
（2）如何做好帕金森病病人的安全护理?
（3）阐述阿尔茨海默病病人的日常安全注意事项。
（4）简述精神分裂症病人的心理护理要点。

（杨从艳 张 鸿）

第七节 老年人常见骨关节疾病及护理

一、老年肩关节周围炎病人的护理

（一）概述

肩关节周围炎,简称肩周炎,俗称凝肩,是指肩周、肌腱、肌肉、滑囊及关节囊等肩关节周围软组织的退行性变和慢性损伤性炎症。以活动时疼痛、功能受限为其临床特点。软组织退行性变、对多种外力的承受能力减弱是本病的基本因素,长期过度活动、姿势不良等所产生的慢性致伤力是主要的激发因素。多发生于50岁左右,故又称"五十肩",但随着年龄增长,老年人由于肩周肌肉及肌腱力量下降,临床上老年肩周炎病人也越来越多,且女性多于男性。

（二）典型临床表现特点

1. 肩关节疼痛 主要表现为肩关节周围疼痛,可放射至三角肌附着点下缘,甚至可达肘关节。多数老年人在肩关节周围可触到明显的压痛点。其疼痛逐渐加重,肩关节活动时疼痛更剧烈,影响睡眠。

2. 肩关节活动僵硬 肩周围的肌肉早期可出现痉挛,晚期可发生失用性肌萎缩,从而使肩关节活动范围日益受限,常严重影响日常生活活动。

3. 肩部怕冷 随着年龄增长,感觉障碍逐渐加重,主要表现为老年人肩部怕冷,不敢吹风,甚至用棉垫包裹肩部。

（三）护理措施

1. 休息与活动 日常休息睡眠时应选择合适枕头,能够使肩关节呈水平位,从而使肩关节及肌肉最大程度放松。在选择休息体位时要注意取健侧卧位,避免患侧卧位,从而减轻对患侧肢体的挤压。

2. 疼痛护理 老年人日常活动时容易出现肩关节周围疼痛,尽量减少患侧肩关节提重物或者过量活动肩关节,同时教会老年人自我处理疼痛,如热敷或者按摩,让老年人学会肩关节放松活动。平时注意观察气候变化,注意肩部保暖。

3. 用药护理 可以服用消炎镇痛药物或者外用舒筋活血药物,如镇痛喷雾剂、红花油等,达到舒筋活血缓解疼痛的目的。

4. 功能锻炼 肩周炎最有效的治疗方法是坚持功能锻炼,预防接触粘连,改善局部血液循环。常用的锻炼方法有"锥摆"运动、"爬墙"运动等。①"锥摆"运动:弯腰90°,患肢自然下垂,做旋转运动,范围由小到大,方向互相交替。②"爬墙"运动:病人站立,患肢向墙,手指逐渐向上爬行,直至疼痛难忍不能继续爬行;或背靠墙站立,患肢屈肘 90°,患侧手臂逐渐向墙壁靠拢,直至前臂背侧接近或贴住墙壁。以上锻炼每天练习 2~3 次,每次 15 分钟。

5. 心理护理　老年人常由于肩关节疼痛及活动障碍,产生焦虑、恐惧不安的心理。要注重提高老年人对该疾病的认识,从心理上积极认识疾病并配合治疗。

（四）健康教育

1. 疾病的预防指导　加强对该疾病卫生知识的指导,了解发病机制和预防方法。树立老年人对战胜疾病的信心。

2. 康复锻炼指导　指导老年人根据自身情况加强锻炼,避免久居寒冷、潮湿环境,根据气候及时调整增减衣物,温差不宜过大,夏天要避免空调直吹。

3. 饮食和休息指导　保证充足饮食营养,选择高蛋白质、高维生素和富含钙元素的食物,同时忌食生冷刺激性食物,做到戒烟限酒。保证充足睡眠,避免过度劳累。

二、老年颈椎病病人的护理

（一）概述

颈椎病是指由于颈椎间盘退行性变导致颈椎间盘、骨关节、软骨、韧带、筋膜等发生退行性变,从而使脊髓、神经、血管等组织受到损害,由此引发一系列的临床症状和综合征。本病好发于老年人,以长期伏案工作者多见,目前该病有明显年轻化趋势。颈椎病好发部位依次为颈 4 至颈 5、颈 5 至颈 6、颈 6 至颈 7。我国将颈椎病分为神经根型颈椎病、脊髓型颈椎病、交感神经型颈椎病、椎动脉型颈椎病、颈型颈椎病和其他型颈椎病。

（二）各型典型临床表现

1. 神经根型颈椎病　神经根型颈椎病是由于椎间盘突出、骨质增生等在椎间孔处刺激和压迫神经根所造成的。在各型中占 60%~70%,多为单侧发病,但是也有双侧、多节段发病者。典型临床表现包括:①病人一般在劳累、轻伤或者"落枕"后开始颈肩痛,几天后疼痛放射到其余手的 2 个或者 3 个手指,感觉麻胀;②病人间或有头晕、头痛;白天不能工作,夜间难以入睡;颈部活动受限;③患肢有沉重感,握力减弱;随后不能提重物,手臂肌肉萎缩。

2. 脊髓型颈椎病　脊髓型颈椎病的发病率为 12%~20%,由于可以造成肢体瘫痪,因此致残率较高。此类型通常起病缓慢,好发年龄为 40~60 岁。典型临床表现包括:①病人一般先以下肢发麻、发沉起病,多为双侧对称,随之出现单侧或者双侧上肢麻木、疼痛,手无力,重者写字困难,甚至不能自己进食;②部分病人出现马尾神经功能障碍,如尿潴留、大便失禁等。

3. 交感神经型颈椎病　由于椎间盘退变导致颈椎出现节段性不稳定,从而对颈椎周围的交感神经末梢造成刺激,产生交感神经功能紊乱。交感神经型颈椎病症状繁多,多表现为交感神经兴奋症状,少数为交感神经抑制症状。在出现全身多个系统症状的同时,还常常伴有明显的椎-基底动脉系统供血不足的表现。典型临床表现如下。①头部症状:如头晕、头痛或者偏头痛、枕部痛,记忆力减退,注意力不易集中等。偶有因头晕而跌倒者。②眼部症状:眼胀、干涩、视力变化、视物不清。③耳部症状:耳鸣、听力下降。④胃肠道症状:恶心甚至呕吐、腹胀、腹泻、消化不良、嗳气。⑤心血管症状:心悸、心律失常、血压变化等。⑥面部或者某一肢体多汗、无汗、畏寒,有时感觉疼痛、麻木,但是不按神经节段或者走行分布。以上症状往往与颈椎活动有明显关系,颈部活动多、长时间低头、在电脑前工作时间过长或者劳累时明显,休息后好转。

4. 椎动脉型颈椎病　当颈椎出现节段性不稳定和椎间隙狭窄时,可以造成椎动脉扭曲并受到挤压。椎体边缘以及钩椎关节等处可以直接压迫椎动脉或者刺激椎动脉周围的交感神经纤维,使椎动脉痉挛而出现椎动脉血流瞬间变化,导致椎-基底供血不足而发病,因此不伴有椎动脉系统以外的症状。典型临床表现如下。①发作性眩晕,复视伴有眼球震颤,有时伴恶心、呕吐、耳鸣或听力下降。这些症状与颈部位置改变有关。②下肢突然无力猝倒,但是意识清醒,多在头颈处于某一位置时发生。③偶有肢体麻木、感觉异常。可出现一过性瘫痪,发作性昏迷。

5. 颈型颈椎病 随着年龄的增加,颈椎间盘纤维环排列紊乱、断裂、椎间盘脱水的严重程度增加,从而导致椎间张力下降,引起椎节不稳。典型临床表现为椎节的失稳一方面直接引起颈部各肌群之间的失衡,从而引起肌肉的防御性痉挛;另一方面引起椎间盘水肿,直接刺激分布于椎间周围的窦神经末梢,使颈部出现酸、痛、胀等临床症状。因此,颈型颈椎病是各类型颈椎病发病的早期。其症状轻微、短暂,以局部症状为主,时好时坏,病人本身容易忽略。

6. 其他型颈椎病 其他如咽型、食管型颈椎病较为少见,颈椎前缘骨质增生或椎间盘病变压迫咽后壁或食管,致咽部异物感,缓进性吞咽困难。

（三）护理措施

1. 休息与活动 纠正不良姿势和习惯。帮助老年人选择高度适中及能够支撑背部的椅子。避免长时间低头,对颈部造成压力,坐时宜经常转换姿势。站立时头部保持水平位置,下颚内收,颈部稳定,肌肉放松。保持老年人仰卧位,枕高在 12 cm 左右,侧卧与肩等高。但枕的高低因人而异,不宜过于强求。避免颈椎处于前屈位置,颈部肌肉长时间被动牵拉状态,以利于颈部的休息。鼓励老年人坚持适当的颈部运动。每天数次将头向上下左右运动,同时把肩部提起,向前向后转动数分钟。

2. 颈椎牵引治疗 通过牵引可以缓解肌肉痉挛,缓解疼痛,改善局部血液循环;有利于损伤的软组织恢复,促进炎症水肿的消退;松解软组织粘连,牵伸挛缩的关节囊及韧带矫正脊椎后关节的微细改变;甚至可以改善或恢复脊柱的正常生理弯曲,增大椎间隙,椎间孔,减轻神经根受压症状。

当颈椎牵引的重量达 6～7 kg 时,椎间盘内部的压力减少 70%。每天牵引时间为 15～20 分钟,每天 1 次,2～3 周为 1 个疗程。坐位牵引适用于病情较轻或卧位牵引改善后继续牵引的服务对象。牵引重量自 5 kg 开始,逐日递增 1 kg,最大重量可达 15 kg。牵引治疗后要询问老年人的自觉症状,嘱老年人休息片刻后方可离开。

3. 康复训练 根据身体条件,科学指导康复运动,有利于颈椎疾病康复。运动疗法有很多种,此处重点介绍康复运动操。

（1）准备姿势:站姿、坐姿均可。如站姿应两脚分开与肩同宽,两臂自然下垂,全身放松,两眼平视,均匀呼吸。

（2）双掌擦颈:十指交叉贴于后颈部,左右来回摩擦 100 次。

（3）左顾右盼:头先向左后向右,幅度宜大,以自觉酸胀为度,30 次。

（4）前后点头:头先前再后,前倾时颈项尽量前伸拉长,30 次。

（5）旋肩舒颈:双手置两侧肩部,掌心向下,两臂先由后向前旋转,20～30 次。

（6）翘首望月:头用力左旋、并尽量后仰,眼看向左上方 5 秒,复原后,再旋向后,看右上方 5 秒。

（7）双手托天:双手上举过头,掌心向上,仰视手背 5 秒。

（8）放眼观景:手收回胸前,右手在外,劳宫穴相叠,眼看前方 5 秒。

（9）收操。

4. 药物治疗 常用药物有镇痛药、肌肉松弛药、镇静剂、血管扩张剂、神经营养药、中药外敷等。药物应该慎用,一般不长期使用。

5. 心理护理 耐心向老年人解释该病发病机制,充分调动老年人积极性,树立战胜疾病信心,积极配合治疗和康复训练。

（四）健康教育

1. 疾病的预防指导 加强对该疾病卫生知识的指导,告知该病发病机制和预防方法。树立老年人对战胜疾病的信心,定期复查。休息时应使头颈部保持自然仰伸位,避免高枕睡眠;不要偏头耸肩;谈话、看书时要正面注视,保持脊柱正直。避免头、颈部负重物;避免过度疲劳;避免老年人日间打瞌睡时体位不当导致颈部受伤。及早彻底治疗颈肩、背软组织劳损,防止其发展为颈椎病。

2. 康复训练指导 康复训练时应注意循序渐进,运动不可过量,幅度不可过大,要严格遵医嘱进行锻炼。

3. 饮食和休息指导 保证充足饮食营养,选择高蛋白质、高维生素和富含钙元素的食物,同时忌食生冷刺激食物,做到戒烟限酒。保证充足睡眠,避免过度劳累。

三、老年退行性骨关节病病人的护理

(一)概述

退行性骨关节病又称骨关节炎、肥大性关节炎,是由于关节软骨发生退行性变,引起关节软骨完整性破坏以及关节边缘软骨下骨板病变,继而导致关节症状和体征的一组慢性退行性关节疾病。

骨关节的病理改变表现为透明软骨软化、糜烂,骨端暴露,并继发滑膜、关节囊、肌肉的变化。此病好发于髋、膝、脊椎等负重关节以及肩、指间关节等,高龄男性髋关节受累多于女性,手骨性关节炎则以女性多见。其发病率随年龄的增加而升高,60 岁人群比 40 岁人群患病率高出一倍,该病的致残率高达 53%。

(二)典型临床表现

1. 关节疼痛 开始表现为关节酸痛,程度较轻,多出现于活动或劳累后,休息后可减轻或缓解。随着病情进展,疼痛程度加重,表现为钝痛或刺痛,关节活动可因疼痛而受限,逐渐发展为静息状态下也可出现疼痛。其中膝关节病变在上下楼梯时疼痛明显,久坐或下蹲后突然起身可导致关节剧痛;髋关节病变疼痛常自腹股沟传导至膝关节前内侧、臀部及股骨大转子处,也可向大腿后外侧放射。

2. 关节僵硬 关节活动不灵活,特别是在久坐或清晨起床后关节有僵硬感,不能立即活动,要经过一定时间后才恢复正常。这种僵硬和类风湿关节炎不同,时间较短暂,一般不超过 30 分钟。但到疾病晚期,关节不能活动将是永久性的。

3. 关节内卡压现象 当关节内有小的游离骨片时,可引起关节内卡压现象。表现为关节疼痛、活动时有响声和不能屈伸。膝关节卡压易使病人摔倒。

4. 关节肿胀畸形 膝关节肿胀多见,由局部骨性肥大或渗出性滑膜炎引起,严重者可见关节畸形、半脱位等。手关节畸形可因指间关节背面内、外侧骨样肿大结节引起,位于远端指间关节称为 Heberden 结节,位于近端指间关节称为 Bouchard 结节,部分病人可有手指屈曲或侧偏畸形,第一腕掌关节可因骨质增生出现"方形手"。

5. 关节功能受限 各关节可因骨赘、软骨退变、关节周围肌肉痉挛及关节破坏而导致活动受限。此外,颈椎骨性关节炎脊髓受压时,可引起肢体无力和麻痹。椎动脉受压可致眩晕、耳鸣、复视、构音或吞咽障碍,严重者可发生定位能力丧失或突然跌倒。腰椎骨性关节炎腰椎管狭窄时,可引起下肢间歇性跛行,也可出现大小便失禁。

(三)护理措施

1. 一般护理 老年人宜动静结合,急性发作期限制关节的活动,一般情况下应以不负重活动为主,因为规律而适宜的运动可有效预防和减轻病变关节的功能障碍。对肥胖老年人更应坚持运动锻炼,尽量选择运动量适宜、能增加关节活动的运动项目,如游泳、做操、打太极拳等。且在饮食上注意调节,尽量减少高脂肪、高糖食物的摄入,从而达到控制体重的目的。

2. 减轻疼痛 对患髋关节骨关节炎的老年人来说,减轻关节的负重和适当休息是缓解疼痛的重要措施,可使用手杖、拐杖、助行器站立或行走。疼痛严重者,可采用卧床牵引限制关节活动。膝关节骨关节炎的老年人除适当休息外,可通过上下楼梯时抓扶手、坐位站起时手支撑扶手的方法减轻关节软骨承受的压力,膝关节积液严重时,应卧床休息。另外,局部理疗与按摩综合使用,对任何部位的骨关节炎都有一定的镇痛作用。

3. 用药护理 如关节经常出现肿胀,不能长时间活动或长距离行走,X 线片显示髌骨关节面退变,则可在物理治疗的基础上加用药物治疗。

(1)非甾体抗炎药:主要起到镇痛的作用。建议使用吡罗昔康、双氯芬酸、舒磷酸硫化物等镇痛药,因

为这几种药不但副作用小,而且双氯芬酸、舒磷酸硫化物对软骨代谢和蛋白聚合糖合成具有促进作用。尽量避免使用阿司匹林、水杨酸、吲哚美辛等副作用大、且对关节软骨有损害作用的药物。应使用最低有效剂量;在炎症发作期使用,症状缓解后立即停止;药物剂量和种类选择注重个体化。对应用按摩、理疗等方法可缓解疼痛者,最好不服用镇痛药。

(2) 透明质酸:通过关节内注射,可较长时间缓解症状和改善关节功能。主要用于膝关节,尤其适用于 X 线片表现轻度至中度的病例。

(3) 氨基葡萄糖:不但能修复损伤的软骨,还可减轻疼痛,常用药物有硫酸氨基葡萄糖(维骨力)、氨糖美辛片等。硫酸氨基葡萄糖最好吃饭时服用,氨糖美辛片饭后即服或临睡前服用效果较好。

4. 手术护理 对症状严重、关节畸形明显的晚期骨关节炎老年人,多行人工关节置换术。手术后护理因不同部位的关节而有所区别。髋关节置换术后患肢需皮牵引,应保持有效牵引,同时要保证老年人在牵引状态下的舒适和功能膝关节置换术后患肢用石膏托固定,应做好石膏固定及患肢的护理。

5. 心理护理 首先为老年人安排有利于交际的环境,如床距窗户较近,窗户的高度较低,房间距老年人活动中心较近等,增加老年人与外界环境互动的机会。其次,主动提供一些能使老年人体会到成功的活动,并对其成就给予诚恳的鼓励和奖赏,加强老年人的自尊,增强其自信心。另外,为老年人分析导致无力的原因,协助使用有效的应对技巧,鼓励学会自我控制不良情绪都是切实可行的措施。

(四) 健康教育

1. 疾病知识介绍 结合老年人的自身特点,用通俗易懂的语言介绍本病的病因、不同关节的表现、X 线片结果、药物及手术治疗的注意事项。

2. 保护关节指导 注意防潮保暖,防止关节受凉受寒。尽量应用大关节而少用小关节,如用屈膝屈髋下蹲代替弯腰和弓背;用双脚移动带动身体转动代替突然扭转腰部;选用有靠背和扶手的高脚椅就座,且与膝髋关节成直角;枕头高度不超过 15 cm,保证肩、颈和头同时枕于枕头上。多做关节部位热敷,热水泡洗,桑拿等。避免从事可诱发疼痛的工作或活动,如长期站立等;减少爬山、骑车等剧烈活动;少做下蹲动作。

3. 增强自理能力 对于肢体活动受限的老年人,应根据其自身条件及受限程度,运用辅助器具或特殊的设计,以保证或提高老年人的自理能力。如扣及过道的宽度须能允许轮椅等辅助器通过;室内地板避免有高低落差的情形;地板材质应以防滑为重点等。

4. 用药指导 用明显的标记保证老年人定时、定量、准确服药,并告知药物可能有的副作用,教会监测方法。

5. 康复训练指导 进行各关节的康复训练,通过主动和被动的功能锻炼,可以保持病变关节的活动,防止关节粘连和功能活动障碍。不同关节的锻炼根据其功能有所不同。①髋关节:早期练踝部和足部的活动,鼓励老年人尽可能做股四头肌的收缩,除去牵引或外固定后,床上练髋关节的活动,进而扶拐下地活动。②膝关节:早期练股四头肌的伸缩活动,解除外固定后,再练伸屈及旋转活动。③肩关节:练习外展、前屈、内旋活动。④手关节:主要锻炼腕关节的背伸、掌屈、桡偏屈、尺偏屈。⑤患颈椎病的老年人:症状缓解后做颈部体操运动,具体做法是先仰头,侧偏头颈使耳靠近肩,再使头后缩转动。每个动作后头应回到中立位,再做下一个动作,且动作宜慢。

思考题

(1) 肩关节周围炎常见的临床表现有哪些?

(2) 颈椎病预防方法是什么?

(3) 如何指导老年退行性骨关节病病人进行康复训练?

(董 瑞 赵明华)

第八节　老年人常见眼、口、鼻、皮肤疾病及护理

一、老年性白内障病人的护理

（一）概述

白内障是指晶状体混浊。任何因素引起的晶状体囊膜破坏或渗透性增加，导致晶状体代谢紊乱、晶状体蛋白发生变形性混浊，均可称为白内障。"老年性白内障"又称"年龄相关性白内障"，是最常见的白内障类型，是老年人最常见的眼病。随着年龄的增长，患病率明显增高。

在我国多见于50岁及以上的中、老年人，80岁及以上的老年人白内障患病率约为80%，它是晶状体老化退行性变，是多种因素作用的结果，其中年龄、职业、性别、紫外线辐射以及糖尿病、高血压、使用激素类药物、吸烟、肥胖、家族史、营养状况等均是老年性白内障的危险因素。

根据晶状体开始出现混浊的部位，老年性白内障分为三种类型：皮质性、核性及后囊下性。其中皮质性白内障是最常见的老年性白内障类型，按其病变发展分为四期：初发期、膨胀期、成熟期和过熟期。

（二）典型临床表现

1. 视力下降　渐进性、无痛性视力下降是白内障最明显、最重要的症状。晶状体混浊的部位和程度不同，决定了它对视力的影响不同。晶状体周边轻度混浊则不影响视力，混浊区在瞳孔中央，虽然程度轻、范围小，也可能严重影响视力。在强光下，瞳孔收缩，视力差；在暗环境下，瞳孔散大，视力较好。晶状体混浊明显时，视力可仅为光感。

2. 屈光改变　晶状体吸收水分后，屈光力增加，变为近视，原有老视症状减轻。

3. 单眼复视或多视　因晶状体纤维肿胀和断裂，导致屈光力发生改变，产生棱镜效应，出现单眼复视或多视现象。

4. 飞蚊症　与玻璃体混浊引起的飞蚊症不同，当眼球固定不动时，白内障引起的眼前黑影也固定不动。

5. 其他　因光线通过部分混浊的晶状体产生散射，可出现眩光；混浊的晶状体改变了光谱吸收强度，对色觉敏感度下降。

（三）治疗及护理措施

1. 治疗方法　手术治疗是老年性白内障的主要治疗方式。既往认为白内障成熟期是最佳手术期，随着手术技术和设备进步，当白内障的发展影响到日常工作、生活和学习时即可考虑手术治疗。目前主流的手术方式是在显微镜下施行白内障超声乳化术联合人工晶状体植入术；根据病人对视力的需求，可选择合适的人工晶状体。目前随着日间手术在我国进一步推进，白内障手术因采用局部表面麻醉，手术时间短等优势，非常适合行日间手术。

2. 护理措施

1）安全护理　老年性白内障病人都有视力减退，感知功能异常的表现，向病人及其家属进行安全教育非常重要。慎防老年病人跌倒、坠床等不良事件的发生。指导病人及其家属掌握安全防范措施：①创造安全舒适的生活环境。居住环境应光线充足，清除周围障碍物，床角、桌角有保护设施，地面防滑，高危区域有警示标识，床栏及卫生间扶手等安全设施齐全。②病人熟悉周围环境及物品摆放，原则上将常用物品固定放置于病人伸手可及之处。③指导病人穿合适的鞋子和衣服，避免绊倒。④教会病人寻求帮助的方法，如发生跌倒、坠床事件，要及时告知，避免延误治疗。注意观察，按时巡视，经常与病人交流和沟通，把握其心理动态，及时给予心理上的帮助和支持。

2）手术前准备

（1）手术前指导：向病人介绍手术治疗前需要准备的目录清单，让病人及其家属了解准备事项。①手术

前疾病知识宣教：告知病人及其家属手术治疗的原理，手术前完善各项检查的目的、意义，人工晶状体选择的适宜性。②手术前药物使用：手术前三日术眼遵医嘱滴抗生素眼药水，指导病人正确滴眼药水和药物保存的方法。全身用药按常规使用，必要时在医生的指导下调整剂量，不自行随意加减药物剂量；使用抗凝剂需提前告知，遵医嘱停用。③手术中配合的训练，包括避免咳嗽训练：指导病人手术中避免咳嗽的方法，可张口呼吸，或舌尖顶向上颚。铺单训练：训练面部遮盖，保持呼吸通畅，不憋气。固视训练：训练病人眼睛注视正前方不动，并保持一定的时间，需反复训练，因白内障超声乳化术或白内障囊外摘除术联合人工晶状体植入术大多数在局麻下进行，病人处于清醒状态，为提高手术中的配合度，保证手术顺利进行，指导病人手术前进行眼位固视训练。④卫生清洁：手术前一天指导病人做好个人清洁，使用肥皂水清洁眼周围皮肤、全身沐浴、洗头、剪指甲。手术当日清洁面部，女性长发需扎成两根辫子，取下所有首饰，更换容易穿脱的低领干净衣服。⑤指导病人心情放松，保持良好的睡眠状态。

（2）病情观察：①手术前测量生命体征，体温、脉搏、呼吸、血压等，确认无呼吸道感染、无面部感染和发热等症状，血压、血糖在正常范围。②观察眼部情况，是否有结膜充血、结膜囊有无分泌物、双眼泪道冲洗情况，排除手术禁忌证。

（3）手术当日准备：①手术前准备，结膜囊冲洗：用棉签蘸碘伏消毒睫毛根部，生理盐水冲洗结膜囊。彻底冲洗结膜囊，洗毕用消毒棉签擦干眼睑及周围皮肤。②散瞳：遵医嘱手术前 30 分钟用复方托吡卡胺滴眼液充分散瞳，注意滴完药水后按压泪囊区 3～5 分钟，减少药物经鼻腔黏膜的吸收。③核对身份信息，检查各项资料是否齐全，如各项化验结果、人工晶状体测算、眼超声波检查、角膜内皮计数结果等。

3）手术后护理

（1）休息与活动：手术后用眼敷贴包盖，注意保护术眼，防止碰伤，必要时使用眼罩。嘱病人多闭目休养，日间病人手术后观察 30 分钟到 2 小时，无不适症状即可出院。出院后教会病人适当运动，避免头部用力摆动、过度弯腰等动作，避免晶状体脱位或移位。

（2）饮食护理：手术后清淡饮食，禁食刺激性食物如辣椒、浓茶、咖啡等，忌烟酒。适当增加蛋白质及维生素的摄入，鼓励病人多吃新鲜蔬菜、水果，保持大便通畅，预防便秘。糖尿病病人坚持糖尿病饮食，高血压病人坚持低盐低脂饮食。

（3）病情观察：①注意术眼敷料有无松脱、移位、渗血、渗液等。②观察术眼视力、眼压情况。手术后第一天拆除包盖，了解病人手术后有无异物感、畏光、流泪、疼痛等症状。教会病人及其家属自我观察眼压变化，若病人发生术眼憋胀，同侧头痛，伴恶心、呕吐，应及时通知医生，警惕高眼压的发生，遵医嘱给予降眼压药物治疗，观察用药效果，密切监测眼压。③眼部异物感明显，应密切观察角膜情况，是否存在角膜损伤或角膜水肿，做好解释、安慰工作，遵医嘱使用角膜上皮营养剂、玻璃酸钠等药物治疗，观察药物治疗效果。④眼内炎是白内障手术最严重的并发症，多在术后 1～4 天发生，起病急，进展快，以眼部剧烈疼痛和视力急剧下降为主。手术后应密切观察眼部情况，一旦发现症状要及时通知医生，按急症处理。配合医生取结膜囊分泌物、房水或玻璃体液进行细菌和真菌培养及药物敏感试验，根据药物敏感试验对症用药，全身及局部应用足量抗生素治疗；必要时行玻璃体切除联合眼内注药术。⑤合并有糖尿病、高血压、心脑血管疾病等全身慢性病的病人，应密切观察病人的生命体征，按时按量用药。

（四）健康教育

1. 术眼的保护　①指导病人正确清洁眼周的方法，使用流水洗脸，用干净的湿毛巾轻柔擦拭眼周围皮肤，避免污水进入眼内；②手术后一个月内避免剧烈运动和负重，有习惯性便秘和剧烈咳嗽者应合理用药，加以控制；③避免用力揉眼、挤眼，避免手术伤口裂开。

2. 点药方法　教会病人及其家属点眼药和涂眼膏的方法，操作前洗手，头部尽量后仰或平躺，眼睛向上看，将下眼睑下拉，点药者左手拇指食指轻轻分开上下眼睑将药液滴入结膜囊内，每次 1～2 滴即可，点眼后轻闭眼睛 3～5 分钟，注意点眼药时瓶口不可以接触到睫毛或眼睛，以防药品被污染，开启的眼药水使用期限为 2 周；点两种以上眼药水时，需间隔 5～10 分钟；教会病人及其家属不同药品正确的保存方法。

3. 晶状体植入者　白内障摘除联合人工晶状体植入者，一般 3 个月后屈光状态稳定，根据病人需求，可验光配近用或远用框架眼镜。

二、老年青光眼病人的护理

（一）概述

1. 概念 青光眼是一组以特征性视神经萎缩和视野缺损为共同特征的疾病,病理性眼压增高是其主要的危险因素。眼压的变化超过了眼球内组织,尤其是视网膜视神经所能承受的限度,造成视神经及视觉通路和视觉功能损害,表现为视盘凹陷性萎缩和视野的缺损。

流行病学调查显示,青光眼为全球第二位致盲性眼病,第一位不可逆性致盲眼病,严重威胁着人类的视觉健康。到 2020 年,我国原发性青光眼病人达 2182 万,占全球同类病人的 27.4%,青光眼病人绝对数和老年人中的患病比例均居世界首位。青光眼的防盲工作建立在早诊断、早治疗的基础上。

2. 眼压 眼压是眼球内容物作用于眼球壁的所产生压力。统计学上的正常眼压是 $11 \sim 21$ mmHg,为 95% 的正常人群的生理性眼压范围。正常眼压具有双眼对称,昼夜压力相对稳定等特点,即正常人双眼眼压差 $\leqslant 5$ mmHg,24 小时眼压波动范围 $\leqslant 8$ mmHg。正常眼压对保持眼球的形态、维持正常视功能具有重要的意义。

眼压的稳定性主要通过房水的产生与排出之间的动态平衡来维持。房水自睫状突生成后,经后房越过瞳孔到达前房,主要通过两个途径外流:①小梁网通道,经前房角小梁网进入 Schlemm 管,再通过巩膜内集合管到巩膜表层睫状前静脉。②葡萄膜巩膜通道,通过前房角睫状体带进入睫状肌间隙,然后进入睫状体和脉络膜上腔,最后穿过巩膜胶原间隙和神经血管间隙出眼。眼压的高低取决于房水循环中的 3 个因素:睫状突生成房水的速率;房水通过小梁网流出的阻力及上巩膜静脉压。临床上绝大部分青光眼是由房水外流阻力增加所致。

3. 原发性青光眼 临床上通常将青光眼分为三类:原发性青光眼、继发性青光眼和先天性青光眼。此处重点介绍原发性青光眼。

原发性青光眼是指病因机制尚未完全阐明的一类青光眼,是典型的眼科心身疾病,在我国约占 86.7%,发生在成年以后的人群,是主要的青光眼类型。根据眼压升高时前房角的状态(关闭或开放),原发性青光眼分为原发性闭角型青光眼和原发性开角型青光眼。由于种族差异和眼球解剖结构方面的差异,中国人以闭角型青光眼居多。

（二）典型临床表现

1. 原发性闭角型青光眼 原发性闭角型青光眼是由周边虹膜堵塞小梁网,或与小梁网产生永久性粘连,房水外流受阻而引起眼压升高的一类青光眼,患眼具有房角狭窄,周边虹膜易与小梁网接触的解剖特征。根据其眼压升高是骤然发生还是逐渐发生,其又可分为急性闭角型青光眼和慢性闭角型青光眼。

(1) 急性闭角型青光眼:眼压急剧升高并伴有相应症状的眼病。如若处置不及时,会导致严重后果。

(2) 慢性闭角型青光眼:这类青光眼的眼压升高,同样也是由周边虹膜与小梁网发生粘连所致,但房角粘连是由点到面逐步发展的,小梁网的损害是渐进性的,眼压水平也随着房角粘连范围的缓慢扩展而逐步上升。由于房角粘连和眼压升高都是逐渐进展的,所以没有眼压急剧升高的相应症状,不易引起病人的警觉,而视盘则在高眼压的持续作用下,渐渐萎缩,形成凹陷,视野也随之发生进行性损害。

2. 原发性开角型青光眼 这类青光眼的病程进展较为缓慢,而且多数没有明显症状,因此不易早期发现,但具有更大的危险性。

（三）护理措施

1. 急救措施 原发性急性闭角型青光眼的治疗目的是保存视功能,治疗方法包括降低眼压和视神经保护性治疗。

2. 药物治疗及护理 降低眼压是治疗青光眼的有效手段。常用的降低眼压方法主要有三种:扩增房水流出;抑制房水生成;减少眼内容物。其中,通过扩增房水流出降低眼压最符合正常房水生理功能的维持。

1）眼科局部用药

（1）缩瞳剂（毛果芸香碱）：①最常用的缩瞳剂是1％～4％毛果芸香碱滴眼液。通过兴奋瞳孔括约肌，缩小瞳孔，解除周边虹膜对小梁网的堵塞，打开房角。②点缩瞳剂时要压迫泪囊区1～2分钟，减少药物经鼻腔黏膜吸收，减少药物的全身反应。③该药物可引起眼局部反应：视力模糊，视物发暗，或调节痉挛，结膜充血、眼痛、眉间痛、头痛和眼刺激症状。④如出现全身反应肌肉震颤、恶心、呕吐、腹痛、肌肉抽搐、呼吸困难等症状时，应及时停药，并报告医生。

（2）β-肾上腺素受体阻滞剂：减少房水生成。①常用药物有噻吗洛尔滴眼液、倍他洛尔滴眼液等，每日2次；使用时注意观察病人心率、脉搏，发现异常及时停药并报告医生；心率低于60次/分、Ⅰ度以上房室传导阻滞、明显心力衰竭及心源性休克病人禁忌使用。②由于β受体阻滞剂可以掩盖低血糖症状，自发性低血糖病人及接受胰岛素或口服降糖药治疗的病人慎用。与其他滴眼液联合使用时，需要间隔10分钟以上。

（3）碳酸酐酶抑制剂：减少房水生成，常用药物为1％布林佐胺滴眼液，每日2～3次。临床上用的碳酸酐酶抑制剂都是磺胺类衍生物，所以磺胺类药物过敏病人禁用。布林佐胺滴眼药的局部使用减少了碳酸酐酶抑制剂众多不良反应，点眼后按压泪囊部，减少药物的全身吸收剂量。药物副作用有味觉异常、视力模糊等。

（4）α-肾上腺素受体激动剂：抑制房水生成，增加葡萄膜巩膜房水外流。常用药物有溴莫尼定，相对选择性α₂-受体兴奋剂，对心率和血压影响小，每日2～3次。副作用主要是眼睛的过敏反应。

（5）前列腺素衍生物：①主要通过增加葡萄膜巩膜途径进行房水引流，但不减少房水的生成，临床常用制剂有0.005％拉坦前列腺素、0.004％曲伏前列腺素和0.03％贝美前列腺素。②本药不影响心肺功能，副作用主要为滴药后局部短暂性烧灼、刺痛、痒感和结膜充血。③毛果芸香碱可减少葡萄膜巩膜通道房水外流，理论上与前列腺素制剂有拮抗作用，不宜联合使用。

2）全身给药

（1）碳酸酐酶抑制剂：常用药物有醋甲唑胺片剂25 mg或50 mg，口服，每次50～100 mg，每日2次，日总剂量不超过600 mg。用于局部用药不能控制的病例，但副作用较多，如唇麻痹、手足有蚁行感，个别病人可能出现血尿、肾绞痛，有泌尿系统结石病人慎用，用药后定期检查尿常规，一旦出现异常，立即停药。有磺胺类药物过敏史的病人禁用此类药物。

（2）高渗剂：①通过增加血浆渗透压，玻璃体容积减小而降低眼压；用于其他降眼压药无效时辅助治疗；常用口服药为异山梨醇口服溶液，40～50 mL，一日3次；用药后10分钟起效，口服药后不宜多喝水，可用温开水漱口，注意观察肠道的不良反应。②静脉给药20％甘露醇，250 mL静脉滴注，30～40分钟滴注完，静脉滴注后病人需卧床休息，以防直立性低血压。③全身用高渗剂的副作用多见，如多尿、头痛、心血管负担过重等，口服制剂胃肠道反应多见，如恶心、呕吐等。④观察病人用药后反应，对症处理。使用高渗剂0.5小时后测眼压，观察用药后眼压改善情况。

3. 手术治疗及护理

1）方法选择原则 ①急性闭角型青光眼缓解后，眼压可以保持在较低水平数周。但经药物治疗眼压下降后，仍然需要检查房角，检测眼压，根据房角是否开放或粘连情况，行激光虹膜周边切除术或滤过性小梁切除术。②对于瞳孔阻滞的早期闭角型青光眼可以行激光周边虹膜切除术。激光治疗可以减少传统手术的危险性和创伤，同时节约医疗成本。③对于房角广泛粘连的闭角型青光眼多行滤过性手术。④原发性开角型青光眼，有明显的视盘、视野改变时，滤过性手术可作为首选的治疗手段。

2）手术前护理

（1）检测眼压：每日检测眼压，观察眼压变化，防止视神经的进一步损害。巡视病房，给病人讲解眼压升高可能出现的症状，指导病人自我检测眼压并及时和医护人员交流。

（2）预防感染：保持眼部清洁；该手术属于内眼手术，观察病人眼部分泌物情况，注意有无炎症发生；手术前遵医嘱局部点抗生素眼药水，指导病人正确点眼药的方法；常规冲洗泪道，判定泪道是否通畅，有无感染。

（3）完善术前检查：完善病人常规全身检查和相应眼科专科检查。重点监测视力、眼压、房角以及瞳孔大小，观察有无因眼压高引起角膜、房水、晶状体以及眼底改变。

（4）生活护理：病人因视功能受损，预防跌倒是病人重要的护理问题。帮助病人熟悉病房环境，常用物品固定放置，必要时使用床旁呼叫系统寻求护理人员帮助。保持环境光线适宜，安静舒适无障碍。指导病人健康饮食，忌烟酒，不饮浓茶、咖啡等。少量多次饮水，一次饮水量应小于 300 mL。

（5）心理护理：加强沟通，了解病人疾病的认知情况以及情绪的稳定性。青光眼病人多有焦虑问题，针对病人具体问题给予心理疏导。介绍根据病人病情制订的治疗方案，讲解手术局部麻醉方法及注意事项，青光眼手术过程，指导病人主动配合手术，稳定情绪。

3）手术后护理

（1）术眼病情观察：于手术当日观察病人眼部敷料清洁、在位情况。①询问病人是否有眼痛、流泪、眼磨等不适症状；告知病人结膜缝线造成的正常眼部不适感，消除病人焦虑情绪；病人如有特殊剧烈头痛、眼痛、恶心等症状，立即通知医生，严密观察病情，及时处理。②手术后第二天开始，监测记录病人视力、眼压，观察病人手术后结膜缝线以及切口渗漏情况，结膜滤过泡滤过功能，角膜有无水肿，前房深度，房水是否清亮以及眼压控制后眼底视盘改变、有无视网膜出血等。

（2）用药护理：手术后常规抗生素眼药水预防感染。眼压控制不理想的病人，遵医嘱继续联合降眼压药物治疗。观察用药后眼部症状改善情况，注意药物全身及眼部的副作用。

（3）生活护理：由于病人手术当日术眼包盖，单眼视野，行动不便，给予病人必要的生活照顾。常用物品放于易取之处，保持病房环境安静、舒适。指导病人饮食清淡易消化，防止便秘。行动宜缓慢，避免低头弯腰等动作，以免眼压升高，影响术眼恢复。

（4）心理护理：青光眼病人手术后有可能视力没有改善，根据病情考虑是由青光眼视神经受损造成，还是由术后角膜水肿造成，给病人做好专业解释。让病人认识到青光眼疾病控制眼压的长期性，提高监测眼压依从性，保持乐观积极心态，情绪稳定。

（四）健康教育

1. 日常生活指导　对于药物治疗病人，指导病人注意青光眼危险因素。生活规律，避免情绪激动，避免过度用眼、避免暗环境下过度停留等诱发眼压升高因素。短时间内饮水量一次不应超过 300 mL，指导病人少量多次饮水。一般行青光眼滤过术后的病人，对饮水量不再限制。指导病人合理饮食，避免辛辣刺激性食物，避免浓茶、咖啡等兴奋饮料。恢复期多吃富含维生素、蛋白质的食物，以增强体质；多吃蔬菜，保持大便通畅。指导病人活动强度，避免低头弯腰等可引起眼压升高的动作。

2. 疾病知识指导

（1）提高自我知觉能力：根据目前的临床医疗技术，青光眼不能被治愈，但能被控制。一旦确诊，就需要终身护理，需要终身控制眼压。告知病人及其家属，长期监测眼压的重要性，以及如何判定眼压升高的自觉症状。

（2）急性闭角型青光眼：一般双眼发病，一眼急性闭角型青光眼发作，需密切监测另一眼眼压、房角、视盘、视野情况，必要时行虹膜激光打孔。

（3）会点眼药：指导病人或其家属学会正确点眼药方法，以及眼药水的正确保管。遵医嘱眼科用药，如需继续降眼压药物治疗，注意药物局部及全身的副作用。

（4）结膜滤过泡保护：告知病人结膜滤过泡作用，注意用眼卫生。

（5）教会病人按摩眼球的具体方法：按摩时嘱病人向下看，双手食指指头并拢，放在患眼上眶缘下方的上睑皮肤上，相当于滤过泡上方的地方，双手食指轻轻地、上下交替地按摩滤过泡，像按琴键一样。每日按摩 2～3 次，每次 3 分钟或按 20～30 下。

3. 延续性护理

（1）定期复诊：首次复诊一般术后一周，根据恢复情况遵医嘱复诊，如有眼痛、眼胀、畏光、流泪、视力减退等症状，随诊。

（2）指导病人加强眼睛保健：每半年检查双眼眼压、视野，以及眼底改变。坚持用药，定期复查，长期随诊。

（史静华　杨从艳）

三、老年龈炎病人的护理

（一）概述

牙龈是牙周组织（牙龈、牙周膜、牙槽骨、牙骨质）之一，直接暴露于口腔中，直视可见，它是由角化上皮和结缔组织组成的，覆盖着牙槽骨和牙根。龈炎是牙齿附近的疾病之一，是发生在牙龈组织的急慢性炎症，包括局限于牙龈未侵犯深部牙周组织、以炎症为主的疾病以及全身疾病所致牙龈的表现，是一种可逆性疾病。其患病率和严重程度随年龄增长而逐步增加。

慢性龈炎是菌斑性牙龈病中最常见的疾病。龈炎主要位于游离龈和龈乳头，又称为边缘性龈炎和单纯性龈炎。慢性龈炎的患病率高，涉及人群广，世界各地区、各种族、各年龄阶段的人都可以发生不同程度和不同范围的慢性龈炎。

常见的牙龈病有慢性龈炎、青春期龈炎、妊娠期龈炎、白血病的牙龈病损、药物性牙龈肥大、牙龈纤维瘤病、牙龈瘤、急性坏死性溃疡性龈炎、急性龈乳头炎等。老年人最常见的是慢性龈炎和药物性牙龈肥大。药物性牙龈肥大是指长期服用某些药物，引起牙龈纤维性增生和体积增大，与其有关的三类常用药物是抗癫痫药物，如苯妥英钠；免疫抑制剂，如环孢素；钙通道阻滞剂，如硝苯地平、维拉帕米等。此外，有研究表明，牙菌斑、牙石、食物嵌塞等引起的龈炎能加速和加重药物性牙龈增生的发展。

（二）典型临床表现

1. 慢性龈炎

（1）好发部位：患慢性龈炎时，炎症一般局限于游离龈和龈乳头，严重时也可波及附着龈。牙龈的肿胀一般以前牙区为主，尤其是以下前牙区最为显著。

（2）自觉症：病人刷牙或咬硬物时出血，是龈炎病人就诊的主要原因。有些病人可感到牙龈局部痒、胀、口臭等症状。慢性龈炎病人一般无自发性出血，这有助于与血液系统疾病引起的牙龈出血相鉴别。

（3）牙龈改变：正常牙龈呈粉红色。慢性炎症时，游离龈和龈乳头变为鲜红或暗红色，严重时可波及附着龈。正常牙龈的龈缘菲薄呈扇贝状紧贴于牙颈部，龈乳头充满牙间隙，附着龈有点彩。慢性炎症时，由于组织水肿，龈缘变厚，不再紧贴牙面，龈乳头变为圆钝肥大、点彩消失，表面光滑发亮。正常牙龈的质地致密而坚韧，患龈炎时，牙龈质地变得松软脆弱、缺乏弹性，探诊易出血。

（4）龈沟及龈沟液：健康的龈沟探诊深度一般不超过 2 mm，当牙龈有炎症时，龈沟的探针深度可达 3 mm 以上，形成的是假性牙周袋。龈沟液增多甚至溢脓。

（5）牙石沉积：牙颈部常可见有牙石沉积。

2. 药物性牙龈肥大

（1）发生部位：常发生于全口牙龈，但以上下前牙区为重。只发生在有牙区、拔牙后增生的牙龈组织可自行消退。

（2）特征性表现：牙龈呈小球状突起，逐渐增大并相连成片覆盖牙面，严重时波及附着龈；龈乳头呈桑葚状、球状、结节状；牙龈组织一般呈淡粉色，质地坚韧，稍有弹性，不易出血，无疼痛感；形成假性牙周袋、使牙菌斑易于堆积，多数病人合并不同程度的牙龈炎症，牙龈呈深红或紫红色，质地松软易出血。

（三）治疗要点及护理措施

1. 治疗要点

（1）药物治疗：用 1%～3% 过氧化氢液局部冲洗、碘制剂上药，配合 0.1%～0.2% 的氯己定含漱液含漱。

（2）去除病因：通过洁治术彻底清除牙菌斑及牙结石，消除造成牙菌斑滞留和局部刺激牙龈的因素。

对于药物性牙龈肥大病人停止使用或更换引起牙龈肥大的药物,是对药物性牙龈肥大最根本的治疗措施。

（3）手术治疗:少数病人牙龈增生明显,炎症消退后,牙龈形态仍不能恢复正常的病人,可行牙龈成形术,以恢复牙龈的生理外形。

（4）控制牙菌斑:告知病人严格控制牙菌斑的方法,以减轻服药期间的牙龈增生程度,减少和避免术后的复发。

2．护理措施

1）观察修复体　口内有不良修复体者,协助医生取下,消除食物嵌塞。

2）用药护理　配合医生为病人进行局部药物治疗;病情严重者,应遵医嘱为病人服用抗生素及维生素。

3）手术护理　龈上洁治术和龈下刮治术是去除牙结石和牙菌斑的基本手段。其方法是使用器械或超声波洁牙机除去龈上、龈下牙石,消除牙结石和牙菌斑对牙龈的刺激,以利于炎症和肿胀消退。

（1）术前准备:①向病人说明手术的目的及操作方法,取得病人合作。②根据病人情况,必要时查出凝血时间、血常规、血小板计数等。如有血液疾病,血小板减少性紫癜等疾病或局部急性炎症,均不宜进行手术。③准备好消毒的洁治器械或超声波洁牙机。龈上洁治器包括镰形洁治器、锄形洁治器;龈下刮治器包括锄形刮治器、匙形刮治器、根面锉等。

（2）术中配合。①调节椅位:治疗上颌牙时,使病人合平面与地面成45°角;治疗下颌牙时合平面与地面平行,便于医生操作。②嘱病人用3%过氧化氢液或0.1%氯己定溶液含漱1分钟,用1%碘伏消毒手术区。③根据洁治术的牙位及医生使用器械的习惯,摆放好所需的洁治器。④术中协助牵拉唇、颊及口角,保证手术区视野清晰、及时吸净冲洗液。若出血较多用肾上腺素棉球止血。⑤牙石去除后,备橡皮杯蘸磨光粉或脱敏糊剂打磨牙面,龈下刮治则用根面锉磨光根面。⑥备纱团及小棉球拭干手术区、用镊子夹持碘甘油置于龈沟内。全口洁治应分区进行,以免遗漏。

（3）术后护理:协助病人清洁漱口;观察病人一般情况,如有不适及时处理。

（四）健康教育

1．疾病知识指导　使病人了解龈炎是可以预防的,患龈炎后要及时治疗,如发展到牙周炎将会对口腔健康带来严重的危害。

2．生活方式指导　向病人介绍正确的刷牙和漱口方法及其他保持口腔卫生的措施,如牙线及牙签的正确使用,认识到早、晚及饭后刷牙的重要性。养成良好的口腔卫生习惯。

3．用药指导　对于需长期服用苯妥英钠、环孢素和钙通道阻滞剂等药物者,应在开始用药前先进行口腔检查,消除一切可能引起牙龈炎症的刺激因素,并教会病人控制牙菌斑及保持口腔卫生的方法。积极治疗原有的龈炎或牙周炎,能减少本病的发生。

四、老年牙周炎病人的护理

（一）概述

牙周炎是发生在牙周支持组织的慢性破坏性疾病,表现为牙龈、牙周膜、牙骨质及牙槽骨均有改变。除有龈炎的症状外,牙周袋的形成是其主要临床特点。现有的牙周炎治疗手段可以使牙龈的炎症消退,疾病停止发展,但已被破坏的牙周支持组织则不能完全恢复到原有水平,其危害远大于龈炎。

龈炎和牙周炎的主要区别在于:龈炎不侵犯支持组织,如没有附着丧失和牙槽骨吸收,经过正规治疗后,牙周组织可完全恢复正常状态。也不会有探诊出血,是可逆病变。当然,若维护不良,仍较易复发。而牙周炎则有牙周支持组织的破坏,如有附着丧失、牙周袋形成和牙槽骨吸收,若不及时治疗,病变一般呈缓慢加重,直至牙松动脱落。经治疗可以控制病情,但已破坏的软、硬组织难以恢复到正常状态。

牙周炎常伴发的病变有牙周-牙髓联合病变、根分叉病变、牙周脓肿、牙龈退缩、牙根面敏感、呼气异味。近十余年来的大量研究表明牙周感染可能是心脑血管疾病、糖尿病、妊娠并发症、呼吸道感染、类风湿关节炎等疾病的危险因素。

（二）典型临床表现

牙周炎分为慢性牙周炎、侵袭性牙周炎、反应全身疾病的牙周炎、坏死溃疡性牙周炎等类型。老年人多见于慢性牙周炎，主要特征有以下五点。

1. 龈炎 检查可见牙龈组织水肿、颜色暗红，点彩消失。在刷牙、咀嚼、说话时出现牙龈出血。

2. 牙周袋形成 患牙探诊有 3 mm 以上的牙周袋，并有探诊后出血，甚至溢脓。炎症程度一般与牙菌斑、牙石的量以及局部刺激因素相一致。

3. 牙槽骨吸收 严重的炎症导致牙龈结缔组织中的胶原纤维降解、结合上皮向根方增殖以及牙槽骨吸收，造成附着丧失。

4. 牙齿松动 随着牙周组织的破坏，牙齿支持功能大为减弱，从而出现牙齿松动、咀嚼功能下降或丧失。

5. 晚期症状 晚期常可出现一些伴发病变和症状，如牙齿移位、倾斜；由于牙松动、移位和龈乳头退缩，造成食物嵌塞；牙周支持组织减少，牙龈退缩，发生根面龋；深牙周袋致急性牙周脓肿、逆行性牙髓炎、口臭等。

（三）治疗要点及护理措施

1. 治疗要点

（1）清除牙菌斑，控制感染。①控制斑：通过洁治术、刮治术彻底清除细菌生物膜和牙石是控制牙周病的第一步，对于深部牙周袋内含有细菌内毒素的病变牙骨质可通过平整根面术去除。②局部药物治疗：对于严重炎症、肉芽增生的深牙周袋。在刮治后可用药物处理袋壁。

（2）牙周手术：牙周基础治疗 6～8 周后，若仍有 5 mm 以上牙周袋，且探针检查仍有出血或有些部位的牙石难以彻底清除时，则可视情况决定再次刮治，或需进行牙周手术。

（3）建立平衡的咬合关系：对于松动牙可通过结扎或粘结固定、夹板固定、调颌等措施消除咬合创伤、减轻松动度、改善咀嚼功能，从而有利于组织修复。

（4）药物治疗：药物只是机械去除牙菌斑生物膜、牙石后的辅助治疗。抗菌药物不能取代去牙石治疗。可适当地局部或全身使用抗生素；戒烟有助于提高牙周治疗效果。

（5）拔除患牙：为避免牙槽骨的继续吸收，有深牙周袋和过于松动、无保留价值的患牙，应尽早拔除。

（6）疗效维护和防止复发：坚持维护期治疗是维持牙周炎疗效的关键，积极鼓励和提醒病人定期复查。

2. 护理措施

（1）术前准备。①环境整洁、明亮、安全、温湿度适宜。②热情接待病人、核对病人的姓名。安排病人上椅位，系好胸巾，佩戴护目镜，调节椅位使病人处于舒适卧位，酌情为病人提供腰垫或颈枕。准备 0.2% 氯己定或 1.0%～3.0% 过氧化氢溶液，让病人鼓腮漱口 1 分钟消毒口腔，以减少细菌的含量，尽可能避免气溶胶对诊室空气的污染。③医护人员着装整齐、七步洗手法洗手，戴口罩、帽子、手套，戴防护面屏或护目镜、穿隔离衣。④严格遵守查对制度，检查所用器械、药品及材料均在有效期内。

（2）术中配合。①调节光源：将治疗灯光源从病人胸前缓慢移至口腔。②用物准备：一次性口腔检查盒、漱口杯、橡胶手套、3% 过氧化氢溶液、护目镜、面罩、镜子、防污膜；牙菌斑染色棒及记录卡、碘伏棉球、3% 过氧化氢溶液冲洗液等；超声波洁牙机、各种类型的龈上工作尖、手用洁治器一套、低速弯手机、抛光膏、矽离子或抛光刷杯等。

（3）牙菌斑治疗的护理。①将蘸有牙菌斑染色棒递给医生，轻轻涂布全口牙的颊、舌面及邻间隙处。②嘱病人再次漱口，牙面被染色的区域即是牙菌斑附着区。③协助医生记录检查结果，了解病人自我控制牙菌斑的状况。④同时让病人对镜观察牙菌斑附着情况，了解牙菌斑治疗是否到位，并寻找原因。⑤过氧化氢冲洗液去除染色剂，必要时配合使用洁治器和喷砂器去除染色剂。

（4）龈上洁治术的护理。清除牙结石，减缓牙周袋形成的重要手段。①打开超声波洁牙机开关，调节功率，安装工作尖、踩脚闸冲洗手柄和管路 2 分钟。②洁治：将洁牙机手柄传递给医生；洁治过程中护士及时吸唾,并开启负压抽吸系统,根据要求更换不同型号的工作尖;如果采用手工洁治器洁治;护士协助医生牵拉口角、及时用棉球止血和去除脱落的牙石,根据不同部位及时更换和传递器械。治疗过程中,密切观察病人情况,并给予病人心理疏导。③检查:传递探针协助医生检查有无遗漏牙石。④抛光:遵医嘱将抛光刷(杯)安装于速弯手机,取量的适量的抛光膏传递进行抛光。⑤冲洗:用注射器抽吸3‰过氧化氢溶液和生理盐水,交替传递给医生冲洗牙周,冲洗过程中护士协助吸唾。⑥上药:传递棉球协助医生隔湿,医生用探针取碘甘油上于牙周袋内或注射米诺环素软膏。局部上药后嘱病人30分钟内避免漱口、饮水、进食,以保证药物的疗效。

(5)术后护理。①病人的护理:取下护目镜协助病人擦净面部。递给病人镜子和纸巾,协助病人整理容貌,观察病人治疗后的不适反应,并做出相应的护理,预约复诊时间。②整理用物:根据《口腔器械消毒灭菌技术操作规范》将可复用的医疗器械分类,送消毒室处理。③医疗废物处理:按照《医疗废物管理条例》分类处理。④个人防护:脱手套、七步洗手法洗手。取下防护面屏、护目镜、脱隔离衣,再次洗手,最后摘口罩。⑤环境清洁:按照规范要求对牙科临床接触表面进行清洁消毒、开启空气消毒机进行空气消毒。

(四)健康教育

1. 疾病知识指导　告知病人牙菌斑显示剂会使唇和牙龈暂时着色,不必紧张,指导病人如何正确控制牙菌斑;牙周炎的治疗效果与病人口腔卫生习惯密切相关,尤其是在牙周治疗后更应经常保持口腔卫生,除早晚刷牙外,午饭后应增加一次,每次不得少于3分钟;经常进行牙龈按摩,定期接受医师的检查和指导,才能巩固疗效,阻止疾病发展。

2. 日常生活指导　指导病人加强营养,增加维生素 A、维生素 C 的摄入,提高机体的修复能力;加强身体锻炼,提高机体免疫力,以利于牙周组织的愈合。

五、老年牙体缺损病人的护理

(一)概述

牙体缺损是指由各种原因引起的牙体硬组织不同程度的外形和结构的破坏和异常,表现为牙体失去了正常的生理解剖外形,造成正常牙体形态、咬合及邻接关系的破坏,常常对人的咀嚼、发育、面容、牙髓、牙周组织甚至对全身健康等产生不良影响。牙体缺损是口腔临床常见的一种缺损性疾病,直接表现为牙列中的部分天然牙缺失,其中发生在上颌称为上牙列缺损,发生在下颌称为下牙列缺损。最常见的原因是龋病,其次是外伤、磨损、楔状缺损、酸蚀和发育畸形等。

(二)典型临床表现

1. 牙体和牙髓症状　牙体表浅缺损可能无明显症状。如缺损累及牙本质层或牙髓,可出现牙髓刺激症状甚至出现牙髓炎症、坏死及根尖周病变。

2. 牙周症状　牙体缺损者发生在邻面,会破坏正常邻接关系,造成食物嵌塞,引起局部牙周组织炎症,并可能发生邻牙倾斜移位,影响正常的咬合关系。牙体缺损若发生在轴面,破坏了正常轴面外形,可引起牙龈炎。

3. 咬合症状　大范围及严重的牙体咬合面缺损不但影响到咀嚼效率,还会形成偏侧咀嚼习惯,严重者会影响垂直距离,使口颌系统出现功能紊乱。

4. 其他　缺损发生在前牙可直接影响病人的美观、发音。全牙列残冠、残根会降低垂直距离,影响病人的面容及心理状态;残冠、残根常成为病灶而影响全身健康。

(三)常用修复方法及护理

一般的牙体缺损可以采用充填的方法治疗,但如果牙体缺损严重,剩余牙体组织薄弱,无法为充填体提供良好的固位,剩余牙体本身和充填体无法达到足够的强度,或者为了达到更高的美观要求时,单纯用充填治疗不能获得满意的效果,就应采用修复治疗的方法。常用的修复方法有固定义齿修复、可摘局部义齿修复、种植义齿修复。

1. 固定义齿的修复及护理

（1）基本概念：固定义齿修复是修复牙列中一个或几个缺失的修复体，依靠粘结剂或固定装置与缺牙两侧预备好的基牙或种植体连接在一起，从而恢复缺失牙的解剖形态和生理功能。这种修复体病人不能自由摘戴，故称为固定义齿，又因为其结构与工程上的桥梁结构相似，也被称为固定桥固定义齿。固定义齿不仅能恢复咀嚼器官的解剖形态和生理功能，还能较长一段时期维持该器官的健康和预防牙颌疾病的发生，如防止对颌的牙齿伸长，以及相邻的牙齿倾斜等，同时可使病人感觉到近似于真牙的美观，舒适和咀嚼感受。

（2）操作方法及护理要点。①基牙牙体制备：参照牙体缺损修复，进行牙体制备时，要求所有基牙相应轴面彼此平行，同时应注意增强固位体的固位力。②印模及灌模：要求印模必须准确、完整、清晰；铸造固定桥和金属烤瓷桥，都采用双层硅橡胶印模法取全牙列印模。③固定桥制作：一般在技工室完成。④固定义齿试戴：将初步磨光的固位体分别在各基牙上试合，要求固位体能正确地与基牙颈部密合，边缘伸展合适，邻接关系良好，咬合协调，无翘动，固位良好的情况下，如有问题加以相应处理后，即可进行磨光、粘固；而金属烤瓷桥在上釉前试戴，进行外形修整和调咬合后，再上釉粘固。⑤遵医嘱：嘱病人粘固后 2 小时内禁食，24 小时内不用固定桥咀嚼硬性食物，必要时预约复查一次。

2. 可摘局部义齿的修复及护理

1）基本概念　可摘局部义齿是一种病人可以自行摘戴的用于部分牙缺失（牙列缺损）的修复体，是用天然牙和黏膜作支持，靠义齿的固位体固位，用人工牙和基托恢复缺失牙及相邻组织缺损的形态和功能。可摘局部义齿按结构及材料可分为胶连可摘局部义齿、铸造支架可摘局部义齿及金属可摘局部义齿。

与固定义齿相比，可摘局部义齿的优点是适用范围广，很多不适合采用固定义齿修复的情况均可采用可摘局部义齿修复，如缺失牙数目多、基牙牙周健康不理想、组织缺损等；其基牙不需要像固定义齿基牙那样大量磨除；费用较固定义齿低，义齿损坏后可以修理，某些部位再缺失牙后可在原义齿上添加人工牙。缺点是义齿体积大，覆盖大量正常组织，初戴时常有恶心不适和发音不清；义齿与天然牙及组织间容易积存食物残渣和软垢，每天必须反复摘戴义齿和清洁，否则影响余留牙的健康；其功能恢复效果不如固定义齿好。

2）操作方法及护理要点

（1）充分沟通：治疗前应与病人进行充分沟通，包括义齿的设计和材料选择，对于可能达到的修复效果和可能出现的问题及处理方法等，做到知情同意。

（2）拆除固定修复体：对于口内现存的固定修复体，如果存在修复体设计、制作不良，影响功能恢复和组织健康；基牙存在牙周、牙髓、根尖病变，影响整体修复设计需重新修复者，应该拆除。

（3）口腔疾病治疗：根据口腔健康情况，进行针对性口腔相关疾病治疗，如牙体牙髓治疗、牙周治疗、正畸治疗、口腔黏膜病治疗及暂时义齿修复等。

（4）进行余留牙的调磨、修复和基牙预备：牙列缺损者经常存在余留牙的形态、抗力、位置和咬合关系的异常，需要在修复缺失牙之前对余留牙进行调改和修复。

（5）取印模、灌石膏模型：牙支持式义齿采用一次印模法。选取大小合适的成品牙列托盘，用藻酸盐印模材取模。对于混合支持式和黏膜支持式义齿，应采用二次印模法。

（6）咬合关系和适合的支架：根据病人口腔基本情况确定咬合关系和适合的支架。

（7）正确使用与维护义齿。①正确摘戴义齿：教会病人正确地佩戴义齿，不熟练可回家练习，切不可强行戴入。②注意口腔卫生与义齿清洁：饭后和睡前应刷牙；不能戴义齿刷牙，应摘下义齿，将真牙、义齿都刷干净；义齿可用软毛牙刷蘸牙膏轻轻刷洗，刷毛过硬和过于用力刷洗会磨损义齿；如果义齿表面有污渍不易刷掉，可先使用义齿清洁片浸泡后再刷洗；不要用热水、酒精或其他有腐蚀性的清洁剂浸泡义齿；不戴义齿时应浸泡在冷水中保存。③初戴义齿后会有异物感、恶心，可能有发音不清，咀嚼不便等问题，需要耐心练习和习惯，1～2 周即可改善；建议先进食较软的食物，且尽量少用前牙切咬大块食物，根据情况逐渐增加食物硬度；戴义齿后支持义齿的基牙和牙槽嵴负担增加，应逐渐适应，否则容易出现基牙和牙槽嵴的疼痛。④长期维护：每半年到一年定期复查，及时发现和处理余留牙和义齿可能出现的问题，维护余留牙的健康和义齿的正常使用。

3. 种植义齿的修复及护理

1）基本概念　种植义齿也叫种植牙,就是将种植体(人工牙根)通过手术拧入缺牙部位的牙槽骨内,再在人工牙根上连接美观自然的金属烤瓷冠或全瓷冠。它无须磨除健康邻牙的牙体组织,也不需要牙托和卡环,能够承担较大的咬合力。这样的义齿在口腔内牢固而有力,病人不仅感到舒服,而且咀嚼效率得到明显提高,美观效果也理想。种植义齿因在支持、功能、感觉、形态、使用效果等方面与天然牙非常相似,甚至被誉为"人的第三副牙列"。

目前口腔种植修复已经被广大临床医生和病人所接受。与常规义齿相比,种植义齿具有以下优点。①支持、固位和稳定功能好;②避免了常规固定基牙预备引起的牙体组织损伤;③义齿无基托或基托面积较小,具有良好的舒适度。

2）操作方法及护理要点

（1）做好手术准备工作:最好做血常规,乙肝,梅毒,心电图等检查,X线检查牙槽骨高度、宽度及上颌窦、下牙槽神经管的位置以确定种植体的类型、数量、位置、方向、长度等,使手术能顺利进行;一期手术局麻下在牙槽骨内植入种植体,愈合帽暴露在口腔中;在一期手术3～6个月后,在种植体上接入便于镶牙的上部结构,取模做金属烤瓷牙。

（2）种植义齿修复的三个步骤:取模、试戴和戴牙。①取模:将种植体的三维方向转移到模型上的过程,取模会用到各种取模材料,目前临床上常用的取模材料主要是聚醚类和硅橡胶类,这两种材料模型精度高,不容易变形,使用最广泛,取完模型以后技师在灌制好的模型上制作义齿。②试戴:尤其是复杂的修复,比如全口种植固定修复,需要试戴牙冠的内冠,以便及时发现问题后及时调整。③戴牙:将制作好的牙冠经过医生的调整后戴入口内,要确定牙冠的邻接、咬合以及颜色都没有问题,最后通过螺丝或粘固在种植基台上。

（3）护理要点:①护士必须熟悉操作步骤、工作流程及所用材料的性能、操作方法、可操作时间、固化时间等,及时、准确地配合医生进行操作。②要严格执行查对制度,核对病人病历、姓名、设计卡、修复体是否一致。③试戴过程中避免病人体位过仰,如有异物落入口中,告知病人勿做吞咽动作,防止发生误吞。④修复体粘固后咬紧棉卷3～5分钟,其间不能说话,不适则举手示意,避免修复体粘固不牢。⑤指导病人注意伤口区及时清洁和避免咀嚼硬物,减轻不适感。

（四）健康教育

1. 固定义齿的健康宣教　①修复体粘固后,嘱病人在24小时内禁止使用修复体,避免进食过粘过硬的食物。活髓牙修复病人避免吃过冷过热的食物。②嘱病人粘接当日避免使用含酒精的漱口液,以免影响粘接树脂的聚合。③嘱病人保持良好的口腔卫生,以延长固定桥的使用时间,保持良好的功能,达到满意的修复效果。

2. 可摘局部义齿的术后宣教　①告知病人正确的摘戴义齿的方法,避免咬合就位,防止卡环变形或义齿折断。②初戴义齿时口内暂时会有异物感,恶心、发音不清、口水多、咀嚼不便、义齿摘戴不便等,告知病人耐心练习,1～2周可改善。③初戴义齿后如黏膜有压痛、溃疡、咬腮、咀嚼不得力或卡环过松,吃饭易脱位等不适,嘱病人暂时停戴义齿,不要自己修改,应及时复诊。但在复诊前数小时戴上义齿并吃少许食物,以便找出疼痛部位。④初戴义齿时,一般不宜咬切食物。先吃软的小块食物,以便逐渐适应。⑤饭后和睡前取下义齿刷洗干净,可用软毛牙刷将义齿表面的食物残渣刷洗干净,保持义齿和口腔卫生清洁,防止基牙龋坏。刷洗时要防止义齿掉在地上或掉入水池。夜间最好不戴义齿,以利于口腔支持组织有一定的休息时间。清洁义齿后泡在清水中,切忌浸泡在开水或酒精中。⑥如果义齿发生损坏或折断,将折断的部分一同带到医院及时修理。⑦建议病人每半年到一年复诊一次。

3. 种植义齿的术后宣教　①嘱病人保持口腔卫生,正确使用牙线、牙刷,每日至少清洁牙齿3次,尤其是种植牙。②戴牙后由于牙龈退缩等原因致牙缝过大者,建议其使用牙间隙刷或冲牙器。③因为种植牙和周围的骨组织有一个生理适应的过程,初戴种植牙1年之内,需从软到硬过渡使用逐渐负重,在以后的使用中忌用种植牙咬过硬食物,如螃蟹壳、坚果等。④定期复查,第一年分别于戴牙后 3 个月、6 个月、12 个月来院复查,以后每年复查一次。⑤如发现种植牙松动、牙龈发红、疼痛、刷牙出血等异常情况,应及时就诊。

(耿晓燕 邱东丽 杨从艳)

六、臭鼻症(萎缩性鼻炎)病人的护理

(一)概述

臭鼻症(萎缩性鼻炎)是指一种以鼻黏膜萎缩或退行性变为特征的发展缓慢的弥漫性、进行性鼻腔慢性炎症。表现为在鼻腔黏膜以及黏膜下的血管、腺体、骨质,甚至鼻甲骨出现萎缩。这种黏膜萎缩性病变可发展至咽部、喉部,引起萎缩性咽炎、萎缩性喉炎,其特征包括鼻黏膜萎缩、嗅觉减退、鼻腔大量结痂形成和产生一种特有的恶臭气味。

本病的发生常与营养状况不良、鼻黏膜长期受粉尘及有害气体刺激、长期处于干燥高热的环境损伤鼻腔黏膜有关,也与遗传基因、自身免疫功能紊乱有一定的关系。有明显的地区和种族分布差异,亚洲、非洲和南欧国家发病率较高,而美国黑人中发病率低;发达国家中已日益少见,但发展中国家的发病率仍较高;山区、农村发病率高,沿海及平原地区低。女性∶男性为 6∶1.5;体质瘦弱者较健壮者多见。年龄主要分布在 18~72 岁。

(二)典型临床表现

1. 鼻及鼻咽部干燥 由于鼻腔过度通气,鼻黏膜腺体萎缩、分泌物减少,病人张口呼吸所致。

2. 鼻塞 由鼻腔内脓痂阻塞鼻腔,气流不能通过,或由鼻腔黏膜萎缩,神经感觉迟钝所致,虽有气流通过,但病人不能察觉。

3. 鼻出血 鼻黏膜萎缩变薄,加之鼻腔干燥,病人常在用力擤鼻或挖鼻时导致毛细血管损伤,出现鼻出血,出血量一般不多。

4. 头痛、头晕 头痛多发生于前额、颞侧、后枕部。因鼻黏膜萎缩,鼻腔过度通气,鼻腔保温调湿的调节功能减退,大量冷空气刺激;或因鼻腔内大量脓痂压迫鼻黏膜所致。

5. 嗅觉障碍 因鼻腔内脓痂堆积阻塞鼻腔,或嗅区鼻黏膜、嗅神经萎缩而导致嗅觉减退甚至丧失。

6. 恶臭 多见于病情严重病人。呼气时有特殊的腐烂臭味,但由于病人嗅觉减退或丧失,病人自身不能闻到。恶臭因细菌使鼻腔内脓性分泌物和痂皮内的蛋白质分解而产生,故称臭鼻症。

7. 耳鸣、听力下降 病变波及咽鼓管引起咽鼓管功能障碍可出现分泌性中耳炎。

8. 咽干、声嘶 病变累及咽喉可出现咽部刺激性干咳、咽喉炎等。

(三)护理措施

1. 用药护理 可使用薄荷滴鼻剂、鱼肝油、植物油等滴鼻剂,润滑鼻黏膜,软化干痂,便于清除痂皮,改善鼻腔干燥的症状。禁用麻黄碱、萘甲唑啉等鼻黏膜收缩剂。

2. 鼻腔冲洗 使用生理盐水溶液进行鼻腔冲洗;在医生指导下,在冲洗液中加入相应的药物,如皮质类固醇、抗生素等。在医护人员指导下每天冲洗鼻腔 1~2 次,以稀释黏液,去除痂皮和臭味,清洁鼻腔。

3. 饮食护理 改善营养,适当地补充维生素 A、维生素 B_2、维生素 C、维生素 E,适当补充铁、锌等微量元素。保证足够的维生素摄入,同时补充富含蛋白质的食物纠正营养不良。

4. 手术治疗及护理 对于病变重,保守治疗效果不佳的病人,可采用鼻黏膜-鼓膜下埋藏术、前鼻孔闭合术的方法治疗。手术治疗策略是缩小鼻腔、减少鼻腔通气、减少水分蒸发、减轻鼻腔干燥结痂,恢复鼻黏膜功能。通常是使用注射、合成植入物和自体移植物来减少鼻腔的大小。闭合或缩小鼻孔的外科技术与合成鼻支架的发展相结合,保持一个受限但通畅的鼻气道。治疗方法可能会改善萎缩性鼻炎,但不能治愈萎缩性鼻炎。

（四）健康教育

1. 日常生活指导 饮食宜选择清淡、富含蛋白质的食物；生活中应戒烟、戒酒，远离有毒有害的不良气体、严重污染的空气、大量粉尘的环境，避免对鼻黏膜的不良刺激；积极增强机体免疫力，注意预防感冒。在气候干燥的春、秋季节可室内放置加湿器，保持空气湿润，外出时注意佩戴口罩；适当锻炼身体，每日可进行半小时左右的有氧运动，如慢跑、游泳等。

2. 疾病知识指导 鼻腔干燥、不适时切勿经常挖鼻，尽量减少对鼻部的刺激，避免鼻黏膜损伤而造成鼻出血。去除病因，积极改善工作环境、减少空气污染，在高温环境中应注意通风、降温；粉尘环境应注意采取防尘措施；可将开放式燃煤灶具改为有除烟管道的煤灶。

七、慢性鼻窦炎病人的护理

（一）概述

慢性鼻窦炎是鼻黏膜及黏膜下层的慢性炎症。主要特点是鼻黏膜肿胀，分泌物增加，无明确致病微生物感染，病程持续三个月以上，或反复发作，迁延不愈。慢性鼻窦炎可分为慢性单纯性鼻炎和慢性肥厚性鼻炎。全身慢性疾病、不良生活习惯、免疫功能障碍及局部感染性病灶，均可引起鼻黏膜长期淤血或反射性充血，黏膜肥厚，腺体萎缩，分泌物增加而诱发疾病。

调查显示，慢性鼻窦炎患病率为 4.8%～9.7%，中国人慢性鼻窦炎总体患病率为 8%，高于巴西、韩国和加拿大，略低于欧洲和美国；美国 60 岁及以上老年人慢性鼻窦炎患病率为 4.7%。高龄可能会导致鼻窦和上皮细胞的改变，包括上皮屏障功能阻塞、黏液纤毛清除减少，以及局部先天免疫防御机制的改变。高龄不仅影响慢性鼻窦炎的病理生理学，还影响对药物治疗的反应，例如，老年人可能更容易出现与类固醇使用相关的副作用。

（二）典型临床表现

1. 全身症状 轻重不等，时有时无。病人常有头痛头晕、记忆力减退，注意力不集中的症状。

2. 局部症状

（1）鼻塞：本病的主要症状之一。病人由于鼻黏膜肿胀、鼻黏膜息肉样改变、息肉形成、鼻腔内分泌物多而黏稠所致。早期表现为间歇性和交替性；晚期较重，多为持续性，可出现闭塞性鼻音。

（2）脓涕：本病的另一主要症状。表现为鼻腔内分泌大量黏脓性或脓性涕。前组鼻窦炎病人，脓涕可从前鼻孔擤出；后组鼻窦炎病人，脓涕多经后鼻孔流入咽部。长期张口呼吸以及鼻分泌物的刺激，易引起慢性咽喉炎，如牙源性上颌窦炎病人脓涕常伴有臭味。

（3）头痛：慢性鼻窦炎病人一般并无此症状。即使有头痛感，也不及急性鼻窦炎病人症状重，病人可有钝痛或闷痛感。

（4）嗅觉改变：多因鼻塞，鼻黏膜肿胀、肥厚或嗅器性病变而导致病人嗅觉减退或消失。

（5）视力功能障碍：本病炎症累及视段神经及眶周而引起较为严重的并发症之一，表现为眼球移位、复视、视力减退或失明。

（6）听力减退和溢泪：如下鼻甲后端肥大压迫咽鼓管咽口，可有耳鸣、听力减退；下鼻甲前端肥大，可阻塞鼻泪管开口，引起溢泪。

（三）护理措施

1. 用药护理 遵医嘱可使用抗生素控制感染，预防并发症的发生。

2. 局部治疗 糖皮质激素鼻喷剂是治疗的主体一线药物，具有抗炎、抗水肿、减轻充血的作用。麻黄碱作为充血减缓剂，只在慢性鼻窦炎伴急性感染时使用，一般 1～2 次/天，长期使用可引起药物性鼻炎，使用时间不宜超过 10 天。

3. 鼻腔冲洗 可使用生理盐水溶液进行鼻腔冲洗，在医护人员的指导下鼻腔冲洗 1～2 次/天，以稀释黏液，清除鼻腔内分泌物，利于鼻腔的通气和引流。

4. 上颌窦穿刺冲洗 1次/周,必要时可经穿刺针导入硅胶管置于鼻窦内,以便每日冲洗和灌入抗生素。

5. 鼻窦负压置换法 在专业医护人员的操作下可使用负压吸引的方法使药液进入鼻窦。也可以在鼻内镜下用吸引器吸除鼻腔和各鼻道的引流物。常用于慢性鼻窦炎不伴有鼻息肉的病人。

6. 手术治疗和护理 慢性鼻窦炎不伴有鼻息肉的病人首选药物治疗,无改善者可考虑手术治疗。如伴有鼻息肉或鼻腔解剖结构异常者则首选手术治疗,围手术期仍需药物治疗。

(1)鼻腔手术:对于鼻中隔偏曲、中鼻道息肉或息肉样改变、肥厚性鼻炎、鼻腔异物和肿瘤的病人,慢性鼻窦炎主要由窦口鼻道复合体区域阻塞导致,必须进行手术矫正或切除,从而从根本上改善鼻窦引流、鼻腔通气的问题。

(2)鼻窦手术:在规范保守治疗无效的情况下可选择鼻窦手术的方法。手术多在鼻内镜下进行,可提高手术的安全性和准确性。手术的关键是解除鼻腔和窦口的引流及通气障碍,尽可能保留鼻腔和鼻窦的基本结构,保持和恢复鼻腔和鼻窦的生理功能。

（四）健康教育

1. 疾病知识指导 指导病人正确擤鼻、滴鼻,遵医嘱合理选择使用滴鼻剂,防止药物性鼻炎。遵医嘱坚持治疗,掌握鼻腔冲洗的方法,坚持冲洗,清除鼻腔分泌物。正确使用药物,如糖皮质激素的正确喷法:喷鼻前先清洁鼻腔;摇匀鼻喷剂;对着空气先喷1~2喷,直至气雾状药物喷出为止;病人头部直立(勿后仰)喷头靠近鼻翼外侧(勿触及鼻黏膜,以免污染药物);轻喷药物,喷药前鼻吸气,喷药时屏住呼吸,喷药后勿呼气。

2. 生活知识指导 生活要有规律,注意劳逸结合,避免劳累,忌烟、酒、辛辣刺激性食物;加强锻炼,增强机体抵抗力,预防感冒。保持生活环境洁净,注意室内通风;积极治疗急性鼻窦炎,彻底治愈。保持口腔清洁,及时治疗全身、局部疾病可减少慢性鼻窦炎的发生。

(李育玲　潘　乐　杨从艳)

八、老年带状疱疹病人的护理

（一）概述

带状疱疹是由水痘-带状疱疹病毒(VZV)所引起的急性疱疹性皮肤病,常侵犯免疫力较为低下的人群,表现为沿单侧周围神经分布的簇集性小水疱,常伴有剧烈的神经性疼痛,如刀割痛。病毒存在于病人的神经根部,当发生劳累、感染、感冒、恶性肿瘤、接受放射或化学性药物治疗等导致机体免疫力下降时,潜伏病毒会被激活,沿周围神经纤维移动到皮肤,产生水疱,同时,受累神经发生炎症、坏死,表现为神经痛。该病多发生于50~70岁的中老年人,并且随着年龄的增长,发病率也在增加。有时因疼痛先于局部皮肤症状,往往容易被漏诊和误诊。

（二）典型临床表现

1. 典型表现 常见的症状表现为剧烈的神经疼痛,不断有新疹出现,新疹和旧疹依神经走行呈带状分布。病程一般2~3周,老年人为3~4周,水疱干涸、结痂脱落后,皮肤仍表现为暂时性色素沉着、红斑。

(1)前驱症状:发疹前,约1/5的病人有轻度乏力、低热、全身不适、食欲降低等全身症状,皮肤自觉灼热、敏感、疼痛,持续1~5天。

(2)发疹:常见的好发部位依次为肋间神经、颈神经、三叉神经和腰骶神经支配区。起初,局部皮肤呈不规则的红斑,很快出现粟粒至黄豆大小的丘疹,成簇分布但不融合,迅速变为水疱,疱壁发紧伴有周围红晕,疱液清亮,簇间皮肤正常。皮损沿某一周围神经分布,呈带状,大多出现在肢体的一侧,不超过躯干中线。

(3)神经痛:老年病人疼痛剧烈,如刀割般,难以忍受,并在疱疹消退后仍有持续的神经痛,可达数月之久。

2．特殊表现

（1）眼带状疱疹：多见于老年人。由病毒侵犯三叉神经眼支所致，表现为剧烈疼痛，结膜炎、角膜炎、虹膜晶状体炎，严重者出现角膜溃疡，甚至失明。

（2）耳带状疱疹：由病毒侵犯面神经及听神经导致耳道或骨膜出现疱疹，同时累及膝状神经节时，可出现面瘫、耳痛及外耳道疱疹三联征，称为 Ramsay-Hunt 综合征。

（3）其他：与机体免疫状态有关，临床表现如下。①顿挫型：无皮损仅有神经痛。②不全型：仅出现红斑、丘疹而无水疱即可消退。③大疱型。④出血型。⑤坏疽型。⑥泛发型。

（三）护理措施

1．生活护理　保持居室环境清洁，温度、湿度适宜，多通风。指导病人作息规律，保证充足的睡眠。衣物、床品清洁、舒适，避免使用化纤类材质，使用柔和低刺激的清洁用品。指导照顾者在涂抹药物时动作轻柔，避免刺激引起老年人疼痛加重。

2．用药护理　用药原则为抗病毒、镇痛、消炎、防止感染及并发症。遵医嘱早期、足量抗病毒治疗，配合维生素 B_1、维生素 B_{12} 等营养神经的药物，酌情选用镇痛药；局部可外用炉甘石洗剂、阿昔洛韦乳膏等。

3．动态观察病情　及时观察老年人的皮肤水疱情况，警惕皮损处继发感染，出现药物不良反应等。

4．心理护理　鼓励老年人通过适度活动，听音乐、交流等方式学会放松，以转移对疼痛的高度关注，指导老年人遵医嘱积极配合治疗，提高疗效。

（四）健康教育

（1）告知老年人及其家属，此病一般预后良好，常可自愈，且自愈后可获得终身免疫力。鼓励老年人正确看待疾病，树立康复的信心。

（2）指导病人清淡饮食，合理搭配食物，保证充足的热量、蛋白质及丰富的微量元素。

（3）告知病人多休息，卧床时取健侧卧位防止水疱压破；注意勤翻身，防止压疮。

九、老年皮肤湿疹病人的护理

（一）概述

湿疹是由多种因素引起的真皮浅层及表皮炎症。临床上，凡是呈现出瘙痒、丘疹、红斑、肥厚、脱屑、水疱等症状，有渗出及融合倾向的皮疹，均属于湿疹的范畴。湿疹形状很像皮炎，病因也极为相似。目前，湿疹的病因不明，常见的内部因素有遗传、疾病、感染、营养失调、代谢紊乱、血液循环障碍等；外部因素，如某些食物、粉尘、动物皮毛、环境中温度或湿度的变化、日光、微生物的侵袭等。此外，神经精神因素如紧张、压力等也会诱发或加重本病。

湿疹可发生于任何年龄阶段。老年人是湿疹的多发、好发人群，其原因与老年人独特的皮肤生理变化有关。老年人皮肤萎缩变薄，汗腺、皮脂腺均相应减少，机体各项功能处于减退期，导致其皮肤敏感性增强，对生活中的各种刺激耐受性降低，适应环境的能力下降，由于病因复杂，病程反复，已成为老年人常见的病症。

（二）典型临床表现

根据病程和临床特点，湿疹可以分为急性期、亚急性期和慢性期三个阶段，三期常无明显界限，也不一定三期都有。湿疹可以从任何一个阶段开始发生并向其他阶段发展。

1．急性湿疹　表现为红斑、丘疹、表皮水肿，常融合成片，伴有水疱，有明显渗出，甚至是脱屑；自觉瘙痒症状明显；好发于颜面部、四肢、足部，严重者可弥漫全身。

2．亚急性湿疹　皮肤呈暗红色，红肿或水疱渗出减少，结痂或脱屑明显；仍自觉有瘙痒感；若久不愈合，可发展为慢性湿疹。

3．慢性湿疹　表现为皮肤粗糙肥厚、苔藓样改变、可伴有丘疹、抓痕、色素改变，瘙痒呈阵发性；往往由急性或亚急性期迁延发展而来；好发于肘窝、乳房、外阴、肛门、手、足等部位。

（三）护理措施

1. 一般护理 室内保持适宜的温度和湿度。指导老年人采取适宜的休息体位,避免出现皮肤溃烂、压疮等现象。合理安排休息和活动,活动应适量,以不感到疲劳为宜。

2. 合理用药 遵医嘱,指导老年人正确用药。急性期湿疹皮肤无溃烂时,可选用炉甘石洗剂、氧化锌糊或肾上腺皮质激素乳膏;皮肤发生溃烂时,可选择3％硼酸或0.1％依沙吖啶液或生理盐水湿敷;慢性湿疹可选用肾上腺皮质激素软膏、20％～40％尿素软膏、10％水杨酸软膏等。

3. 保护皮肤屏障功能 保持老年人皮肤、衣物及床单位的卫生、干燥,尽量选择棉质衣物;避免使用刺激性的清洁用品,擦浴动作要轻柔,不可用力搓洗;协助老年人翻身时,不可拖、拉、摩擦等,以免加重皮肤破损。

4. 密切观察病情 及时发现并去除湿疹危险因素,密切关注老年人的皮肤情况及身体感觉状况,警惕有无感染的发生。

5. 其他 通过物理疗法、中药治疗等达到缓解湿疹的目的。

（四）健康教育

1. 疾病知识指导 向老年人及其家属进行湿疹的相关知识指导,告知其湿疹的可能致病因素及其对健康的影响、治疗方法及效果,应重视早期发现、及时治疗,以防并发症发生而加重病情。

2. 日常生活指导 对居住的生活环境、衣服、床上用品、清洁物品的使用等提出相应的建议;指导老年人及其家属保持衣物和床单位的清洁、卫生,避免病因及加重因素;平衡膳食,合理营养,适量补充蛋白质、维生素、微量元素等营养素,提高机体抵抗力。

思考题

(1) 老年性白内障典型表现有哪些?

(2) 青光眼药物治疗主要包括哪几类?

(3) 简述牙周炎的健康指导。

(4) 老年牙周炎的临床表现及治疗要点有哪些?

(5) 论述老年人安装义齿的意义。如何进行各种义齿修复的健康宣教?

(6) 请说出萎缩性鼻炎的典型临床表现。

(7) 慢性鼻窦炎病人如何进行鼻腔冲洗?

(8) 老年带状疱疹的护理措施有哪些?

(9) 老年人皮肤湿疹的用药护理有哪些?

（杨　瑞　崔灵芝）

第九节　老年人常见传染性疾病及护理

一、老年流行性感冒病人的护理

（一）概述

流行性感冒,简称流感,是流感病毒引起的一种急性呼吸道疾病,属于丙类传染病。病毒存在于病人的呼吸道中,在病人咳嗽、打喷嚏时经飞沫传染。由于其传染性强、传播途径不易控制、传播速度快、传播范围广,因此较难控制,危害很大,甚至会出现重症病例(重症肺炎、呼吸衰竭等)。老年人常并发肺炎,有较高的病死率。

流感在中国以冬春季多见,临床表现以高热、乏力、头痛、咳嗽、全身肌肉酸痛等症状为主,而呼吸道症状较轻。流感病毒容易发生变异,传染性强,人群普遍易感,发病率高,历史上在全世界引起多次暴发性流行,是全球关注的重要公共卫生问题。流感病毒对酒精、碘伏、碘酊等常用消毒剂敏感,对紫外线和热敏感,56 ℃条件下 30 分钟可灭活。

（二）典型临床表现

流行性感冒为丙类传染病,有明显季节性,病人多有高热,可达 39～40 ℃,伴寒战,全身症状明显,如头痛、全身肌肉酸痛、乏力,伴相对较轻的呼吸道症状,可有中耳炎、肺炎、脑炎等并发症。

（三）护理措施

1. 病情观察　观察生命体征及主要症状,尤其是体温、咽痛、咳嗽、痰液等的变化。协助采集血液、痰液或呼吸道分泌物标本,以明确诊断或发现继发性细菌感染。

2. 环境和休息　保持室内温、湿度适宜和空气流通,症状较轻者应适当休息,病情较重或年老者以卧床休息为主。

3. 饮食　选择清淡、富含维生素、易消化的食物,并保证足够热量。发热者应多饮水,伴呕吐或腹泻严重者,应适当增加静脉营养的供给。

4. 口腔护理　进食后漱口或按时给予口腔护理,防止口腔感染。

5. 防止交叉感染　注意隔离病人,减少探视,以避免交叉感染。流感病人按呼吸道隔离要求,隔离一周或隔离至主要症状消失;指导病人咳嗽或打喷嚏时应避免对着他人,并用双层纸巾捂住口鼻;病人使用的餐具、痰盂等用品应按规定及时消毒;隔离期病人应避免外出,如外出需戴口罩。

6. 用药护理　遵医嘱用药且注意观察药物的疗效及不良反应。金刚烷胺有一定的中枢神经系统不良反应,如头晕、嗜睡、失眠和共济失调等,老年人及有血管硬化者慎用。

7. 对症护理　病人有咳嗽、咳痰、胸闷、气急、发绀等肺部症状时,应协助其取半坐卧位并予以吸氧,必要时吸痰,并报告医生及时处理。必要时,予以呼吸机辅助呼吸。

（四）健康教育

1. 日常生活指导　勤洗手,注意锻炼身体,增强机体抵抗力。根据天气变化及时增减衣服,流感流行时尽可能减少公众集会,尤其是室内活动,以防止疫情扩散。房间要经常通风换气,保持清洁。

2. 保护易感人群　接种疫苗是预防流感的基本措施,可获得60%～90%的保护效果。接种应在每年流感流行前的秋季进行,应使用与现行流行株一致的灭活流感疫苗。其中,老年人、免疫抑制的病人以及易出现并发症者,是流感疫苗最合适的接种对象。

3. 疾病知识指导　指导病人减少病毒传播的方法,室内每天进行空气消毒或开窗通风换气,病人使用过的食具应煮沸,衣物、手帕等可用含氯消毒液消毒或阳光下暴晒 2 小时。

二、老年病毒性肝炎病人的护理

（一）概述

1. 概念　病毒性肝炎是由多种肝炎病毒引起的以肝损害为主的一组全身性传染病。肝炎病毒按病原学分为甲型、乙型、丙型、丁型、戊型 5 种类型。临床上均以乏力、食欲减退、肝大、肝功能异常为主要表现,部分病例可出现黄疸。近年来又发现了庚型肝炎病毒和输血传播病毒。肝炎是老年人的常见病之一,其发病率占肝炎病人的 8%～10%。老年肝炎以乙型肝炎为主,甲型肝炎极少见,且慢性进展的较多。

2. 流行病学特征

（1）传染源。①甲型、戊型肝炎:传染源是急性病人和隐性感染者。甲型肝炎病人在起病前 2 周和起病后 1 周传染性最强,其中隐性感染者为重要传染源。②乙型、丙型、丁型肝炎:传染源分别是急性、慢性肝炎病人和病原携带者。

（2）传播途径。①甲型、戊型肝炎:以粪-口途径传播为主,水源或食物污染可致暴发流行;日常生活接触传播多为散在发病。②乙型肝炎：一是通过血液和血制品传播，如输入血液和血制品，手术，注射或使用染有乙肝病毒的注射器、医疗器械等均可传播，唾液、汗液、精液、阴道分泌物等体液含有乙肝病毒，密切的生活接触、性接触等亦可能传播；二是母婴传播，也是重要传播途径，主要经胎盘、产道、分娩、哺乳和喂养等方式传播。③丙型肝炎：与乙型肝炎相似，主要通过血液、体液及母婴传播。④丁型肝炎：主要通过血液传播，日常生活接触传播也是可能的传播途径。

（3）人群易感性：对各型肝炎普遍易感。甲型肝炎以幼儿、学龄前儿童发病最多；乙型肝炎多发生于婴儿及青少年；丙型肝炎多见于成年人；戊型肝炎以中老年发病居多。

（4）季节特征：甲型肝炎的发病率有明显的秋、冬季高峰；戊型肝炎多发生于雨季或洪水后；乙型、丙型、丁型肝炎无明显季节性。

（二）典型临床表现

1. 病毒性肝炎潜伏期 甲型肝炎 2～6 周，平均 4 周；乙型肝炎 1～6 个月，平均 3 个月；丙型肝炎 2 周至 6 个月，平均 40 日；丁型肝炎 4～26 周，平均 6 周；戊型肝炎 2～9 周，平均 6 周。

2. 病毒性肝炎分型及临床表现

1) 急性肝炎 各型肝炎病毒均可引起急性肝炎，包括急性黄疸型肝炎和急性无黄疸型肝炎。

（1）急性黄疸型肝炎：典型临床表现有阶段性，分 3 期，病程 2～4 个月。①黄疸前期：甲型、戊型肝炎起病较急，大多数有畏寒、发热；乙、丙、丁型肝炎多起病缓慢，常无发热。此期主要症状为乏力、食欲减退、厌油、恶心、呕吐、腹胀、肝区痛等，尿色逐渐加深等。本期持续 5～7 日。②黄疸期：发热消退，但尿色更黄，巩膜、皮肤也出现黄染，于 1～3 周达高峰。有些病人可有大便颜色变浅，皮肤瘙痒等梗阻性黄疸表现。脾可有轻度肿大。此期可持续 2～6 周。③恢复期：黄疸逐渐消退，症状减轻以至消失，肝、脾缩小，肝功能逐渐恢复正常。此期可持续 1～2 个月。

（2）急性无黄疸型肝炎：较急性黄疸型肝炎常见，整个病程不出现黄疸，其他表现与黄疸型相似。

2) 慢性肝炎 乙、丙、丁型肝炎可迁延不愈变成慢性肝炎。慢性肝炎是指急性肝炎病程超过半年未愈者，或发病日期不明者，或虽无肝炎病史但影像学或肝活检病理学检查符合慢性肝炎表现者。慢性肝炎主要症状有乏力、食欲缺乏、腹胀、肝区痛、便溏等。

3) 重型肝炎（肝衰竭） ①病毒性肝炎最严重的一种类型，病死率高。②可有一系列肝衰竭症候群：极度乏力；严重消化道症状；精神、神经症状，如嗜睡、性格改变、行为异常、意识障碍等肝性脑病表现；黄疸进行性加深；肝进行性缩小；有明显出血倾向；还可出现中毒性鼓肠、肝臭或少量腹水，也可有扑翼样震颤及病理反射。③分型：急性重型肝炎、亚急性重型肝炎、慢加急性（亚急性）重型肝炎、慢性重型肝炎 4 种类型。

4) 淤胆型肝炎 又称毛细胆管炎型肝炎，是以肝内淤胆为主要表现的一种特殊临床类型。临床表现类似急性黄疸型肝炎，有梗阻性黄疸临床表现。可出现皮肤瘙痒、粪便颜色变浅、肝大和梗阻性黄疸的化验结果。大多数病人可顺利恢复。

5) 肝炎后肝硬化 根据肝脏炎症情况分为活动性与静止性两种类型。①活动性肝硬化：有慢性肝炎活动的表现，伴有腹壁及食管静脉曲张、腹水、肝缩小及质地变硬、脾进行性增大及门静脉高压表现。②静止性肝硬化：无肝炎活动的表现，症状轻或无特异性，可有上述体征。根据肝组织病理及临床表现分为代偿性肝硬化和失代偿性肝硬化。

（三）护理措施

1. 急性肝炎

（1）休息：应强调病人早期卧床休息的重要性。在发病后 1 个月内，除进食、洗漱、排便外，其余时间应卧床休息。在症状好转、黄疸减轻、肝功能改善后，可每日轻微活动 1～2 小时，以病人不感觉疲劳为度。以后随病情进一步好转，可逐渐增加活动量。出院后应继续休息 1～3 个月，恢复日常活动及工作后，仍应避免过劳及重体力劳动。

（2）饮食：合理的饮食可以改善病人的营养状况，促进肝细胞修复及再生，有利于肝功能恢复。在急性肝炎早期应给予易消化的清淡饮食,少量多餐,应保证有足够的热量(2000~2500 cal/d)、蛋白质及维生素 C。随着病情好转,食欲改善,则应防止营养过剩。对于体重增加较快的病人,应适当控制饮食,最好能维持体重在病前水平或略增。

(3)用药:遵医嘱应用保肝药,不滥用药物,特别应禁用损害肝脏的药物。

(4)禁酒:肝炎病人应禁止饮酒,因酒精能严重损害肝脏。

(5)保持乐观情绪:老年病患者容易过分忧郁、焦虑、情绪波动,容易影响病情的恢复,故应指导病人正确对待疾病,保持稳定、乐观情绪。

(6)皮肤护理:黄疸型肝炎病人有皮肤瘙痒时,应指导病人进行皮肤自我护理。①穿着布制柔软、宽松内衣裤,常换洗,并保持床单位清洁、干燥,使病人有舒适感,可减轻皮肤瘙痒;②每日用温水擦拭全身皮肤一次,不用有刺激性的肥皂与化妆品;③皮肤瘙痒严重者可以局部涂擦止痒剂,也可口服抗组胺药;④及时修剪指甲,避免搔抓引起皮肤破损,如皮肤已有破损者应注意保持局部清洁、干燥,预防感染;⑤必要时可采用转移病人注意力的方法减轻皮肤瘙痒。

(7)隔离措施:甲型、戊型采取消化道隔离,乙型、丙型、丁型采取血液、体液隔离。

2. 重型肝炎

1)病情观察　①乏力、消化道症状是否进行性加重。②黄疸变化。③肝浊音界变化。④并发症的观察:观察精神、神经症状,及时发现肝性脑病先兆;观察出血表现;观察感染表现;严格记录液体出入量,及时检查尿常规、比重、血尿素氮、肌酐等,及时发现肾衰竭。

2)休息　绝对卧床休息,保持稳定情绪。

3)饮食　重型肝炎病人往往有明显食欲缺乏,应鼓励病人进食,采取少量多餐;经常更换食物品种;注意食物色、香、味和加调味品等方法以增加病人食欲。

4)并发症的护理

(1)肝性脑病:使用利尿剂、禁高蛋白质饮食、消化道大出血或放腹水病人易诱发肝性脑病,应注意观察,发生肝性脑病后协助医生进行抢救并给予相应护理。

(2)出血:①及时取血查血型、血红蛋白及凝血功能等,并配血备用。②告知病人不要用手指挖鼻或用牙签剔牙、不用硬牙刷刷牙,刷牙后有出血者可用棉棒擦洗或用水漱口。注射后局部至少压迫 10~15 分钟,以避免出血。③当发生出血时,根据不同出血部位给予相应护理。

(3)继发感染:①保持病室空气流通,减少探视;②做好病室环境消毒,每日对地面、家具、空气消毒 2~3 次,防止交叉感染;③做好口腔护理,定时翻身,及时清除呼吸道分泌物,防止口腔及肺部感染;④注意饮食卫生及餐具的清洁和消毒,防止肠道感染;⑤病人的衣服、被褥保持清洁,防止皮肤感染;⑥发生感染时及时遵医嘱应用抗菌药物。

(四)健康教育

1. 日常生活指导　慢性乙型和丙型肝炎反复发作的诱因常为过度劳累、感染、暴饮暴食、酗酒、不合理用药、不良情绪等。护理过程中教育老年人保持乐观情绪,正确对待疾病。生活规律,做到劳逸结合。加强营养,适当增加蛋白质的摄入,但要避免长期高热量、高脂肪饮食。戒烟酒。实施适当的家庭隔离,病人的生活用具做到专人专用。养成良好的卫生习惯,防止唾液、血液及其他排泄物污染环境。

2. 疾病预防指导

(1)管理传染源:肝炎病人和病毒携带者是本病的传染源。急性期病人应隔离治疗至病毒消失。对供血者严格筛查。

(2)切断传播途径:甲型和戊型肝炎是消化道传播疾病,应加强粪便管理,严格对饮用水消毒。乙型、丙型和丁型肝炎应预防血液和体液传播。凡接受输血、大手术及应用血制品的病人,应定期查肝功能及肝炎病毒标记物。重复使用医疗器械要严格消毒灭菌。生活用具应专用。采取主动和被动免疫以阻断母婴传播。

(3)保护易感人群:我国预防和控制乙型肝炎的最关键措施是接种乙型肝炎疫苗。母亲为病毒性肝炎感染者的新生儿及暴露于病毒性肝炎的易感者,应及早注射乙型肝炎免疫球蛋白。

三、老年艾滋病病人的护理

(一)概述

艾滋病(AIDS)即人类免疫缺陷综合征,是一种因全身免疫功能缺陷而导致的致死性极高、危害性极大的传染病。艾滋病是由人类免疫缺陷病毒(HIV)引起的。HIV 是一种能攻击人体免疫系统的病毒。它把人体免疫系统中最重要的 $CD4^+$ T 淋巴细胞作为主要攻击目标,大量破坏该细胞,使人体丧失免疫功能。因此,人体易于感染各种疾病,并发生恶性肿瘤。HIV 在人体内的潜伏期平均为 8～9 年,在艾滋病病毒潜伏期内,病人可以没有任何症状地生活和工作多年。

流行病学特征:一是传染源。凡 HIV 无症状病毒携带者及艾滋病病人均是传染源,人类是唯一的传染源,其血液、精液、子宫和阴道分泌物中含有大量病毒。二是传播途径。主要有以下四种。①性传播:这是本病主要传播途径,性病和性传播疾病的流行可促进本病的传播。②血液传播:通过静脉吸毒者之间共用污染的注射器与针头、输入 HIV 污染的血液或血制品,以及不规范的单采血浆等传播。③母婴垂直传播:感染本病的孕妇可经宫内、围产期和母乳喂养传播。④其他途径:如病毒携带者的器官移植、人工授精;医护人员意外地被 HIV 污染的针头或其他物品刺伤等亦可感染。三是易感人群。人群普遍易感,高危人群包括:①男性同性恋者或双性恋者,性乱交者;②静脉药瘾者;③血友病病人及多次接受输血和血制品者;④HIV 感染/艾滋病母亲所生的婴儿。

艾滋病于 1981 年在美国被发现,至今全球流行,具有发病缓慢、传播迅速、病死率高的特点。中国疾病预防控制中心性病艾滋病预防控制中心 2019 年公布数据,我国 60 岁及以上老年人艾滋病病毒感染病例数,在当年新报告病例的占比,从 2010 年的 9.3% 上升至 2018 年的 21.2%,8 年时间,全国老年艾滋病感染病例增加近 2 万例。由此可见,老年群体的艾滋病预防工作非常重要。

(二)典型临床表现

1. 急性期 在感染 HIV 病毒后 7～10 天,此期症状轻微,易被忽视。表现为发热、头痛、肌肉关节痛、盗汗、乏力、腹泻、皮疹、淋巴结肿大等,也可表现为无菌性脑膜炎,数天至 2 周症状消失。5 周左右抗-HIV 才呈阳性,血小板可减少,CD_4^+/CD_8^+ 倒置。

2. 无症状期 本期可由 HIV 原发感染或急性感染期发展而来。虽无任何临床症状,但可检测到抗-HIV、HIV RNA、p24 抗原。此期可持续 2～10 年或更长。本期具有传染性。部分病人表现为持续性全身淋巴结肿大。活检为淋巴结反应性增生。

3. 艾滋病期 在长期无症状的基础上,病人出现原因不明的发热、乏力、盗汗、厌食、慢性腹泻、体重下降 10% 以上、全身淋巴结肿大、肝脾大及 CD_4^+ T 淋巴细胞计数明显下降,HIV 血浆病毒载量明显升高等。在此基础上发生致命的机会性感染和恶性肿瘤。

(1)机会性感染:由于严重的细胞免疫缺陷而出现多种条件致病菌感染。①呼吸系统:常见的有肺孢子菌肺炎、肺结核、巨细胞病毒性肺炎等。②消化系统:常见的有口腔白色念珠菌病;巨细胞病毒所致的口腔炎、食管炎或肠炎;隐性孢子虫肠炎等。③中枢神经系统:新隐球菌脑膜炎、弓形虫脑病、结核性脑膜炎等。④皮肤黏膜及眼部:皮肤黏膜有带状疱疹、传染性软疣、尖锐湿疣等。眼部可发生巨细胞病毒视网膜炎等。

(2)继发肿瘤:常见卡波西肉瘤和恶性肿瘤。

(三)护理措施

1. 一般护理

(1)隔离措施:艾滋病期病人应在执行血液/体液隔离的同时实施保护性隔离。在急性期和艾滋病期应卧床休息,以缓解症状。

(2)饮食护理:给予高热量、高维生素、高蛋白质、易消化饮食,保证营养供给,以增强机体抵抗力。呕吐者饭前 30 分钟给予止吐药。腹泻者忌食生冷及刺激性食物,应给予少渣、少纤维素、易消化的流质或半流质饮食,并鼓励病人多饮水。不能进食者给予鼻饲饮食,必要时可给予静脉补充营养物质。

(3)心理护理:多与病人沟通,了解其心理状态。病人易有焦虑、抑郁、恐惧等心理障碍,部分可出现报复、自杀等行为。护士要真正关心体谅病人,并注意保护病人的隐私。

2. 病情观察 严密观察有无肺、胃肠道、中枢神经系统、皮肤黏膜等机会性感染的发生,以便及早发现、及时治疗。监测营养状况,如皮下脂肪、皮肤弹性、体重及血红蛋白等。

3. 用药护理 遵医嘱使用抗病毒药物及治疗并发症的药物。

(1)对病人进行用药依从性教育:对于应用抗病毒药治疗的病人,按时、足量遵医嘱服药是非常重要的,否则会降低疗效及产生耐药性。另外,还需说明艾滋病的抗病毒治疗需要终身服药。

(2)观察药物不良反应:抗病毒药可出现以下不良反应。①胃肠道症状:表现为食欲减退、恶心、呕吐、腹痛等。②神经系统症状:表现为四肢疼痛、麻木、头痛、多梦等。③皮疹:多在颜面和躯干部出现斑丘疹,伴有瘙痒。④中毒反应:包括中毒性肝损害、骨髓抑制急性胰腺炎等,一般在治疗2~3个月以后发生。

4. 对症护理 加强口腔和皮肤的清洁护理,防止继发感染所引起的不适。长期腹泻的病人应加强肛周皮肤的护理,每次大便后用温水清洗,擦干后可局部涂抹润肤油以保护皮肤。

(四)健康教育

1. 对病人的指导 指导病人充分认识本病的传播方式、预防措施、保护他人及自我健康监控的方法。HIV感染者应做到以下几点。①定期或不定期的访视及医学观察;②病人的血液、排泄物和分泌物应进行消毒处理;③性生活使用避孕套;④严禁捐献血液、器官、精液;⑤出现临床症状、感染或恶性肿瘤者,积极住院治疗;⑥育龄妇女应避免妊娠、生育,哺乳期妇女应人工喂养婴儿。

2. 预防疾病指导

(1)管理传染源:发现HIV感染者应尽快向当地疾病预防控制中心报告。同时,加强艾滋病防治知识的宣传教育,使群众了解艾滋病的传播途径,积极采取自我防护。

(2)切断传播途径:加强性道德的教育,高危人群使用避孕套,规范治疗性病。加强血制品使用的规范。注意卫生,避免共用针头、注射器、牙具、刮面刀等。

(3)保护易感人群:注射、手术、拔牙等应严格无菌操作,防止医源性感染。加强对高危人群的艾滋病疫情监测。

四、老年淋病病人的护理

(一)概述

淋病,由淋病奈瑟菌,即淋球菌感染引起,主要导致泌尿生殖系统的化脓性感染,也可有眼、咽、直肠感染和播散性淋球菌感染。淋病潜伏期短,传染性强。可导致多种并发症和后遗症。淋病主要通过性接触传播,淋病病人是其传染源。少数情况下也可因接触有淋球菌的分泌物或被污染的用具(如衣裤、被褥、毛巾、浴盆、坐便器等)而被传染。女性因其尿道和生殖道短,容易被感染。

(二)典型临床表现

淋病可发生于任何年龄。潜伏期一般为2~10天,平均3~5天,潜伏期病人具有传染性。

1. 无并发症淋病

(1)男性急性淋病:早期症状有尿频、尿急、尿痛,很快出现尿道口红肿,有稀薄黏液流出,分泌物为黄色脓性。可有尿道刺激症状,有时可伴发腹股沟淋巴结炎。后尿道受累时可出现终末血尿、血精、会阴部轻度坠胀等,夜间常有阴茎痛性勃起。一般全身症状较轻,1个月后症状基本消失,但并未痊愈,可继续向后尿道或上生殖道扩散。

(2)女性急性淋病:60%的女性感染淋病后无症状或症状轻微,好发于子宫颈、尿道。淋菌性子宫颈炎的分泌物初为黏液性,后转为脓性;淋菌性尿道炎、尿道旁腺炎表现为尿道口红肿,有压痛及脓性分泌物,主要症状有尿频、尿急、尿痛。

(3)淋菌性肛门直肠炎:主要见于有肛交行为者。轻者仅有肛门瘙痒、烧灼感,排出黏液和脓性分泌物,重者有里急后重,可排出大量脓性和血性分泌物。

(4)淋菌性咽炎:多见于口交者。表现为急性咽炎或急性扁桃体炎,偶伴发热和颈淋巴结肿大,有咽干、咽痛和吞咽痛等表现。

(5)淋菌性结膜炎:成年人多因自我接种或接触被分泌物污染的物品所感染,多为单侧。表现为眼结膜充血水肿,脓性分泌物较多,严重时角膜发生溃疡,引起穿孔,甚至导致失明。

2. 淋病并发症

(1)男性:淋菌性尿道炎可引起后尿道炎、前列腺炎、精囊炎、附睾炎等,也可导致不育。①淋菌性前列腺炎:急性者有发热、尿频及会阴部疼痛,如不及时治疗可形成脓肿;慢性病人一般无明显自觉症状,起床后第一次排尿时尿道口有糊口现象。②淋菌性精囊炎:急性时有发热、尿频、尿痛,终末尿混浊并带血,并有剧烈触痛;慢性者无自觉症状,直肠检查可触及精囊发硬。③淋菌性附睾炎:多为单侧,可有发热、阴囊红肿、疼痛,同侧腹股沟和下腹部有反射性抽痛,尿液常混浊。

(2)女性:淋病的主要并发症为淋菌性盆腔炎,很容易发展为盆腔及附件感染,反复发作可造成输卵管狭窄或闭塞,可引起宫外孕、不孕或慢性下腹痛等。

（三）护理措施

1. 一般护理

(1)隔离措施:进行性接触隔离。注意个人卫生,污染的内裤、浴巾及其他衣物应煮沸消毒,分开放置,避免传染给家人。治疗期间避免性行为,以免传染给他人。注意休息,不要过于劳累。

(2)饮食护理:加强营养,可给予大量的蛋白质饮食,增强机体的免疫力。此外,还要注意补充维生素和微量元素。多吃蔬菜、水果,多饮水。避免刺激性食物,如酒、浓茶、咖啡等。

(3)心理护理:病人可能存在明显的抑郁、焦虑等不良情绪,容易产生较大的精神压力,应及时做好心理疏通,使其调整心态,保持积极乐观开朗的性格,并积极配合治疗。告知病人及其家属淋病为可治愈性疾病,帮助其解除思想顾虑。

2. 病情观察 密切观察尿道口情况,如尿道口的疼痛、尿道口的分泌物以及有无尿道刺激症状等。注意观察生命体征。

3. 用药护理 遵医嘱正确使用外用药或口服药物。使用外用药时不要过度用力。口服抗生素药物要注意不良反应,如皮疹、其他过敏反应、腹泻等。规范、足量用药。

（四）健康教育

1. 个人卫生指导 讲究个人卫生,每日清洗外阴,换洗内裤,个人的内裤单独清洗。家庭成员亦应做到一人一盆,毛巾分用,做好隔离。

2. 疾病预防指导 ①管理传染源:淋病病人禁止性生活,要在疾病彻底治愈后才能恢复性生活。性生活时要戴避孕套。②切断传播途径:避免不洁性行为,正确使用避孕套。配偶患病后禁止性生活,及时筛查。③保护易感人群:怀孕期间感染淋病菌,及时进行正规治疗,防止传染给胎儿。规范、足量用药。定期复查。

五、老年梅毒病人的护理

（一）概述

梅毒是由梅毒螺旋体引起的一种慢性传染病,主要通过性接触传播。早期主要侵犯皮肤黏膜,晚期可侵犯血管、中枢神经系统及全身各器官,是一种复杂的全身性疾病。

流行病学特征。①传染源:梅毒是人类特有的疾病,显性和隐性梅毒病人均是传染源,感染者的皮肤分泌物、血液、精液、乳汁和唾液均含有梅毒螺旋体。②传播途径:性接触传播是主要的传染途径,约95%病人通过性接触由皮肤黏膜微小破损传染。垂直传播:在怀孕的任何阶段梅毒螺旋体均可轻易通过胎盘及脐静脉由母体传染给胎儿,分娩过程中新生儿通过产道时皮肤擦伤处发生接触性感染。其他途径:少数病人可经医源性途径、接吻、哺乳或接触污染衣物、用具而感染。③人群易感性:人群对梅毒螺旋体普遍易感,卖淫、嫖娼、同性恋、双性恋等性乱行为者及吸毒者均为梅毒的高危人群。

据世界卫生组织估计,全球每年约有1200万新发梅毒病例,主要集中在南亚、东南亚和次撒哈拉非洲。近年来梅毒在我国增长迅速,已成为报告病例数最多的性病。所报告的梅毒中,潜伏梅毒占多数,一、二期梅毒也较为常见,先天性梅毒报告病例数也在增加。

(二)典型临床表现

1. 临床分型与分期 根据传播途径不同,梅毒分为胎传(先天性)梅毒与获得(后天性)梅毒;又可根据病程的发展分为早期梅毒、晚期梅毒。

2. 潜伏期 获得梅毒的潜伏期一般为9~90天,此期血清反应呈阳性,但无明显症状。

3. 典型临床表现

1) 潜伏梅毒 感染梅毒后经过一定的活动期,由于机体免疫力增强或不规则治疗的影响,症状暂时消退,但未完全治愈,梅毒血清反应仍阳性,且脑脊液检查正常,此阶段称为潜伏梅毒,感染2年以内者称早期潜伏梅毒,感染2年以上者称晚期潜伏梅毒。先天性梅毒未经治疗,无临床症状,而血清反应呈阳性,为先天性潜伏梅毒。

2) 获得梅毒

(1) 一期梅毒:主要表现为硬下疳,典型的硬下疳初为单个无痛性丘疹,迅速发展为糜烂,形成具有特征性的溃疡。好发于龟头、冠状沟和包皮及女性阴唇、阴唇系带、尿道和会阴。硬下疳出现1周内,大部分病人还可有腹股沟或患部近处淋巴结肿大,无痛,相互孤立而不粘连,质硬,称为硬化性淋巴结炎。疳疮不经治疗,可自然消失,而淋巴结肿大持续较久。

(2) 二期梅毒:硬下疳如不治疗或治疗不彻底,形成菌血症播散全身,引起皮疹、骨关节病变、眼部病变、神经系统病变及其他脏器病变等多系统表现,称二期梅毒。通常发生在感染后3个月。①皮疹:最常见的为斑疹和斑丘疹。约半数的病人有掌跖受累,皮疹不痒、铜红色和对称分布是其特征。可同时伴有虫蚀状脱发,多是暂时性的,也可以是二期梅毒的唯一表现。在肛周、阴唇、腹股沟、阴茎、大腿内侧等潮湿部位,常可见到扁平湿疣,极具传染性。此外,在口腔、鼻腔和生殖器黏膜等部位,可出现表浅的糜烂斑,有较强的传染性。不管治疗与否,一般在2~10周消退,不留瘢痕。②骨关节病变:骨膜炎最为常见,关节炎次之,亦可见骨炎、骨髓炎、腱鞘炎或滑膜炎。③眼部病变:表现为虹膜炎、虹膜睫状体炎、脉络炎、视神经视网膜炎、视神经炎等,眼房水中可找到梅毒螺旋体。④神经系统病变:多无明显症状,但至少25%的二期梅毒病人的脑脊液异常,脑脊液快速血浆反应素环状卡片试验(RPR)阳性。⑤其他:肾小球肾炎、肌炎、肝炎、脾大、胃肠疾病等表现。二期梅毒症状一般在3~12周自行恢复,之后进入无症状潜伏期。

(3) 三期(晚期)梅毒:发生在感染梅毒后2年,大约1/3的病人会出现三期梅毒表现。此期梅毒主要表现为皮肤黏膜的溃疡性损害或内脏器官的肉芽肿病变。

3) 先天性梅毒 分为早期(2岁内诊断)和晚期(2岁之后)。①早期先天性梅毒:多在出生后2~10周发病,病变类似于成人的严重二期梅毒,有传染性。皮肤黏膜损害如皮肤干燥、皱纹、斑疹、丘疹、水疱或大疱、脓疱、表浅脱屑、瘀点、黏膜斑和扁平湿疣等。②晚期先天性梅毒:2岁后发病,无传染性,骨骼、感觉器官(眼、耳)受累多见。

(三)护理措施

1. 一般护理 ①隔离措施:本病为性接触隔离。保持外阴清洁、卫生,每日用消毒液擦洗外阴及其他部位的溃疡面。②饮食护理:以清淡饮食为主,忌饮酒、浓茶及咖啡。加强营养,增强机体抵抗力,提高治疗效果。③心理护理:对病人进行心理疏导,解除思想顾虑,使其保持良好的心理状态,配合治疗。

2. 病情观察 密切观察出诊的进展和消退情况。注意有无菌血症播散发生。

3. 用药护理 严格遵医嘱用药。坚持早期、足量、正规治疗,严禁自行停药、减药。用药期间密切观察病情变化。

4. 皮肤护理 注意保护皮肤受损部位,禁止搔抓。衣着应宽松,内衣裤勤换洗。床褥应保持清洁、松软、平整、干燥。伴有口腔黏膜疹的每日用生理盐水或漱口液清洗口腔,每次进食后用温水擦拭口腔,以保持口腔清洁。黏膜湿润。

（四）健康教育

1. 对病人的指导 强调早诊断、早治疗，疗程规范。定期随访。

2. 疾病预防指导 ①管理传染源：洁身自爱，杜绝不正当的性行为。②切断传播途径：若有可疑梅毒接触史，应及时进行梅毒血清试验，及时发现，及时治疗。对可疑病人均应进行梅毒血清检查。梅毒病人必须强迫进行隔离治疗。③保护易感人群：对可疑患梅毒的孕妇应及时给予预防性治疗，以防胎儿受染。

六、狂犬病病人的护理

（一）概述

狂犬病又称恐水症，是由狂犬病毒引起的以侵犯中枢神经系统为主的急性传染病，人因被病兽咬伤而感染。临床表现以特有的恐水、怕风、恐惧不安、咽肌痉挛、进行性瘫痪为特征。死亡率达100%。

流行病学特征。①传染源：主要传染源为狂犬，其次为猫。近年来有多起报道，人被"健康"的犬、猫抓咬后而患狂犬病。一般认为狂犬病病人很少感染他人。②传播途径：狂犬病毒主要通过病兽咬伤、抓伤、舔伤人体的皮肤或黏膜侵入体内，也可由染毒唾液污染各种伤口、黏膜而引起感染。③人群易感性：人群普遍易感。被狂犬咬伤后是否发病，与被咬伤部位、创伤程度、病兽种类、衣着厚薄、人体免疫情况、伤口局部处理情况、有无及时进行疫苗接种等因素有关。

（二）典型临床表现

潜伏期一般为1~3个月（或5天至数十年）。本病全程一般不超过6日。典型临床经过分三期。

1. 前驱期 常有低热、头痛、倦怠、恶心、烦躁、恐惧不安，对声、风、光等刺激敏感，并有咽喉紧缩感。已愈合的伤口及其神经支配区有痒、痛、麻及蚁行感，为最有意义的早期症状。本期持续2~4日。

2. 兴奋期 临床特点：①高度兴奋，表情极度恐惧，发作性咽肌痉挛和呼吸困难，可为多种刺激而加重，又恐水、怕风、怕光、怕声。恐水为本病特有的表现，饮水或闻及水声、看见水，或仅提及"饮水"均可引起咽肌严重痉挛。因呼吸肌痉挛可导致呼吸困难和发绀；②交感神经功能亢进，亦可出现大汗、流涎、瞳孔散大、对光反应迟钝等。多数病人神志清晰，部分病人可出现精神失常、幻听等。本期持续1~3日。

3. 麻痹期 病人痉挛发作停止，全身弛缓性瘫痪，由安静进入昏迷状态，最后因呼吸、循环衰竭而死亡。本期持续时间短，为6~18小时。

（三）护理措施

1. 一般护理

（1）隔离措施：严格隔离病人，防止唾液污染。应将病人置于安静、避光的单人房间卧床休息。避免一切不必要的刺激如水、光、声、风等，尤其与水有关的刺激。加床挡保护或适当约束，防止外伤或坠床。

（2）心理护理：病人有恐水、怕风、怕光、怕声、抽搐等症状，担心病情加重而异常痛苦。但此时多数病人神志清楚，病人常常表现为恐惧、紧张等心理功能障碍，做好其心理护理，使之产生安全感。

2. 病情观察 ①密切观察生命体征及意识、瞳孔的变化，观察有无缺氧征如发绀、呼吸困难等；②观察有无恐水、恐风、怕声、多汗、流涎等表现；③密切观察病人伤口及其相应的神经支配区域有无痒、麻、痛和蚁行等异样感觉；④观察有无抽搐。

3. 用药护理 常用抗病毒药物治疗。持续抽搐者可用地西泮，肌内注射或缓慢静脉注射，常见不良反应有头昏、嗜睡、乏力、呼吸抑制等表现。有脑水肿者、颅内高压时脱水、降压，常见的不良反应有一过性头痛，眩晕，视力模糊，心悸及水、电解质失衡等。

4. 对症护理

（1）防止窒息护理：及时清除口腔及呼吸道分泌物，以保持呼吸道通畅。呼吸肌持续痉挛者，给予氧气吸入及镇静剂，必要时行气管切开术或气管插管术或使用人工呼吸机辅助呼吸。

（2）发热护理：物理降温为主，如冰敷、擦浴等，效果不好时可遵医嘱使用降温药。用药后注意观察体温的变化。病人出汗时用温毛巾擦拭,更换内衣裤,保持皮肤清洁、干燥。

(3) 伤口护理:迅速有效的伤口处理是降低狂犬病发病率最有效的措施。尽快用 20% 肥皂水反复冲洗伤口 30 分钟以上,尽量去除犬涎,挤出污血。彻底冲洗后用 2% 碘伏或 75% 酒精消毒伤口,伤口一般不予缝合、包扎和止血,以排血引流。如伤口较深或咬伤部位在头部、颈部者,清创后应在伤口底部和周围行局部注射狂犬病免疫球蛋白或免疫血清。

(四) 健康教育

1. 对病人的指导　狂犬病病人及时隔离、消毒、对症治疗等,并进行狂犬病知识的教育,被犬咬伤后及时有效地处理伤口。

2. 疾病预防指导　①管理传染源:以严格犬的管理为主。管理和免疫家犬。②切断传播途径:严密接触隔离,咬伤的伤口进行严格处理。③保护易感人群:预防免疫,主要对被犬、猫或患狂犬病的动物咬伤、抓伤者,尽早预防接种。

七、布鲁菌病病人的护理

(一) 概述

1. 基本概念　布鲁菌病又称布氏杆菌病、地中海弛张热、波浪热,是由布鲁菌引起的人、畜共患的传染病。以长期发热、多汗、关节疼痛、肝脾及淋巴结肿大为主要临床特征,易慢性化,易复发。

本病为全球性疾病。我国人群感染布鲁菌病的最高峰是 20 世纪 60 年代中期(发病率为 1.77/10万)。20 世纪 70 年代后期到 90 年代初发病率降到 0.08/10 万。但是到了 20 世纪 90 年代中期,疫情又出现了大幅度反弹。21 世纪我国布鲁菌病明显回升,近年来布鲁菌病在我国部分地区呈暴发和流行之势。2015 年发病率已上升为 4.18/10 万。至此,中国被列入人群布鲁菌病发病率超过 1/10 万的国家之一,为布鲁菌病"重灾区"国家。最近几年来,我国布鲁菌病发病数仍显著上升,病例报告范围扩大,报告的县和区的数量进一步增加。

根据疫情分布情况,我国严重流行区为黑龙江、河南、西藏、青海、新疆、河北、山西、广西、广东等地,我国流行菌主要为羊种菌,其次为牛种菌、猪种菌仅见于广西和广东个别地区。

2. 流行病学特征

(1) 传染源:主要为病畜,包括羊、牛、猪等,以羊为主要传染源。病原菌存在于病畜的皮毛、胎盘、羊水、尿液、乳汁等中。虽有可能发生人传人,但此种情况极少出现。

(2) 传播途径:主要为皮肤黏膜接触传播,接产羊羔、屠宰病畜、剥皮、挤奶等;实验室工作人员接触染菌标本;加工畜产品等,通过皮肤、黏膜的接触感染人体。也可经消化道传播:如未经巴氏消毒的牛奶、奶酪以及未充分烹熟的肉类或生肉。

(3) 人群易感性:人群普遍易感。感染后有一定的免疫力,但不稳固;各型间有交叉免疫;全年均可发病,但以家畜繁殖季节为多;患病与职业有密切关系,兽医、畜牧者、屠宰工人、皮毛工等为本病的高危人群。在流行疫区的人群可隐性感染获得免疫能力。

(二) 典型临床表现

潜伏期 1~3 周或数月(或 3 日至数月)。布鲁菌病临床上分为急性期和慢性期。

1. 急性期　大多缓慢起病,少数突然发病。急性期布鲁菌病病人经抗菌治疗后,有 10% 以上复发。复发常发生于急性感染后数月,亦有发生于治疗后 2 年者。

(1) 发热:热型不一,以不规则热多见,典型的波浪热已不多见。不同菌种感染导致的热型不同,羊种菌感染发热明显,牛种菌感染低热者多。病人高热时可无明显不适,但体温下降后自觉症状加重,这是这种发热与其他发热不同之处,有一定的诊断意义。此外,尚可存在脉搏、体温分离,呈相对缓脉现象。

(2) 多汗:本病主要症状之一,无论病人发热与否均有多汗,大量出汗后可发生虚脱。

(3) 关节疼痛:多发生于大关节如膝、腰、肩、髋等关节。单个或多个关节同时受累,非对称性,局部红肿。疼痛性质初为游走性、针刺样疼痛,以后疼痛固定在某些关节。除关节炎外,可有滑膜炎、腱鞘炎和关节周围软组织炎。

（4）神经系统症状：以神经痛多见，常有坐骨神经痛和腰骶神经痛。少数可发生脑膜脑炎，脊髓炎等。

（5）泌尿、生殖系统症状：男性病人可发生睾丸炎、附睾炎及前列腺炎等，睾丸肿大多为单侧。女性病人可发生卵巢炎、输卵管炎及子宫内膜炎及乳房肿痛。

（6）肝、脾及淋巴结肿大：大约半数病人可出现肝大和肝区疼痛。脾多为轻度肿大。淋巴结肿大与感染方式有关，常见于经颈部、颌下、腋下和腹股沟淋巴结，有时腹腔或胸腔淋巴结亦可受累。肿大的淋巴结一般无明显疼痛，可自行消散，亦有发生化脓、破溃而形成瘘管者。

2. 慢性期 病程超过一年转为慢性期。本期多由急性期没有采取适当治疗发展而来，也可由缺乏急性病史，发现时已为慢性期。主要表现为疲乏无力，有固定的或反复发作的关节和肌肉疼痛，可存在骨和关节的器质性损害。

（三）护理措施

1. 一般护理 ①休息与活动：急性期疼痛明显时应卧床休息，减少活动，注意保暖。关节肿胀严重时，嘱病人缓慢行动，避免肌肉及关节损伤。间歇期可进行日常活动，但不宜过多。②饮食护理：给予高热量、高蛋白质、富含维生素、易消化的食物，并保证足够的水分，成年人每天摄入量 3000 mL。③心理护理：急性期加强巡视，耐心倾听，向病人解释病因、临床表现、治疗方法和预后，教会病人处理高热和疼痛的办法，使其能主动配合治疗和护理。

2. 病情观察 ①体温变化；②关节有无红肿、疼痛表现；③男性病人注意有无睾丸肿大及疼痛；④淋巴结及肝、脾变化；⑤治疗后病情变化等。

3. 用药护理 遵医嘱使用抗菌药物或联合使用脱敏疗法。①利福平及其他抗菌药物：应了解药物作用、疗程、用法及药物不良反应等，并告知病人，如利福平可引起肝损害，应定期检查肝功能；还可使分泌物、排泄物变成橘黄色，服药前应告诉病人，以免引起恐惧。本病采用多疗程及联合给药的治疗方法，应嘱病人坚持治疗。②菌苗治疗（脱敏疗法）：适用于慢性感染者，从小剂量开始，进行静脉、肌内、皮下及皮内注射。

4. 对症护理

（1）发热护理：以物理降温为主，如 25%～50%的酒精擦浴、32～35 ℃的温水擦浴等，物理降温效果差时可遵医嘱药物降温。降温过程中密切观察生命体征。病人大量出汗后，应及时用温水擦拭，保持皮肤清洁、干燥。

（2）疼痛护理：局部用 5%～10%硫酸镁热敷，每天 2～3 次。也可用短波透热疗法、水浴疗法等以减轻疼痛。协助按摩、肢体被动运动或采用针刺疗法等，以防关节强直、肌肉萎缩。神经痛明显者，遵医嘱使用消炎镇痛剂。睾丸胀痛不适者，可用"十"字吊带承托。并发关节腔积液者，配合医生行关节腔穿刺抽出积液。

（四）健康教育

1. 日常活动指导 说明急性期彻底治疗的重要性，以免复发和慢性化。慢性感染者应鼓励其坚持进行针灸、理疗等康复治疗，并适当做关节无负荷运动，减轻对骨、关节的压力，增强对关节的保护功能。本病复发率高，出院后 1 年内应定期复查。

2. 疾病预防指导 ①管理传染源：对牧场、乳厂和屠宰场的牲畜定期卫生检查，检出的病畜及时隔离治疗，必要时宰杀。②切断传播途径：加强对畜牧产品的卫生监督，禁食病畜肉及乳品；病畜的流产物及死畜必须深埋；皮毛消毒后需放置 3 个月以上方可运出疫区；病、健畜分群分区放牧，病畜用过的牧场需经 3 个月自然净化后才能供健畜使用。③保护易感人群：对接触羊、牛、猪、犬等牲畜的饲养员、挤奶员、兽医、屠宰人员、皮毛加工员及炊事员等，均应进行预防接种，疫苗保护期 1 年。

思考题

（1）简述流感的护理措施。

（2）病毒性肝炎的分型有哪些？其表现是什么？如何进行预防指导？

（3）如何预防老年艾滋病的高发？

（4）说出淋病与梅毒的主要传染源。

（5）如何进行新型冠状病毒感染的预防指导？

（6）如果一个人被患犬咬伤，为预防狂犬病应做哪些处理？

（7）布鲁菌病病人疼痛的护理要点有哪些？

（张改萍　胡淑新）

第六章　安宁疗护

内容要点

　　《"健康中国 2030"规划纲要》《国家积极应对人口老龄化中长期规划》《中华人民共和国基本医疗卫生与健康促进法》的颁发，为我国安宁疗护的发展提供了政策保障和支持，增加了安宁疗护的服务供给力度，逐步满足生命终末期病人多样化、差异化的护理服务需求，实现健康中国战略。本章重点阐述安宁疗护的概念与内涵，探讨安宁疗护服务模式，涵盖了对终末期病人舒适护理、生死教育、心理社会支持、精神抚慰技巧等全人照护，为后续安宁疗护专科学习奠定良好的基础。

　　时代在发展，社会在变迁，随着社会生产力和科技水平的发展，我国的医疗技术水平也不断提升至新的高度。同时，人们也更加关注就医过程中的体验与人文关怀。安宁疗护就是对特殊病人在就医和颐养过程中人文关怀的体现。安宁疗护的提出，在为现代医学注入新的内容的同时，也给医护人员和社会工作者提出了更高的要求。如何做好安宁疗护已成为医护人员和社会工作者必须思考的课题之一。

第一节　安宁疗护概论

一、安宁疗护的起源

　　安宁疗护一词源于英文 hospice，指专门用于救治不治之症病人的场所。1967 年，西西里·桑德斯博士(Cicely Sanders)在英国创建了名为 St. Christopher's Hospice 的机构，旨在为身患绝症、长期疾病的病人解除疼痛，减轻痛苦和不适症状，让其尽可能享受生命最后几周或几个月的平和、温暖、没有痛苦的生活。1988 年天津医学院临终关怀研究中心(现为天津医科大学临终关怀研究中心)成立，hospice 被翻译成"临终关怀"，开始在我国正式使用。

　　2017 年，国家卫健委颁布的《安宁疗护实践指南(试行)》中确定用词"安宁疗护"。采用"安宁疗护"一词可避免传统文化和生死观对于"临终"和"死亡"的避讳，在现有语境下有利于推动我国安宁疗护事业的发展。

二、安宁疗护的概念与内涵

(一) 安宁疗护的概念

　　安宁疗护实践是以终末期病人及其家属为中心，以多学科协作模式进行实践，主要内容包括疼痛及其他症状控制、舒适照护、心理、精神及社会支持等。

(二) 安宁疗护的理念

　　安宁疗护的理念为"维护生命，把濒死看作正常过程""不加速也不拖延死亡""控制疼痛及心理精神问题""提供支持系统以帮助家属处理丧事并进行心理抚慰"。安宁疗护并非是放弃对病人的积极救治,也不是"安乐死",而是用专业的方法帮助病人,确保其在生命的最后阶段拥有最佳的生活质量,依然受到最基本的尊重和具有基本的尊严,同时帮助病人家庭及家属能够平静面对亲人的离世。

（三）安宁疗护的目标

"安宁疗护之母"西西里·桑德斯博士提出的安宁疗护目标是消除内心冲突、复合人际关系、实现特殊心愿、安排未完成的事业及与亲朋好友道别。

1. 减轻病人痛苦　安宁疗护的目的不再是通过积极方式治愈疾病,而是通过控制各种症状,缓解症状给病人带来的不适,减轻病人的痛苦,提高其生活质量。

2. 维护病人尊严　尊重病人对生命末期治疗的自主权力,尊重病人的文化和习俗需求,采取病人自愿接受的治疗方法;并在照护过程中,将病人当成完整的个人,而不是疾病的代号,提升病人的尊严感。

3. 帮助病人平静离世　与病人及其家属沟通交流,了解病人未被满足的需要、人际关系网络及在生命末期想要实现的愿望,并帮助其实现,达到内心平和、精神健康的状态,病人能平静离开人世。

4. 减轻丧亲者的负担　安宁疗护多学科队伍的照护,减轻病人家属的照护负担;并给丧亲者提供居丧期的帮助和支持,帮助丧亲者度过哀伤阶段。

（四）安宁疗护的原则

1. 人道主义原则　以救治病人的苦痛与生命,尊重病人的权利和人格为中心的医学道德的基本原则之一。以关怀人、尊重人,以人为中心作为观察问题、处理问题的准则。在安宁疗护实践活动中,要求医护人员要有敬畏并尊重生命的意识,尊重每一名终末期病人,尊重病人的生命质量与生命价值,尊重终末期病人的正当愿望,提供病人身体、心理、社会、精神全方位的照顾及对其家属的哀伤辅导。

2. 照护为主原则　安宁疗护服务于终末期病人,主要以提高病人生命末期生命质量为目的,尽量按照病人及其家属的希望来护理,而不是千方百计延长病人的生存时间。

3. 全方位照护原则　为病人及其家属提供 24 小时全天候服务,包括对终末期病人生理、心理、社会、精神等方面的照护与关怀,以及帮助病人家属尽快摆脱居丧期的痛苦,顺利恢复正常生活。

（五）安宁疗护的服务对象

《安宁疗护实践指南（试行）》明确指出,安宁疗护以终末期病人及其家属为中心。其中病人符合以下条件就可获得安宁疗护服务。

（1）疾病终末期,出现症状。

（2）拒绝原发疾病的检查、诊断和治疗。

（3）接受安宁疗护的理念,具有安宁疗护的需求和意愿。

目前关于生命末期的界定没有统一标准,现有的医学手段无法准确预测生存期,只要病人有需求和意愿,都应获得安宁疗护。

（六）安宁疗护的服务内涵

安宁疗护的服务内涵主要体现在五个方面,即所谓的"五全":全人、全家、全程、全队、全社区。

1. 全人照顾　终末期病人生命最后阶段一般会面临疼痛、呼吸困难、水肿等各种不适症状,同时面对病情与生命的不确定性,常会产生焦虑、抑郁、伤心等负性情绪,加上家庭社会支持网络的改变或不足,易导致病人觉得人生缺乏意义及价值感,感到无力、无助,甚至有轻生的念头。因此,对于终末期病人,安宁疗护需要提供身体、心理、社会、精神多维度的全人照顾。

2. 全家照顾　终末期病人最后会走向死亡,而死亡是整个家庭甚至整个家族的大事;病人家属也是安宁疗护团队需要关注的重点;在照顾终末期病人时,由于照顾时间长、照顾技能缺乏等多方面因素,病人家属也会出现身体、心理等方面的问题。所以除了照顾病人之外,也要照顾其家属,解决体力、心理、悲伤等问题。

3. 全程照顾　安宁疗护不仅局限于住院终末期病人,从病人入住安宁疗护病房一直到病人死亡（包括住院及居家照顾),安宁疗护工作人员都会全程对病人进行管理,同时也包括对其家属的悲伤辅导。

4. 全队照顾 安宁疗护是一个多学科团队合作的工作,成员包括医生、护理人员、社工、志愿工(义工)、营养师、心理师、宗教人员等;当然这些成员并不是固定的,凡是病人所需要的都可以是团队的成员。在团队中,每个成员都负责终末期病人照顾的一部分,如症状控制、心理辅导、社会支持、精神照护等。凡是与病人照护有关的都需要加入服务团队,只靠某一专科是无法做好安宁疗护的工作的。

5. 全社区照顾 安宁疗护不仅是医疗机构、护理院的责任,也是全社会的职责。作为安宁疗护工作者,应积极寻找和联结社会资源,动员全社会的力量,为贫困的终末期病人和家庭提供实际救助,奉献爱心。

(七)安宁疗护的服务内容

1. 症状控制 终末期病人具有疼痛、呼吸困难、厌食、吞咽困难、恶心、呕吐、便秘、无力、昏迷和压疮等不适症状,使病人在身体上受到极大的痛苦。因此,终末期病人常见症状控制及护理是安宁疗护的核心内容,是心理、社会、精神层面照护的基础。安宁疗护通过症状管理措施缓解终末期病人的症状负担,减轻痛苦,最大限度地提高病人的生活质量。

2. 舒适照护 随着死亡脚步的临近,终末期病人的症状更加恶化,会出现呼吸困难、喉间痰鸣音、神志不清、指甲苍白或发绀、出冷汗、四肢厥冷等症状。因此,为终末期病人提供舒适照护是安宁疗护不可缺少的一部分,舒适照护包括以下内容。

(1)病室环境的管理。

(2)床单位的管理。

(3)口腔护理。

(4)肠内、外营养护理。

(5)静脉导管的维护。

(6)留置导尿管的护理。

(7)会阴护理。

(8)协助沐浴和床上擦浴。

(9)床上洗头。

(10)协助进食饮水。

(11)排尿、排便异常的护理。

(12)卧位的护理。

(13)体位转换。

(14)轮椅与平车的使用。

3. 心理支持和人文关怀

(1)心理支持:安宁疗护使终末期病人在接近死亡时倍感温暖,使每一位病人的尊严得到维护,心理得到安慰。一个人在知道自己将不久于人世时,恐惧、惊慌、悲伤等情绪都有可能产生。美国精神科医生Kubler Ross曾提出"临终心理五阶段说",即否认期、愤怒期、协议期、忧郁期和接受期。受不同文化背景、传统死亡观和医疗制度等的影响,不同的终末期病人心理行为并不一定按顺序出现。安宁疗护工作者应正确区分病人的心理分期,通过表情、言语、姿势、行为等影响和改变生命终末期病人的心理状态和行为,解除他们的苦闷及恐惧;同时通过与病人的交流,了解病人的心理需求和意愿,帮助其缓解情感上的不安,适应临终这个突发事件。

(2)社会支持:终末期病人基本脱离社会,人际关系网络发生改变,易导致病人产生支持度不够等感受。结合现代生物-心理-社会医学模式,安宁疗护工作者要关心、爱护终末期病人,了解病人心理需求和变化,做好宣教、解释和沟通。鼓励有条件的医疗机构开展医务社会工作和志愿者服务,为有需求的病人提供帮助;同时,鼓励病人家属参与照护,及时表达对病人的关心,让他们感受到外界的关心与支持,尽力满足病人的要求和希望,使他们在精神上得到宽慰和安抚,陪伴病人直至其逝世。

（3）精神抚慰：终末期病人在情绪上会出现否认、害怕、忧郁等，尤其是离开存活世界的离体经验增强，死亡须独自面对时，害怕被遗弃及死后留下挚爱的家人，他们也会常常思考："为什么是我得了这种疾病？""我的生命还有什么意义？""我还有一些心愿没有完成。"

此时，在精神上，他们往往希望找到一种信念，如生命、平安、喜乐的源头，有些病人会表示自己时日不多，希望与亲人告别，期望在临终前了却恩怨、得到宽恕与安慰，期待在自己熟悉的环境，在亲人的陪伴和关怀下安然离世。安宁疗护工作者应通过倾听、同理、冥想等精神抚慰方法缓解病人精神的困扰，包括帮助病人在生命终末期寻求生命的意义、自我实现、希望与创造、信念与信任、平静与舒适、祈祷、给予爱与宽恕等。

（4）死亡教育：一种人文关怀的表现。大部分终末期病人及其家属面对即将来临的死亡会具有恐惧感，可能来自对死亡本身的恐惧，也可能来自对死亡过程及死后未知的一种畏惧。在中国传统文化下，民众普遍认为死亡是个禁忌话题，对死亡或淡漠处之，或讳莫如深，或以虚妄的幻想自我安慰，对于终末期病人而言，很多家属更不愿意谈及死亡，认为"死亡"这些字眼会给病人带来厄运。

人们不能正确认识死亡、忽视终末期病人临终意愿等做法，不仅不利于安宁疗护工作的开展，也会导致忽略病人自身的感受和意愿，增加终末期病人及其家属的痛苦。因此，通过死亡教育普及正确的生死观，帮助人们正确面对自我之死和他人之死，理解生与死是人类自然生命历程的必然组成部分，消除人们对死亡的恐惧、焦虑等心理，坦然面对死亡。

（5）哀伤辅导：亲人面对终末期病人即将逝去，极其悲伤，也是悲哀的高峰期。家属是病人的生活依靠和精神支柱，大多数终末期病人希望有家属陪伴，度过生命的最后行程。部分家属在居丧期难以接受丧亲的现实，或不能承受丧亲的痛苦，或无法适应丧亲后的环境改变，从而表现出严重的焦虑、烦躁和愤怒，甚至自毁行为。

安宁疗护工作者可以与病人家属交流沟通，进行死亡教育，聆听他们的诉说，鼓励和引导其宣泄情感，照顾好病人的生活起居，料理好病人遗体等。在病人去世后，安宁疗护工作者可通过电话、邮件或探访的方式，与病人家属保持联系，通过哀伤辅导技术帮助他们摆脱丧亲痛苦，尽快恢复正常生活。

三、安宁疗护服务模式

（一）医院安宁疗护

1. 目的 医院安宁疗护适用于有难治性或复杂性的临床症状，且在其他照护场所如社区、居家无法满足其全方位照护需求的终末期病人。医院安宁疗护为终末期病人提供跨区域的、专业的、不以治愈为目标的综合医疗服务，解决急危重症和疑难复杂症状，满足病人及其家属心理、社会以及精神方面的需求。接受社区医院转诊，对下级医院进行业务技术指导，为病人转至社区医院创造条件。

2. 意义 推动安宁疗护团队建设，促进学科发展；支撑安宁疗护三级联动立体转诊网络和居家照护体系的建设；优化医疗资源配置，减少医疗费用。

3. 服务模式 医院安宁疗护服务模式可以分为病房服务、小组服务、出院延续护理服务门诊三大类。可以在医院安宁疗护病房、独立的安宁疗护中心、护理院等提供 24 小时直接照护的医疗机构进行。①病房服务：基于安宁疗护病床的建立，由专业的安宁疗护多学科团队为病人及其家属提供"全人、全家、全程、全队、全社区"服务的一种医疗护理模式。②小组服务：也称安宁共同照护，是另一种住院服务模式，目的是建立全院化的安宁疗护理念，让有需求的病人在普通病房也能接受安宁疗护服务；提高普通病房医护人员的照顾能力，是跨区域、跨科别的医院安宁疗护模式。③出院延续护理服务门诊：以安宁疗护专科护士门诊的形式开展服务。

（二）社区安宁疗护

1. 目的 社区安宁疗护为终末期病人提供住院机构、门诊及居家模式相结合的安宁疗护服务。应用早期识别、积极评估、控制疼痛和治疗其他痛苦症状的适宜技术，改善终末期病人的生命质量、维护病人尊严、缓解病人家属痛苦。让每个生命终末期的人都能得到关爱和帮助，舒适、无痛苦、安详、有尊严地走完人生最后旅程。

2. 意义 开展社区安宁疗护,满足民生需求;开展社区安宁疗护,力求便民利民;规范社区安宁疗护,整合医疗资源;推动社区安宁疗护,顺应时代需求。

3. 服务模式 社区卫生服务中心开展安宁疗护服务,应当到本区(县)医疗机构执业登记机关办理登记手续。为终末期病人及其家属提供住院、门诊、居家基本服务,满足病人及其家属在身体、心理、社会及精神方面的需求。

(1)病区服务模式:设置标准参照 2017 年 1 月 25 日国家卫生计生委发布的《安宁疗护中心基本标准和管理规范(试行)》(国卫医发〔2017〕7 号)或《上海市社区卫生服务中心临终关怀科设置标准》,具体可根据各地区情况,按照当地卫生健康管理部门要求和指引设置。

(2)门诊服务:门诊规模可参照《上海市社区卫生服务中心临终关怀科设置标准》,或根据各地区社区卫生服务中心的规模设置。要求布局合理、保护病人隐私,无障碍设计,并符合国家卫生学标准,制订服务流程,并配备门诊服务需要的设备。

(3)居家服务:多学科团队根据病人的需要定期上门开展服务,保证必要的交通工具、通讯联络设备、智能服务设备等。

(三)居家安宁疗护

1. 目的 居家安宁疗护在家庭环境下,为处于生命终末期的病人提供缓解症状、舒适护理等服务,帮助病人解除生理、心理、社会和精神的痛苦,满足病人在家中接受照护和离世的愿望,使其能安详地度过人生的最后阶段,有尊严地辞世。同时帮助病人家属减轻失去亲人的痛苦,使他们积极地面对生活,提高病人及其家属从疾病诊断到居丧整个过程、各个阶段的生活质量。

2. 意义 体现医学的进步、社会文明的发展及对生命尊严和价值的重视;有助于减轻病人躯体不适症状;有助于病人更好地面对死亡;有助于病人与其家属的沟通和告别;有助于其家属尽快摆脱哀伤,投入新的生活;有助于优化医疗资源配置。

3. 服务模式 提供居家安宁疗护的医护人员可来自医院、宁养院、安宁疗护中心或社区卫生服务中心等服务机构。为终末期病人及其家属提供居家照护服务,满足病人及其家属心理、社会以及精神方面的需求。

思考题

(1)安宁疗护的概念是什么?
(2)安宁疗护服务模式有哪些?

(刘 玮 裴子琦 杨从艳)

第二节 终末期病人生存期评估与有效沟通

一、终末期病人生存期评估

(一)意义

生存期评估在慢性、不可治愈疾病的诊疗过程中意义重大。它是医疗保健人员、病人及其家属制订相关临床决策的基本前提,使安宁疗护能及时介入和实施,提供专业、整体的围死亡期照护,是实现善终的必要途径。其主要意义是为病人及其家属拟定照护策略提供资讯;协助照护团队做出诊疗抉择;确定安宁疗护的介入时间及方式;协助临床研究设计与分析。

（二）挑战

生存期的评估、告知及依据，拟定全面照护计划，是安宁疗护工作者必须具备的核心技能。但目前的现实情况是，大多数临床医护人员由于缺乏相关培训，并不知道如何判断生存期，故很难在工作中实施。因为他们认为病人对生存期评估的确定性和准确性有非常高的期待，所以感觉压力很大。高估生存期会让病人家属觉得猝不及防；低估生存期又会让病人及其家属不知何时才会结束，还会质疑医生的专业水平。研究表明，临床医护人员为了安慰家属，评估时往往多倾向于过度乐观，通常会过高地估计预后，导致延误安宁疗护介入，使病人错失辞世前的准备时机。

因此，加强生存期评估的教育和临床研究非常必要。在过去的数十年里，尽管在生存期评估方面已经取得了一系列进展，但与现代的诊断和治疗相比，生存期评估仍然是不准确的。安宁疗护专家应具有生存期预估的专业知识和能力，用以指导护理规划、诊断和治疗决定以及与病人及其家属的沟通。

（三）方法

1. 临床生存预测（clinical prediction of survival，CPS）　通过临床医生的主观判断来评估生存期。

2. 精算判断（actuarial judgement，AJ）　依赖于生存中位数和危险比等统计数据，并且消除了对人为判断的需要。精算判断通常表示为一个当时估计事件（即死亡）发生的时间预测，通常表示为一个连续变量（即实际天数，周或数月等），但也可能是类别变量（例如，小于 3 周、小于 6 个月、多于 1 年等）。

3. 概率预测　这是对存活到某个时间点的概率的估计，例如，6 个月内存活概率。

（四）生存期疾病演进轨迹

对终末期病人预期生存时间的评估通常很难准确，因为不同的疾病呈现出不同的特点。以坐标形式将病人临近死亡时其体能状态随着时间的推移发生改变的过程呈现出来，被称为疾病演进轨迹，又称死亡曲线（death trajectories）。通常表现为三种主要类型。以下以癌症病人为例。

1. 癌症开始　病人健康状态基本平稳，最后数周或数月快速变差至死亡，变化常可预期。

2. 器官功能衰竭　器官功能不稳定地下降，平时健康状态维持稳定，但每次遭遇急性发作治疗后可能恢复平稳，多次反复后死亡。常见于慢性阻塞性肺疾病、心力衰竭等。

3. 退行期　疾病恶化速度缓慢下降。长期健康状态不良，但死亡时可能不会出现任何急性状况（图6-1）。

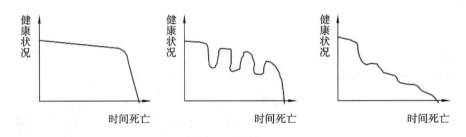

图 6-1　疾病演进轨迹

临床实践中对癌症病人的生存期预估，较器官功能衰竭和退行性疾病的病人准确性高。

（五）影响因素

1. 疾病诊断及分期　某些疾病，如胰腺癌、胆管癌、原发不明的转移性腺癌和未治疗的小细胞肺癌等，一般预后较差。还有进行性疾病的终末期已出现功能下降的阶段，往往预后不良。

2. 体能状态　机体体能状况一直是各种肿瘤预后的预测指标。目前使用频率较高的有美国东部肿瘤协作组（ECOG）评分（表 6-1）和卡氏评分（KPS）（表 6-2）。

3. 症状　当病人出现厌食、吞咽困难和体重下降时，通常是癌症晚期的临床症状，呼吸困难与谵妄通常是濒死状态有效的预测指标。病人在死亡前 1 个月，呼吸急促、嗜睡、烦躁、食欲不振和疲劳的严重程度增加。

表 6-1　美国东部肿瘤协作组(ECOG)评分

级　　别	体力状况说明
0	活动能力完全正常,与起病前活动能力无任何差异
1	能自由走动及从事轻体力活动,包括一般家务或办公室工作,但不能从事较重的体力活动
2	能自由走动及生活自理,但已丧失工作能力,日间一半以上时间可以起床活动
3	生活仅部分能自理,日间一半以上时间卧床或坐轮椅
4	卧床不起,生活不能自理
5	死亡

表 6-2　卡氏评分(KPS)

序　　号	体 力 状 况	评分(分)
1	正常,无症状和体征	100
2	能进行正常活动,有轻微症状和体征	90
3	勉强进行正常活动,有一些症状或体征	80
4	生活能自理,但不能维持正常生活和工作	70
5	生活能大部分自理,但偶尔需要别人帮助	60
6	常需要人照料	50
7	生活不能自理,需要特别照顾和帮助	40
8	生活严重不能自理	30
9	病重,需要住院和积极的支持治疗	20
10	重危,临近死亡	10
11	死亡	0

注:得分越高,健康状况越好,越能忍受治疗给身体带来的副作用,因而也就有可能接受彻底的治疗。得分越低,健康状况越差,若低于60分,则许多有效的抗肿瘤治疗无法实施。

4. 共病　多项研究表明,有合并疾病的癌症病人比没有合并疾病的癌症病人预后更差。

(六)评估工具介绍与应用

1. 癌症末期病人生存期预测评估工具

1)姑息功能量表(PPS)　这是对 KPS 的一种改进,专门用于终末期病人的身体状况。PPS≤50%的病人,只有大约 10% 能够活过 6 个月(表 6-3)。

表 6-3　姑息功能评估量表(PPS)

PPS	移　　动	活动能力和疾病情况	自 理 能 力	进食情况	意 识 水 平
100%	正常	正常活动 无疾病征象	完全自理	正常	清醒
90%	正常	正常活动 有一些疾病	完全自理	正常	清醒
80%	正常	勉强进行正常活动 有一些疾病	完全自理	正常或减少	清醒
70%	减低	不能维持正常活动 有一些疾病	完全自理	正常或减少	清醒
60%	减低	不能维持日常生活活动 有明确的疾病	大部分自理 偶尔需要别人帮助	正常或减少	清醒或意识模糊

续表

PPS	移　动	活动能力和疾病情况	自理能力	进食情况	意识水平
50%	大部分时间呈坐位或卧位	不能进行任何活动有多种疾病	需要相当多的帮助常需要人照料	正常或减少	清醒或意识模糊
40%	大部分时间卧床	不能进行任何活动有多种疾病	需要特别照顾和帮助	正常或减少	清醒或嗜睡或意识模糊
30%	完全卧床	不能进行任何活动有多种疾病	需要完全照料	正常或减少	清醒或嗜睡或意识模糊
20%	完全卧床	不能进行任何活动有多种疾病	需要完全照料	少量啜饮	清醒或嗜睡或意识模糊
10%	完全卧床	不能进行任何活动有多种疾病	需要完全照料	不能进食	嗜睡或昏迷
0	死亡	×	×	×	×

2) 姑息预后指数(palliative prognostic index,PPI)　PPI 是根据 5 个临床变量(体能状态、进食量、静息时呼吸困难、谵妄和水肿)评估癌症病人生存期。如果 PPI＞6.0,则生存期＜3 周(敏感性 80%,特异性 85%)(表 6-4)。

表 6-4　姑息预后指数(PPI)

序　号	功能状况	具体情况	评分/分	得分/分
1	Palliative Performance Scale (PPS)	10%～20%	4	
		30%～50%	2.5	
		≥60%	0	
2	进食量	几口的进食量	2.5	
		进食量减少	1	
		进食量正常	0	
3	水肿	有	1	
		无	0	
4	静息时呼吸困难	有	3.5	
		无	0	
5	谵妄	有	4	
		无	0	
总分			0～15	

评价标准:

PPI 总分＞6 分,预计生存期小于 3 周;

PPI 总分＞4 分,预计生存期小于 6 周;

PPI 总分≤4 分,预计生存期大于 6 周。

3) 姑息预后(PaP)评分　PaP 评分包括厌食、呼吸困难、白细胞计数、淋巴细胞百分数以及 KPS 和专家临床生存预测。根据积分结果,病人被分为三个预后组,70% 以上组、30%～70% 组和 30% 以下组,体现 30 天的生存概率(表 6-5)。

表 6-5　姑息预后评分(PaP)

序号	功能状况/症状	具体情况	评分/分	得分/分
1	呼吸困难	无	0	
		有	1	
2	厌食	无	0	
		有	1.5	
3	KPS	≥30	0	
		≤20	2.5	
4	专家临床生存期预测/周	>12	0	
		11～12	2.0	
		9～10	2.5	
		7～8	2.5	
		5～6	4.5	
		3～4	6.0	
		1～2	8.5	
5	白细胞计数($\times 10^9$/L)	正常(4.8～8.5)	0	
		升高(8.5～11)	0.5	
		明显升高(11以上)	1.5	
6	淋巴细胞百分数(%)	正常(20～40)	0	
		降低(12～19.9)	1.0	
		明显降低(11.9以下)	2.5	
总分			0～17.5	

评价标准:

PaP评分:30天生存概率;

0～5.5:70%以上;

5.6～11.0:30%～70%;

11.1～17.5:30%以下。

4) 美国国立综合癌症网络(NCCN)2019(第2版)　安宁疗护介入癌症适应证如下。

(1) 顽固性症状。

(2) 或与癌症及癌症治疗相关的中至重度痛苦。

(3) 合并严重的躯体、精神以及心理社会痛苦。

(4) 病人、家属、照顾者担心疾病以及诊疗决策过程。

(5) 病人、家属、照顾者寻求安宁缓和医疗。

(6) 转移的实体瘤和难治的血液肿瘤。

(7) 其他指征:①体能状态不良,ECOG评分≥3或者KPS评分≤50;②持续的高钙血症;③脑或脑脊膜转移;④谵妄;⑤恶性肠梗阻;⑥上腔静脉综合征;⑦脊髓压迫;⑧恶病质;⑨恶性浆膜腔积液;⑩姑息性支架置入或排气性胃造瘘。

(8) 潜在的威胁生命的疾病。

(9) 已知不良预后。

(10) 病人要求加速死亡。

2. 非癌疾病的生存期评估工具和模型　导致慢性器官衰竭的疾病,如慢性阻塞性肺疾病、充血性心力衰竭和终末期肝病的病程波动较大,导致死亡的时间较难预测。

3. 根据病情进展速度评估　在预测生存期时估计病人的生存时间,最有效的方法是观察病人一段时间,了解疾病变化速度,并对相关的心理和社会问题有一定的了解。当然这个过程是以与病人及其家人保持良好的沟通为前提的。经过一段时间的观察,就会对病人功能衰退的势头有一种感觉。这种感觉可以提供对存活时间最准确的估计。如果病人每个月病情都在进行性恶化,则他可能还有数月的生存时间;倘若每周疾病都在加重,则生存时间可能还有几周;如果疾病每天都在加重,其生存期可能只有几天。

4. 终末期阶段的临床表现　如果病人出现下列多种征象,则可能仅有 1~2 天或几个小时的生存时间。

(1) 体力极度衰弱,完全卧床。

(2) 意识障碍。一天中大多数时间都嗜睡,甚至昏迷。

(3) 认知功能障碍。仅有很少的时间注意力能集中,对时间和空间定向力丧失,甚至出现激越性谵妄。

(4) 不能口服药物,或者吞咽药物十分困难。

(5) 极少或不能进食和饮水。

(6) 呼吸模式改变。如陈氏呼吸、呼吸喉鸣音和呼吸暂停。

(7) 出现循环功能障碍的体征,如皮肤花斑和发绀、四肢冰冷、心搏增快和外周脉搏细弱。

大多数死亡可以预料,越早认识到病情恶化,就可以尽早对病人的需求做出评估,进而制订更适合的照护计划,也会有更少的终末期病人入院抢救。符合病人意愿的照护,能让更多的人在其喜欢的地方以他自己的方式一直生活到离世。

二、安宁疗护中的有效沟通

(一)沟通内容

1. 入院阶段的沟通　不同类型的病人的心理活动、对病情的了解程度、治疗方案的认知程度都不尽相同。第一次与终末期病人见面交谈时,首先了解病人近况,专注倾听病人及其家属的叙述,以了解病人对疾病知情程度有多少? 期望值是什么? 承受能力如何? 以及了解医患双方对疾病所存在的认知差异,从而针对不同的认知行为进行针对性沟通。

2. 入院后知情同意沟通　临终对病人及大多数病人家属是一个重大的精神刺激,除了疾病不断进展给病人生理上带来痛苦外,给病人心理上也带来了严重的创伤。病人及其家属会产生应激失调,表现在对疾病过度夸大,出现惊恐不安、紧张、焦虑,甚至万念俱灰,丧失生活的信心;或者表现为故意疏忽疾病,认为医生夸大疾病事实,对医生产生不信任感,甚至敌对情绪。因此,应及时与其家属沟通,再根据病人的心理状况,决定谈话的深浅度,选用贴近病人的语言,多鼓励,多解释,有目的地让病人正确认识疾病,积极配合。在此过程中注意重要和必要的沟通应及时在病历中记录。

3. 住院期间的护患沟通　在对终末期病人的照顾中,应遵循个体化的原则,根据病情的不同为病人找到适合的护理方案,建立在良好的护患关系基础上,使其相信医生的建议对他来讲是最好的。这是一种"生命相托"的特殊关系,病人对医护人员的信任是医患关系得以建立的前提与基础。在沟通中,要坚持"以人为本"的原则,尊重和关爱病人,尊重病人的个人隐私,要及时、有效地加强与病人之间的沟通,争取病人的理解和配合。同理终末期病人的境遇与内心感受,尽可能耐心、专心地倾听病人的叙述,让病人能感受到关心、同情和爱护。坚持病人获益最大、痛苦最小的方式,增进病人安宁舒适。

(二)沟通技巧

1. 重视首因效应,树立良好的第一印象　入院时护士一个微笑、一句问候、一杯温水都能让病人倍感温暖。终末期病人入院时,护士应做好各项接待工作,仔细向病人介绍科室环境、规章制度、科室主任、护士长、主管医生和护士等内容,让病人感觉自己被尊重和重视。

2. 启发病人主动说话,把握说话时机　有研究表明,护士对病人是否有同情心,是病人是否愿意和护士交谈的关键。对于病人来说,他认为自己的病痛很突出;而对于护士来说,由于每天接触的都是病患,认为病人有病痛是正常的事。如果护士不能站在病人的角度去理解和思考,就会缺乏对病人的同理心;如果病人感到护士缺乏同理心,他就不能主动和护士交谈,即使交谈也是仅限于护理的技术性内容,而不流露任何情感和提出对护理工作的看法。所以,护士只有尊重病人,取得病人的好感,理解病人,才能引导病人说话。

3. 开启对话,避免沟通阻断 让终末期病人及其家属感到被重视和尊重的方法,是不要忽视与终末期病人开启的对话和开诚布公的讨论。护士是最能发现终末期病人担忧的人,能够看到"房间里的大象"的人,他们能明白和发现那些未讲出的需求,知晓病人的状况和病人的所思所虑,鼓励他们表达对照护的诉求。

4. 重视收集信息,及时给予反馈 病人和护士谈话时,护士对所理解的内容及时反馈给病人,例如,适时地答"嗯""是的""是这样的"或用配合点头的方式表示赞同,这样表示护士在仔细听,也听懂了,已理解病人的情感。同样,护士向病人说话时,可采用目光接触、简单发问等方式探测病人是否有兴趣听、听懂了没有等,以决定是否继续谈下去和如何谈下去,这样能使谈话双方始终融洽,不会陷入僵局。

5. 成为倾听者,促进沟通流畅 一位好的沟通者首先应是好的倾听者和观察者。大多数沟通都是非语言的,因此安宁疗护护士必须具备识别肢体语言的能力,如眼神交流、面部表情和身体姿势。全神贯注倾听对方所谈内容,甚至听出谈话的弦外之音,听到病人的生理、认识和情感内在反应。抓住病人诉说中的主要内容,边听边思考边整理分析,沟通效果会更好。

6. 有效利用非语言沟通技巧 医护人员可通过病人的语言和非语言行为充分评估症状管理的效果,同时必须意识到有很多因素影响病人对症状管理和精神需求的表达,如文化和家庭的影响,害怕镇痛药成瘾、身体虚弱和无价值感,"能忍则忍",尽量不去"打扰"医护人员,或者因害怕疾病进展而否认临床症状。安宁疗护护士重视语言沟通的语调,所强调的词、语音高低轻重、叙述的快慢等语言作用的同时,配合相应的动作、表情及手势。

7. 尽量少用医学术语 尽量使用通俗易懂的语言进行沟通,如做皮试前,护士会询问病人对某药物是否过敏,许多病人会表示不理解。而此时护士更换另外一种询问方式,如"您以前打过消炎针吗? 有什么是不能打的,打了就会不舒服的药吗?"认真询问病人哪里没听懂、哪里不明白,然后用简明的日常用语进行表达。

8. 使用积极语言,提高沟通质量 护士每天与病人接触,频繁交流,如果能注意发挥语言的积极作用,多使用礼貌性、安慰性、鼓励性语言,必将有益于病人的身心健康,增加病人治疗的信心。

总之,有效的沟通可通过调动正向态度和综合力量提升病人的希望,创造积极的氛围有助于改善病人的心理社会问题。

(三)病情告知

1. 病情告知的目的

(1)介绍及规划:帮助病人及家属了解目前的病情及病人状态,以及下一步需要采取的最合适的医疗手段;在病人了解自己病情及自身状态的基础上做出规划,减少遗憾。

(2)尊重:让病人感受到被尊重,使病人与医务人员形成一个互相信任、开放性的医患关系和护患关系,为安宁疗护工作创造良好的工作环境。

(3)个性化:为了更好地实施安宁疗护工作。建立在公开、坦诚的沟通基础上的良好的医患关系,有利于调整病人的情绪、心态,更好地了解病人的身心需求,为病人提供针对性、个体化的医疗护理服务。

2. 病情告知的意义 病情告知是安宁疗护工作中的一个至关重要的环节,具有非常重要的意义。实际上,在生命的最后阶段,绝大多数病人希望知道真实病情,不愿意知道、不愿意面对和不能承受打击的病人仅占少数。在信息交流快捷、医学知识逐渐普及的今天,要做到对病人完全隐瞒病情是不太现实的事情。因为病人可以通过多种渠道知晓或了解病情,如病人可从家属沉痛的心情、突变的表情和支支吾吾的言语中了解病情,可从医师查房时不经意的言语流露中了解病情,可从各种辅助检查申请单、报告单的描述或结果中了解病情,可从来访探视人员不自然的神情和惊讶的神态中了解病情,可从自身的种种不适中了解病情。

尽管有些病人家属为了不让病人知晓病情,故意撕掉药品标签或说明,甚至不将病人转入安宁疗护专科病房,但这些行为反而更会引起病人的猜疑,使病人恐惧不安,加重心理负担,甚至影响病人对家属及医务人员的信赖,其结果将会与保护病人身心的良好初衷相违背。

如果医护人员告知病人及家属疾病的实际情况,相互之间能坦诚地对疾病的治疗、预后及未来计划进行沟通和交换想法,一方面能让病人感到被尊重,更重要的是,让病人对自己的疾病有一个明确的认识,从而能规划下一步的计划,完成自己未尽事宜,减少遗憾。

3. 病情告知的步骤和方法

1)"告知坏消息的八项原则"　在安宁疗护工作中,大多数病情告知是不好的消息,如治疗方法无效或疾病进展不可逆,即所谓的"坏消息"。终末期病人及其家属得知坏消息的最初打击,导致他们对信息的理解通常是碎片化的。医护人员可以应用"告知坏消息的八项原则"开启告知病人病情的谈话和进一步的讨论。八项原则如下。

(1) 使用简单易懂的语言。

(2) 先问问自己"这个诊断对病人意味着什么?"

(3) 保持冷静,告知消息前先了解病人和疾病情况。

(4) 等待对方提出问题。

(5) 面对对方的否认不要争论。

(6) 提出你的问题。

(7) 不要摧毁一切希望。

(8) 实事求是。

2)SPIKES 模式　在临床实践过程中,告知坏消息已经成为安宁疗护从业人员的一项职责和必备技能。因此,建立一套真实、有同理心、能给予希望的告知坏消息的方法,对医护人员和病人都有着极大的帮助和意义。美国德州 M.D 安德森医院的 Walter Baile 博士提出的 SPIKES(setting、perceives、invitation、knowledge、empathizing、summary)模式在临床实践中被广泛应用,为临床工作带来了积极意义,也越来越多地受到各国医务工作者的关注。

(1) S——设置(setting):设置好本次谈话,具体的技巧有以下内容。

①预测病人的反应:医务人员在告知坏消息前要预测病人可能出现的情绪反应,可采用"5W1H"形式问下面这些问题。

Why? 在医学上、伦理上、心理上、精神上对病人及家属的关系上,有无强有力的理由告知或不告知坏消息。

When? 根据病人的实际情况决定什么时候告知病人。

Who? 由谁来告知病人?应选择病人感到信任与亲善的人员。

Where? 告知地点应注意保护病人隐私、不被干扰,选择病人感觉舒适和安全的地方。

How? 告知过程中,应注意讲话的态度、距离、角度、视线、速度等沟通技巧。

What? 具体应告知病人的内容,应根据病人的需要,实行个体化告知。

②安排一段合适的时间:确保自己不会受到打扰,把自己的手机调成静音。如果病房的电视机开着,请把它关掉。

③准备纸巾:如果病人情绪不稳定,请在手头准备一盒纸巾,放在病人触手可及的地方。当病人哭泣时,如果需要,随时可以拿到,尽量不要递上纸巾。

④坐下来,保持目光接触:眼睛是心灵的窗户,目光的水平对视有利于情感交流。

⑤让病人做好准备:医务人员首先做好谈话前的准备,用积极的心态推进整个谈话的过程,病人在谈话前得到放松并与医生建立了情感交流。当然,判断病人是否做好了接受坏消息的准备也很重要。在我国,很多情况下都是首先将病情告诉病人家属,所以要在同病人建立个人关系之前,提前同病人及家属讨论怎样处理疾病的信息,这样可以避免盲目将病情告诉病人后出现的尴尬情景。

（2）P——对疾病的认知（perceives）：了解病人知道多少关于疾病的知识是很有帮助的，这样可以缓和病人已知的信息与我们准备告知信息之间的差距。例如，你觉得病人的癌症又复发了，就给他做了一个扫描，但是病人却以为这只是一次常规检查，那么坏消息对他们造成的打击就会很大。因此，如果病人的认知和事实之间存在差异，我们需要在告诉病人坏消息之前重新给他们讲解，让他们了解事实。

（3）I——邀请（invitation）：大多数病人想完全了解他们的病情，但是随着时间的推移和病情的发展，病人可能就不想知道那么多了。重要的是要明确病人希望如何处理他们的疾病信息，是想多了解一点还是少一点，是否想让家属共同分担这些信息以及想让其中的哪个人知道等。为了达到这种目的，医生可以约见病人并问一些开放性问题，如你想知道哪些详细的信息，或者你还希望谁知道你的病情。提前问清病人希望如何处理坏消息，这样就不会出现之前提到的那种我们盲目告诉了病人坏消息而家属要求不要告知病人的尴尬情形了。

（4）K——知识（knowledge）：如果病人有心理准备，那么坏消息是容易被接受的。最好先预测病人知道坏消息后的反应，以便让病人做好准备，然后再传达坏消息，一次告诉病人的信息不要超过两个概念。还要评估病人的理解程度，病人抱怨最多的就是医务人员讲解疾病信息时使用一些让他们无法理解的语言和概念。因此要注意解释用语，要牢记你是在跟病人说话而不是在给学生讲课。

（5）E——共情（empathizing）和探究（exploring）：病人在得知坏消息时经常表现得很激动。要认可病人这个时候所有的情感，因为这些情感可能妨碍病人的理解力，这一点很重要。有时坏消息的传达者也会感到悲伤和无助，自己也会产生共情反应，例如会对病人说让我来告诉你这些消息，对我来说真的很难。

（6）S——总结（summary）：在和病人的会谈将要结束时，要对谈话内容进行必要的总结，帮助病人更好地理解和掌握医务人员要传达的信息，可以把好的治疗方法推荐给病人。不要使用命令的口吻，说"我建议""我们可以这样做"，比说"我们得这么做"要好得多。绝大多数病人都会听从医生的建议。尽管病人可能很难抉择，医生需要告诉病人治疗方案的各种不同选择，这也是医学伦理和法律的要求。最后告诉病人可以在什么时间来找医生，医生对病人进行随访的频率以及怎样联系医生等。这就完成了最后的总结。

安宁疗护中告知坏消息不局限于一种方式。终末期病人的愿望和个人目标必须得到所有医护人员的尊重和理解，而良好的沟通技巧非常重要，必须要学习。

4. 病情告知注意事项

（1）在告知的同时给予病人希望：对癌症病人病情告知的目的不是简单地告知诊断结果和治疗措施，而是通过告知使病人逐渐了解癌症、认识癌症，维护病人的知情权，此外，使病人知晓如何配合后续治疗、提高生活质量，这是医务人员和病人及家属共同的目标。

（2）制订告知计划：在我国特定的文化背景下，医护人员在进行负性生活事件癌症病情和诊断告知时，首先应该考虑病人对自身疾病信息的需求，而不是家属对癌症告知的意见和建议。不能将肿瘤诊断结果如同普通疾病一样简单告知，以免引发病人的负性情绪，甚至出现自杀等过激行为。因此，癌症告知要得到家属的同意和积极配合，讲究策略，有计划地进行告知。

（3）告知应个体化、循序渐进：告知病情变化的坏消息需要经过一系列讨论传递所有需要的信息。对于坏消息，病人只能一点点接收，医护人员应根据个人不同的接收速度和节奏提供各种信息。应根据病人不同的性别、年龄、职业、身份、学历、性格特点、情感类型、承受能力，癌症的不同类型、病情与转归，不同的经济状况和需求等情况进行综合分析，区别对待。从心理学角度讲，短暂多次的弱信息刺激比快速的强信息刺激更容易被接受，可操作性强、反应积极，实际效果好。

（4）做好心理支持：当病人知道自己的真实病情时，会在心理上出现五期发展模式，即否认期、愤怒期、协议期、抑郁期、接受期。告知病人坏消息后应多巡视、多安慰、多沟通，耐心听取病人意见，理解病人的情绪反应，满足病人的精神需要，使病人尽快度过不良的心理反应期。在被告知坏消息后，大部分病人希望与最亲密的人在一起。医护人员在病情告知的过程中，应关注病人家属的心理反应，家属的情绪可以直接影响病人的心理，不良的情绪变化可能给病人不好的暗示，对病人心理产生不良影响，影响后续治疗。

（5）病情告知中的伦理问题：护士作为在安宁疗护中与晚期病人接触最多的医务工作者，临床工作中在病情告知的过程中会面临伦理决策的困境。采用有效的沟通方式，采取负责任的伦理行动，关怀、照顾病人的身体和情绪反应,支持维护病人的根本利益,践行安宁疗护护士支持维护、关怀照顾、行动负责和互助合作等伦理责任。

思考题

（1）生存期评估的方法是什么？
（2）生存期评估的影响因素有哪些？
（3）简述安宁疗护的护患沟通技巧。
（4）阐释告知坏消息的八项原则和 SPIKES 模式。

（刘 玮 裴子琦 杨从艳）

第三节 生死教育与舒适照护

一、生死教育

（一）生死教育概述

生死教育（death education）是向人们传递死亡相关知识,唤醒人们的死亡意识,培养与提升死亡事件应对和处置能力的特殊教育。目的是帮助人们正确认识自己和他人的生死,尊重生命、接纳死亡,把死亡看作生命的必要组成部分。"生死教育"在国内又称"生命教育",在国外称为"死亡教育",三者无实质性区别。不同国家、不同年代及不同学科领域的学者对死亡教育的界定有着不同的理解。

1. 中国生死教育的发展及现状 20 世纪末,我国台湾地区首先将死亡教育引入,傅伟勋教授把死亡学扩充至生命学,提出"生死学"概念。随后我国台湾、香港地区关于生命教育的推广和普及十分迅速,遍及小学、中学、大学及社会学校,针对不同年龄层设有不同内容。目前我国香港地区各大院校均将死亡或有关生命的议程纳入课程,特别是通识课程中。我国台湾地区构建了以死亡教育为核心内容的生命教育体系,该体系以高等医学院校为起点,以临终关怀与生死相关议题为主题开展,并逐渐拓展至普通非医学院校。

由于受到传统文化的影响,死亡在我国是个忌讳的话题,我国大部分地区的生死教育发展相对迟缓。虽然从 20 世纪 80 年代开始的人生观教育从某种意义上也包含了生死教育的内涵,但是明确的生死教育直到 20 世纪 90 年代才逐渐被学术界所关注。1997 年,山东省烟台护士学校陈元伦等编著了第一本关于生死教育的教材《人的优逝》,用于医学院校的死亡教育。2005 年起山东大学齐鲁医学院率先开设"死亡文化与生死教育"选修课,2006 年起南方医科大学开设"人的优逝"选修课等。目前我国有关生死教育的研究多数在医学院校学生和医务人员中开展,在社会大众和病人家属中的研究较少,且多数为调查性研究。有关教育内容、教育方式及教育模式的研究均处于起步探索阶段。

2. 国外生死教育发展现状 生死教育源于 1928 年的美国,并于 20 世纪 50 年代末兴起,从 20 世纪初的"死亡学"到"死亡教育"学科,从大学教育到中、小学教育,以及社会教育发展迅速。英国于 20 世纪 60 年代拉开"死亡觉醒"运动,将死亡教育内容纳入教学课程大纲中。日本于 20 世纪 70 年代对死亡教育的意义与价值进行了积极研究与推广,在具体实践中多强调"为死亡所做的准备性教育"。韩国则构建了较系统的生死教育课程和教学内容体系,其体验式实训教育得到了世界公认。

（二）生死教育内容

国内外生死教育内容,多以著名研究者 Leviton 提出的死亡教育三个层面展开,即死亡的本质教育、死亡与濒死相关态度及情绪教育、死亡与濒死应对能力的教育。

具体内容包括死亡的基本知识,死亡与生命辩证关系,中西方死亡哲学及特殊文化中的生死观,对死亡及濒死的态度,文学、美学、宗教等死亡文化,死亡心理学,死亡权利学,与死亡相关的伦理问题,慢性疼痛的镇痛治疗,濒死体验,安宁疗护,生命意义,生前预嘱,遗嘱处理,死亡价值观的探讨和优逝教育,以及针对学校教学过程中适合于中小学阶段的具体教育内容等。

(三)生死教育方式及途径

目前我国成年人生死教育根据不同的人群分层开展,即普及性教育、专业性教育、特定性教育三个层面,针对不同的受众对象选择不同的内容和差异化的教育方式。普及性教育对象为社会公众,专业性教育对象为医学生、医务工作者(包括医疗卫生管理工作者),而特定性教育主要针对老年病人、癌症病人、其他慢性病晚期病人及其家属。

在教育方式和途径上,黄丽群等提出的针对医学生的"四阶梯"教育模式、香港中文大学"善美生命计划"提出的针对终末期病人的"二人三嘱"模式,都是很值得借鉴的生死教育方式。

1. 普及性教育

1)受众对象 社会公众,也包含慢性病进展期病人和家属等。

2)教育内容 生死观、优逝教育等内容为主。以认识死亡为主,如死亡基本知识、死亡与生命辩证关系、死亡哲学与生死观、优逝教育等内容。

3)教育方式及途径 ①推荐阅读浏览法:图书、宣传资料、宣传海报等。提倡直面人生,提倡"生老病死人之常情"、重视"优生",不忽视"优逝";提倡"优生、优育、优活、优逝";"优生是一种权利,优逝也同样是一种权利"。②推荐影片欣赏法:通过电影、电视、网络媒体、自媒体等途径进行生死教育相关的影片欣赏。

2. 专业性教育

1)受众对象 受众对象主要为医学院校学生、医务工作者,包括医疗卫生管理工作者及有志于深入了解和研究死亡相关知识的社会人士。

2)教育内容 从认识死亡到直面死亡。在临床工作中,如何培养懂得医学、社会学、教育学、心理学等相关知识的医务人员和教师是开展生死教育的关键。专业性教育在普及性教育的基础上,对生死教育相关知识和相关技能进一步学习和体验,从自身认识死亡、直面死亡到一部分人成为专业性生死教师。

3)教育方法

(1)推荐阅读浏览法:同普及性教育。

(2)推荐影片欣赏法:同普及性教育。

(3)教师课堂讲授法:通过讲授法对受众对象进行生命价值、生死观、死亡相关知识、生死教育相关技能等方面的宣传、培训。讲授人可以是学校的老师、医务工作者、受过教育培训的社会工作者。讲授地点可以是学校课堂、各类社会学习的课堂、社会公众场所、医院等地方。讲授内容为"以死观生""向死而生"的死亡、濒死等相关知识和技能,使受众对象更好地反思死亡与生命的意义、生死教育等方面的内容。

(4)体验式教学法:有以下几种方法。①志愿者陪伴教育:安排受教育对象走进医院肿瘤科病房或安宁疗护中心,接触终末期病人和家属。陪病人聊天,做一些基础的护理,如帮助病人剪指甲、洗头、聊天,和终末期病人一起制作小饰品装扮床单位和病房,协助他亲手制作贺卡,寄给最想感谢的人,帮助他完成一些力所能及的愿望等。②死亡体验法:2004年,韩国生死教育课堂上,教师让学员体验遗嘱书写、寿衣的穿戴、身处封闭黑暗的入棺、假死等,为核心的部分实训课程教育。此外,法国、荷兰、德国等国家的生死教育课程也采用了死亡体验法。目前我国香港、台湾地区的生死教育应用这一方法也较多,包括入棺体验、参观墓地、书写遗嘱、书写自己的墓志铭、临终关爱志愿者服务等,还有参观殡仪馆,参观体验遗体更衣、检查、化妆、遗体告别、火化、装拣骨灰等环节,让受教育对象近距离接触逝者,亲眼见证生命最后的历程,使其更进一步体会到生命的珍贵。③仿真模拟法:利用标准化病人模拟教学,向受众对象提供临终教育,且增强与濒死病人及家属和其他团队成员的沟通,包括基于人体模拟、标准化病人或基于计算机程序、虚拟模拟、混合模拟及任务汇报等进行教育。

3. 特定性教育

1) 受众对象 特定性教育以终末期病人、癌症病人、其他慢性病晚期病人及其家属为主。

2) 教育内容

（1）时机选择：与病人和家属谈死亡不同于一般社会大众，要选择适当时机、利用适当方式，在双方建立相互信任基础上进行交流。

（2）目的：帮助病人学会如何降低死亡焦虑和死亡恐惧，坦然接受及面对现实，面对死亡，接受死亡、学习（准备）死亡，避免极端行为及情绪失控，学会直面死亡。力争达到无痛苦、体面、有尊严、坦然、平静、安详地走完人生的最后一程。

（3）内容：主要是帮助病人回顾人生的经历、发现生命的意义；预先做好"嘱咐"和"安排"离世后的事宜；协助做好"四道"人生，即"道谢、道歉、道爱、道别"，达到生死两无憾，缓解精神困扰，感受体验这个世界上美好的一切，并且创造美好，从平凡的事情中寻找快乐，无悔今生，活在当下。

（4）需遵循的原则：尊重病人的权利、设身处地为病人思考、对病人不同的死亡观念及言行不妄加评断、不勉强病人谈"死亡"及诚实的态度。

（5）事先做好计划和准备：和病人谈死亡需要在病人了解病情的基础上，谈话人员需要有一定的知识储备，经过训练或学习，关于什么时候谈、谈什么内容、如何谈以及在哪里谈都要有充分考虑。同时很重要的一个环节是要对晚期或终末期病人家属进行生死教育，使其接受病人必须面对死亡的事实，让家属能够认识到死亡是人生命中的一个组成部分，积极做好各方面的配合并有充足的心理准备。

3) 教育方式及途径

（1）适时病情告知：在信息社会高度发达的今天，对病人隐瞒病情已不太可能。对病人隐瞒病情往往是家属一厢情愿，需要专业人员与病人家属进行沟通，寻找合适的时机告知病人病情，使其能够掌握自己的身体状况，只有病人理性地认知了自己的疾病，才能更好更积极地配合治疗。当然，由于每个人的性格、职业、阅历、年龄、文化程度以及精神类型不一样，对"病情"承受能力也各有不同，需要把握时机因人因时而异。

（2）引导人生回顾：选择病人状态较好时段引导其进行人生回顾，回顾其往年的生活，回顾一些重要事件或回忆与所爱的人的难忘事件，回顾整个患病经历，让病人多欣赏自己及提升自我价值，品味人生过程，整合人生，不枉此生。

（3）启发人生意义：动与静是生命的基调。动是进取的姿势，是积极奔赴、有所担当的形象；静是心灵的常态，是回归心灵的栖居。经历了一趟人生的苦难旅程，回归心灵深处，静静思考、领悟生命的价值和意义，并感恩生命中的一切。帮助他（她）体会到这一生，不论长短，都是有意义的，即意义治疗法。

（4）讨论照护计划：临终时的痛苦不是必然的，可以选择不同的医疗安排，让自己平和及有尊严地走完人生的旅程。在适当的时机，尤其是在病人或家属提及晚期照护计划时，指导其和家人商量希望选择什么样的医疗方式，为其解答个人有哪些疑惑或不清楚的地方等。

（5）协助履行"四道"人生：我国台湾地区赵可式博士倡导在照顾终末期病人时协助其履行"四道"人生，即"道谢、道歉、道爱、道别"。引导病人与其家人、朋友、同事相互道谢、道歉、道爱、道别，彼此交流分享。通过感恩、宽恕和祝福等方式陪病人度过人生中的最后时光，鼓励其与家人和朋友举行告别会，感恩生命中的一切。

（6）妥善指导预备后事：为死亡做妥善的准备，可减少家人事到临头的手足无措，甚至伤害纷争的情况。内容包括为自己选择遗像、选择安葬仪式、丧礼的仪式安排、是否需要安排特别的程序、想留给亲人们和朋友们的礼物、保险安排、遗产安排、遗物分配、职责分担等，将自己的心愿交代清楚，让家人知道如何安排处理日后的事情。如果有意愿的话，也可以讨论器官捐赠等事宜，积极做好各方面的准备，从病人最放心不下的人和事开始，引导交代未完的事宜，尽早完成自己的心愿。

总之，生死教育对于公众来说是提高认知，对于特定性病人和家属来说可降低死亡焦虑和恐惧，提升其生命意义与品质，对于医务人员来说是提高其生死教育的技能，生死教育的内容和教育方式将随着社会的发展和时代的进步而逐步丰盈和完善；但有 3 个目标是不变的，即接受死亡相关信息，发展处理面对死亡相关事件的能力及技能以及澄清与培养个人的生命价值。

二、舒适照护

（一）目的及意义

舒适照护(comfort care)，也称舒适护理，是一种整体的、个性化的、创造性的、有效的护理模式，其目的是使病人在生理、心理、社会、精神上达到最愉快的状态，或缩短、降低不愉快的程度。1995 年 Kolcaba 提出舒适护理的概念(theory of comfort care)，认为舒适护理应作为整体化护理艺术的过程和追求的结果，更注重病人的舒适感受和满意度。随着现代护理学科的发展，护理工作不再是单纯简单的技术操作，更应注重"以人为本"的护理过程，提高生命质量是舒适护理的使命。

病人在死亡前的 6 个月，因家庭情况不同可能会背负不同程度的精神、经济负担，加之疾病导致的周身不适、难以控制的疼痛及焦虑等，严重影响病人的生活质量。因此，在治疗中，强调控制疼痛症状，满足病人基本生理需求，解决其心理、社会、精神问题是最重要的，目的是实现病人最好的生命质量，使病人在治疗疾病的同时身体舒适，得到心理安慰、社会支持以及精神慰藉。

（二）要求与方法

1. 舒适护理内涵 舒适护理的内涵包括身体舒适、心理安慰、社会舒适和精神慰藉 4 个方面。①身体舒适：身体最直接的感觉，病人对身体舒适方面的需求是舒适护理中首要满足的条件之一。②心理安慰：病人的心理感受，包括平和的心态、愉悦的心境等心理状态。③社会舒适：家庭、人际关系、就业、学校等多个层面给人带来的舒适，安宁疗护护士应帮助病人获得更广泛的社会支持。④精神慰藉：个人信念或宗教信仰等方面带来的舒适。

2. 舒适护理原则 预防为主，促进舒适；加强观察，发现诱因；采取措施，消除不适；互相信任，心理支持。

3. 实施方法

1）生理舒适方面 ①消除或减轻疾病症状；②保持正确、舒适的体位；③帮助病人做好个人清洁，保持皮肤完整；④保证病人良好的休息、睡眠。

2）心理舒适护理

（1）建立支持性护理环境：建立安全、和谐的护理环境。对病人的称呼亦有技巧，为病人找回被人尊重的自信。

（2）提高专业护士素质能力：安宁疗护护士的职业素质直接影响病人心理情绪的变化，要求护士仪表端庄、举止优雅、言语得体。同时安宁疗护护士只有具备扎实的专业理论知识、掌握娴熟的护理操作技能才能取得病人的信任，增加病人安全感。

（3）进行心理评估：美国国立综合癌症网络(NCCN)早在 1999 年就建议对癌症病人进行心理痛苦筛查及管理。目前用于评定心理痛苦问题的评估工具有 33 种，NCCN 推荐使用心理痛苦管理筛查工具(Distress Management Screening Measure，DMSM)筛查心理痛苦程度和相关因素，见表 6-6。

（4）做好心理护理：心理痛苦干预方法有认知行为疗法、支持性心理疗法、正念减压疗法等。

3）社会舒适护理 根据病情安排适当陪护，满足病人的归属感，病人需要来自家庭亲友的陪伴、鼓励；允许亲友、同事等亲密的人探视，每次最多 2 人，15～30 分钟为宜，以病人的病情为主要谈话主题，使病人在安静的环境下得到安慰和鼓励；适宜的时间可召开病友会，帮助病人从新的人际关系中获得舒适感。

4）环境舒适护理 美化环境，保持病区清洁、明亮、安静、舒适，利用壁柜、床头柜等妥善放置病人的生活用品，保持良好的通风采光和环境净化；完善床单位准备，避免病人身体处于被污染或有潮湿褶皱的床褥上；完善淋浴、热水供应等设施；治疗环境应避免强烈的阳光、噪声及强烈的气味，保证病室清新可使病人情绪舒缓并重拾自信。

表 6-6　心理痛苦管理筛查工具

床号：	姓名：	年龄：	性别：	住院号：	入院日期：	诊断：

确定在过去的一周内包括今天，你的心理困扰是几分？并勾选出你心理困扰的原因：

有（0~10分）：0分没有痛苦，
5分中度痛苦，10分极度痛苦。

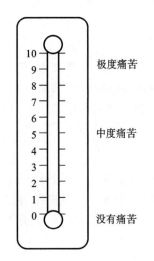

10　极度痛苦
9
8
7
6　中度痛苦
5
4
3
2
1
0　没有痛苦

得分 ＿＿＿＿＿＿

实际问题
□无时间精力照顾孩子
□无时间精力做家务
□经济问题
□交通
□工作/学习

交往问题
□与老人孩子相处
□与伴侣相处
□抚养孩子的能力
□家人健康问题

情感问题
□抑郁
□害怕
□紧张
□悲伤
□担忧失去活动兴趣

精神/宗教上的担忧

其他问题
＿＿＿＿＿＿＿＿

身体问题
□体型/外表
□洗澡/穿衣
□呼吸
□排尿改变
□便秘
□腹泻
□进食
□疲劳
□感觉肿胀
□发烧
□活动
□消化不良
□记忆力/注意力
□口腔溃疡
□恶心
□鼻腔干燥/堵塞
□疼痛
□性生活
□皮肤干燥/瘙痒
□睡眠问题
□手足麻木

备注说明：

①心理困扰程度≥4分，结合相应量表评定，予以心理干预，必要时请心理咨询师会诊；

②心理困扰程度<4分，予以心理疏导；

③每周复评一次。

心理困扰预措施：

①告知病人家属，增加亲情陪伴；

②医护人员加强巡视；

③鼓励同伴教育；

④召开家庭会议解决实际问题；

⑤医护合作缓解病人不适症状及予以舒适护理；

⑥联系心理咨询师予以心理治疗。

（三）影响因素

不舒适，即个体身心需求不能完全满足，身心负荷过重时的一种自我感觉。影响病人舒适的因素主要包含以下几个方面。

1. 身体方面　疾病导致机体不适如疼痛、恶心、咳嗽等；姿势和体位不当都可导致肌肉和关节疲劳、麻木、疼痛而引起不适；病人活动受限，如约束带、夹板、石膏约束时可能引起不适；个人卫生状况不佳，如口臭、皮肤污垢、汗臭、瘙痒、伤口渗液等引起的不适。

2. 心理方面 病人通常担心疾病造成的伤害或不能忍受治疗过程中的痛苦,对疾病的发展及死亡充满恐惧和焦虑,从而引起不适;病人担心得不到家属或安宁疗护护士的关心与照顾或在护理活动中身体隐私被暴露,引起不被尊重与重视的感觉,自尊心受到损害等;同时病人可能感觉到面临压力,如对必须面对的手术或治疗感到担心,对疾病的预后缺乏信心等。

3. 社会方面 住院后生活习惯改变,作息时间紊乱,病人往往感到不适,老年人尤为严重;缺乏支持系统,如与家人隔离或被亲朋好友忽视及缺乏经济支持;病人角色适应不良也易引起不适,如在适应角色的过程中可能出现角色行为冲突、角色行为缺如等。

4. 环境方面 新入院的病人在进入一个陌生环境时,会感到紧张和不安,缺乏安全感;同时环境条件不良,如室内空气不新鲜和(或)有异味、噪声过强或干扰过多、温度和(或)湿度不适宜、被褥不洁、床垫软硬不当、光线过强过暗等,都可能引起病人的不适。

思考题

(1)阐释生死教育的内容、方式与途径。

(2)说出舒适照护的内涵。

(3)学会使用"心理痛苦评估表"。

(刘　玮　裴子琦)

第四节　终末期专科技能操作及精神抚慰技巧

一、安宁专科心理治疗及咨询技术

(一)认知疗法

认知疗法由亚伦·贝克(Aaron T. Beck)在 20 世纪 60 年代初创立,最初是一种定期、短期、针对抑郁症的现实取向的心理治疗方法。这种方法能直接解决当前的问题,并修正不良的想法和行为。认知疗法强调的是心理的作用,尤其是认知因素对情绪和行为的决定作用,具体来讲就是强调想法的重要作用,它是刺激和反应之间的中介变量。

认知疗法通过改变思维或信念和行为的方法来改变病人的错误认知,达到消除病人不良情绪和行为的目的。经过数十年探索和发展,认知疗法吸取了行为科学的理论和分析性心理治疗的技术而日趋完善和系统化。

(二)接纳承诺疗法

接纳承诺疗法(acceptance and commitment therapy,ACT)是认知疗法"第三浪潮"中最具有代表性的经验性行为治疗方法,由美国内华达大学临床心理学教授及其同事于 20 世纪末创立,目前正迅速成为全国最流行的心理疗法之一。它以功能性语境主义为哲学取向,以关系框架理论(RFT)为理论基础,也称语境认知行为疗法(CCBT)。

接纳承诺疗法的治疗及病理过程都为六边形的 Hexaflex 模型,分别以心理灵活性和心理僵化为核心。病人产生心理问题的主要机制,包括认知融合经验性回避、概念化自我、概念化过去与恐惧化未来的主导、缺乏明确的价值,以及不动、冲动或回避六个方面,与之相对应,接纳承诺疗法的主要治疗过程,包括认知解离、接纳、以己为景、活在当下、价值导向和承诺行动六大过程。

（三）危机干预

心理危机是指个体面临突发或重大生活困难情境时，惯常的处理方式与支持系统无法有效应对目前的处境，超出了有效应对的范围，这就会产生暂时的心理困扰，这种暂时性的心理失衡状态就是心理危机，包括冲击阶段、完全反应阶段、解决阶段。如果心理危机不能及时控制和有效缓解，就会造成个体生理、认知、情感、意志、行为上出现不同程度的功能障碍，严重者可能出现创伤后应激障碍、焦虑、抑郁等。

心理危机干预是指对处于危机状态下的个体采取明确有效的措施，充分调动处于不同危机阶段之中的个体自身潜能，重新恢复或建立危机前的心理平衡状态，使个体最终战胜危机，重新适应生活。

（四）冥想

"冥想"是从外语翻译而来，是指通过关注训练意识和注意力的自我调控练习，使精神得到更高的控制，让整个人获得宁静和专注，达到身心放松的状态。冥想存在于世界各地的文化、精神传统和治疗系统中，它是一种身心练习，有许多方法和变化，所有这些都是建立在充满同情、不带评判的意识的基础上。

冥想是一项独特的技能，能使大脑得到休息，达到与平时完全不同的意识状态。冥想的时候，你是完全清醒的，大脑不会去关注外部世界或周围发生的事情。你并没有沉睡、做梦或幻想。相反，它是清晰、放松和专注于内在的。

（五）放松疗法

放松疗法又称松弛训练，属于行为疗法的范畴。它是训练病人依次放松单个肌群，并调整呼吸，以达到放松全身的目的。放松疗法建立在一个最简单的假设之上，那就是人不能同时处在紧张和放松两种状态。当预感到有压力源存在时，人以交感神经系统兴奋为主，伴以一定的生理反应，表现为呼吸变浅、瞳孔散大、心率加快和肌肉紧张，出现注意力不集中、食欲减退、烦躁失眠等症状，还同时伴有情绪变化。如果压力源持续存在，将导致机体的防御系统崩溃而发生疾病。

放松训练的作用结果是增强机体的副交感神经系统的兴奋性，减轻机体的应激反应以保护和促进机体健康，从而使人的身体、心理、精神重新恢复平衡和协调。

（六）沙盘游戏疗法

沙盘游戏疗法即箱庭疗法，是由瑞士分析心理学家多拉·卡尔夫于20世纪五六十年代在分析心理学、世界技法和东方哲学的基础上创建的一种心理疗法。求助者在心理咨询师的陪伴下，利用各种沙具和沙子，在沙箱中制作一个场景以展现求助者的潜意识，促进意识与潜意识的交流与融合，并且通过将集体潜意识的原型表现在沙盘中使原型进入意识层面而促进这些原型的发展，最后实现心理治疗。

沙盘游戏的研究已经有近100年的历史，其最初创意来源于1911年英国作家威尔斯的"地板游戏"和20世纪30年代英国心理学家玛格丽特·洛温菲尔德的"世界技法"。随后不久，多拉·卡尔夫在荣格分析心理学的基础上建构了正式的沙盘游戏治疗体系。

沙盘游戏疗法是目前国外比较流行的一种将分析心理学理论与游戏疗法相结合的心理疗法，强调创造过程本身的自发性和自主性是沙盘游戏疗法的基本特点，充分利用非言语交流和象征性意义是沙盘游戏疗法的本质特征。目前，国际上有几十个沙盘游戏治疗组织和专业研究机构，沙盘游戏疗法早已作为一种独立的心理治疗体系而存在。

（七）家庭会议

家庭会议是一种医护人员向病人和家属传递病人疾病相关信息，评估病人和家属的需求，给予情感支持，讨论照护目标和照护策略并达成共识的有效方法。家庭应包括两个或两个以上的成员，组成家庭的成员应以共同生活、有较密切的经济和情感交往为条件。

中国香港学者马丽庄在《家庭社会工作》一书中指出，家庭社会工作就是指帮助求助的家庭发展并运用自身的及社会的资源，增强家庭日常功能，改善家庭关系和解决家庭问题。家庭和亲人对于生命终末期病人至关重要。病人在家庭中的地位，往往关系到其得到照顾的程度。家庭会议具有重视家庭自身所具有的潜力、重视每位家庭成员的存在，以及以家庭为本的功能。

（八）叙事心理治疗

叙事心理治疗是指治疗者通过倾听他人的故事,运用适当的方法,帮助当事人找出遗漏片段,使问题外化,从而引导来访者重构积极故事,以唤起当事人发生改变的内在力量的过程。它是叙事理论和后现代主义思潮与临床心理学的结合。叙事心理治疗从根本上不同于现代心理学领域中的心理治疗,它是对现代心理治疗模式的解构,是一种富有后现代主义精神且真正"以人为本"的后现代心理疗法。

叙事心理治疗的过程就是通过叙说,在情节结构中换掉占主导地位的那些事件,以另一个情节结构取而代之,使在新的情节结构中那些曾占主要地位的事件处于附属地位。叙事心理治疗通过外化问题的方式将人与问题分开,认为问题是"有问题的叙说"所造成的。与传统心理治疗不同,叙事心理治疗不去了解问题是什么以及问题发展变化的病理机制,而是通过寻找例外事件,发现"故事中的闪亮事件",引导当事人重构并正确地转换对问题意义的认识,从而引导来访者往真正改变的方向发展。

（九）芳香疗法

芳香疗法是指用从芳香植物所萃取的精油作为媒介,制成适当的剂型,并以不同的方法如按摩、吸入、沐浴、热敷等让精油作用于人体,以达到舒缓精神压力、去除疾病、促进健康的一种自然疗法。在为终末期病人提供安宁照护的过程中,芳香疗法可以单独使用,也可以与针灸疗法、推拿疗法、耳穴压豆等中医技术联合应用,如芳香疗法联合耳穴埋豆可有效缓解病人的疼痛、焦虑及抑郁水平,睡眠质量也得到很好的提高。

越来越多的临床专家认为芳香疗法作为补充疗法对终末期癌症病人益处较大,可调节情绪,缓解压力,有效改善病人焦虑和抑郁症状,减少终末期病人在感到疼痛和抑郁时服用某些药物的剂量,这样可能会减轻部分药物所带来的副作用,让病人身心得到舒缓、安适,提高病人的生命质量。

评估病人症状以选择合适的精油,精油因其成分不同作用也不同,不同症状应选择不同的精油,见表6-7。在选择好合适的精油后,配合适当的方法才能让精油的效果得以发挥。芳香疗法主要通过外用给予,有学者建议身体器官组织应以"经皮吸收"为主,如按摩、冷热敷、沐浴等;呼吸道、情绪、精神诉求则以"嗅觉"为主,如吸入法。

表 6-7 临床常见的精油及作用

作 用	精 油
缓解疼痛	薰衣草、迷迭香、辣薄荷、马郁兰、洋甘菊、百里香
缓解恶心感	辣薄荷、生姜、肉桂、洋甘菊
抗菌	薰衣草、茶树、柠檬、佛手柑、杜松
抗病毒	薰衣草、茶树、尤加利
消除胀气	辣薄荷、生姜、佛手柑、马郁兰
改善呼吸	乳香、尤加利、香茅、丝柏
利尿	丝柏、柠檬、葡萄柚、杜松、茴香
改善睡眠	薰衣草、橙花、洋甘菊、檀香、马郁兰
镇静	佛手柑、洋甘菊、薰衣草、檀香、乳香
增进舒适感	柠檬、迷迭香
抗焦虑	柑橘类精油、马郁兰、百里香

（十）音乐疗法

音乐疗法是以心理治疗的理论和方法为基础,综合了音乐、心理、生理、医学等学科的疗法。音乐声波的频率和声压会引起生理上的反应,音乐的频率、节奏和有规律的声波振动是一种物理能量,而适度的物理能量会引起人体组织细胞发生共振现象,能使颅腔、胸腔或某一个组织产生共振,这种声波引起的共振现象,会直接影响人的脑电波、心率、呼吸节奏等。《史记·乐书》中有"音乐者,所以动荡血脉、流通精神而和正心也"的记载。五音分别与五脏相通,即宫通脾、商通肺、角通肝、徵通心、羽通肾,而五脏又与五志相通,亦可通过五音调节五志进而调理五脏之气血经络。

音乐疗法不是简单地欣赏音乐,而是一个科学系统的治疗过程。音乐治疗过程必须包括音乐、被治疗者和音乐治疗师这三个要素,音乐治疗师应该取得相应资格认证,医务人员也应该在适当的时候多加训练,将音乐疗法作为一种辅助治疗措施。

针对不同的病情、病因、病人的性格和当时的心情选择不同的背景音乐。常用五行音乐处方见表6-8。

表6-8　常用五行音乐处方

音乐风格	曲　名	作　用	建议时间
悠扬、沉静	《月儿高》《春江花月夜》《平湖秋月》	缓解多思多虑、多愁善感、消化不良	19:00—21:00
高亢、雄伟、铿锵有力	《黄河》《金蛇狂舞》《十五的月亮》	发泄心头郁闷,摆脱悲痛	11:00—13:00
描绘春回大地、万物萌生、生机勃勃	降板丝竹乐《春风得意》	疏肝理气	13:00—15:00
旋律热烈、活泼、欢快	《喜洋洋》《步步高》吹打乐	振奋精神	13:00—15:00
凄切、柔润	《梁祝》《二泉映月》	缓解烦躁、失眠	20:00—22:00

(十一)绘画疗法

绘画疗法(DT)是通过绘画者、绘画作品和治疗师,以绘画活动为媒介的心理治疗方式之一。让绘画者通过绘画的创作过程,利用非语言工具,将潜意识压抑的感情与冲突呈现出来,在绘画的过程中获得疏解和满足,从而达到诊断与治疗的目的。不论是成年人还是儿童,都可在方寸之间呈现完整的表现,又可以在"欣赏自己"的过程中满足心理需求。

绘画疗法允许自由释放,在艺术创作的过程中,人们可以放弃用一生小心发展而来的伪装性语言,在绘画艺术的空间里,心灵被投射到白纸上。他们看到的是自己对自身及环境的投射,这是自身的视角所看到的,它不会受到来自外部主观资料的影响,这就是绘画艺术的力量。

一个人的情感埋藏得越深,则离其意识越远,寻找相应的语言将其表达出来的可能性就越低。然而,情感的困扰却可以通过另一种方式表达出来。绘画作为情感表达的工具,能够反映出人们内在的、潜意识层面的信息,是将潜意识的内容视觉化的过程,图画所传递的信息远比语言丰富,表现力更强。

在绘画的过程中个体可以进一步厘清自己的思路,把无形的东西有形化,把抽象的东西具体化。这样一来就会为治疗师提供足够多的真实信息来为病人分析和治疗。根据能量守恒定律,能量既不会增加,也不会减少,它只会以其他形式表现出来,绘画疗法可以使积压在心中的消极情绪通过绘画转化成作品,一方面可以通过发泄减轻心中的压抑和焦虑,另一方面病人也可以在治疗师的引导下通过自己的作品来认识和反思自己的情绪问题。

(十二)尊严疗法

尊严在生命终末期照护中至关重要。病人生病或失落感极为严重时,会感觉有很大的精神负担,人生的虚无感会日益加深。尊严疗法是一种个体化心理治疗干预方法,由受过专业尊严疗法培训的医护人员引导,以尊严疗法问题提纲为指导,通过访谈录音的形式,为疾病终末期病人提供一个讲述重要人生经历以及分享内心感受、情感和智慧的机会,从而减轻病人心理和精神上的痛苦,提高个人价值感和意义感,使其有尊严地度过人生的最后时光。

最终可把访谈录音转换为文本文档,让病人分享给所爱之人,用以缓解家属丧亲之痛并给予慰藉,病人的个人价值也能够超越自身的死亡持续存在。

二、安宁专科精神抚慰技巧

(一)生命回顾

生命回顾帮助病人有效重温生命的历程,让病人认清自己历经的苦难和取得的成就对一生的意义,是精神抚慰的重要方法之一。生命回顾,即系统性地协助病人以一种崭新的观点去回顾其生命中以往的种种伤痛或快乐的过程。从生命回顾中寻找诸种经历的意义,使病人能体会到他并未白活一遭,并借由创造与工作、价值与爱,以及对所受苦难的另一种诠释,来体验生命的意义。

病人身处临终状态时,即已进入开启的临终世界,社会角色与价值的脱离使临终者失去自我认同和精神上的依靠,这三个层面交织在一起构成了临终整体性处境。其"精神需求"可归纳为以下几个方面:①未了的心愿,如儿女是否成才;②"寻求生命的意义",如自我实现、希望与创造、信念与信任、平静与舒适是否达成;③所经历的心路历程,如焦虑、愤怒、忧郁和孤独,不能正确面对死亡,与死亡正确告别等;④心理的满足,如祈祷获得支持、爱与宽恕等。此时,显露出来的是病人在终末期精神上的需要,"漂泊的心灵"在寻找依靠,"心灵的安置"则成为精神照顾最重要的内容和最关键的环节。

(二)陪伴

陪伴属于交往的方式,陪伴意味着在生命的最后时刻,当病人进入与陪伴者不同的存在模式之后,照护者依然希望能够在已有的经验层面上和病人有深入的交流。从这样的经验出发,陪伴者有可能和眼前的病人获得深度交流的机会,照护者能够有和病人"在一起"的机会。陪伴应做到:保持自然轻松、泰然自若的情绪;陪伴与分担,共同面对;处理未了事务,完成心愿;重新构建人际关系。

(三)倾听

有学者提出不被倾听是一种伤害,被听见就表示被重视,以及倾听可以提供病人生命历程的见证。医护人员倾听要学会听到心的需求,包含三个层次。

第一层次为"讲出的话",即病人说出,护士亦能听得懂的话,此为一般护士该具备的倾听能力。第二层次为"没讲出的话",即病人没有说出,但是他自己内心知道的事,若护士能够听到病人"没讲出的话",护士具备精神照护能力。第三层次为"灵理的话",即病人没说出,且他自己亦不知道的事,但护士听了出来并给予恰到好处的宽慰和照护。

一般医护人员至少能够倾听到第一层次的话,而身为安宁疗护护士,至少需要倾听到第二层次的话,若是能够倾听到第三层次的话,即该护士就可称为优秀的安宁疗护护士了。医护人员实施精神照护时,要通过"倾听"帮助病人学习接纳自己的不完美,能够成为顺应自然、释放心灵的人。

(四)同理

同理是一种艺术、态度、能力、沟通技巧,它把自己放在既定的已发生的事件上,想象自己会是什么心理导致这种行为,从而触发对这个事件的反应。同理心,又称为换位思考、共情,是指站在对方立场上设身处地思考的一种方式,即在人际交往过程中,能够体会他人的情绪和想法、理解他人的立场和感受,并站在他人的角度思考和处理问题。主要体现在情绪自控、换位思考、倾听能力以及表达尊重等与情商相关的方面。

1. 同理三步骤

(1)理性认知:先查阅病人的病历,了解其目前状况。

(2)同情并试问自己:如果我在病人目前的处境,会有何感受。

(3)同理:完成前两个步骤后,再开始准备和病人会谈。

2. 表达同理的七个阶段

(1)第一阶段:病人与护士准备就绪。(请问您准备好要谈了吗?)

(2)第二阶段:病人表达其感受。(病人诉说。)

(3)第三阶段:护士表示接受与共鸣。(点头、专心注视对方。)

(4)第四阶段:护士表达对病人经历的觉察。(您的经历是?感受是?)

(5)第五阶段:病人表明护士正确地了解了其感受。(是的!就是这样!)

(6)第六阶段:病人感受到护士的同理,且愿意再诉说自己的故事。(您真是了解我,我还想和您说……)

(7)第七阶段:护士进一步表达意义与感觉。(回到第三阶段。)

由第七阶段的会谈回至第三阶段,可以进行更进一步的同理,如此循环的过程,可达成循环性同理的境界。

（五）精神抚慰

1. 每个人都需要精神抚慰 人的精神抚慰需求就像生理和心理的需求一样是人性的一部分,注重的是人的精神健康。精神健康偏重于个人的灵魂安适,包括宗教和信仰等;可以帮助个体实现更有意义的人生,其作用高于心理层面。精神健康是健康的重要组成部分,尤其在遭受诸如癌症等疾病痛苦的时候,精神健康的维护显得更加重要。人有别于万物的特质有无限之多,但最基本的还在于人有精神、意识和理性。古希腊的哲人曾经指出,人间最幸福之事不在肉体感官的享乐,而在于灵魂的无痛苦。

2. 健康精神需求内容 已有的研究表明:"健康的精神"即个人对目前及未来的生活感到有目标与意义,是心理健康的重要资产。普遍认为的人的精神需求有追寻有意义的人生目标的需求,被爱及联系的需求,被谅解和宽容的需求,希望的需求,寻找超越途径的需求等。当精神需求得到满足时,个人也就收获了精神的健康。

3. 精神抚慰技术

（1）意义治疗:意义治疗认为人拥有肉体、精神及心灵等三个层面。潜意识的精神层面是一切意识之本源,一切良心、爱、美感都被引发出来。人拥有自由:人可在各种境遇中选择自己的态度,可超越生理、心理及社会情境,甚至自身以外在残酷的环境中但内在精神是自由的。通过意义治疗可了解自己的责任、意义及价值体系,不注重过去,而是努力向前,注重此时此地。向着有价值的目标迈进:在疾病受苦和即将死亡中发现生命的价值,指引病人走向有意义、有较高的自我价值的目标与定点。人在临终时会自然回顾自己一生之路,过去种种浮上心头,企图从人生经验中发觉生命的意义,也希望最后这一段日子能留下些什么。病人可从中找寻受苦的意义、爱的意义和死亡的意义。对于生命意义的质疑及回答,每个人都有其独特的答案,并没有一般通用的答案。

（2）满足宽恕、平和心灵需要。①宽恕与平和的需要:终末期病人若心怀怨恨,就没有心灵平和可言了,此时病人需要宽恕及和好,将过去的恩怨作了一结,才能使他获得救赎。②帮助理解饶恕、爱、平和:在饶恕方面,人若不能饶恕自己,会一生带着罪恶感而活着。练习如何饶恕自己的用语是"我虽然犯下……我仍然决定原谅自己"。

（3）满足宗教信仰的需要:有的病人常会对痛苦的问题质疑,例如:"我一生行善,从未做过对不起别人的事,为什么会受这么多痛苦? 为什么马上就要死?"这是属于宗教领域的问题。宗教信仰体现不同的人生观与价值观,对信奉宗教的人而言,认为可以得到生命终极意义与死后生命的回答,每一个信仰宗教的人都有自己不同的答案。

（4）满足其喜悦、希望的需要:喜悦即个人内心一种欣喜快乐的感受。林笑提出"精神"是一种似有若无、形而上的心理状态,会使人感觉生活很愉悦舒服。快乐和喜悦有何不同? 快乐是短暂的心理欣慰感受,会消逝;而喜悦为内心的一种丰富和满足的状态。人活着的动力在于对未来的盼望。帮助病人找到希望与喜悦,如想到女儿结婚后将有一个可爱的孩子,有一个幸福的家庭。"在绝望之处,看到最深的希望",帮助病人精神愉悦。

（5）帮助提升勇气、应对能力:刘淑娟表示"精神"是个人透过自我超越的方式体会到人生意义与价值,什么是"自我超越"? 即训练自己成为拓荒者,做一些开创性的事,别人从未做过的事。如伯纳德·韦伯在童书《勇气》中提出许多培养人胆量的方式,即试做自己以前不敢做的事,例如跳水、攀岩、高空弹跳等。

总之,精神是合并超越个人身体、心理于社会完整性的本质,也是人类求生存的原则。而当这个生存原则遭到破坏时,就会干扰个体原有的价值与信仰,导致精神困扰。如果精神得到有效舒缓,病人身体和心理方面的症状都会有效缓解,保持精神健康状态。精神抚慰主要通过帮助病人认知自我,改变认知体系,从而帮助终末期病人进入一个宁静、舒适、空灵的境界,提升洞察力,对世间的事物关系以及生死加深理解和认识,在"无为"中灵活自如地控制自己的情绪,而陪伴让病人的心灵不再孤独和漂泊。

思考题

(1)安宁疗护包括哪些治疗技术?
(2)简述同理的概念及同理三步骤。

(刘　玮　裴子琦)

第五节　安宁疗护社会支持与悲伤辅导

一、安宁疗护的社会支持

(一)社会支持概念

1. 社会支持　目前没有一个确切的定义。社会学家林南综合了众多学者的讨论,给出了一个综合的定义,即社会支持是由社区、社会网络和亲密伙伴所提供的感知的和实际的工具性和表达性支持。工具性支持是指引导、协助,以及有形的支持与解决问题的行动;表达性支持是指情绪支持、心理支持、自尊、情感及认可等。终末期病人的身体功能、心理状态、经济情况、社会资源整合、照护等方面存在着诸多问题,为该群体建立有效的社会支持显得尤为迫切与重要。

2. 社会支持网络　社会支持网络由个人接触所形成的关系网络,透过这些关系网,个人得以维持其认同,并获得情绪支持、物质援助、服务信息、新的社会接触等。

(二)安宁疗护社会支持需求

经历疾病和死亡的过程非常复杂,终末期病人和家属的需求涵盖的范围非常广泛。医护团队在服务时不应只聚焦在疾病和症状控制上,全面评估病人和家属的心理和社会需要并给予相应的支持也很重要。

1. 终末期病人的社会心理需要

(1)身体需要:随着疾病的进展,多数的终末期病人会出现疼痛、营养不良、大小便失禁、瘫痪等症状。病人不仅需要满足日常生活需求、维持身体舒适,还需要家属陪同就医买药住院,满足治疗需要。医护团队除了关注症状控制外,还可以提供病人疾病进程的恰当解释,教导家属照顾的技巧,寻找相应资源,增加照顾时的实际支持,减少家属的照顾负担。

(2)心理需要:病人和家属面对疾病和死亡等状况时,往往会产生恐惧、紧张、悲观、绝望等负性情绪,焦虑、抑郁等问题也比较常见。病人和家属都需要医护团队的理解和支持。凭借这些支持,病人和家属可以调整情绪,并做出科学理性的医疗和生活安排。

(3)社会需要:在终末期,病人和家属的关系以及病人和家属与医护团队成员的沟通可能会出现问题。医护团队需要协助家庭成员相互体谅,提升沟通技巧,促进家庭关系和解,达成医疗共识。安宁疗护团队有时还需要调动适当的人力、物力和财力资源来帮助病人家庭有效解决现实困难。

(4)精神需求:面对疾病和死亡,病人和家属会产生紧张、恐惧、失落等情绪。在恐惧和失落中,终末期病人开始思考生命意义以及死亡的内涵,对自我价值和意义的探索更加强烈。

2. 安宁疗护中的社会支持

安宁疗护中的社会支持需要从社会支持的主体、客体、过程和内容等方面了解。

(1)社会支持的主体见表6-9。

表 6-9　社会支持的主体

主 体 分 类	具 体 来 源
正式社会支持	各级相关政府部门,非政府正式组织
准正式社会支持	社团、社区服务机构、病人自助团体、志愿者等
个人网络	亲属(配偶、父母、同胞、子女等)、朋友、邻居、领导、同事
专业技术人员	医护人员、医务社工、营养师、心理咨询师等

(2) 社会支持的客体:社会支持的客体为病人和家属。病人家属扮演了多重角色,既是安宁疗护社会支持的客体,也是病人社会支持来源的一部分。

(3) 社会支持的内容:主要提供如下四个方面的支持。①情感支持:医护团队需要向身处困境的家庭提供尊重、关心和倾听等,给予情感安慰。对于心理社会问题严重的个案,需要转介至医务社工和心理治疗师来采取专业的方法进行干预。②信息支持:社会支持中的信息指的是有助于解决问题的建议或指导。③陪伴支持:家庭是癌症病人最可靠的社会支持系统,家属仍是癌症病人最希望的陪伴人选。医护人员和志愿者也可以陪伴病人,一起聊天和娱乐。④物质支持:目前病人的经济支持除了来自家庭以及亲属、朋辈之外,主要是来自政府、单位、社区等方面的医疗保险。

(三) 照顾者关怀

1. 照顾者的概念和组成　家人罹患癌症或其他疾病进入临终状态甚至出现死亡,对一个家庭来说,是巨大的应激事件。病人和家属的日常生活、心理状况、家庭角色、家庭计划甚至经济收入等都会受到影响。不仅病人需要忍受身心痛苦,家属也容易出现心身问题。因此,安宁疗护的服务对象不仅包括终末期病人,还包括病人的家属和主要照顾者。

2. 家庭照顾者　照顾者,顾名思义就是为需要帮助的对象提供关怀、支持与照料的人。终末期癌症病人的照顾者包括家庭照顾者、专业照顾者和义务照顾者等。他们是病人获得家庭支持与社会支持的重要来源。其中,家庭照顾者大多数由病人的配偶、子女或父母担任,以照顾病人的疾病和由疾病衍生出来的相关活动和需求为主。他们既是照顾者,也是安宁疗护团队需要支持的对象。家庭照顾者是安宁疗护团队关注的重点。

3. 家庭照顾者的压力及表现

(1) 生理层面的压力及表现:照顾终末期病人很多时候都需要大量的体力,如为病人翻身、洗澡、扶持上厕所等,这些都使家庭照顾者感到疲乏;如果病人因患病而导致残障,需要的照顾内容会较多,也较为复杂,有些更是厌恶性工作,如更换尿片;年纪大的家庭照顾者,如本身的健康已出现问题,还要长期照顾病人,会感到很吃力。长期投入照顾中,照顾者极易出现失眠、关节疼痛、头痛、背痛、血压升高、上呼吸道感染、胃口不好、食欲下降等不适,严重时还会引起或加重心血管疾病或其他慢性病。

(2) 心理层面的压力及表现:随着病情进展和身体衰弱,病人不断有新的问题出现,家庭照顾者付出的劳动时间和强度会逐渐增加。家庭照顾者会出现悲观、恐惧、害怕、焦虑、抑郁、失去控制、无助、无力感,有时还出现注意力不集中、记忆力差、理解判断能力下降等。部分家庭照顾者责任感较重,对自我要求较高,更容易自责、内疚和有心理耗竭感。病人去世前,家庭照顾者会体验重要亲人即将分离的预期性哀伤。病人去世后,有些家庭照顾者会出现严重的哀伤情绪。

(3) 社会层面的压力及表现:当家庭照顾者必须同时扮演多重角色时,常有一些冲突或混乱,不知应该如何选择。例如,家庭照顾者在工作和生活中、在照顾自己的父母和子女的选择中茫然无措,出现越来越多的角色冲突,忙于照顾和工作,家庭照顾者自己能够支配的时间会越来越少,脱离正常社交生活,缺乏与他人互动,造成人际关系疏离。

有些家庭照顾者可能要放弃工作去照顾病人,但又要继续维持生计、支付医疗和子女教育等费用,收支不平衡,家庭经济压力很大。本身有多种问题的家庭,面对亲人罹患绝症这一重大压力事件,家庭关系受到挑战。家人在医疗决策、照顾安排与分工、经济、身后事等事项上产生分歧,无法做出一致的决定,甚至引发冲突。此外,对疾病缺乏正确的认知及生死观的分歧引发周围人对家庭照顾者的不良态度,也是家庭照顾者可能面对的压力。

（4）精神层面的压力及表现:至亲至爱的亲人病重或离世,让家庭照顾者悲痛欲绝,甚至对原本的信仰产生怀疑,怀疑人生意义,对未来失去信心,找不到工作、学习、生活的乐趣和目标。

4. 家庭照顾者的需求与对策

（1）信息需求:信息需求是家庭照顾者的重要需求之一。大多数家属都是非医学专业人士,缺乏基本的护理知识和技巧,特别是在居家照顾环境下,面对复杂的症状和病人的痛苦,家庭照顾者感到手忙脚乱、内疚、自责和缺乏信心。医护团队作为主要的支持者,应根据家庭照顾者的文化层次、信息需求等,选取不同的知识传播方式,如面对面交流、发放宣传资料、举办知识讲座、科普系列文章等进行宣教和引导。

（2）喘息照顾:喘息照顾就是家庭照顾者暂时放下责任,进行休息,这可以帮助家庭照顾者重新振作精神,有能力更好地承担照顾责任。特别是心身耗竭的家庭照顾者,更需喘息照顾。有效的喘息照顾不仅能提供简单的替代性照护,让家庭照顾者得到休息,更重要的是医护团队的介入分担了专业医疗决策的压力,提供生前预嘱的方法,以及以病人为中心的共同照顾,能有限地减轻家属的身心压力。

（3）情绪支持:病人的心情受身体状况影响,大多数会时好时坏。面对病人跌宕起伏的情绪,家庭照顾者不知如何应对,或担心错误的回应会引发病人更多的负性情绪,也容易出现焦虑、紧张等情绪。此时家庭照顾者也需要有人陪伴和同理,学会与病人沟通的技巧,逐渐学会调整自己和病人的情绪。

（4）社会支持:病人生病后,家庭照顾者缺乏足够的时间、精力和能力去了解家庭、社区和政府中可以利用的资源,也不知道如何强化现有的社会支持网络。尤其是家庭照顾者缺乏亲友、邻居的帮忙,亦可能不懂得如何向社会寻求协助。亲戚、朋友和义工是很重要的支持来源,可以提供很多实际的协助,如载送病人、购物、生活照顾、情绪和精神上的支持。医护团队也可以就目前面对的困难给予物质支持,如基本的家居护理器材、设备、贫困救助金等。

（5）死亡教育:终末期病人随时可能死亡,家庭照顾者要有充分的思想准备,需要了解死亡的过程和死亡的准备,接受死亡教育,正确看待生命与死亡,让病人走的时候保持尊严,避免过度医疗。在亲人去世后,家庭照顾者需要正确面对关系的失落和生活的改变,顺利度过哀伤期,重建正常的生活秩序。

5. 对家庭照顾者的照顾　在安宁疗护工作中,护士仅靠自身力量往往难以实现高效的社会支持,医护团队、医务社工和志愿者都可成为家庭照顾者社会支持网的一员。对家庭照顾者的介入主要包括两个方面:一是病人去世前的服务;二是病人去世后对家属的丧亲支持。病人去世前,医护团队评估家庭照顾者的需求,从全人、全家照顾的视角来制订"一对一"的个案服务计划,逐次有计划、有重点地提供个案服务。目前开展的个案服务主要侧重于以下内容。

（1）心理支持与情绪疏导:医护团队要肯定家庭照顾者的付出和努力、引导家庭照顾者宣泄负性情绪、运用同理等技巧协助照顾者解决情绪及心理问题。

（2）经济及实质性援助:对于在经济、物质和照顾上存在困难的家庭,护士和社工协助家庭照顾者发现和有效利用身边的资源。可以协助申请低保、医疗补助、大病救助、慈善基金或联络慈善团体和组织志愿者服务。

（3）生死教育和预期性哀伤辅导:在中国传统的教育环境下,我们只有"优生"的概念,缺乏"善终""优逝"的教育。其实对家庭照顾者的哀伤辅导应在病人去世前开始。医护团队在了解家庭照顾者的态度后,可结合病人疾病特征,通过多媒体、图片展示、座谈、集中授课等方式对家属进行引导和启发,让其接受"死亡是生命的一个正常过程"的理念,我们不能改变死亡的事实,但可以选择从容智慧地面对。指导家庭照顾者在病人的生命末期,一同回顾人生,唤起其对美好生活的回忆,激发内在力量,提高生命意义感,减少病人和家庭照顾者的负性情绪。协助病人完成最后心愿,进行"道歉、道谢、道爱、道别"的四道人生启迪,共同自然地面对和接受死亡,达到"生死两相安"。这项服务尤为重要,有助于减轻家庭照顾者与病人离别的哀伤程度,减低家庭照顾者产生复杂性哀伤的可能。

（4）共同制订"预立医疗照护计划":基于国内文化的背景,大部分病人在进入安宁疗护后,仍然是由其家庭照顾者和医护人员讨论病人进一步的治疗决策。当家庭照顾者选择某些治疗方案时,病人会对家属决策不理解、不配合,家庭照顾者事后常常会为自己的决策而感到后悔,背负着沉重的心理负担。医护团队在对家庭结构、家庭发展阶段、家庭功能进行评估后,可通过家庭会议等形式进行干预,共同制订"预立医疗照护计划",调整病人和家庭照顾者的期待,处理疾病引发的家庭矛盾冲突、促进病人与家庭照顾者之间的沟通及关系重整等。

(5)鼓励家属维持社会交往:长期的照顾工作会让人孤立,维持社会交往,寻求帮助能在很大程度上帮助家属保持情绪的健康。鼓励家庭照顾者与一位有同理心的朋友、亲属、邻居甚至社工交谈,即使是通过电话、短信或邮件,也能维持社会支持网络,振奋精神。

(6)协助料理病人后事:病人死亡后,家庭照顾者虽然早有预料,但仍可能会表现得手足无措。护士、社工或者有经验的义工可以倾听家庭照顾者的诉说,疏导其负性情绪,关心其身体,并鼓励家庭照顾者之间相互支持。

(7)哀伤支持:病人去世后,最亲密的家庭照顾者需要一定的时间,适应亲人离开后的生活,重整生活的重心以及重建新的关系。尤其是在逝者所有后事安排妥当后,亲朋好友都各归其位,遇到节日时家庭照顾者的悲痛感强烈反弹,需要特别重视。

(8)组织家属互助小组:帮助家属建立互助小组,带领者可以是护士、社工或其他专业人员。鼓励家庭照顾者交流照顾心得、表达哀伤、恐惧、内疚、愤怒、失去和快乐等情绪,交流应对困难的技巧,交换家庭照顾者资源。

二、悲伤辅导(哀伤辅导)

(一)悲伤辅导的概述

1. 相关概念

(1)失落(loss):失去是指某种关系或财物的缺失,而失落是一种源自"失去"带来的情绪或感受,常伴随着悲伤反应以及哀悼的情感表达。

(2)悲伤(grief):也称哀伤,是指对失落的生理、社会、心理及精神的反应过程。

(3)丧亲(bereavement):失落的状态及情况,有亲人亡故者称为丧亲者(bereaved)。

(4)服丧(mourning):对失落公开的表达,尤其指亲人死亡后家属穿黑衣、戴孝等。

2. 悲伤的特征

(1)悲伤的过程:这是动态变化的有阶段性的过程,50%～85%的人会在丧亲后的最初几周甚至几个月内体验到强烈的悲伤情绪,并伴随出现各种悲伤反应,如过度怀念、闯入想法和画面、烦躁不安、认知混乱等。但这种悲伤反应随着时间的推移会减弱,它是一种适应的过程,持续时间一般需要六个月到两年。也有学者指出,悲伤没有绝对的终结时间,实际持续的时间因人而异,并且很大程度上依赖于周围的情境。

(2)悲伤具有个性化的特征:悲伤的程度、持续时间、表现形式因人而异,并受到多种因素的影响,例如逝者的疾病特征、年龄、与逝者生前的亲密程度、临终前参与护理的情况等。研究表明,丧亲者与逝者的关系越亲密,逝者年龄越小,距离丧亲事件时间越短,其悲伤反应越重。另外,丧亲者的年龄、人格特征、自身健康状况、以往的生活经历、支持系统的力量、文化及宗教背景也影响着悲伤的程度。

(3)正常悲伤是有限度的:丧亲之后,丧亲者处于高度失落的情感期,这时的悲伤反应及行为表现都是正常的。但是悲伤是有限度的,当正常的反应持续时间过久过强,就有可能变成病态。常见的不正常的悲伤有不正常的否认、麻木呆滞、无缘由的恐惧、强迫性思想、迟来的悲痛、极度绝望、幻想和幻觉等,并且这种悲伤反应迟迟无法缓解。有研究者将这种不正常的悲伤反应称为"延迟性悲伤"或者"延长悲伤障碍",表现为严重焦虑、抑郁、其他情绪问题、药物滥用、自杀想法等,应及时发现并提供专业的干预措施。

3. 悲伤的分类

1)预期性悲伤 这是指个人感到有可能失去对自己有意义有价值的人或事物时,在改变自我过程中所出现的理智和情感的反应和行为。这种悲伤反应发生在丧亲之前。

2)正常悲伤 这是失落常见的感受、行为和反应,通常发生在丧亲之后,主要表现在以下几个方面。

(1)生理方面:丧亲之后,丧亲者会感到持续20～60分钟身体痛苦的感觉,如喉咙发紧、呼吸困难、频繁叹气、腹部空空、肌肉无力等。有调查表明,丧亲后的 6 个月内,丧亲者生理方面的症状较多,如头痛、眩晕、失眠、食欲不振、消化不良、呕吐、胸痛等。

（2）情绪方面:丧亲者可出现忧郁、悲伤、痛苦、困难和负担的减轻、愧疚感、愤怒、否认、精神问题。有的会出现不断"找寻"逝者的行为,或没完没了地谈论逝者濒死时的情况。

（3）认知方面:丧亲者可表现出不相信,尤其是死亡发生得很突然的时候。丧亲者常感到困惑、思绪混乱、注意力不集中或健忘等。全神贯注于逝者濒死的过程,强迫性思念,逝者受病痛折磨和濒死的场景总是在眼前。不肯承认亲人已经死亡的事实,仍希望逝者会回来,尝试用各种方法和逝者相见。并经常梦到逝者,对逝者的照片全神贯注地凝视,甚至产生短暂的幻觉。

（4）行为方面:丧亲者可出现失眠或惊醒,食欲不振或亢进、恍惚、心不在焉、远离人群、叹气、哭泣、持续地过度活动、工作受到影响、回避逝者的遗物、去逝者生前去过的地方找寻有关逝者的记忆。

3）复杂性悲伤　悲伤反应持续过久过强,就可能转变为复杂性悲伤,通常分为四种类型。①慢性悲伤:特点是正常悲伤反应不消退,持续很长一段时间。②延迟性悲伤:特点是丧亲者有意或无意避免失落的痛楚,正常的悲哀反应被抑制或推延(例如拒绝和别人谈及悲伤感受,对逝者的一切后事都不感兴趣)。有的对逝者仍不放手,徒劳地想留住逝者。③夸大性悲伤:严重的悲伤反应,可能会导致噩梦、过激行为、恐惧感,甚至出现自杀倾向。④隐性悲伤:丧亲者并没有意识到由于失落而导致其正常的生活受到干扰,例如每天沉浸在对逝者的追忆中而不去工作、不参加社会交往活动。

（二）悲伤阶段

传统学说认为悲伤是有阶段的。传统的阶段论描述了丧亲者不同反应阶段的表现,但实际上丧亲者的悲伤反应不一定按照这样的阶段进行。也有新学说提出人是变化的,悲伤过程不是按部就班、按阶段发展的,而是不断变化的。

1. 第一阶段　也叫逃避阶段,表现为个体意识到重大丧失已经发生而采取的正常的保护性反应。

2. 第二阶段　也叫面对事实阶段。当不得不去面对不可改变的事实时,丧亲者感到难过、愤怒、遗憾,或出现找寻行为,有的会出现罪恶感和愧疚感,认为这一事件与自己有关。

3. 第三阶段　也叫崩溃、绝望、认同阶段。面对亲人离世的事实无法接受,感到精神崩溃,对正常生活失去兴趣,感到绝望,找不到生活的意义。

4. 第四阶段　也叫重新调整和恢复正常生活阶段。这个阶段丧亲者会学习一个人如何生活,这是重组阶段,在这个阶段悲伤也会反反复复,尤其是节日期间,例如中秋节、春节,或者逝者的生日、忌日时会格外地思念亲人。

（三）悲伤辅导的目的、原则和方法

1. 目的　失落与悲伤是人类共同的体验,一个人只要有思想、感情,就会经历失落与悲伤。悲伤辅导的目的是帮助终末期病人面对即将逝去的生命,积极地为自己的离开做好准备;引导家属面对失去亲人引发的悲伤,鼓励表达而不压抑感受,从而顺利走出悲伤,重新投入新的生活。

2. 原则和方法

（1）病人临终阶段:当病人进入临终阶段,家属感受到预期性悲伤。预期性悲伤被视作悲伤历程的开始,且具有预警功能。对丧亲者的有利方面是有时间逐渐接受亲人即将离世的事实,有机会协助亲人完成心愿和告别,避免亲人猝然离世引起的措手不及,留下遗憾。不利方面是长时间的预期性悲伤,常使家属心力交瘁,疲惫不堪,并可能因此产生负性情绪,甚至导致爱心减弱。这时候对家属提供帮助缓解其照顾压力非常重要。

在病人临终阶段对家属提供悲伤辅导的原则和方法:①医护人员要向家属提供病人的治疗和转归信息,提供情绪支持。②解决家属和病人之间的冲突,鼓励家属和病人表达情感,协助完成终末期病人的心愿,练习说再见。③及时评估家属的悲伤程度,鼓励家属倾诉,寻求可能的支持性资源。④引导家属和病人预立医疗照护计划,为临终决策做准备。

（2）在病人濒死期对家属的悲伤辅导:①通知家属死亡已经临近。②提醒家属通知亲戚和朋友及时赶到。③指导家属做一些必要的准备。④允许家属陪伴病人。

(四)特殊人群的悲伤辅导

1. 对病人子女的居丧支持 这种支持更多的是指对未成年子女而言;成年子女可按照一般成人照顾者的身份进行疏导和支持。

(1)心理过程:失去父亲或母亲的子女一般会建立起一套记忆、情感和行为模式,重新构建已故父母的形象。这一过程包括自我定义一种与父母的联系,可以是内心想象的父母的形象,与他们的交往,以及父母对自己的爱。而这种联系随着逝者子女年龄的增长、心智的成熟,以及悲伤程度的减弱而改变,即随着时间的流逝,逝者子女可能重新认识失去亲人的含义。

(2)想象疗法:有的逝者子女把父母的离世归结为自己的责任。帮助和启发孩子无意识作画,或用其他形式的艺术疗法都是治疗年幼子女情绪创伤的很好的方法,可让其讲解其作品的内容,以了解子女内心的情感体验。居丧儿童的艺术作品可以为其提供一个安全的、注意力集中的环境,这种环境使他们能够表达自己的情感,从而有助于他们摆脱悲痛、治愈创伤。

(3)帮助重拾安全感和爱:所有死亡事件中影响最大的应是父母的去世。父母的去世意味着病人子女将无人抚养,从而失去安全感和爱,失去原本可以依靠的情感和经济支柱。因而可以表现出对父母去世的应对失落。应用以下原则有助于帮助孩子应对失落:①开诚布公是最重要的,不要回避死亡的话题,不要等到出现危机才讨论,在日常生活中找到合适的时机,讨论死亡的话题;②把对死亡的解释限定在子女能理解的水平上予以沟通。

2. 对老年人的居丧支持 "白发人送黑发人"的悲伤是人生中最大的痛。因为子女的离世所引起的亲子关系的丧失可能会变成"永远的居丧",如果是独生子女,这种丧失感会更严重。对于年迈的父母来讲,他们不仅失去了成年的子女,也失去了生活照料者和精神慰藉的源泉,有的甚至丧失了活着的意义,子女的离世在情感上和经济上给丧亲者带来沉重的压力和痛苦。

医学和社会工作者已经开始关注到此类父母的需求。例如,在国外成立有各种各样的援助团体,为正在照顾身患重病的子女和失去子女的父母提供信息和帮助。有个名为"富有同情心的朋友"的组织,就是为丧亲的父母提供经济上、心理上、生理上等广泛的支持;在一个由居丧父母建立的名为"分享社区"的团体,人们可以在其中分担悲痛感受。在我国,主要是亲友帮助丧亲的父母,包括通过陪伴、聆听分担他们的丧子(女)之痛;也有丧亲的父母聚在一起,有着相似的经历,谈论各自的丧亲之痛,彼此提供抚慰和支持。

3. 对兄弟姐妹之死的居丧支持 对于病人兄弟姐妹来说,兄弟姐妹的死亡虽然不像父母的死亡带给他们严重安全感的丧失。但是兄弟姐妹的死让他们感觉自己也容易死去,尤其是逝去的兄弟姐妹和他的年龄相仿时。父母或照顾者应关注这些家属的感受,多一些时间陪伴、倾听和鼓励他们表达悲伤。如果一个逝者兄弟姐妹说他感到很内疚或者害怕,可以问:"你能说说为什么感到内疚或害怕吗?"父母要关注他们的内心体验,鼓励逝者的兄弟姐妹表达自己的情感,父母也可以寻求外部支持,例如社区治疗资源和有类似经历的其他父母的帮助,从而更好地应对失落。

总之,每个人与他们的父母、子女、兄弟姐妹之间的连接方式都是不同的,丧亲者的个性特征也不尽相同。丧亲者不可能按照剧本用某种"正确的方式"来表达悲痛,因此,我们应以符合他们自己意愿的方式来为丧亲者提供社会支持和帮助。

三、安宁疗护医护人员的自我照护

(一)安宁疗护人员的压力来源

安宁疗护医护人员自我照护非常重要。由于工作岗位和工作性质的缘故,安宁疗护医护人员在照护终末期病人时,其躯体、情感和精神承受较大的压力,伦理困境、职业倦怠和同理疲劳是安宁疗护医护人员常遇见的问题。护士意识到自己所面对的挫折、失落和悲伤并与他人分享,可以帮助其从经历中发现意义并获得成长。

1. 外在因素

(1)职业环境因素:护士是与病人接触最直接、最紧密、最连续的人,不仅承担了更为具体和实际的诊疗护理任务,而且常年面对生理、心理、社会、精神痛苦的病人,直面病人及家属的痛苦、质疑、愤怒、哀伤与失落。相关调查显示,经常面对危重、死亡病人会给护士带来非常大的心理影响。濒死或死亡除了给护士造成直接的视觉冲击和心理压力外,还让护士产生紧张、挫折、无助感,久而久之,易导致护士情感资源耗竭。同时,我国安宁疗护护士的培养体系才初步建立,系统化、规范化继续教育尚未普及,护士的临床实践技能、业务水平和科研能力有待进一步提高。

(2)组织管理机构因素:2017 年《国家卫生计生委关于印发安宁疗护中心基本标准和管理规范(试行)的通知》《国家卫生计生委办公厅关于印发安宁疗护实践指南(试行)的通知》等相关文件,对安宁疗护病房建设、人员配置及管理做出明确要求。安宁疗护试点城市和试点病房也越来越多,但是护士配备人力不足依然存在。繁忙的临床工作与人力配备之间的矛盾,使得安宁疗护护士无暇顾及自己及他人的情绪与压力。同时,临床中各级医院现有的护理照护模式、人力资源培训、绩效考核体系并不完全适合安宁疗护病房,安宁疗护护士的职业价值没有得到充分的尊重和体现。如果组织管理机构不能重视到这些问题,安宁疗护护士躯体、情感和精神上的压力会越来越大,安宁护理队伍的稳定性也会受到影响。

(3)工作性质因素:病人越临近终末期,面临的身、心、精神困扰越多,直接护理终末期病人的护理人员面临的身、心、精神困扰也越多,这需要护士付出加倍心力才能更好地照顾病人,护士在紧张工作中还需要保持头脑清醒、精力充沛、情感细腻、感知敏锐,其心力、体力易产生透支现象。经常倒班、轮班,护士日常生活及社交也受到一定影响。

(4)人际因素:安宁疗护是以终末期病人和家属为中心,以多学科协作模式进行,主要内容包括疼痛及其他症状控制、舒适照护,以及心理、精神及社会支持等。安宁疗护工作中,护士常面临较多的人际关系,涉及护患关系、护护关系、护医关系、安宁疗护护士与志愿者及社工、护士与其他医技人员、护士与医院管理人员的关系等。不同个体理解力、行为方式、价值观等因素的不同都会引起人际冲突。

(5)价值因素:目前绝大部分护士具有较高学历及文化程度,受过高等护理专业教育,有着良好的临床思维及科研能力,对自身的个人价值及职业价值也有较高的期待。但是,安宁疗护作为一门较为年轻的学科,公众对安宁护理的重要性和安宁疗护护士的职业价值认识不足,认为护士只从事注射、发药、生活照护等工作,处于从属于医生的辅助地位,对护士的工作缺乏认可,给予护士的尊重、理解也不够。当护士个人价值及对职业价值的期待与现实产生强烈冲突时,护士的心理健康容易受损。

2. 内在因素

(1)角色冲突:角色理论认为,我们每个人都扮演着很多角色。安宁疗护护士面对病人时扮演照护者角色,较一般病房的护理人员需面对更多层面的压力与需求。在医院内,扮演的是被管理者的角色,必须遵守医院的规章制度、服从医院的管理、维护医院的利益。在家里,扮演的是妻子、父母、女儿的角色,需要花费精力去抚育子女、照顾老年人。不同角色间冲突可能会给护士带来压力,如繁忙的工作导致护士投入在家庭上的精力减少,如果得不到家人的支持和理解,就会导致家庭矛盾的产生,使护士焦虑、抑郁,影响护士的心理健康状况。另外,我国安宁疗护尚处于起步阶段,安宁疗护理念还需不断在公众中进行推广,安宁病房有时被人误认为是"等死"的地方。如果护士经常面对公众、亲友、其他专业人员的不理解、不认同,容易无所适从。

(2)专业知识欠缺:临终本来就是一个很复杂的过程。安宁病房中,护士除了对终末期病人进行生理层面的照顾外,还需对病人心理、社会、精神上的需求进行评估。越到终末期,病人面临的身、心、精神困扰越多。目前临床护理人员普遍缺乏系统的安宁疗护相关知识培训,而安宁疗护专业性强、涉及面广,没有扎实的理论与实践基础无法有效开展工作。临床中,护士由于护理人力资源紧缺、工作繁忙,系统参与安宁疗护培训的时间相对较少。部分护士年龄较轻,自身对生命的理解也不够深刻,常常缺乏足够的能量去应对"生死"问题,也常因此面临很大压力。

(3)工作认知冲突:护士受常规护理教育影响,"救死扶伤、治病救人"的观念根深蒂固。安宁疗护的工作目标是提高终末期病人的生活质量,实现病人的身体平安、心理平安,社会平安、精神平安,既不加速病人死亡,也不延长病人痛苦,而一般病人的救治是以挽救病人性命为宗旨。护士既想通过医疗手段救治终末期病人或延长病人生命,又害怕因为过度的医疗护理干预导致病人遭受太多的痛苦而影响生活质量。

两种思维常常困扰着护士,有时会让护士陷入矛盾和自责之中而不能自拔。

(4)工作目标冲突:终末期病人及其家属期待护士在照顾终末期病人时扮演关怀和支持的角色,护士也以帮助病人实现生理、心理、社会、精神需求为自己的工作目标。但工作中要完全实现这一目标却存在一些困难。例如,公众对安宁病房、安宁疗护理念还存在一些误解。有的病人被送至安宁病房后几天、十几天就离世了,这么短的时间内,完成病人的社会、心理、精神上的照护也有一定困难,而且病人是否愿意将精神的需求告知护士也是不确定的,毕竟病人只有在非常信任护士的前提下,才可能袒露内心最深的秘密。而现有的人力资源下,护士评估病人的社会、心理、精神需求,往往需要利用下班时间与病人深层次沟通,护士能否长期坚持也是一个问题。

(5)情绪调节能力的差异:病房中,护士与终末期病人的联结最紧密,在照护的过程中,或多或少建立起一定的关系。护士在见证病人与家属的失落与哀伤时,不可避免地也会经历失落与哀伤。如果不能有效管理这种情绪,失落和哀伤就会慢慢转变成压力,进而影响护士的心理健康。

(6)应对方式的不同:个体面对压力时都会有独特的应对方法,总体可以分为两种,一种是以情绪为中心的应对,一种是以问题为中心的应对。以问题为中心的应对对于可控制的应激源通常是有效的,而以情绪为中心的应对则对那些不可控应激源更有效。因此,在实际工作中,护士面对压力时,需要分析产生压力的原因,根据压力源的特点采取合适的应对方法。

（二）缓冲压力的调适方法

1. 改变认知和理念 安宁疗护工作过程中产生的失落和哀伤,对许多护士的生活有直接影响。借鉴其他专业人士在日常生活中处理悲剧和悲伤时使用的成熟技巧,可以帮助安宁疗护护士缓解这种失落和哀伤。"穿上拖鞋保护你的脚,比在世界上铺地毯更容易",说明医护人员寻找自己的情感和心理支持的重要性。

2. 健全机制和组织 职业倦怠的发展是一个"缓慢的、潜伏的过程,而不仅仅是单一事件的结果"。一方面相关组织应为安宁疗护护士提供自我照护的支持体系,帮助其发现自我情绪状态。另一方面,医护人员自身也应主动并有意识地感知日常工作中的事件及其对个人的影响,改变认知,正确对待。事情发生的当时情境看起来非常重要,而照顾者必须停留在当下思考,才能成功地将过去痛苦事件与过去的个人经历区分开来。

3. 做好自我情绪管理

(1)正确情绪认知:认知行为理论认为,导致人们产生不良情绪和行为的不是那些已经发生的具体生活事件和情境,而是我们对这一事件所具有的认知和观念。因此,为生活、工作减压的一个有效办法就是换一个角度来审视生活中碰到的麻烦所带来的情绪反应。例如经常面临濒死或死亡,护士可以用一种乐观的思维方式来重新评估这个消极事件,寻找事件的意义。"经历了别人的生死后,让我比别人有更深的死亡智慧,自己对生命也更有感悟,更能善待生命、善待自己、善待家人"。

(2)情绪管理策略:有意识地调适、缓解、激发情绪,以保持适当的情绪体验与行为反应,是个体的情绪感知、控制和调节的过程。情绪管理不是消灭情绪,而是通过疏导情绪,使之合理化。

梳理情绪,护士应做到以下几点。①面对现实,平衡心理:要明白自己不是无所不能的;有更强大的力量最终决定病人的命运;相信自己已经尽力了,这样会感到宽慰。②专注当下,防止过度:专注于当下的情境,将自己个人问题和实际发生的事情分开;确定与死亡相关的哪些情况或问题,会引起医护人员对他人痛苦产生过度认同;识别、探讨和处理伴随病人的死亡而出现的个人问题。③感恩现实,促进成长:明确自己从经验中获取的意义和成长;对于无论是好的还是坏的全部生活时,当你以开放的态度直接面对时,生活中的承诺就会充分实现。这不仅对正在痛苦挣扎的人很重要,而且对那些可能接触到这些情境的人也很重要。

(3)强化正向思考:正向思考是指在遇到挑战和挫折时,产生"解决问题"的企图心,并找出方法正面迎接挑战。研究显示,正向思考的人,无论薪资水平还是健康状况都比负向思考的人来得好。因此,在面对压力与挫折时,护士应学会正向思考的方法。例如护士在工作中碰到困难可以思考"什么是我可以用的",而非"我缺什么";"我可以贡献什么来促进安宁护理",而非"什么原因阻止我们开展安宁照护";"我如何善用可以使用的资源",而非"资源从哪里来"。

(4)每天回顾总结:每天的回顾总结可以帮助自己从参与者的不同角度回顾哪些内容进展顺利,以及哪些挑战需要解决。①分享丧亲家属的感受,处理伦理困境的问题并认识到它们并不只是一个人的问题。②表达对死亡的焦虑,从同行那里获得支持和安慰,探索在死亡过程中帮助他人面临的挑战和拥有的特权,承认目睹死亡所造成的精神影响,探索对个体提供的护理对其产生的重要意义。③回顾有效的沟通技巧、可用的资源和支持自我照护必须包含对我们所承受的压力的正念或自我觉察。每天的回顾总结对于处理压力是必要的,如果不这样做,这些压力可能累积起来,导致医护人员出现继发性压力、悲伤、绝望和职业倦怠。④同行的团体支持、重现当时的情境、接受自己所能提供的护理的局限性,都有助于保持个人的弹性。

4. 改变和提升自我行为

(1)开发潜能,主动适应:主动适应有利于个体潜能的充分发展,是个体心理健康的重要标志。例如面对病人的质疑,护士可以主动走近病人,认真倾听病人的诉求并帮助病人实现合理诉求。面对家属的不理解,护士可以主动同理家属的紧张、焦虑。面对医生的误解,护士可以主动与医生交流情感,从而达到相互了解、支持、协作,营造和谐的人际氛围和职业环境。

(2)主动学习,促进成长:安宁疗护中,护士的角色期待比一般病房护士更高,照护的重点不仅仅是生理层面,还包括心理、社会、精神层面,要求护士掌握更多的护理技能和沟通技巧,特别是精神照顾方面。有人认为精神护理是安宁护理与其他护理工作最大的不同,甚至有学者认为精神护理是安宁护理的核心,是安宁疗护最具独特的功能。护士在照顾病人之前必须先学会照护好自己,包括爱自己、了解自己并探索自己的内心世界。因此,为病人实行精神照护前,也应探索自己的精神需要。但精神护理却是护士最难把控及识别的,护士需要通过不断学习,提升自我技能,进而提升职业成就感。

(3)提升自我觉察能力:自我觉察能力指的是及时发现自己思想中的某些特定问题并警醒,进而提出改进、优化建议,从而不断优化的能力。简单地说,就是知道自己想过什么、干过什么;清楚自己在想什么、在干什么;明白自己为什么这么想,为什么这么干。这句话包含了自我觉察的三个阶段,即事后觉察、事中觉察、事中洞悉三个阶段。护士在工作中应时时反省,面对挫折时,更应反省。例如护士在对一位肝癌合并食管胃底静脉曲张破裂出血的病人实施输血时,病人家属在累积了一整天看不到医生、又没有人告诉他父亲究竟为何一直出血,焦虑与不满情绪瞬间爆发,那么护士这时候就应该反省:我在这过程中有何欠缺的地方,改进的措施是什么,病人家属为何会情绪爆发。再遇到类似事情时,护士就能更好地照顾到家属的情绪,提前给予情绪的处理,从而避免冲突的发生。

(4)让运动成为习惯:运动能够增强血流量,并且运动本身倡导了一种积极向上的精神,尤其是团队合作性的运动项目。运动能够帮助护士放松,更好地与人相处,建立和谐的人际关系。因此,护士工作之余可以经常参加慢跑、打球、游泳、瑜伽等运动,医院也可经常组织运动会、拓展、踏青等团体活动。

5. 放松训练 放松训练是一种自我调整方法,通过机体主动放松来增强自我控制。一般是在安静的环境中按一定要求完成特定的动作程序,通过反复的练习,使人学会有意识地控制自身的生理、心理活动,以达到降低机体唤醒水平,增强机体适应能力,调整因过度紧张而造成的生理、心理功能失调,起到预防及治疗作用。常用的放松训练有呼吸放松、想象放松、肌肉放松、心情放松、冥想放松、渐进放松。

6. 艺术心理训练 艺术心理训练是艺术、创作与心理治疗的整合,主要通过表达性艺术形式,呈现超乎语言、文字所能表达的部分,其主要有绘画、音乐、舞蹈、心理电影、心理剧等方式。表达性艺术心理训练能够帮助护士发现自我的内心世界与外在世界的联系,在创作过程中调整护士的情绪冲突,升华情感,帮助护士实现自我探索、自我了解和自我成长。

7. 按摩、芬芳训练与瑜伽训练

(1)按摩:以中医的脏腑、经络学说为理论基础,并结合西医的解剖和病理诊断,用手法作用于人体体表的特定部位以调节机体生理、病理状况,从而达到理疗目的的一种治疗方法。从性质上来说,它是一种物理的治疗方法,包括头面部按摩、手部按摩、足部按摩。

(2)芬芳训练:大脑中处理嗅觉的区域与处理情感的下丘脑很接近,因此香气很容易唤起记忆以及与记忆有关的情感。芳香疗法是芬芳训练中的一种,它综合性考虑了人体生理和心灵深处的需求,使用愉快的植物香气代替不愉快的感受,降低了意识的敏感性,减轻了五官的负荷,从而可改变人的生理功能,放松情绪,调整身心状态。文献报道,芳香疗法对缓解护理人员的工作压力、提升留职率、提高护理满意度有较好的效果。

(3)瑜伽训练:利用呼吸调息、动静平衡、身心统一等要诀来刺激身体恢复本身的自觉与自愈,从而舒缓护士压力、改变其亚健康状态的健康训练法。

(三)充分发挥社会支持资源

面对工作中的压力,护士不仅可以充分调动主观能动性,从自身出发积极寻求缓解压力的方法,还可以向组织机构、社会团体、专业网站等寻求帮助。医院、社区及老年机构组织也应采取措施帮助护士缓解压力。

1. 建立完整的社会支持系统

1)改善护理工作环境

(1)政策支持:在医疗机构中,组织机构与护士的工作密切相关。为保证护士有一个良好的职业环境,组织机构应严格按照国家安宁病房基本标准进行设置,保障足够的物质和设备供应。对新成立的安宁疗护病房,机构组织应经常征求临床工作人员意见,保证护士合理的收入与待遇。保证护士的劳动和所得成正比,以调动护士工作的积极性。

(2)团队支持:安宁疗护倡导"全人、全程、全家、全队、全社区"的照护。这里所说的全队是指安宁疗护的组织团队。全队的照护不仅仅只是对病人及其家属,也是对护士进行专业与情感支持。当团队成员感受到较高的团队支持时,可缓冲自身资源消耗所带来的负性情绪或压力影响。

(3)专业支持:安宁疗护是一门实践性很强的专业。年轻的安宁疗护护士,特别是新进的护理人员,生活照护技巧欠缺,面对伦理、濒死及死亡时,会紧张、害怕与不自信,这些都需要专业的知识去指导、帮助护士应对。医院应定期开展多形式的舒适照护、压力管理等专业技能培训,如工作坊、案例讨论、角色扮演等,帮助护理人员专业成长。

2)和谐护士家庭关系 绝大部分护士是女性,在家庭中较多的承担家务与抚育的重任,但护士职业具有工作负荷重、轮值夜班多等特点,护士常常不能陪伴、接送孩子,亲人生病也不能在旁照顾,护士常常对家庭产生亏欠与不安。医院管理者应重视护士的家庭与工作冲突,在排班、轮休和休假安排时尽量照顾到护士的家庭状况,帮助护士解决现实困难,包括安排护士就近工作,避免多院区跨越,减少路途时间,合理安排学习时间,关心护士子女上学、老年人就医问题。同时,组织特殊节日的家属答谢会,邀请家属代表来院参加,以提升护士的职业认同感。

3)提升护士社会地位 医疗机构应多宣传安宁疗护病房及护士的先进事迹,提升全社会、组织机构内对护士群体的尊重、理解与认同。

2. 提供职业素质培训 安宁疗护护士专业知识的欠缺会导致护士的不自信与压力。有调查表明,目前70%安宁疗护护士需要进一步培训,医疗机构应充分重视这一问题。根据安宁疗护的特点及护士的现状,组织机构应制订安宁疗护护士培养计划,有计划、有针对性地组织护士进行职业技能培训,提升护士的职业素养。

3. 进行心理辅导与干预 设置相应的机构和场所,对安宁疗护护士进行心理辅导及干预。针对护士存在和潜在的一般心理问题,医院管理部门可设置专门的场所和空间,如护士家园、心理驿站,购置沙盘、海洋鼓等器材,使护士通过有针对性的放松训练、干预活动消除身心紧张。通过定期开展心理健康讲座、知识培训等多种形式的活动,使护士学会自我心理调节技巧,学会自我减压。

思考题

(1)简述安宁疗护社会支持的内容。
(2)简述悲伤辅导的目的、原则和方法。
(3)作为一名安宁疗护护士,你认为应该如何做好自我调适?

(刘 玮 裴子琦)

第七章　老年人基本功能障碍的护理与康复训练

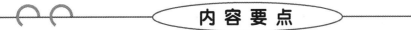

内容要点

老龄化问题是全球性的社会公共问题。当前我国已处于老龄化社会,面对老年人身体多重疾病缠身,死亡率、残疾率高的情况,社会对老年康复医疗护理服务的需求也在迅速增长。老年康复护理与训练,是以老年病人身心状况和康复治疗方案为依据,以最大限度恢复老年病人功能、减轻残障为目标,密切联系老年病人的日常生活活动,开展适宜的康复护理项目,预防并发症和功能减退,提高老年病人的自理能力。本章重点介绍老年人,尤其是肢体活动受限老年人的生活、行为、基本功能障碍及常见病症的护理和康复训练。

老年人康复护理与康复训练,是以维持或增强残疾老年人的各项残存功能及尽可能恢复其功能为目标,针对老年人生理和行为特点、健康水平及社会特殊属性而专门采取的评定、诊断、护理和训练的康复措施。康复护理是康复医学不可分割的重要组成部分,它随着康复医学的发展而发展,是老年医学的重要分支,也是康复医学的重要组成部分。

第一节　康复护理与康复训练概述

一、相关概念及发展

(一)相关概念

1. 康复　康复是综合、协调地应用医学、社会、教育、职业等措施,对残疾者进行训练和再训练,减经致残因素造成的不便,以尽量提高其活动能力,达到基本生活能自理、重新参加社会活动的目的。

2. 康复医学　康复医学是一门新兴的学科,这一概念出现于 20 世纪中期。它是一门以消除和减轻人的功能障碍、弥补和重建人的功能缺失、设法改善和提高人的各方面功能的医学学科,也是功能障碍的预防、诊断、康复评估、治疗、训练和处理的医学学科。体育医疗、运动训练是现代康复医学的重要内容和手段。

3. 康复护理　康复护理除包括一般基础护理内容外,还应用各科专门的护理技术,对病人进行残余机能的恢复。

4. 康复护士　康复护士是指专门从事康复护理和康复训练的专业人才、专科护士。康复护士的基本职能包括保存生命、减轻病痛和促进康复三个方面。我国从事康复护理的广大护理人员正履行着自己的职责,用高度同情心、责任心服务于病人。

5. 康复训练　康复训练是损伤后进行有利于恢复或改善功能的身体活动。除严重的损伤需要休息治疗外,一般的损伤不必完全停止身体活动。适当的、科学的身体活动对于损伤的愈合和功能的恢复有着积极的作用。

（二）康复护理的现状与发展

1. 康复医学的发展　现代康复医学是20世纪的产物，它的确立起源于第二次世界大战，大量伤兵进行康复的实践和经验，促进了康复医学的兴起。20世纪60年代以来，交通事故和其他意外损伤的增多、老年人口比例上升、社会残疾人口相应增加，客观地推动了康复医学的发展。同时，由于现代神经生理学、行为医学、生物医学工程学的进步，用于功能检查和康复的新仪器不断涌现，使康复医学的发展获得了新的动力。

80年代，我国引进现代康复医学的理论和方法，并和我国传统康复医学相结合，促进了我国康复医学事业的蓬勃发展。1983年"中国康复医学研究会"成立，同年，卫生部发出文件要求有条件的医学院校要开设康复医学课程。1988年，国家科学技术委员会批准"中国康复医学研究会"更名为"中国康复医学会"。各地相继建设起一批康复中心、康复医院、康复医学门诊，为残疾者、慢性病者和老年病者提供康复医疗服务。

2. 康复护理的发展　迄今为止，康复护理的学科研究范畴尚无统一认识。国内专业人士已逐渐认识到康复护理是康复医学的重要组成部分，是为了适应康复治疗的需要，从基础护理中发展起来的一门专科护理技术。1987年6月，在北京召开了由中国残疾人福利基金会康复协会举办的"康复护理研究会"成立大会，聘请林菊英为名誉理事长，蔡藕珍任理事长，大会进行了康复护理方面的学术交流。该研究会旨在致力康复护理研究，是全国康复护理工作者的学术团体。

3. 康复护理教育　国内相关中等、高职、本科医学院校大部分都陆续开设了康复护理课程，有的也开始有相关康复护理专业设立。康复护理课程主要包括以下四个方面内容：康复护理概念、康复护理技术、康复功能评估、常见疾患的康复护理。教学方法包括理论课、示教、课堂实习、医院康复科见习等。1991年卫生部、民政部等联合发布了《康复医学事业"八五"规划要点》，要求在中等卫生学校和护士学校开设康复医学讲座。

4. 康复护理研究　我国90年代之前的护理相关文献，有关康复护理的研究还多为康复护理体会和经验总结；之后的专业杂志有关康复护理的临床报道逐渐增多。由于政府的重视和广大康复医学工作者的努力，1984年我国出版了第一部康复医学专著《康复医学》，1986年2月创办了《中国康复医学杂志》，1988年《中国医学百科全书》出版了《康复医学》分卷。此后，《健康报》《中国医院管理杂志》《大众医学》《康复》等杂志也成为康复医学工作者交流经验，辛勤耕耘的重要平台。1989年12月卫生部颁布的《医院分级管理办法》中，把设置康复科作为一项评价标准，对不同等级的综合医院提出了不同要求，为了达到这个标准，各级综合医院陆续开展了相应的康复医疗业务，抽调临床护士担负起康复护士的工作。1990年8月卫生部医政司下发《康复医学教育方案》，其中包括康复医师、康复治疗士（师）、物理治疗士（师）、作业治疗士（师）的培养及教学计划，为逐步形成我国康复医学体系创造了条件。1993年3月，上海医科大学成立了国内第一所中西医综合康复研究所。

（三）发展趋势

欧美康复医学界已经开始意识到康复医学必须回应社会上对扩大康复范围的需求，未来的康复医疗服务范围应当扩大到精神卫生、心理咨询等方面。至于艾滋病病人的康复、器官移植病人的康复、职业性康复医学、儿科病人的康复等都将是未来康复医学与康复护理的新领域。迎接挑战，跟上国际康复护理发展的趋势，是我国广大康复护理工作者神圣而又艰巨的任务。

二、老年康复护理和训练的目的

（一）保持良好身体状态

建立和维持老年人基本日常生活活动，调动或发展其体内的潜能，使其能生活自理，或把生活依赖性降低到最低限度。康复训练可以预防肌肉萎缩和挛缩，维持健康肢体的运动能力，维持良好的心肺功能，使其一旦伤愈便能立即投入正常的体育锻炼中。

（二）改善躯体整体功能

坚持活动和训练,可大大提升和改善老年人身体的整体活动度和基本功能,如身体的灵活性、协调性和活动能力,使其能独立或借助最少的帮助完成各种体位转移,能在社区内进行基本的社会活动。

（三）防止停训综合征

个体在长期的体育锻炼中建立起来的各种条件反射性联系,一旦突然停止锻炼便可能遭到破坏,进而产生严重的功能紊乱,如神经衰弱、胃扩张、胃肠道功能紊乱等。对于不能自己完成日常生活活动能力训练的老年人,可通过评估找出存在的主要问题及解决问题的简易方法,并训练老年人学会使用基本训练辅助器具。

（四）利于伤后机体恢复

伤后进行适当的康复性锻炼,可加强关节的稳定性,改善伤部组织的代谢与营养,加速损伤的愈合,促进功能、形态和结构的统一,可以使机体能量代谢趋于平衡,防止体重的增加,缩短伤愈后恢复锻炼所需的时间。

三、老年康复护理和训练的原则

（一）进行正确评估

科学合理的康复计划必须建立在正确的全面评估的基础上,错误或不完整的评估会延迟、阻碍损伤的康复进程。老年人个体情况差异较大,应在科学评估的基础上,根据其年龄、病情、机能状态选择活动类型、运动量及训练方法,以发展和改善肢体肌肉的功能（力量、速度、耐力）及关节活动度。

（二）杜绝过度训练

大多数老年人的机体或多或少地存在不适或损伤。康复活动或训练时,应特别注意适度训练,尤其不要急于求成而过度训练。伤后的康复训练以不加重损伤、不影响损伤的愈合为前提,不停止全身的和局部的活动,且伤部肌肉的锻炼开始得越早越好。

（三）注意循序渐进

康复训练应遵循全面训练、循序渐进、适宜加大运动量的原则。在损伤愈合过程中,康复动作的幅度、频率、持续时间、负荷量等都应逐渐增加。否则会加重损伤或影响损伤的愈合,甚至会使损伤久治不愈而成陈旧性损伤。

（四）坚持全面训练

康复训练应注意局部专门练习与全面身体活动相结合。在损伤初期,由于局部肿胀充血、疼痛和功能障碍等,这时应以全面身体活动为主,在不加重局部肿胀和疼痛的前提下,进行适当的局部活动。随着时间的推移,损伤逐渐好转或趋向愈合,局部活动的量和时间可逐渐增加。

四、老年康复护理和训练的实施

（一）评估、计划

首先要评估老年人的基本活动能力,根据评估结果,结合老年人的病情、全身功能状况、现在和将来的个人需要和愿望、住宅环境和家庭条件,制订切实可行的计划。

（二）实施、评价、改进

训练计划实施时,必须早期开始,由易到难,重点突出,训练中可以先化整为零,再化零为整,对每一个训练项目的实施情况和结果进行及时的评价和改进。

（三）必要的辅助

对因疾病而引起严重残疾的或经过适当训练仍不能独自完成基本活动的老年人,可以借助必要的辅助器具,帮助其完成最初的训练,逐步过渡到独立完成。

(四)积极的鼓励

每位老年人的活动能力和训练效果有着很大差异,医护人员要耐心,鼓励老年人主动参与,坚持训练,在不断的坚持中取得训练效果。

思考题

(1) 熟悉康复的相关概念。
(2) 了解康复医学、康复护理的发展过程。
(3) 老年康复护理和训练的目的、原则和实施方法有哪些?

(李艳荣　胡淑新)

第二节　老年人生活能力障碍护理与康复训练

对于老年病人的护理,不仅要重视疾病本身的康复,更需要的是老年人日常生活的护理和康复的训练。

一、个人卫生清洁训练

个人卫生清洁在日常生活中是每个人都需要并能够自行完成的。但高龄老年人、行动不便或者瘫痪者,想要完成这样简单的动作也需要旁人的帮助。通过进行相关内容的训练,鼓励老年病人利用健侧手或用健侧手带动患侧手进行洗脸、刷牙、吃饭、更衣,尽量减少他人的帮助,可调动老年病人的主观能动性,实现自己独立完成。

(一)刷牙、洗脸、梳头训练

1. 刷牙、洗脸训练　适用于能平稳坐立的偏瘫病人。

(1) 刷牙:首先坐位,如果洗手盆的边缘足够大,就把患侧手臂放在洗手盆边上,即使偏瘫手只恢复少许主动运动,也可以锻炼用偏瘫手握住牙刷,用健侧手挤牙膏,而不是患侧手放在洗手盆上,保持平衡,只要可能,病人就应当站立刷牙,在恢复了充分的活动能力后,可用患侧手把持住水池的一侧,或者把患臂向前置于抑制痉挛的位置。

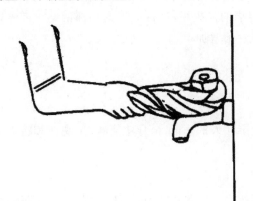

图 7-1　正确拧毛巾

(2) 洗脸:将毛巾放进脸盆,打开水龙头冲洗毛巾,用一只手紧握毛巾或将其缠在水龙头上拧干,平拿在健侧手上擦脸。对于不能坐起但上肢功能良好的病人,可以训练患侧卧位用健侧手洗脸、刷牙,护理人员帮忙准备好洗漱用物,漱口水可以用吸管吸入和吐出,注意抬高头部,防止呛咳,见图 7-1。

2. 协助梳头　选择长把梳子,用健侧手梳头。

(二)洗澡训练

1. 盆浴

(1) 准备:调整好环境温度(24~26 ℃),浴盆内水温控制在38~42 ℃,嘱其用健侧肢体测试水温,备好换洗衣物,浴盆底部铺上防滑垫。

（2）浴盆搭好专用浴座,老年人身体背侧靠近浴盆,在椅子上坐稳,利用健侧手先脱去衣物,再用健侧手托住患侧腿放入盆内,臀部顺势调整位置坐好,健侧腿随后也放入浴盆内,老年人在盆内坐稳（必要时护理人员在旁边保护）,见图 7-2。

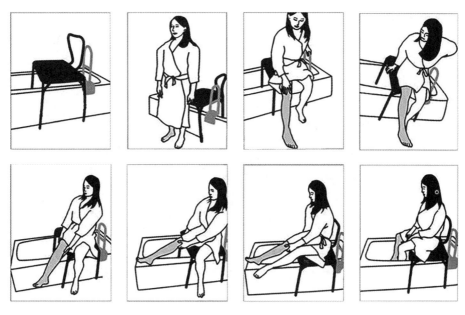

图 7-2 盆浴

（3）健侧手持毛巾或浴套擦洗,按面部—颈部—肩部—胸腹部—上肢—背部—腰部—腿部—足部顺序擦洗,背部可以借助长柄的浴刷。湿毛巾可搭在椅背上,老年人坐在椅上,通过背部摩擦毛巾擦洗背部;擦干背部也用同样的方法。

（4）如果手不能摸到脚,就在脚底部放一块有皂液的毛巾洗脚。

（5）洗毕,将毛巾压在健腿下用健手拧干,擦干身上水渍。

（6）出浴盆顺序与入盆一致。

（7）及时穿好衣物。

2. 淋浴 浴室准备专用浴座,淋浴的地面铺上防滑垫。将阀门和喷头设在病人坐位可触及处。病人先脱去衣物,转移到专用浴座上,坐稳后打开阀门,调节水温,用健侧手直接沐浴。长把开关水龙头有助于老年人拧开水龙头。浴毕擦干身上的水,转移到干燥处穿好衣物。

（三）协助如厕训练

（1）协助搀扶或用轮椅进卫生间,用健侧手抓住扶手;双腿靠近坐便器;以健侧腿支撑,指导老年人用健侧手脱裤子,调整位置在便器上坐稳。

（2）便后将卫生纸协助缠绕在健侧手上,把手绕到臀后,自己从前至后擦净肛门。

（3）老年人借助身旁扶手支撑身体起身,自己用健侧手慢慢穿好裤子。

（4）洗手清洁。

（四）注意事项

（1）进行训练前要做好解释工作,以取得病人和家属的配合。

（2）因人而异制订训练方案,并督促病人积极完成训练内容。

（3）注意环境安全,室温及水温适宜,防止摔伤、烫伤等意外发生。

（4）训练过程注意观察病情,有异常情况立即停止训练并及时处理。

（5）护理人员要有极大的耐心,及时肯定和赞扬病人的每一个小进步。

二、穿衣训练

穿衣训练是协助无法自行更换衣物的老年人更换衣物,卧床、偏瘫老年人因功能障碍,造成衣物穿脱困难,应该尽力指导他们利用残存的功能进行穿脱衣物的训练,以尽快建立起独立生活的能力。衣物穿脱也是老年人日常生活活动中不可缺少的动作。

（一）训练方法

1. 协助穿、脱开衫上衣训练

（1）穿上衣时,先穿患侧上肢,后穿健侧上肢。老年人取坐位用健侧手找到衣领,将衣领朝前,内里朝外平铺在双腿上,患侧袖子暴露双腿之间。

（2）用健侧手将患肢套进衣袖并拉至肩峰。

（3）用健侧手拉衣领至健侧肩部斜上方,将健侧上肢穿入另一个衣袖。

（4）系好衣扣并整理,见图7-3。

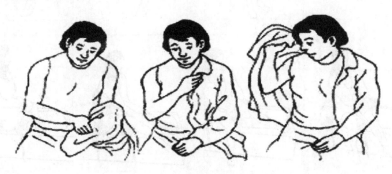

图7-3 穿开衫衣服

（5）脱上衣时,先脱健侧上肢,再脱患侧上肢。用健侧手解开扣子,健侧手脱患侧到肩下,再脱健侧到肩下,两侧自然下滑,脱出健侧手,再脱出患侧手,见图7-4。

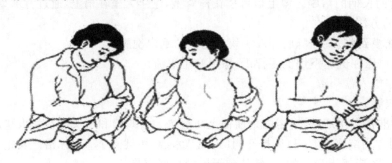

图7-4 脱开衫衣服

2. 协助穿、脱圆领上衣训练

（1）穿上衣时,老年人取坐位,先穿患侧上肢,再穿健侧上肢。

（2）指导用健手将衣服平铺在健侧大腿上,衣领放于远端,患侧袖子暴露于双腿之间。

（3）用健侧手将患肢套进袖子并拉到肘部以上,再穿健侧袖子。

（4）健手将套头衫背面举过头顶,套过头部。

（5）整理好衣服。见图7-5。

（6）脱上衣时,先将衣服上推到胸部以上,再用健侧手拉住后背衣服,从头拉到前面,脱出健侧手,最后脱出患侧手,见图7-6。

（二）协助穿、脱裤子训练

（1）穿裤子时,先穿患侧下肢,再穿健侧下肢。

（2）健侧手将患侧腿抬起置于健侧腿上,再用健侧手穿患侧裤腿,将裤腰拉至膝以上,放下患侧腿。

（3）穿健侧裤腿,将健侧裤腿拉至膝上。

（4）抬臀或站起,向上拉至腰部,整理衣裤,见图7-7。

（5）脱裤子时,嘱其先松解皮带或腰带,脱健侧下肢,再脱患侧下肢。

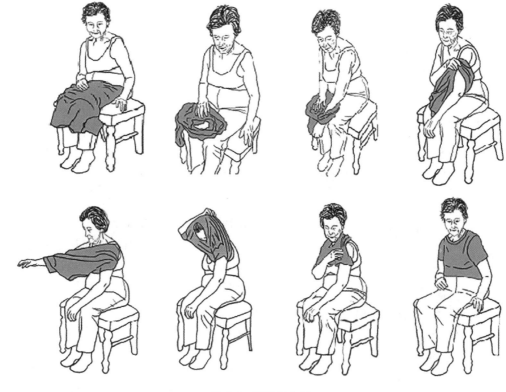

图 7-5 穿圆领衣服

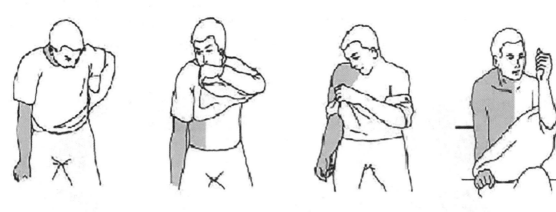

图 7-6 脱圆领衣服

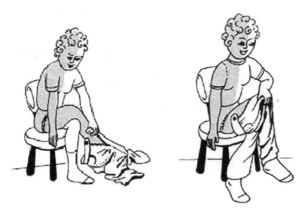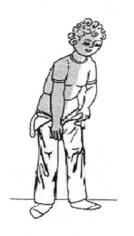

图 7-7 穿裤子

（三）注意事项

（1）坐位穿、脱衣时，注意保持平衡，防止摔倒。

（2）为老年人穿、脱衣服时，切勿强硬拉拽，避免损伤老年人皮肤及关节。

（3）穿、脱衣服时要及时为老年人保暖、保护隐私。

（4）先脱健侧后脱患侧，先穿患侧，后穿健侧。

三、进食训练

老年人因进食不能自理，直接影响着营养的摄入。因此，对意识清楚、全身情况稳定的老年人进行进食训练，对促进其身体康复，提高生活活动能力具有很重要的意义。

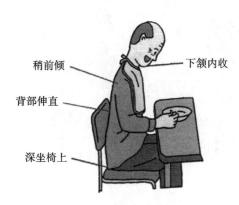

图7-8　进食正确坐姿

（一）训练方法

1. 协助老年人取合适体位

（1）取坐位时，抬头、坐直，桌面尽量靠近身体不留空隙，见图7-8。

（2）取半坐卧位时，头、背部给予支撑，床上餐桌尽量靠近身体。

（3）取侧卧位时，头部不要后仰，在头、肩下垫枕，背后给予支撑。

2. 协助老年人使用合适餐具　患侧上肢放在餐桌上，在胸前铺餐巾（或佩戴防漏饭兜）。将食物及餐具放在便于使用的位置，必要时碗、盘用吸盘固定。依照手的活动程度和张口大小来选择勺子，太大的勺子不好用，而且易引起呛噎。丧失抓握能力、协调性差或关节活动受限者，应将食具加以改良，如使用加长加粗的勺、叉，或将叉、勺用活套固定于手上，可弯曲的餐具使用更方便，见图7-9、图7-10。

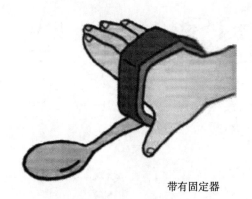

带有固定器

图 7-9　进食餐具

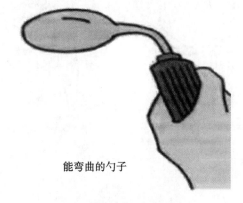

能弯曲的勺子

图 7-10　进食餐具

3. 患侧手进食训练　用健侧手握持筷子或勺子，把筷或勺子放进碗里，拨动筷子、勺子把食物送进口中，咀嚼吞咽食物。帮助老年人用健侧手把食物放在患侧手中，再努力由患侧手将食物放于口中，以训练健、患侧手功能的转换。当患侧上肢恢复一定主动运动时，可用患侧手进食。

4. 吞咽障碍者进食训练

（1）根据相关内容测试结果，判断经口进食的食物形态和一口摄入量。

（2）将食物放入健侧舌后部或颊部。

（3）嘱其下颌贴近胸骨，低头吞咽。

（4）嘱其左右转头进行吞咽，清除梨状窝残留，必要时饮少量水。

（5）每次吞咽后，嘱其再做空吞咽，减少食物残留。

(6) 进食速度要慢,吞咽后再喂,避免重叠入口。

(7) 一口摄入量 3～4 mL,酌情增加,一般不超过 20 mL。

(8) 进食训练时间以 30～40 分钟为宜,予以充分的休息时间。

(9) 进食量从 50～80 mL 开始,逐步增加进食量,一般以 200～300 mL 为宜。

5. 视觉障碍者

(1) 配戴合适的眼镜。

(2) 以时钟方位(3 点、6 点、9 点、12 点)摆放食物,并给予说明。可将餐盘看作一个时钟,12 点方向摆主菜,3 点方向摆就饭用的茶水、饮品,米饭一般放在 7、8 点方向,就是餐盘的左下角,汤可以放在米饭的右边(6 点方向),左上角的 10 点方向可以放凉菜或甜品。这样的摆法一般是考虑右手习惯,如果是左手习惯的老年人,可以适当调整。

(3) 从斜后方用手协助其触摸餐具,选取食物。

(二) 注意事项

(1) 选择在舒适的环境及愉快的情绪下进食,有利于消化。

(2) 要多鼓励自行进食,必要时给予帮助。进食时不催促老年人,进食速度不宜过快,避免两次食物重叠入口,防止发生噎食。进食过程中观察有无呛咳、误吸,若有及时处理,进食后观察口腔内是否有残留食物并做好口腔清洁并指导义齿的清洁维护。

(3) 食物温度适宜,防止烫伤,教会选择食物及进食的方法。

(4) 进食后 30 分钟内不宜平卧且禁忌吸痰、翻身扣背等操作。

(5) 须特别注意的是,进行以上日常生活活动能力训练时,旁边要有人照护,以保证安全。

思考题

(1) 掌握老年人个人卫生,穿、脱衣训练的方法。

(2) 如何对吞咽障碍者进行进食训练?

(3) 阐释进食训练的注意事项。

(李艳荣 胡淑新)

第三节 老年人行为障碍的护理与康复训练

一、偏瘫病人肢位摆放

偏瘫病人在躺卧时摆放正确的肢位可以对抗病人的肌痉挛,减少压疮、足下垂、足内翻、肩手综合征等并发症的发生,能有效促进患侧肢体功能恢复和减轻功能障碍,提高病人生活能力,有利于病人的康复,所以要求病人早期就要保持正确的肢位。常用的偏瘫病人的肢位有患侧卧位、健侧卧位、仰卧位、床上坐位。

(一) 训练方法

1. 协助患侧卧位 患侧肢体在下方,健侧肢体在上方。

(1) 患侧在下,头部摆放舒适位置,可稍高于胸部,以利于拉长患侧。

(2) 患侧上肢外展 90°前伸旋后,保持肩胛骨前伸,肘关节伸展、腕关节背伸、手心向上,手指伸展。患侧下肢稍伸髋或稍屈髋均可,膝关节轻度屈曲。

(3) 健侧上肢自由位,下肢采取舒适体位,在其下方垫一个枕头,避免压患侧肢体。

(4) 背部可垫枕头稳固支撑,躯干可依靠其上,取放松体位,见图 7-11。

2. 协助健侧卧位 健侧肢体在下方,患侧肢体在上方。

(1)健侧在下,头部摆放舒适位置,可稍高于胸部(以利于拉长患侧)。

(2)患侧上肢放于枕上,与身体约成100°向前伸,肘和腕关节均伸展,高于心脏水平,手心向下自然伸展。

(3)腋下垫个软枕,使肩和上肢保持前伸。

(4)患侧下肢髋、膝关节在前稍屈曲,放于枕头上。

(5)健侧下肢髋关节伸展,膝关节轻度屈曲,背后可放一个枕头,使躯干放松,见图7-12。

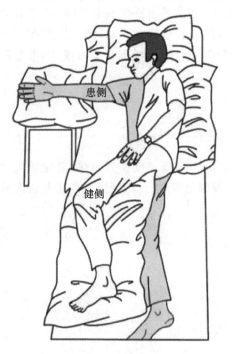

图7-11 患侧卧位

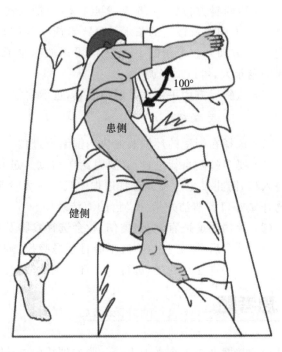

图7-12 健侧卧位

3. 协助仰卧位

(1)病人头部放在枕头上,稍抬高患侧肩关节,肩下垫一比躯体略高的枕头。

(2)患侧上肢置于枕上,肘、腕、手指关节均伸展位,掌心向上。

(3)在患侧髋下、臀部垫软枕,使患侧骨盆向前突;大腿外侧垫软枕,防止髋关节屈曲、外旋;腘窝处垫软枕,防止膝关节过度伸展,见图7-13。

4. 协助床上坐位

(1)病人取坐位,保持上身直立,躯干背后垫支撑物,保持躯干伸展。

(2)打开床上餐桌,上面放置软枕。双手交叉放于餐桌软枕之上,高度要适当,手指自然伸展。

(3)髋关节尽量保持90°屈曲,重量均匀分布于臀部两侧。

(4)在患侧下肢外侧垫软枕,膝下垫软枕与床面成5°~10°角,见图7-14。

(二)注意事项

(1)病人长时间保持一个姿势会感到疲劳,可每1~2小时翻身一次,短暂转换体位时可以采用健侧卧位或仰卧位,但两

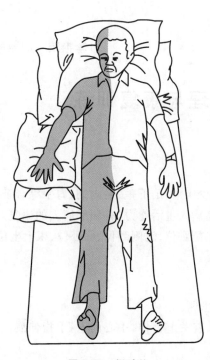

图7-13 仰卧位

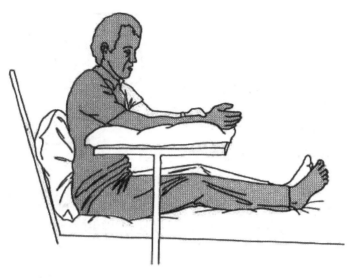

图 7-14 坐位

种都不宜保持时间过长。长时间健侧位姿势,患肢的活动能力得不到促进,不利于患肢康复;长期仰卧体位受异常反射影响,也容易增加病人骶骨处及跟骨处压疮风险。

（2）偏瘫病人在软瘫期或痉挛较重的,尽量采取"患侧卧位",有助于病人压迫肢体促进患侧感觉恢复,同时方便病人健侧活动,增加早期康复信心。

二、床上运动

病人因骨折或中风长期卧床时,如不注意活动就容易导致肌肉萎缩、关节粘连、骨质疏松等多种并发症。在病人正式学习站立和步行前,必须做一些床上运动。床上运动可加强躯干肌力,训练平衡,同时可诱导患侧肢体的动作。

（一）训练方法

1. 协助上肢运动 训练上臂伸展运动,病人可呈仰卧位,双手放在身体两侧,两腿伸直,然后双手手指交叉,患侧拇指在健侧拇指上方,并稍外展;双上肢充分前伸,尽可能抬起上肢,然后上举至头顶上方,达到肩关节前伸上举 120°～150°,反复练习。也可以向上伸直两臂,上半身向右旋转,复原,再换方向向左旋转,以上动作可左右交替进行数次。

2. 协助翻身训练

（1）向患侧翻身训练:病人仰卧,双手叉握,患侧手拇指压在健侧上;双上肢向上伸直,下肢屈膝;摆动双上肢向患侧,借助惯性带动身体翻向患侧;健侧下肢跨向前方,调整为患侧卧位。

（2）向健侧翻身训练:病人仰卧,用健侧脚勾住患侧小腿;借助惯性带动身体翻向健侧,见图 7-15。

3. 腿部自主训练

（1）左右摆腿运动训练:病人取仰卧位,如果肌力为 2 级,可令病人将健侧下肢伸直,患侧腿沿床铺面左右运动达最大程度;反复自主练习内收与外展后,瘫肢肌力可在 3～5 天达到自主抬离床面的程度,见图 7-16。

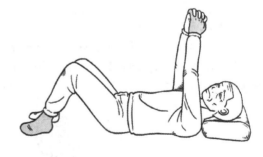

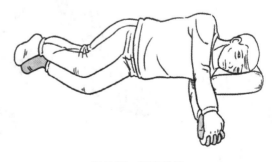

图 7-15 翻身训练

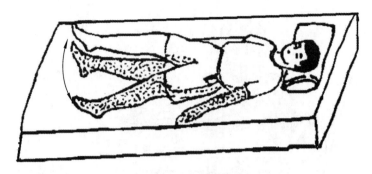

图 7-16 左右摆腿

（2）床上抬腿运动训练：病人取仰卧位，健腿保持伸直位或稍屈曲位。嘱病人向上平抬患侧腿，护理人员可将手掌放于患侧脚面以上适当高度，令病人用力抬腿，使脚尖触及护理人员手掌或接近手掌。可有计划地反复训练，见图 7-17。

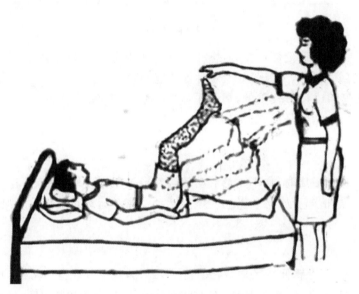

图 7-17 床上抬腿

4．协助桥式运动训练

（1）双桥运动时：取仰卧位，双上肢伸展撑于床面，双下肢屈曲，脚踏床，缓慢抬起臀部，护理人员可协助，一只手向下压住病人膝部，另一只手轻拍病人的臀部，帮助其抬臀、伸髋，保持均匀呼吸，维持一段时间后慢慢放下，见图 7-18。

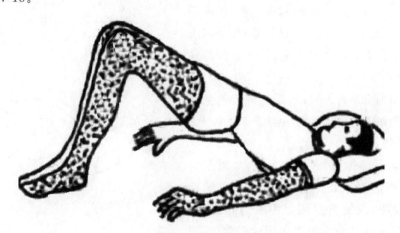

图 7-18 双桥运动

（2）单桥运动时：取仰卧位，双上肢伸展撑于床面，一侧下肢屈曲，脚踏床，缓慢抬起臀部，另一侧腿平放于床面，保持均匀呼吸，维持一段时间后慢慢放下，见图7-19。

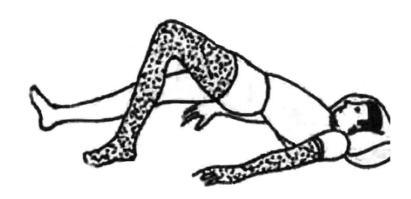

图 7-19　单桥运动

（二）注意事项

（1）告知床上运动的目的、方法及注意事项。

（2）告知偏瘫者做双手手指交叉床上运动时，患侧拇指应在上。

（3）做桥式运动时，抬臀维持时间以可耐受为宜。

（4）给予安全保护，预防坠床，训练中发现不适及时停止。

三、关节活动度训练

关节活动度训练可促进瘫痪肢体恢复和防止肢体僵硬，帮助病人活动四肢关节，又称关节的被动运动训练。也可以由病人用健侧肢体带动患侧肢体运动，称为自主被动运动。

（一）训练方法

1. 肩关节屈曲活动　病人取仰卧位，护理人员立于患侧，一手扶患肩，另一手握患侧腕关节，向前、向上抬起患侧上肢并且指向天花板，保持肘关节伸直。

2. 肩关节外展活动　病人取仰卧位，护理人员立于患侧，一手扶住患侧肩部，另一手握住患侧腕关节，将患侧上肢在水平面上向外移动，与躯干成直角即可。

3. 肘关节伸展活动　病人取仰卧位，护理人员立于患侧，一手握住上臂，另一手握住腕关节；将肘关节屈曲位缓解地拉至伸展位。

4. 前臂旋后活动　病人取仰卧位，肘关节屈曲，前臂立于床面，护理人员一手握住上臂，另一手握住腕部，握住腕部的手使前臂做从内向外的旋转动作；护理人员一手拇指将病人患侧拇指伸直，其余四指握在患侧拇指根部与腕部之间，另一手将患手其余四指伸直，双手同时向手背侧压。

5. 髋关节屈曲活动　病人取仰卧位，护理人员立于患侧，一手放在膝后部，另一手握住足跟并以前臂抵住脚掌，使足与小腿成90°角；上抬小腿，使髋关节及膝关节屈曲，大腿前部尽量接近病人腹部。

6. 髋关节外展活动　病人取仰卧位，下肢伸直，护理人员一手握住膝部，另一手从踝关节内侧握持足跟，两手用力，水平向外活动下肢，使髋关节外展。

7. 膝关节屈曲、伸展活动　病人取仰卧位，护理人员一手托住膝关节后方，另一手托住足跟，在髋关节屈曲状态下完成膝关节的屈曲、伸展。

8. 踝关节背屈活动　病人取仰卧位，下肢伸直，护理人员一手握持踝关节上方，另一手握住足跟，在牵拉跟腱的同时，护理人员向上用力拉足跟，使踝关节背屈。

9. 踝关节跖屈伸活动　病人取仰卧位，下肢伸展，护理人员固定踝关节上方的手移动到足背，在下压足背的同时，另一手将足跟上提。

10. 踝关节内翻、外翻活动　病人取仰卧位，下肢伸展，护理人员一手固定踝关节，另一手进行内、外翻运动。

（二）注意事项

（1）活动应循序渐进，可与肌力练习同步进行。

（2）活动时以不出现疼痛为宜。

（3）能主动用力者，护理人员辅助最小助力。

（4）给予安全防护，避免关节损伤，预防跌倒。

四、转移训练

转移训练是提高病人体位转换能力的锻炼方法。对于肢体部分活动障碍的病人，有助于恢复其独立转移能力和提高生活自理能力。

（一）训练方法

转移方法主要包括床上转移、卧-坐转移、坐-站转移、床-轮椅转移等。

1. 床上转移（从床的一侧→另一侧，或从仰卧位→侧卧位）

（1）床旁侧转移：病人取仰卧位，先用健侧腿插在患腿下方，托起患侧腿移向健侧，再移动臀部，最后依靠健侧上肢将上身转移到床另一侧。

（2）仰卧→侧卧：训练时先用健侧腿插在患侧腿下方，托起患侧腿，再用健侧手握住患侧手，先上举到患侧，然后突然摆动向健侧，利用惯性将躯体翻向健侧方，同时用健侧腿托在患侧腿下方帮助患侧腿完成转移，见图7-15。

2. 卧-坐转移（仰卧位→坐位） 指导病人将健足插到患足下，翻身至半侧卧位，用健侧腿将患侧腿移至床边，垂下小腿，再用健侧肘撑起上身，伸直上肢至床边坐起。再调整好坐姿，保持舒适坐位，见图7-20。

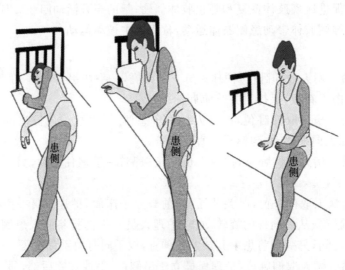

图 7-20 卧-坐转移

3. 坐-站转移（坐位→站立位） 病人应该首先具备1~2级站立平衡能力才可以进行坐-站转移训练。病人取坐位，双脚平放于地面，先将有力量的脚跟后撤，上身前倾，健侧手扶床缘，重心移至双腿，然后做抬臀站起动作，完成站立动作，护理人员站于患侧保护，见图7-21。

4. 床-轮椅转移（床上→轮椅，或轮椅→床）

（1）床→轮椅：将轮椅放在病人的健侧床边，刹住双轮，病人用健侧手扶住轮椅扶手站起，再扶远处的扶手，半转身，坐在轮椅座位上。若病人能力不足，可让病人向前移动臀部于床边，护理人员在腰部抓住裤子或皮带，用一条腿顶护病人膝关节，辅助病人站起来，病人健侧手扶住轮椅扶手，以脚为轴旋转躯干转向椅子，再扶远处扶手坐下，见图7-22。

（2）轮椅→床：病人从健侧接近床边，轮椅与床成45°角，刹好双轮。病人身体向前移动，移开脚踏板，

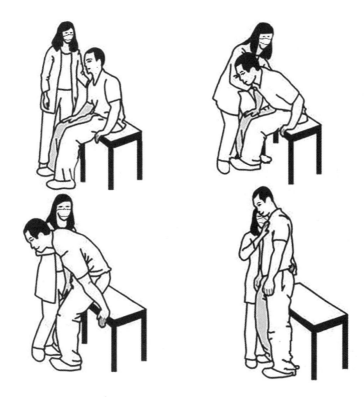

图 7-21 坐-站转移

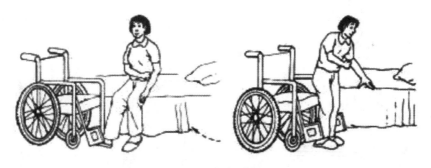

图 7-22 床-轮椅转移

用健侧手扶住轮椅扶手站起;若病人能力不足,可让病人向前移动臀部,护理者在腰部抓住裤子或皮带,用一条腿顶护病人膝关节,辅助病人站起来,用健侧手探向床面,半转身坐在床边。再用健侧脚勾起患侧脚,抬到床上,顺势改变支撑手而躺下,见图 7-23。

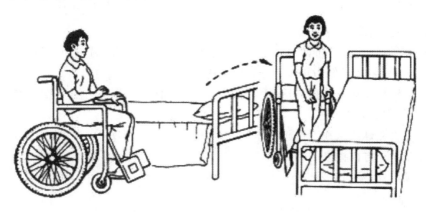

图 7-23 轮椅-床转移

（二）注意事项

（1）根据病人的实际肌力和关节控制能力，选择适宜的转移方式。

（2）要有一定的转移技巧，必要时还需要辅助用具的帮助。

（3）转移动作后注意身体下面的床罩和裤子等必须平整，避免造成局部压力过大而导致压疮。

（4）给予安全防护，避免碰伤肢体、臀部及踝部皮肤，预防跌倒。

五、平衡训练

平衡训练是指身体所处的一种姿势状态，并能在运动或受到外力作用时自动调整并维持姿势的一种训练方式，以恢复或改善身体平衡能力为目的的康复性训练。

（一）训练方法

1．协助坐位平衡训练

（1）病人取坐位。

（2）双手轻支撑床面时，重心向一侧转移，保持片刻，再将重心转向另一侧，两侧交替练习，若病人将要倒时，再将其扶住。

（3）双手不做支撑时，双侧前臂互抱于胸前。健侧手托在患侧手之下，身体重心偏向一侧，保持片刻，再将重心转向另一侧，两侧交替练习，护理人员两侧做好保护。

（4）身体重心向前移动，回到中立位，再向后移动，回到中立位，前后交替练习，护理人员做好保护，见图 7-24、图 7-25。

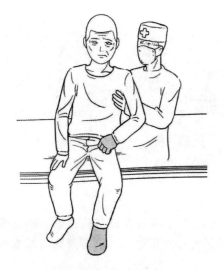

图 7-24　坐位平衡

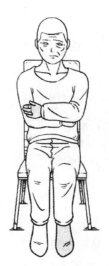

图 7-25　坐位左右平衡

2．协助站立位平衡训练

（1）取站立位，双足分开与肩同宽。护理人员一手扶住病人的腋部，另一手托住患手；身体重心向左、向右移动（使病人侧倾到将倒未倒为止），再分别回到中立位。

（2）护理人员一手扶住病人腋部，另一手托住患手，双足前后分开。一侧下肢负重，另一侧下肢分别向前、向后迈步，再分别回到中立位。

（3）向前迈一步去抓球或从地上拾起物体。

（4）伸手去接从不同方向抛来的球。

（5）迈步跨过障碍物，见图 7-26。

（二）注意事项

（1）告知平衡训练目的、方法及注意事项。

（2）告知平衡训练应从静态平衡逐步过渡到动态平衡。

（3）做好安全防护,训练时一人在旁守护,以防跌倒。

（4）训练中外力不应过强。

（5）应循序渐进,与肌力练习同步进行。

（6）发现不适及时停止。

六、步行训练

步行训练可以防止下肢挛缩畸形,改善全身生理功能,提高生活质量。下肢活动障碍（如偏瘫、截瘫）或下肢无力病人可以通过自身或利用不同步行辅助装置进行步行训练。

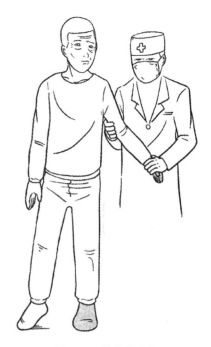

图 7-26 站立位平衡

（一）训练方法

步行训练难度较大,尤其是瘫痪病人,家属要给予病人信心,鼓励病人坚持锻炼。

1. 协助步行训练 由家属协助,病人患侧上肢搭在家属肩上,家属一手扶病人的腰,一手拉住病人的手,两人先迈外侧下肢,后迈内侧下肢。当患肢向前迈步有困难时,可以先原地踏步,慢慢练习行走,然后训练独立行走。家属下肢可抬起病人患肢向前迈步,每次 5～10 米。

2. 利用手杖步行训练 "三点式"步行法:先伸出手杖,再迈出患肢,最后迈出健肢,即手杖—患肢—健肢。重复动作。轻度瘫痪者也可"两点式":先手杖、患肢同时伸出,然后迈出健肢,即手杖、患肢—健肢,重复动作,见图 7-27。

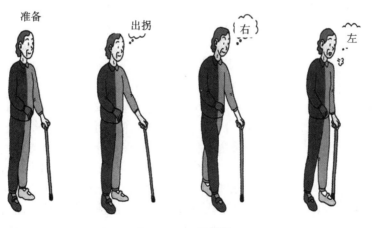

准备　　　出拐　　　右　　　左

图 7-27 手杖训练

3. 利用双拐步行训练

1）站起

（1）双拐并到一起,立在患肢旁。

（2）一只手抓住拐杖把手,另一只手按住沙发扶手或床面。

（3）双手用力将身体撑起,依靠健肢完成站立。

（4）一支拐交于健侧手,将双拐平行放置于身体前方,准备行走,见图 7-28。

2）坐下

（1）双拐并到一起,立在患肢旁。

（2）一只手抓住拐杖把手,另一只手按住沙发扶手或床面。

（3）健肢用力,重心下移,同时保持患肢不要沾地,见图 7-29。

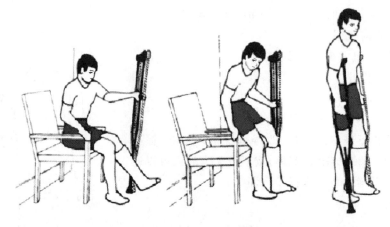

图 7-28　双拐站起

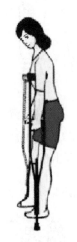

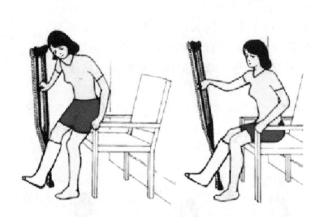

图 7-29　双拐坐下

3）步行

（1）四点步行：先向前移动患侧拐杖，再迈出健侧下肢，然后移动健侧拐杖，最后迈出患侧下肢。即患侧拐杖→健侧下肢→健侧拐杖→患侧下肢，这是一种稳定性好、安全而缓慢的步行方式。

（2）三点步行：双拐同时伸出，双拐先着地，然后患侧下肢向前伸出，最后健侧向前跟上。此步行方式适用于一侧下肢能够负重，另一侧不能负重的病人。这是一种快速移动、稳定性良好的步态。

（3）两点步行：一侧拐杖与对侧脚同时伸出，然后另一侧拐杖与相对的另一侧脚再向前伸出。此步行方式适用于一侧下肢疼痛需要借助拐杖减轻其负重者，以减少疼痛刺激；或是在掌握四点步行方式后练习。与正常步态基本接近，步行速度较快。

4. 利用步行器进行步行训练

（1）"三步法"：取站立位，助行器放在前方。用双手分别握住助行器两侧的扶手，双手同时提起助行器向前移动 20～30 cm 后，迈出患侧下肢，再移动健侧下肢跟进，重复前进。如向一侧转身时，同侧下肢向外迈一步，移动助行器，另一侧下肢跟上。

（2）"四步法"：取站立位，助行器放在前方。用双手分别握住助行器两侧的扶手，步行器一侧向前移动 20～30 cm 后，对侧下肢抬高后迈出，然后步行器另一侧向前移动一步，迈出对侧下肢，重复前进，见图 7-30。

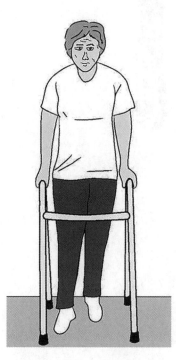

图 7-30　步行器训练

5. 上、下台阶步行训练 在练习走平路平衡后,可以进行上、下台阶步行训练,开始时,必须有人保护及协助。

(1)上台阶练习:健侧手扶住楼梯栏杆,使体重着力点落在健侧手上;先健侧下肢上台阶,患肢跟上健肢,两脚站在同一个台阶上,重复以上步子,家属搀扶病人,避免摔倒;开始时不要超过5个台阶,以后逐渐增加,见图7-31。

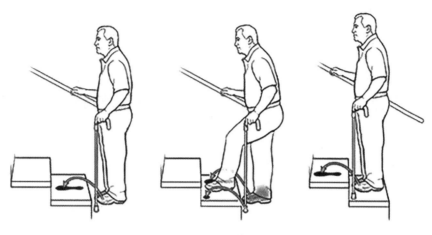

图 7-31 上台阶

(2)下台阶练习:健侧手扶好栏杆,患侧下肢下一个台阶,随后健肢迈下台阶,两脚站在同一台阶上,重复以上步子,家属在旁要注意保护,见图7-32。

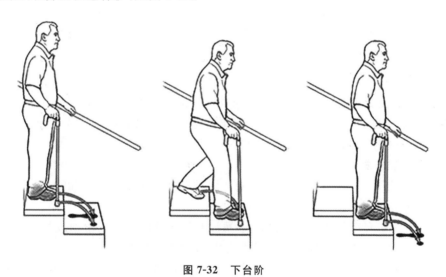

图 7-32 下台阶

(二)注意事项

(1)病人在步行训练过程中,若发现不适,应及时停止操作,如出现头晕、胸痛、运动后心率加快(135~140次/分),伴有心律不齐、血压变化、面色苍白、出虚汗,说明运动量过大,应立即停止练习,或者减量练习。

(2)训练时,要提供安全、无障碍的环境;衣着长度不可及地,以防绊倒;穿着合适的鞋及袜,鞋带须系牢,不宜赤足练习行走,严防摔倒。

(3)选择适当的行走辅助工具和行走步态,选择高度和长度适合的助行架、拐杖或手杖。

(4)如使用拐杖,要避免腋下直接受压,以防臂丛神经损伤。

(5)在进行训练时要注意训练与休息相结合,避免训练过度引起的疲劳过度。

(6)再次训练时要注意加强保护,这样能防止病人意外受伤而加重病情。

思考题

(1) 简述老年病人的行为护理和康复训练。
(2) 掌握基本的行为训练方法。
(3) 步行护理训练有哪些注意事项?

(李艳荣 郭 玮)

第四节 老年人功能障碍的护理与康复训练

一、言语功能障碍的护理与康复训练

(一)概述

言语功能障碍是指构成言语的听、说、读、写四个部分单独或多个部分受损或发生功能障碍,临床常见的为失语症和构音障碍。进入老年阶段后,个体面临的语言问题主要是由生理性和病理性衰老导致的语言能力退化与临床语言障碍,以及因社会角色变化形成的语言交际问题。

生理性衰老是指成熟期后出现的生理性退化过程,其中包括大脑认知衰老,这会使很多老年人的语言能力退化。病理性衰老导致的临床语言障碍是指罹患老年性疾病(如老年性痴呆、脑卒中、帕金森病、高血压及糖尿病等)造成大脑组织结构改变及认知能力下降,引起语言能力受损,可表现在语音、词汇、句法、语义及语用等多个层面。关注并加强老年人语言功能的训练,对改善和提高老年人生活品质具有重要的意义。

(二)训练基本方法

1. 建立良好的护患交流模式 与病人达到良好沟通,从病人手势及表情中理解其需要,可与病人共同协调设定一种表达需求的方法。无法用手势及言语表达的病人可利用物品或自制卡片,无书写障碍的失语病人可借助文字书写来表达病人及家属的要求。

2. 选用合适的训练方法

(1) 训练和指导:言语治疗的中心,包括听觉的活用、促进言语的理解和口语表达、恢复或改善构音功能、提高语音清晰度等言语治疗。

(2) 手法介入:对一些有言语功能障碍的病人,可以利用传统医学方法帮助改善与言语产生有关的受限的运动功能,此方法适用于有运动性构音障碍的病人,特别是重症病人。

(3) 辅助工具:为了补偿功能受限,有时需要装配辅助具,如重度运动性构音障碍腭咽肌闭合不全时,可以给病人戴上腭托,以改善鼻音化构音。

(4) 替代方式:当重度言语功能障碍很难达到正常交流水平时,就要考虑使用替代交流方式,如手势、交流板和言语交流器等。

3. 进行基本项目训练 无论病人目前是何种状况,言语训练都要从最基本的训练开始。先训练有关发音肌肉,依次做简单的张口、伸舌、露齿、鼓腮动作;再进行软腭提高训练;再做舌部训练、唇部训练;指导病人反复做抿嘴、撅嘴、叩齿等动作;采用吞咽言语治疗仪电刺激发音肌群同时配合发音训练等。

4. 辅助训练方法 家属配合。对家属进行健康宣教,让家属与病人共同参与语言康复训练;穴位按摩。遵医嘱按摩廉泉、哑门、承浆、通里等穴,以促进语言功能恢复。

(三)训练项目和内容

1. 失语症的护理与训练

(1) 概要:失语症是指与语言功能有关的脑组织的病变,如脑卒中、脑外伤、脑肿瘤、脑部炎症等,造成病人对人类进行交际的符号系统的理解和表达能力损害,尤其是语音、词汇、语法等成分,语言结构,语言的内容与意义的理解和表达障碍,以及作为语言基础的语言认知过程的减退和功能的损害。失语症治疗和训练的目的,是利用各种方法改善病人的语言功能和交流能力,使其尽可能像正常人一样生活。

(2)治疗和训练措施:①通过对语言的符号化和解读直接进行训练。②以语言各模式间的互通为目的,对信息的传达媒介实行代偿。③从临床观点出发,通过认知理论间接作用于交流活动的措施:以语言功能改善为目的的措施;在实际交流中以提高信息传达能力为目的的措施;以家庭指导和环境调整为中心的措施。这些措施共同作用可促进病人语言能力的改善。

2. 构音障碍的护理和训练

(1)概要:构音障碍是指由于神经病变,与言语有关的肌肉麻痹、收缩力减弱或运动不协调所致的言语功能障碍。构音障碍可分为痉挛型构音障碍、迟缓型构音障碍、失调型构音障碍、运动过强型构音障碍、运动过弱型构音障碍及混合型构音障碍。言语的发生受神经和肌肉控制,所以人在说话时的姿势、肌张力、肌力和运动协调都会影响言语的质量,好的言语表达强调的是呼吸、共鸣、发音和韵律方面的变化,当人的机体从大脑到肌肉任何一个部位有病变时,都可引起言语失调症状。但从治疗学的角度看,训练时往往针对的是异常的言语表现而不是构音障碍的类型。治疗和训练时应予以注意。

(2)治疗和训练措施:轻度至中度病变时,有时听不懂或很难听懂和分辨病人的言语表达。针对构音障碍的言语治疗和训练正是从改变这些状态开始的。①训练顺序:喉、腭和腭咽区、舌体、舌尖、下颌。要分析这些结构与言语产生的关系,决定治疗的先后顺序。②重视构音评定:训练顺序的决定是根据构音器官和构音评定的结果来确定的。构音器官评定所发现的异常部位便是构音训练的重点部位。③训练原则:构音评定可发现哪些音可以发,哪些音不能发,哪些音不清楚等,这就决定了构音训练时的发音顺序。一般来说,应遵循由易到难的原则。

3. 口语表达能力的护理与训练

1)概要 口头表达能力是指用口头语言来表达自己的思想、情感,以达到与人交流的目的的一种能力。叶圣陶先生曾说:"所谓语文,语是指口头语言,文是指书面语言。可见,语文是口头表达能力与书面表达能力的综合体现。"在日常生活交往中,人们更多的是使用口头语言。

2)治疗与训练措施

(1)言语表达技能训练:首先要训练言语表达技能。方法是逐个训练音素、字和词汇,最后结合成句子。先训练病人发元音"a""u"和容易观察的辅音"b""p""m"。可以用压舌板帮助病人,使其发音准确,要求病人对着镜子练习,有利于调整发音。

(2)改善发音灵活度的训练:对于发音缓慢费力的病人,可以让其反复练习发音,如发"pa、pa、pa""ta、ta、ta""ka、ka、ka",然后过渡到发"pa、ta、ka",反复练习。

(3)命名训练:首先要进行听觉训练、图片与文字卡匹配作业,然后用图片或实物让病人呼名。如有困难,可给予词头音、姿势语、选词等提示;亦可利用关联词(成语、谚语、诗词等)引导。如病人不能命名"伞",可以采用手势、口型、词头音或利用上下文的方式进行提示,可以对他说"外面下雨,要带……"。经过几次提示,常可获得满意效果。

(4)扩大词汇的训练:通过单词复述、图片与单词匹配等作业扩大词汇,也可应用反义词、关联词、惯用语等鼓励病人进行口头表达,如男-女,冷-热,饭-菜,跑-跳等。

(5)复述训练:根据病人复述障碍的程度进行直接复述(单音节、单词、词组、短句、长句等);看图或实物复述;延迟复述;重复复述等。

(6)描述训练:给病人出示有简单情景的图片,让病人描述。

(7)日常生活能力交流训练:将训练的单词、句子应用于实际生活。如提问"杯子里装着什么东西?""你口渴时,会怎样?"重症病人进行交流能力训练时应运用代偿手段且必须训练病人正确使用,包括姿势语言,如做手势、点头、摇头等训练和交流板的应用。

4. 阅读理解和朗读的治疗与训练 可根据病人的功能水平,包括视觉匹配水平、单词水平、语句及篇章水平等,选择适当的阅读和朗读内容。

5. 书写能力的治疗与训练　对于失写病人,训练时要循序渐进,训练顺序为临摹、抄写、自发性书写,如看图书写、听写、功能性书写等。书写训练时,可根据病人情况,选择不同的书写训练内容,如数或词书写、命名书写、便条书写、信件书写、写作文等。

二、认知障碍的护理与康复训练

(一)概述

认知障碍是指认知功能受到不同程度损害的状态,又称为认知功能衰退、认知功能缺损,根据损害程度,可分为轻度认知障碍和痴呆。轻度认知障碍是介于正常老化过程与痴呆之间的一种过渡阶段,被认为是痴呆前期状态,表现为轻度的记忆力、语言功能,注意力、执行功能等认知功能的减退。而老年痴呆是指发生于老年期,由于大脑退行性变、脑外伤、脑血管性病变、颅脑感染、脑部肿瘤及代谢异常等各种原因引起的持续时间较长的以智力损害为主要表现的一组临床综合征。

导致认知障碍的危险因素如下。①遗传学因素:包括家族史和基因多态性。②人口学因素:如高龄、女性、丧偶、独居、低教育水平、低经济水平。③不良生活习惯:如吸烟、酗酒。④血管危险因素:如高血压、糖尿病、高血脂、心脏病、动脉硬化等。⑤其他:包括头部外伤、躯体疾病、精神心理疾病和各种中毒等。

(二)临床表现

老年人认知障碍的临床表现主要包括三大症候群:认知功能障碍、精神行为症状、日常生活能力及社会功能损害。

1. 认知功能障碍　记忆功能障碍是认知障碍老年人及早期痴呆老年人最常见、最早出现的症状,尤其是对近期事件的记忆下降,如忘记服药,时常寻找东西等。随着疾病进展,老年人的记忆力进一步下降,累及远期记忆,直至记忆几乎完全丧失。同时伴有其他认知功能障碍,包括语言交流能力下降(如找词困难),时间、地点定向障碍,注意力不集中,无法正常交流及思考问题等。

2. 精神行为症状　认知障碍老年人和痴呆老年人均可出现精神行为症状。认知障碍老年人及轻度痴呆老年人可能出现情绪低落、易怒、抑郁、淡漠等性格异常表现。随着认知障碍的加重,可能出现激越、幻觉、妄想等表现。

3. 日常生活能力及社会功能损害　认知障碍老年人日常生活能力保存完好,仅有复杂的工具性日常生活能力及社会交往能力轻微受损。而痴呆老年人除了上述改变外,还会出现日常生活能力的损害,并随着认知障碍的加重而逐渐失能,由仅需要他人提示便可维持自我照护,到完全不能自理,最终到完全需要他人照护。

(三)认知障碍的治疗和护理

1. 治疗　对因治疗:根据认知障碍的病因进行针对性治疗。对症治疗:目前临床上用胆碱酯酶抑制剂治疗认知障碍,但目前美国 FDA 尚未批准任何药物用于治疗认知障碍。

2. 护理措施

1)观察病情进展　①病情变化:如突发的生命体征变化、新发躯体症状等。②认知功能:包括记忆力、定向力、计算力、注意力等。③日常生活活动能力:包括进食、洗澡、穿衣、运动、如厕等,重点关注老年人残余的自理能力。④精神行为症状:包括焦虑、抑郁、谵妄、幻觉等。⑤服药情况:是否需要调整药物治疗方案。⑥评估照顾需求:评估家庭和社会支持系统,确认主要照顾者,并对照顾者的生理和心理状况进行评估;评估是否需要制订临终护理计划。

2)提供个性化整体护理

(1)一般日常护理:提供以认知障碍老年人为中心的个性化生活照料,最大限度地利用老年人的残留功能,允许其有自主行为,促进和维持独立能力,鼓励老年人参与有意义、感兴趣的活动,健康平衡饮食,进行规律运动。包括进食和饮食护理,日常生活能力护理(如穿脱衣、梳洗、口腔卫生和义齿护理等),活动和运动护理,保持皮肤清洁,训练如厕能力等。

(2)认知障碍康复护理:定期评估认知功能的损伤程度,与康复医生、照顾者、医生等共同协商,及早制订认知康复训练。认知功能训练应遵循个性化和标准化相结合、独立训练与群体训练相结合、传统医疗和现代医疗相结合、家庭和社会相结合、专业医疗与日常生活相结合、训练与评定相结合的原则。

（3）精神行为异常症状护理：精神行为异常症状一旦发生，护理难度大，强行制止反而会使症状加重，因此预防其发生比被动应对更为重要。应该从以下几方面着手进行预防。①调整生活节奏，使日常生活简单规律。②维持生活环境稳定。③为老年人设计、安排活动以减轻其无聊感并分散注意力。④细心观察，识别可能的诱发因素，尽量避免。⑤重视情感交流：运用言语、肢体语言和倾听等多种手段与老年人沟通，帮助老年人建立良好的社会支持系统；注意避免伤害老年人自尊的行为及语言。

3）沟通技巧　包括沟通时的态度、共情能力、表达爱意、保持尊重和利用妄想。利用妄想，即对老年人的妄想内容不与其争辩，将妄想看作老年人思想和愿望的表达。提升与老年人的合作关系，保持安静，尤其是面临冲突时，避免"不要""不许""不能"等负性词汇的使用，在其不良情绪爆发后，给予老年人能够使其感到安心的东西，如毛绒玩具，亦可尝试宠物疗法、芳香疗法等。

（四）认知功能康复训练

1. 记忆力训练　采取陪老年人一起看老照片、回忆往事等方式，帮助其维持远期记忆；引导老年人将图片、词组或者实物进行归类和回忆，提高其逻辑推理能力；采取记数字，询问日期，复述电话号码，回忆之前出示的钢笔、眼镜、钥匙等物品名称等方法，以提高其瞬间记忆能力；引导老年人记忆一段信息，按一定间隔一定时间复述信息，反复进行并逐渐延长间隔时间，训练其延迟记忆能力。

2. 定向力训练　将定向力训练融入日常生活中，选择老年人感兴趣的时间、地点、人物的常识性记忆进行训练和强化。

3. 语言交流能力训练　利用图卡命名和看图说话等方式锻炼表达能力；通过抄写听写、看图写字、写日记等锻炼书写能力；通过朗读和歌唱激活其大脑相应功能。在此过程中注重鼓励与表扬，遵循从易到难的原则。

4. 视空间与执行能力训练　结合生活技能相关的条目进行针对性训练，如穿衣、如厕、洗浴、识别钱币、接打电话、开关电视；如果老年人在训练中出现错误，用鼓励的方式正确示教，不要责备，不强迫其选择和回忆。

5. 计算能力训练　根据病情选择难易程度，循序渐进，以简单算数运算为佳。

三、心肺功能障碍的护理与康复训练

（一）概述

心肺功能训练是针对心肺疾病导致的原发性和继发性功能障碍所采取的综合措施。目的是改善和提高心肺功能，使病人重返社会。心肺功能训练应采用积极的措施，预防疾病、预防残疾和预防复发。心肺功能训练包括心功能训练及肺功能康复训练两个部分。

心功能训练是指对心血管疾病病人综合采用积极的心理、身体、行为和社会活动的训练与再训练，帮助病人缓解症状，改善心血管功能，提高生活质量的康复医疗过程。肺功能康复训练又称呼吸康复训练，是指通过各种训练增强肺通气功能，提高呼吸肌的功能，纠正病理性的呼吸模式，促进痰液的排出，从而改善肺换气功能，促进肺与毛细血管气体交换；促进血液循环和组织换气，提高日常生活能力。

（二）临床表现

1. 心功能分级及临床表现

（1）Ⅰ级：病人有心脏病，但体力活动不受限制。一般体力活动不引起过度疲劳、心悸、气喘或心绞痛。

（2）Ⅱ级：病人有心脏病，以致体力活动轻度受限制。休息时无症状，一般体力活动引起过度疲劳、心悸、气喘或心绞痛。

（3）Ⅲ级：病人有心脏病，以致体力活动轻度受限制。休息时无症状，但小于一般体力活动即可引起过度疲劳、心悸、气喘或心绞痛。

（4）Ⅳ级：病人有心脏病，休息时也有心功能不全或心绞痛症状，进行任何体力活动均使不适增加。

2. 肺功能障碍的临床表现 喘息气粗,劳动耐力明显下降,或有胸闷心悸的症状,活动时明显加重。还可导致病人的身体出现高碳酸血症和低氧血症。导致肺功能障碍的疾病包括各种慢性肺部疾病,常见的疾病有慢性阻塞性肺疾病、支气管扩张等。

（三）心肺功能障碍的康复训练

1. 心功能障碍康复训练

（1）心功能Ⅰ级:病人活动量不受控制,可做代谢当量≥7 METs 的运动。能进行的生活活动有上楼、慢跑、拖地等;能从事以体力活动为主的职业活动,如挖坑等;能进行的娱乐活动有跳绳、快速游泳等。每年对运动、饮食、血脂、体重等其他危险因素、药物治疗和遗留的各种问题进行一次全面评估,通过社会组织加强教育和对危险因素的纠正,保持合理的生活方式。

（2）心功能Ⅱ级:病人的体力活动受到轻度限制,可做代谢当量为 5~7 METs 的运动,每周运动锻炼 3~5 次,每次 10~25 分钟。能进行的生活活动有慢速上下楼、步行、中速骑车、擦地、劈木等;能从事一般性的职业活动;能进行的娱乐活动有打羽毛球、有氧舞蹈、打网球等。

上下楼时,下楼的运动负荷不大,而上楼的运动负荷主要取决于上楼的速度,上楼速度必须非常慢。一般每上一级台阶可以稍作休息,以保证没有任何症状。

（3）心功能Ⅲ级:心脏病病人体力活动明显受限,可做代谢当量为 2~5 METs 的运动,每周运动 5~6 次,每次 5~10 分钟,渐增至每次 40 分钟。能进行的生活活动有床上用便盆、关节活动、穿脱衣、热水淋浴、铺床、慢速骑车、擦窗等;能从事的职业活动有焊接、开车等;能进行的娱乐活动有弹钢琴、拉小提琴等。

特别需要注意的是,卧位排便时由于臀部位置提高,回心血量增加,心脏负荷增加,同时由于排便时必须克服重力的影响,所以需要额外用力。因此卧位排便对病人不利,可在床边放简易的坐便器,让病人坐位排便,其心脏负荷和能量消耗均小于卧床排便。但禁忌蹲位排便或在排便时过分用力。

（4）心功能Ⅳ级:心脏病病人不能从事任何体力活动。休息状态下也出现心力衰竭的症状,体力活动后加重,可做代谢当量<2 METs 的运动,通过适当活动,减少或消除绝对卧床休息所带来的不利影响,改善预后。能从事的职业活动有写作、缝纫等;能进行的娱乐活动有打牌、吹长笛等。

活动可以从床上的肢体活动开始,步行训练则从床边站立开始,先克服直立性低血压。在可以站立之后,开始床边步行,以便在疲劳或不适时能够及时上床休息。此阶段病人的活动范围明显增大,因此监护需要加强,要特别注意避免上肢高于心脏水平的活动,如病人自己手举输液瓶上厕所。此类活动心脏负荷增加是诱发意外的常见原因。

2. 肺功能障碍康复训练

（1）腹式呼吸:重建生理性的腹式呼吸。腹式呼吸吸气时腹肌放松,腹部鼓起,呼气时腹肌收缩,腹部下陷。开始训练时,病人可将一手放在腹部,一手放在胸前,感知胸腹部起伏情况,呼吸时应使胸廓保持最小的活动度,腹部可用手适当加压,以增加呼吸时膈肌的活动度,练习数次后,可稍作休息后再进行,两手交换位置后继续进行训练,熟练后可增加训练次数和时间,并可采用各种体位随时进行练习。

（2）缩唇呼吸:在呼气时将嘴唇缩紧,增加呼气时的阻力,用以防止支气管及小支气管的过早塌陷。用鼻子吸气,由 1 数到 2,吐气时,如吹口哨般地噘起嘴唇后慢慢向前吹气,维持吐气时间是吸气时间的 2~4 倍。病人进行呼吸训练要坚持不懈,做到得心应手,才能保证在呼吸急促时调节自己的呼吸。

（3）缓慢呼吸:慢性阻塞性肺疾病病人常表现为吸气短促,呼气深长而费力,缓慢呼吸有助于提高肺泡通气量,并可提高血氧饱和度。

（4）全身呼吸操:慢性阻塞性肺疾病防治研究协作组推荐了一套呼吸体操,其步骤如下。①平静呼吸;②立位吸气,前倾呼气;③单举上臂吸气,双手压腹呼气;④平举上肢吸气,双臂下垂呼气;⑤平伸上肢吸气,双手压腹呼气;⑥抱头吸气,转体呼气;⑦立位上肢上举吸气,蹲位呼气;⑧缩唇-腹式呼吸;⑨平静呼吸。

在进行锻炼时,不一定要将 9 个步骤贯穿始终,可结合病人的具体情况选用,也可只选其中的一些动作运用,如病情较重可不用蹲位等姿势。开始时运动 5~10 分钟,每天 4~5 次,适应后延长至 20~30 分钟,每天 3～4 次。运动由慢至快,运动量由小至大,逐渐增加,以身体耐受情况为度。一般 1～2 周可使心肺功能明显改善。

(四)心肺功能障碍的护理与健康教育

1. 心功能障碍护理与健康教育

(1)相关知识介绍:向病人及家属介绍心脏的结构、功能,以及冠状动脉病变的机制,药物治疗的作用及运动康复的重要性。嘱病人避免竞技性运动,如在运动中发现心绞痛或其他症状,应立即停止运动并及时就医。向病人及家属介绍冠心病的危险因素,生活行为与冠心病的关系等。

(2)饮食指导:给予低脂肪、易消化的饮食,合理安排营养,避免过量摄入酸、辣等刺激性食物,勿食或少食脂肪、胆固醇含量高的食物,戒烟酒,多吃水果蔬菜,避免过食饱餐,防止短时间心脏负荷过重。定时监测空腹血脂水平,定期测定体重指数,记录降脂药物服用情况等。积极防治高血压、糖尿病、高脂血症和肥胖等。

(3)心理支持:了解病人心理障碍程度,并让家属多鼓励病人,帮助病人保持心情愉悦,并强调适当运动的重要性。

(4)特殊情况的识别和处理:嘱咐病人及家属注意周围环境因素对运动反应的影响,并学会识别心绞痛、心肌梗死的临床表现。观察病人神志、面色、皮肤温度及尿量等的变化,及早发现心源性休克。

2. 肺功能障碍护理与健康教育

(1)疾病知识讲解:为病人讲解肺部慢性疾病的相关知识;教育和督促病人戒烟;告知病人吸氧的重要性;遵医嘱正确使用药物,家中禁用镇静药,慎用止咳药,避免抑制咳嗽而加重呼吸困难;指导病人出现咳嗽、气喘加重时及时就医,定期随访;嘱病人保持良好的心态。

(2)生活指导:保持室内空气流通,温湿度适宜;尽量避免或防止粉尘、烟雾及有害气体吸入;根据气候变化及时增减衣物,避免受凉感冒;在多雾、雨雪天气不要外出,可在室内活动;进食高热量、高蛋白质、高维生素饮食,避免摄入刺激性、产气或引起便秘的食物。

(3)对长期卧床病人应预防吸入性肺炎的发生:尽可能保持床头抬高 45° 以上,每次喂食前 30 分钟给病人翻身、叩背、吸痰,待病人稳定约 5 分钟再进食,避免进食中、进食后吸痰等引起反流。

四、盆底肌群功能障碍的护理与康复训练

(一)概述

盆底肌是女性骨盆内侧肌肉的总称,是指所有可以用于闭合小骨盆的肌肉。盆底肌主要由两层肌肉构成:一层是伸展的浅层肌,被称为会阴,附着在骨盆下口上;另一层是大且厚的深层肌,又称盆膈,附着在骨盆中口的外廓上。肌纤维朝下或朝外,整体形状呈船底状。肌肉相互交叉包裹着尿道口、阴道口、肛门 3 个开口,协助括约肌发挥作用,从而维持和承托女性的盆底脏器处于正常位置。而对于男性来说主要是控制尿道和肛门,并控制这两个通道的开放。这样总体的一组肌肉,被统称为盆底肌群。

(二)临床表现

通常情况下,女性较多发盆底肌群功能障碍。不管是由老化导致的萎缩,还是由生育导致的损伤,都有可能导致盆底肌肉力量下降,使其所承托和控制通道的能力下降,出现脏器的脱垂,如子宫脱垂、阴道前后壁膨出等。常见的临床症状如下。

1. 尿失禁 尿失禁可发生于各年龄组的病人,但老年病人更为常见。老年尿失禁,即膀胱内的尿不能控制而自行流出。由于老年人尿失禁较多见,人们误以为尿失禁是衰老过程中不可避免的自然后果。事实上,老年人尿失禁的原因很多,应寻找其原因,采取合理的治疗方法。如盆底肌无力,即使膀胱并不十分充盈,尿液也可能在人大笑、咳嗽、奔跑或抬重物等腹压增高时自行流出。尿失禁还可由疾病引起,如瘫痪、膀胱过度活动症、血流障碍、痴呆症等。

2. 盆底肌痉挛综合征 正常人在静息状态下,盆底肌呈轻度的张力收缩状态,以维持会阴正常位置和肛门自制。在排便时,耻骨直肠肌和外括约肌均迅速抑制,以使肛管直肠角变大、肛管松弛,便于粪块通

过。若排便时上述肌肉不能松弛,反而收缩,就会阻塞肠道出口,引起排便困难,称为盆底肌痉挛综合征。盆底肌痉挛综合征是一种常见但原因尚不十分明确的疾病。腰部、腹部和臀部肌肉长时间收缩坚硬,会造成消化道阻塞;盆底肌缺乏放松的状态,会导致如厕困难。这是压力造成的身体的自然反应,持续时间长就会导致诸如痔疮、下腹部疼痛等诸多健康问题。盆底肌紧张,还可能导致敏感性丧失和性快感减弱,骨盆的活动性也可能因此受到限制,直接影响双腿直立行走。

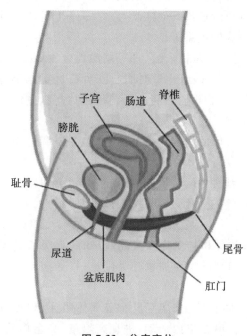

图 7-33 盆底定位

（三）盆底肌功能的康复训练

盆底肌训练原则:指导病人有意识地反复收缩盆底肌群,增强支持尿道、膀胱、子宫和直肠的盆底肌肉力量,以增强控尿能力。盆底肌训练适用于盆底肌尚有收缩功能的病人。

1. 盆底定位　见图 7-33。

（1）方法 1:感受盆底肌处于对抗状态:坐在凳子上,用力吹气球。当你吹气时,你会立即感觉到骨盆底部的一个区域在起作用,这就是盆底肌所在的区域。

（2）方法 2:感受并测试三种可能的"反应"。观察盆底肌发生了什么:①你可能感觉盆底肌向下方鼓出去;②你这样吹气可能会有排尿感;③也可能你感觉盆底肌强烈收缩、紧绷甚至可能上升。

（3）方法 3:辨别日常生活中相同的感觉:当你咳嗽时,就在你马上要咳出的时刻;当你屏住呼吸以便发力,如要提重物时;当你用力呼气,如吹灭蜡烛时等。

在以上三种方法所描述的这些时刻,盆底肌都以同样的方式处于对抗状态,能够感受并定位盆底肌的位置。盆底反应的强度取决于以下三点。①盆底肌的力量。②控制盆底肌在某一特定时刻收缩的力量。③是否能够将盆底肌与周围的肌肉分开。

2. 盆底律动练习　见图 7-34。

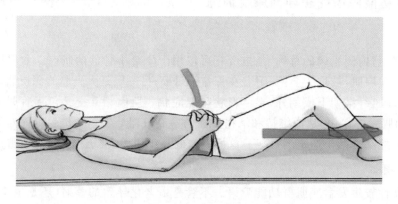

图 7-34 盆底律动练习

（1）目标:用呼吸激活盆底肌。

（2）起始姿势:仰卧在地板瑜伽垫上,屈双膝,双手放在两侧髋骨上或置于坐骨结节下。

（3）正式练习:密切关注你的每一次呼吸。吸气时有意识地令气体到达骨盆深处,横膈膜会向骨盆方向下降,引起盆底肌的反射,产生收缩,两块坐骨会因此而向彼此靠拢。呼气时由于肺的体积变小,横膈膜向上稍稍抬起,作用于盆底肌的压力减小,于是盆底肌放松,盆底肌紧张度下降,坐骨便小幅度地远离彼此。依此反复进行,即可激活横膈膜和盆底肌。

（4）动作要点:①使用腹式呼吸。吸气时,腹部鼓起,腰骶部内部空间变大、向地面方向下沉,两胁扩张;呼气时,肺部向下的压力减小,腰骶部从地面向肚脐方向稍微抬起。②把注意力只放在呼吸上,感受腹壁的起伏,跟踪空气向下的流动,感受横膈膜如何轻轻地向下拉动肺部。这股压力一直作用到盆底,使呼气过程开启。整个过程要不慌不忙、平稳而放松。

(5)运动量:每天 3~5 分钟。

(四)日常护理与健康教育

1. 凯格尔锻炼 指导有盆底肌松弛症状的病人,注意加强日常主动训练,以提升盆底肌控制能力。正确的锻炼方法可以加强薄弱的盆底肌肉组织力量,增强盆底支持力,改善并预防早期脱垂的进一步发展。常用的训练盆底肌肉的锻炼法,称为凯格尔运动,是迄今为止最简单、易行、安全有效的盆底康复方法。此外,还可以辅以生物反馈治疗或电刺激等增强锻炼效果,见图 7-35。

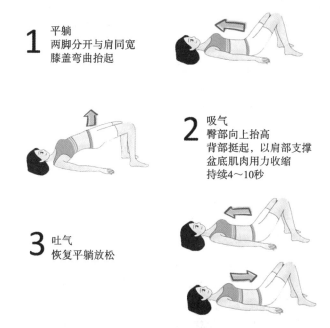

图 7-35 盆底肌训练

2. 日常锻炼 站立时学会收紧小腹、大腿内侧及盆底肌群;注意养成随时练习的习惯,如可以在洗碗、排队、办公桌前、等红灯时练习;尝试吃更健康的食物;孕妇也可以进行凯格尔运动;想象着你的肺在骨盆里,吸气时放松会阴,呼气时停止。亦可根据具体情况进行单独锻炼:取坐位、立位或卧位,试做排尿(排便)动作,先慢慢收紧盆底肌,再缓缓放松,每次 10 秒左右,连续 10 遍,每日 5~10 次,以不感到疲乏为宜。

3. 指导正确锻炼 锻炼要在膀胱正常状态时进行,即不要过度充盈或完全排空,以自我感觉舒适为宜,否则会使盆底肌力量变弱或增加尿路感染的风险;在上厕所时不要锻炼;锻炼过程中注意补水和休息。

五、肠道功能障碍的护理与康复训练

(一)概述

肠道功能障碍是指老年人因各种疾病所致的肠消化、吸收障碍和屏障功能损伤,导致营养不良、肠黏膜损伤和肠源性感染,是影响老年人健康和生活质量的常见症状。有研究表明,老年人患有脑梗死、脑出血、脊髓损伤时会发生严重的便秘、大便失禁等肠道功能障碍。

(二)肠道功能障碍的临床表现

1. 便秘 临床表现为排便困难、排便次数减少(每周少于 3 次)且粪便干硬,排便后无舒畅感。主要是由于长期卧床,活动减少,机体肠胃蠕动减弱,使肠壁肌间神经丛兴奋低下,肠内容物通过迟缓,水分吸收过度。

2. 大便失禁 临床表现为粪便随时成液态流出而不能控制,同时存在便秘和尿失禁。这是由中枢神经系统病变(如脊髓损伤、马尾损伤、脑卒中等)影响排便反射弧建立,使支配肛门、直肠的神经功能发生障碍所致。

3. 腹胀 临床表现为腹部肿胀或膨胀的主观感受,常伴有腹痛、腹泻、便秘、呕吐等。造成腹胀的病因多样,主要包括疾病因素、药物因素、环境因素、生活方式等。

(三)肠道功能障碍的康复训练

1. 肛门牵张技术 操作者食指或中指戴手套,涂润滑剂,缓慢插入肛门,把直肠壁的肛门一侧缓慢持续牵拉,以缓解肛门括约肌痉挛,利于粪团排出。每日定时做 1～2 次,每次 10～15 个,可有效刺激肛门括约肌,引起肠蠕动,建立反射性排便。

2. 肛门括约肌训练 病人侧卧、放松,操作者四指并拢或握拳于肛门向内按压 5～10 次。两手或单手于肛周有节律地往外弹拨,使肛门外括约肌收缩—扩张—收缩,左右方向各 10～20 次,刺激直肠、肛门括约肌,诱发便意。

3. 盆底肌力训练 病人取仰卧位或坐位,双膝屈曲稍分开,轻抬臀部,指导病人缩肛提肛,维持 10 秒,连续 10 次,每日 3 次,以促进盆底肌肉的功能恢复。

4. 腹部按摩术 操作者以手掌按结肠走向按摩,从升结肠—横结肠—降结肠的顺序按摩腹部,可使结肠的内容物向下移动,并可增加负压,促进排便。5～10 分钟一次可增加肠蠕动,利于排便。

5. 低桥式运动 病人仰卧,双腿屈曲,双臂平放于身体两侧,以脚掌和肩部支撑,靠腹肌及盆腔肌的力量将臀部及腰腹部抬起离床,持续 5 秒左右还原,重复 10～20 次,每日上、下午各运动一次,也可酌情增加。

6. 功能锻炼 指导老年人进行盆底肌与膀胱训练,进行适当的运动,如散步、打太极拳等。

(四)肠道功能障碍的护理与健康教育

1. 运动与饮食 适当减少活动,尤其是急性起病,全身症状明显的老年人应注意休息;症状轻者可适当活动。给予易消化、少渣食物,如粥、面片、软面条等,避免生冷、多纤维、刺激性食物。对于急性腹泻者,根据病情和医嘱给予禁食、流食、半流食或软食。

2. 用药护理 遵医嘱用药,注意观察病人对药物的不良反应。遵医嘱给予补液,注意根据老年人的身体状况调节输液速度,保证及时输液的同时,防止输液速度过快而诱发循环衰竭;应用止泻药时注意观察老年人的排便情况,腹泻得到控制时应及时停药;观察解痉镇痛药如阿托品的副作用:有无口干、视力模糊、心动过速,并遵医嘱给予对症处理。

3. 心理护理 给予老年人心理疏导,安慰老年人,减少不必要的紧张,对于慢性腹泻的老年人,帮助老年人树立信心,配合医护人员,解除痛苦。

4. 大便失禁护理 除常规护理外,可采用盆底肌群锻炼的方式,进行肛门括约肌及盆底肌收缩运动锻炼,以利于肛门括约肌恢复控制能力。

5. 便秘病人护理 饮食与行为调整无效的慢性便秘者,可使用药物治疗。温和的渗透性泻药有乳果糖、山梨醇;通过阻止肠腔水分吸收,肠内容物体积增大,促进肠蠕动的容积性泻药有甲基纤维素等,适用于饮食过于精细者,在通便的同时还起到控制血糖、血脂,降低结肠癌和乳腺癌发生率的作用;润滑性泻药液状石蜡又称大便软化剂,主要起润滑作用,适用于心肌梗死或肛周手术后的病人。

六、四肢肌群功能障碍的护理与康复训练

(一)概述

四肢肌群包括如下几种。上肢肌群:肩部肌群(三角肌、冈上肌、冈下肌、小圆肌、大圆肌、肩胛下肌等);肘部和前臂肌群(肱二头肌、肱肌、肱三头肌、肱桡肌、旋前圆肌、旋前方肌、旋后肌);腕部及手部肌群。下肢肌群:髋部肌群(髂腰肌、缝匠肌、臀大肌、臀中肌和臀小肌、梨状肌等);膝部肌群;踝部肌群和足肌。

四肢肌肉的力量影响着人的各种活动能力。研究显示,随着年龄的增长,肌群发病率逐渐增加,其与

年龄之间的关系已被证实,目前尚无明确首要的致病因素。主要原因包括如下几种。①运动减少:增龄相关的运动能力下降,是老年人肌肉量丢失和强度下降的主要因素,老年人进行阻抗运动能显著增加肌肉量、肌肉强度和肌肉质量,从而提升运动能力。②神经-肌肉功能减弱:研究发现随年龄增长,运动神经元数量在逐渐减少,老年人 70 岁以后最为显著,可直接导致肌肉协调性下降和肌肉强度减弱。③肌细胞凋亡:肌肉活检显示老年人肌细胞凋亡显著高于年轻人,这是肌少症的基本发病机制,肌细胞凋亡与线粒体功能失常和肌肉量丢失有关。④营养因素:已证实老年人合成代谢率降低 30%;营养不良和蛋白质摄入不足可致肌肉合成降低;氨基酸和蛋白质补充可直接促进肌肉蛋白合成,预防肌少症。

(二)主要功能障碍的临床表现

1. 运动功能受限 疼痛及活动受限,肌肉痉挛、关节僵硬、关节囊萎缩、肌肉萎缩、神经肌肉粘连、畸形等,导致损伤部位的感觉运动功能下降。

2. 生活自理能力和社会参与受限 软组织损伤部位的相关关节活动受限,导致生活自理能力下降,如穿衣、如厕、梳头、吃饭、洗漱、上下楼梯等。病人因疼痛不能参与大量社会活动。

3. 肌张力变化 肌张力是指肌肉在静止松弛状态下的紧张度。检查时主要触摸肌肉的硬度和活动时有无阻力。如有无关节僵硬、活动受限和不自主运动,被动活动时的阻力是否均匀一致等。肌张力低下:可见于下运动神经元疾病、脑卒中早期、急性脊髓损伤的休克期等。肌张力增高:表现为肌肉较硬,被动运动阻力增加,关节活动范围缩小,见于锥体系和锥体外系病变。

4. 其他 下运动神经元损害和肌肉疾病,可见肌萎缩;进行性肌营养不良,可见腓肠肌和三角肌的假性肥大。

(三)四肢肌群功能障碍的康复训练

康复训练的目的是提高病人肌力。目前,临床上主要根据病人肌力评定的结果来选择增强肌力的方法,常用抗阻力训练法,包括抗徒手阻力训练和抗器械阻力训练两种。抗器械阻力训练原理与抗徒手阻力训练基本相同,器械可选用沙袋、哑铃、拉力器、弹力橡胶带等。

1. 肢体康复训练一般要求 护士对病人病情进行评估,并制订针对性肢体康复训练计划。

(1)急性期病人:可指导其卧床休息,并将床头抬高 10°~30°,将肢体摆放成良肢位,间隔 2 小时变动一次体位。患侧肢体可进行适当按摩,指导其进行肢体被动运动。

(2)缓解期病人:尽可能选择卧床练习联合主动运动,主动运动可包含腕指关节运动、肩胛关节运动以及桥式运动等,伴随病人耐受程度的提升,可逐渐过渡到坐位训练、拄拐下地行走、独立行走、扶楼梯迈步以及上下楼梯等。

(3)稳定期病人:可指导其开展日常生活能力。

2. 上肢瑜伽训练方法 训练时取仰卧位,且抬高床头,以符合治疗要求,2 组/天。具体分如下 3 个阶段。

(1)准备阶段:嘱病人闭眼,集中精力呼吸,双手保持瑜伽智慧手印,置于机体双侧,经鼻腔深长且缓慢地吸气,尽可能隆起腹部;其后,张口控制性呼气,促使腹部凹陷,尽可能将所有气体呼出,并发出"a"音,合计 10 次;2 次深呼吸期间需要休息 5 秒,保持平静呼吸;分别旋转、屈伸手部、腕部及肘部所有关节,以达到热身效果,每一关节各活动 5 次。

(2)体式训练阶段:①缓慢深吸气,双臂从身体前侧与吸气配合抬起,直到身体保持 90°~120°,正常呼吸约 4 次;病人一边呼吸,一边进行双肘屈曲抬起活动,将双手十指交叉置于颈后,尽可能使双上臂朝后伸展,接着正常呼吸 4 次左右,呼气时双臂归位,总共 5 次。②指导病人缓慢深吸气,双臂从身体双侧有控制地抬起,直到双手掌心合拢置于头顶上方,再呼气,身体尽可能向左侧倾斜,正常呼吸 4 次左右;呼气的同时双臂回到原始位置;向右重复 1 次,每一方向 5 次,一共 10 次。

(3)放松阶段:告知病人闭眼,于腹部放置双手,平静呼吸,同时放松冥想 3 分钟,接着深吸气,迅速用力呼气 2 次,并发出"ha"音。

（四）护理与健康教育

指导病人在最佳状态下适应运动状态,情绪稳定,如有不适及时调整;能配合和坚持体功能康复训练,日常生活活动能力逐渐增强或恢复正常;能接受护理人员的照顾,舒适感增强,生活需要得到满足;能早起康复干预,保持良好的肢体位置,正确翻身,进行床上运动训练等;能够正确护理压疮、感染、外伤等并发症。

七、肢体语言应用训练

（一）概述

肢体语言是指通过肢体动作来表达个体思想和需求的一种方式。肢体语言被用于多个领域,在临床上,肢体语言对了解病人的病情以及临床判断具有一定的参考价值。随着我国老年人数量逐年上升,老年人患病比例也随之升高,通过解读肢体语言对评估老年人疾病及病情有重要意义。当一个人用肢体动作表达情绪时,当事人多半并不自知,如当与人谈话时,时而摆动手势,时而两腿交叉;进行沟通时,时而微笑,时而蹙眉,也多半并不自知。因此学会解读肢体语言,可以更多地了解和掌握病人要表达的信息,以便更好地开展工作。

（二）肢体语言障碍的原因和临床表现

1. 疾病因素影响　脑血栓发病急、恢复慢,发病后病人身心均会受到影响,存在不同程度肢体语言障碍,生活质量严重下降。

2. 年龄因素影响　老年人形体衰老,器官能力下降,如免疫力和听力下降,对环境适应能力下降,易患各种慢性退行性疾病;记忆减弱和人格改变,自理能力下降等。

3. 语言、动作障碍　多种原因导致老年人反应较迟钝,动作缓慢,语言词穷,表达不清等,影响对自身感受和疾病疼痛的描述,给护理工作的开展造成不利影响。

（三）康复训练

1. 尊重　尊重病人,微笑服务,建立相互信任的护患关系。护士要以亲切的微笑、和蔼的态度、热情的服务给病人以精神鼓励。微笑可以消除病人的陌生感,热情的服务可以得到病人的理解与信任,使病人感到家庭般的温暖,保持心情舒畅,增强其心理舒适感。

2. 肢体表达　用肢体动作,如头、手臂、腿等的动作姿态进行表达。护士要懂得并运用肢体语言进行有效沟通。如向老年病人友善地微笑,轻轻地握手和诚恳地点头,都会在老年病人心中产生有力的支持。通过握手、拍背、眼神交流给予病人温暖关怀,帮助病人树立战胜疾病的信心。

3. 触摸　触摸可起到有效的治疗作用。通过亲切的触摸可给老年病人以鼓励和安慰,搬动病人时护士一边用语言安慰病人,一边用手抚摸病人手和脸颊,特别是对有听觉障碍的老年人,既表达了护士对病人的关心和支持,又可使情绪不稳定的病人平静下来,可收到良好的护理效果。

（四）护理与健康教育

指导病人和家属学会使用肢体语言进行表达和沟通,可获得病人和家属的信任;应用正确的沟通技巧,消除病人的不良情绪,使病人保持愉快的心情,也能使其能够更容易掌握健康的相关知识,养成良好的生活习惯。

思考题

（1）语言表达功能障碍的康复训练方法有哪些?

（2）如何进行心肺功能障碍的康复训练?

（3）如何进行盆底肌群功能障碍的康复训练?

（李婧婧　郭　玮）

第五节 老年人常见病症的护理与康复训练

一、卧床病人居家护理与训练

（一）概述

卧床休息能降低机体基础代谢率，促进病变组织的修复和愈合，利于病人身心健康的恢复。但卧床时间过长，反而有损病人的身心健康，导致压疮、肢体挛缩、坠积性肺炎等"卧床休息综合征"的发生。调查显示，年龄越大，长期卧床发生率越高。

长期卧床的主要原因如下。①衰老：随年龄的增加，老年人身体逐渐衰弱，合并慢性病和残疾的机会增多，易出现活动受限、卧床不起。②疾病：脑血管疾病等导致的肢体功能障碍和智力减退，是老年人长期卧床的首要原因，占 50％以上，常见于脑出血及脑梗死后，也可见于脑外伤后；骨、关节疾病也是老年人长期卧床的主要原因之一，约占 30％，常见于股骨颈、髋骨、脊椎、胫骨、腓骨骨折后。其他疾病，如老年性痴呆、帕金森病、精神病、糖尿病、高血压、残疾以及治疗、康复不当等，均可引起老年人长期卧床。

（二）临床表现及预防措施

1. 临床表现 长期卧床可造成老年人全身各系统功能障碍，引起一系列症状、体征或并发症。

（1）皮肤黏膜出现萎缩，弹性减弱，甚至压疮。

（2）运动系统出现肌萎缩、肌无力，动作协调不良，关节僵硬、挛缩，腰背疼痛，骨质疏松等。

（3）呼吸系统出现气短、咳嗽、咳痰，坠积性肺炎，肺不张，甚至肺功能衰竭。

（4）循环系统出现心悸，水肿，直立性低血压，血栓性静脉炎等。

（5）消化系统出现食欲减退、腹胀、便秘等。

（6）泌尿系统出现尿潴留、尿路感染、泌尿系结石（尤其是肾结石）等。

（7）神经系统出现失眠，多梦，运动、感觉异常，自主神经功能失调等。

（8）此外，长期卧床的老年人常常伴随着身体活动受限、生活自理能力下降及社交活动减少，易出现焦虑、抑郁、孤独、愤怒、急躁、恐惧、自卑、自责、悲观、绝望，甚至厌世等心理。

老年人长期卧床，疾病康复延缓，易继发多种并发症，需要家庭投入大量的人力、物力和财力照顾，从而影响了家庭的正常生活，给家庭和社会带来巨大的压力和负担。

2. 长期卧床的预防

（1）去除病因和诱因：积极预防、治疗或去除可能造成老年人活动受限和长期卧床的疾病及相关因素，如心脑血管疾病、外伤、跌倒、糖尿病、高脂血症、骨质疏松症等。

（2）避免人为的长期卧床：老年人因病卧床休息时，要强调早期活动、早期下床，避免躺在床上进行洗漱、吃饭、穿衣等日常活动。

（3）早日进行康复训练：避免不必要、人为的长期卧床。尤其是对患心脑血管疾病、呼吸道疾病和骨质疏松症等慢性病的老年人，要强调早期活动，因卧床休息不但不利于这些疾病的恢复，反而会加重病情。

（4）积极参加相关活动：对有活动能力却卧床的老年人，鼓励其说明卧床原因，如体力虚弱、害怕跌倒、缺乏自信、意志力薄弱等，应有针对性地实施护理，促使其尽早下床活动。

（三）康复训练

加强对卧床老年人和家属进行主动或被动运动等方法的指导和康复训练，并鼓励老年人做一些力所能及的事情，将运动锻炼与日常生活紧密结合起来。注意保持老年人各关节处于功能位，防止关节僵直、肌肉萎缩、废用性变。

1. 预防足下垂训练 足下垂，又称垂足畸形，下肢瘫痪者极易形成。足部应给予支持，如使用足板托、枕头等物，使足与腿成直角，保持背屈位，以预防跟腱挛缩。冬季保暖时，应注意到棉被对足部的压迫，可用支架或干净硬纸盒支撑被子,避免压迫足背。训练、指导和帮助病人锻炼踝关节,避免肌肉萎缩和关节僵直。

2. 预防膝关节畸形训练 膝关节下放垫子,可防止膝肿胀和关节过度伸展(膝反张),时间不可过长。每日数次去垫平卧,防止膝关节屈曲挛缩。

3. 肩部、髋部等关节训练 ①平卧病人:肩关节下方放垫子,以防止肩关节脱位;腿、臀外侧放毛巾卷,防止髋关节外展、外旋。防止床垫太软,臀部凹陷,使得臀部长期处于屈曲位而发生屈髋畸形,导致病人可以离床站立时,因身体的髋关节屈曲而不能站立。②偏瘫病人(健侧卧):患侧上肢内收,于胸肘下放置垫子;患侧下肢屈曲,腿下放置垫子;背后放置枕头,防止躯干痉挛。③偏瘫病人(患侧卧):患侧上肢伸展位,健侧上肢屈曲于胸,患侧下肢屈曲,足下放置垫子。④半坐卧位病人:两臂离开躯干、上肢微屈,肘部下放置垫子,防止肩关节内收畸形。

(四)护理措施及健康教育

1. 合理安排营养 向老年人、家属说明吃富含蛋白质、脂肪、糖、维生素和矿物质食物的必要性。鼓励老年人多吃富含纤维素的食物、多饮水,以减少便秘和泌尿系结石的发生。

2. 口腔护理与预防呼吸道感染 卧床病人体弱、免疫力减退,抵抗力降低,呼吸道和肺部的防御功能减低或减退,易发生吸入性、坠积性肺炎。长期卧床的慢性病人,口腔内的条件致病菌的携带率比正常人高。口腔是病原微生物侵入机体的途径之一,口、咽部细菌的吸入是发生细菌性肺炎的主要途径。

3. 皮肤护理 预防压疮对于瘫痪或床上活动困难的病人十分重要。要求如下。①定时翻身:白天每2小时翻身一次,夜间不超过3小时翻身一次。②尽量照顾家属:夜间翻身可根据家属或照顾者睡眠,安排时间。③翻身前:应先拍背,嘱其咳嗽,再让病人饮温开水2口,后行翻身;每次翻身均应检查受压的骨突部,以便及时了解皮肤情况,发现问题及时处理。

4. 大小便失禁的护理 根据老年人的身体状况,采取不同的方法。若老年人清醒、上肢可活动,在床旁放置伸手可及的便器。若老年人虚弱无力、不自主排便,应注意观察其排便规律,根据规律制订相应措施。

5. 预防坠积性肺炎 老年人因长期卧床血液循环不良、机体免疫力下降,加之咳嗽无力、痰液黏稠,坠积的痰液常不能顺利排出体外,易出现呼吸道感染。因此,应协助或鼓励老年人经常变换体位,多饮水;定时为老年人拍背;指导老年人进行深呼吸和有效咳嗽;经常开窗通风,保持老年人居室内空气清洁新鲜;必要时,给予体位引流、超声雾化吸入和吸痰。注意观察老年人卧床期间体温和呼吸的变化,一旦出现发热、咳嗽、咳痰、呼吸困难等症状,应立即遵医嘱给予治疗。

6. 心理护理

(1)做好老年人的心理护理:多与老年人沟通、交谈,耐心倾听其诉说,协助心理治疗师对其进行心理支持、鼓励、安慰、暗示和行为治疗等,使其能够正确认识疾病,树立起战胜疾病的信心,积极配合各种治疗、护理和康复训练。

(2)做好家属的心理护理:长期照顾卧床的老年人是一种压力和负担,家庭成员或多或少地会产生负性情绪。但家属的言谈举止、喜怒哀乐,反过来又会影响老年人的心理、精神状态。因此,要重视并做好家属的心理护理,以取得他们的支持和协作,力争创造一个稳固、良好的外围环境,有效发挥整体护理的作用。

7. 居室环境指导 老年人一般既怕孤寂,又怕嘈杂,应注意尽量满足其精神需求。可创造条件,布置专门的"老年人生活角";居室防寒防暑功能很重要,由于老年人血液循环差,新陈代谢慢,居室温度不能太低,也不能太高,以 24~26 ℃为宜。居室要经常通风,保持室内空气流通。

二、失智与半失智老年人的居家护理与训练

(一)概述

失智,又称痴呆或脑退化症,是因脑部受损或疾病所致的渐进性认知功能退化,是一种以获得性认知

功能损害为核心,涉及记忆、学习、定向、理解、判断、计算、语言、视空间功能、分析及解决问题的能力丧失,并导致病人日常生活能力、工作能力和社会交往能力明显减退的综合征,病程的不同阶段常伴有精神、行为和人格异常。失智是老年人失能、半失能的重要原因之一。2016 年时我国失能、半失能老年人约 4063 万人,占老年人口的 18.3%。随增龄失智的发生率增高,失能、半失能老年人群体数量也在急剧增加。

（二）临床表现

1. 认知功能减退 ①轻度:主要是记忆障碍。首先出现的是近期记忆减退,忘记刚发生的事情。随着病情的发展,可出现远期记忆减退,即对发生已久的事情和人物遗忘。部分病人出现视空间障碍,外出后找不到回家的路。②中度:记忆障碍加重,工作、学习新知识等能力减退,特别是原已掌握的知识和技巧出现明显衰退。出现逻辑思维、综合分析能力减退,言语重复、计算力下降,明显的视空间障碍,在家中找不到自己的房间,还可出现失语、失用、失认。③重度:病人症状继续加重,言语能力丧失,不能自行穿衣、进食。

2. 非认知性神经精神症状 面对陌生和复杂的环境容易出现焦虑和消极情绪,还会出现人格障碍,如不爱清洁、不修边幅、暴躁、易怒、自私多疑。性格内向者变得易激惹、兴奋欣快、言语增多,原来性格外向的病人变得沉默寡言,部分病人出现明显的人格改变。

3. 情感行为异常 此类老年人可有老态龙钟、身体弯曲、肌肉萎缩、步态不稳、手指震颤等表现;可出现个人卫生、衣着、活动方式异于常人;可出现情感淡漠、低落、欣喜、兴奋等表现。

（三）康复训练

1. 失智预防训练 ①多刺激:多接触新事物多动脑筋,多从事可刺激大脑功能的心智活动,或创造性活动,如多看报纸杂志、写作、打桥牌、绘画、烹饪等。②多活动:多参加各种休闲活动,可强化脑部机能,如走路、爬山、游泳、骑自行车、做有氧运动、练瑜珈、打太极拳等,对失智与阿尔茨海默病都有预防作用。③控制疾病:有效控制心脏病、高血压、糖尿病等慢性疾病,可降低阿尔茨海默病及血管性失智的风险。④避免肥胖:体重过重(肥胖)容易引发代谢症候群,更会使血管提早老化、容易阻塞,提高老年失智的风险。因此要维持理想体重。⑤注意饮食:饮食尽量清淡,但要多摄取优质蛋白质、优质脂肪和各种维生素,如维生素 E、维生素 C 和类胡萝卜素等。

2. 开展训练 从简单的日常生活开始,逐渐到针对性的平衡、肌力训练,并予以记忆训练、理解和表达能力的训练等。在医疗护理和日常生活中,给予他们最佳的个人照顾,细心观察,随时指导。

3. 现存功能训练 弥补病人功能上的缺损,帮助病人完成日常生活各项事务,但同时也要给予其自我照顾的机会,尽可能地维持病人尚存的功能,如洗漱、穿脱衣服、用餐、如厕等。兼顾病人的生活习惯和个人兴趣爱好。如可以向病人的家属了解,病人平时习惯在什么时候洗澡,喜欢什么文体活动,这样就可以将这些信息纳入管理计划,尽量避免因习惯改变而导致病人困惑。

4. 照顾者的支持与指导训练 教会照顾者自我放松的方法,合理休息,寻求社会支持,适当利用家政服务机构、医院和专门机构的资源,组织有失智老年人的家庭互相交流,互相联系与支持。

（四）护理措施及健康教育

1. 加强安全护理 ①生活环境稳定:尽可能避免搬家,到陌生地方尽量有他人陪同;走廊铺设防滑砖,外围加装防护扶栏,并适当摆放休闲座椅,供疲累的病人休息;房间摆设尽量简单、宽敞,给病人足够的活动空间,并有清晰的环境导向标志。②防走失:病人外出时尽量有人陪同,或佩戴写有联系人姓名和电话的卡片或手环,以助于走失时被人送回,或配备手机、GPS 手表或 GPS 定位器等,从而定位老年人的位置。③加强日常照护:防止跌倒、烫伤、烧伤、误服、自伤及伤人等意外事件的发生;当病人情绪激动出现暴力行为时,不要以暴制暴,保持镇定,尝试转移病人的注意力,找出原因,采取措施,暴力表现频繁出现时,与医生沟通给予药物。

2. 日常生活护理 ①进食:对不能判断自己是否吃饱,反复要进食的病人,控制每次进食量,少量多餐,保证每日正常的餐量;对进食时间过长的人,吃饭过程中反复提醒咀嚼、吞咽;创造一个安静的就餐环境,就餐过程中关闭电视、收音机等,让病人专注地吃饭。②睡眠:由于痴呆病人存在时间定向力障碍,甚至出现昼夜睡眠模式颠倒,应建立有规律的活动及时间表,帮助病人养成良好睡眠习惯,形成规律生物钟;每天定时督促病人进行一定活动,增加日间光照。③如厕:病人会出现不能及时找到卫生间的情况,且这种情况会变得越来越多;制订有规律的如厕时间表,按时如厕,如在进餐前后、睡前或每隔 2 小时如厕一次;如果厕所距离较远,可就近放置简易坐便器。

3. 精神行为异常护理　失智病人随着疾病的进展,除了认知功能障碍外,还会出现精神行为症状。①大致可分为 4 类症状:情感症状,如焦虑、抑郁、易怒;精神病性症状,如幻觉、妄想、淡漠;脱抑制症状,如欣快、脱抑制行为等;活动过度症状,如易激惹、激越、冲动控制障碍、攻击性行为等。②护理:分析原因,主动关心,耐心倾听;保持家庭氛围融洽、温馨,让病人感觉到家的温暖,没有被家庭抛弃;给病人提供喜欢吃的食物、舒缓的运动及锻炼,缓解焦虑抑郁的情绪。

4. 用药护理　失智病人常忘记吃药、吃错药或重复服药,所以病人服药时必须有人在旁陪伴,亲视服药。由于失智病人常不能诉说不适,要细心观察病人有无用药不良反应等,对伴有抑郁、幻觉和自杀倾向的病人,要把药品管理好,放在病人拿不到的地方。

5. 心理护理

(1) 陪伴关心:鼓励家人多陪伴老年人,给予老年人各方面必要的帮助,多陪老年人外出散步,或参加一些力所能及的社交、家庭活动,使之消除孤独、寂寞感,体验到家庭的温馨和生活的快乐。

(2) 开导安慰:遇到老年人情绪悲观时,应耐心询问原因,予以解释,播放一些轻松愉快的音乐,以活跃气氛、改善情绪。

(3) 维护自尊:尊重老年人的人格;对话时要和颜悦色,专心倾听,回答询问时语速缓慢,使用简单、直接、形象的语言;多鼓励、赞赏、肯定老年人在自理和适应方面做出的任何努力。切忌使用过激的语言,如呆傻、愚笨等贬义词汇刺激老年人。

(4) 耐心细致:不嫌弃老年人,要有足够的耐心,态度温和,周到体贴,不厌其烦,积极主动地关心照顾老年人,以实际行动关爱老年人。

三、精神疾病稳定期居家护理与训练

(一) 概述

老年精神疾病,又称为老年性精神障碍,发生在老年期,是由脑萎缩、脑血管疾病、脑变性等大脑衰老性病变所致的一类精神障碍。老年性精神障碍可表现为严重的心理障碍,病人的认知、情感、意志、动作行为等均可出现持久而明显的异常。

(二) 常见的老年性精神障碍特征

1. 焦虑　自主神经功能兴奋,出现焦虑和烦恼,运动性不安,过分警觉和惊恐发作。

2. 抑郁　情绪低落、兴趣缺乏,自责、自罪、自我评价低;思维迟缓,有妄想症状,甚至产生厌世想法和自杀观念;意志消沉,严重者可表现为不语不动、不吃不喝;入睡困难,早醒或睡眠不深,做噩梦。

3. 语言沟通障碍　对语言理解困难,病人不能理解他人所说的话,言语表达困难,不能完整地向他人表达自己的想法,无法进行有效的交流。

4. 适应技能缺乏　由于孤独、退缩或与外界环境隔绝,病人丧失了基本生活技能,如自我照顾、做家务、购物等,其结果是不能在仅有很少照顾的环境中生活,失去了独立及半独立生活的能力。

5. 人际交往困难　不论是在家庭还是在社区,也不论是在工作还是在娱乐,常可发现病人不同程度地丧失了与他人正常交往的能力,不会与人交往。受精神疾病的影响,病人缺乏人际交往的动力,在交往过程中注意力涣散,难以集中。

6. 社会支持不足　病人长期患病及长期住院往往导致其社会功能丧失,他们不知道自己在社会环境中哪些行为是正确的,哪些行为是错误的,对自己所应承担的社会责任也不能完成。家属和周围人对病人疾病的认识有偏差或者能力有限等。

（三）康复训练

1. 预防噎食训练 ①选择密度均匀、黏度适当、不宜分散、易于变形且不宜残留的食物，如稠一点的粥、煮得烂一点的面条等。可根据情况选择半流质食物或流质食物。②体位：进食应采取前倾姿势，若卧床，喂食时需将上身垫高至少 30°。③工具：选择羹面小、浅的勺子，比较容易控制进食量，一口最多不超过 20 mL，一口吃完再吃下一口。④清洁：餐后应漱口，清除口腔残留物，保持口腔清洁。⑤意外：如病人出现呛咳，应停止进食，低头弯腰，保持身体前倾，防止残渣再次进入气管。

2. 环境适应训练 老年性精神障碍病人各器官功能逐渐减退，感觉迟钝、视力听力减退、行动迟缓、反应慢、平衡能力差，更加容易发生跌倒。不良的环境因素是引起老年人跌倒的重要危险因素。为防止意外事故的发生，居住环境应光线适宜，物品简单有序，地面应保持干燥、平坦，减少物品堆放；教会老年人正确使用助行器；降低床的高度或在地上放置固定的垫子来预防老年人坠床；老年人常用的椅子高度以平腘窝为宜，最好有扶手，便于老年人起身或坐下；行动不便的老年人外出、如厕、洗澡时，应陪同搀扶。生活起居要做到 3 个"30 秒"，即醒后 30 秒再起床，起床坐起 30 秒后再站立，站立 30 秒后再行走。

（四）护理措施与健康教育

1. 家庭的理解和配合 家庭是病人生活和活动的主要场所，家人的理解和配合是良好居家护理得以实现的关键。家属可以通过各种正规渠道加强自我学习，充分认识和理解老年性精神障碍的临床表现以及药物的不良反应，应认识到病人日常生活中的"不可理喻的想法和行为"是病人疾病的表现，而不是其故意为之、故意找麻烦。这样不但能更好地照顾病人，做到出现病情变化时及时察觉并带病人就诊，也能很快调整自己的情绪，保持积极稳定的心态，从而减轻照顾者自身的心理负担。

2. 加强基础护理

（1）个人卫生：鼓励病人料理自己的生活，积极维持自理能力。根据病人自理能力，定期看护或协助病人洗澡、更衣、理发，让其感到清洁、舒适，提升病人的自我形象与自尊感，不要什么事情都为其代劳。

（2）营养均衡：注意营养的搭配，保证足够的营养与水分的摄入。对于拒食者，要了解原因，做好相应的解释工作，劝其进食，必要时可由家属喂食，保证机体营养需要。对于食欲旺盛者，要适当限制进食量和进食速度，做到合理定量。对于吞咽困难、牙齿脱落者，应根据其具体情况准备半流质或者流食，防止噎食。

（3）排泄护理：积极帮助病人调整生活方式，建立良好的排便习惯。①防止便秘：每日饮水量 1500 mL 以上，多摄入膳食纤维，如增加豆类、谷物等的摄入量，适度运动。建议病人在晨起或餐后 2 小时内尝试排便，排便时集中注意力，减少外界因素的干扰。若仍无法改善便秘症状，需及时就诊，根据病情选择合适的药物进行干预。②警惕尿潴留：定时诱导小便，放松心情，用热毛巾敷在下腹部等，大约半小时后，可听着水流声尝试排尿。若各种措施后仍无法排尿，应尽快就医，不可大意疏忽。

（4）保障睡眠：保障病人的睡眠质量对巩固治疗、稳定情绪起着非常重要的作用。创造良好的睡眠条件，保持卧室的安静、舒适、整洁，光线明暗适度，温度适合，避免不利因素刺激。鼓励病人多活动，避免日间卧床小睡，保持起床时间规律，养成良好的睡眠习惯。必要时在专业医生的指导下合理选用和服用安眠药，避免擅自增加安眠药量。

3. 药物管理 老年性精神障碍病人往往会出现认知能力退化、记忆及语言障碍。对于轻症病人，可采取措施帮助病人按时服药、避免遗忘，如将服药和生活中的某些必做的事相联系；将药物放在醒目的位置，并用醒目的字体标明用药剂量和服药时间。对于病情较重的病人，应由家属代为保管药物，看着病人服用，防止错误用药和故意漏服，提高用药安全性。

4. 心理护理 与病人共同制订可行的康复目标，协助病人建立疾病康复后的生活方式。鼓励病人与社会接触，最大限度地保持社会功能。心理护理过程中，要做足三个"心"。①耐心：多与病人交流，多陪伴，当病人言语、行为出现错误时不要急于纠正，可转移其注意力后再告诉他正确的方式，耐心解释；行为正确时，则要及时表扬和鼓励。②爱心：尊重和爱护病人，避免大声训斥、嘲笑或责备，正确引导，帮助病人维持自尊，鼓励病人保持积极适当的行为方式。③细心：细心观察病人的情绪变化，及时给予关注。

5. 疾病知识指导 ①指导病人和家属了解老年性精神障碍的相关知识,包括病因、主要症状、愈后维持治疗的重要性以及监测药物不良反应的方法。②基于家庭治疗性指导,使家庭能够正确应对病人所患的疾病,接纳疾病带来的症状,掌握复发先兆,给病人心理支持与亲人的关爱,增强病人对治疗的依从性,减少疾病复发风险。③帮助病人掌握和了解自身情况变化的方法,不用极端方式处理情绪问题,学会有效表达不良情绪,对无法自我调整的负性情绪积极寻求专科医生的帮助。④告知病人及家属出院后的事项,定期复诊,在医生指导下按时按量服药。

6. 日常生活指导 鼓励病人和家庭建立健康的生活方式,避免各种生活事件对病人造成伤害,帮助病人有规律地生活,鼓励病人适度参加娱乐健身社交活动以及家务劳动,保持良好心境。良好的居家护理对老年性精神障碍病人的预后至关重要,家人和护士一起给"老小孩"更多的关心和照护,帮助他们提高生活自理能力和生活质量。

四、脑血管意外后遗症的护理与康复训练

(一)概述

脑血管意外又称中风、脑卒中(CVA),是一种急性脑血管疾病,是由于脑部血管突然破裂或因血管阻塞导致血液不能流入大脑而引起脑组织损伤的一组疾病,包括缺血性卒中和出血性卒中。缺血性卒中的发病率高于出血性卒中,占脑卒中总数的 60%~70%;出血性卒中的死亡率较高。调查显示,脑卒中已成为我国第一位死亡原因,也是我国成年人残疾的首要原因。

脑卒中具有发病率高、死亡率高和致残率高的特点。发生脑卒中后,每分钟大约有 190 万个脑细胞死亡,脑组织及其所支配的运动、语言、认知及情感等功能也将逐渐丧失。但是,如果脑卒中症状能够被早期识别,病人在发病 4~5 小时被及时送达并得到规范的血管开通治疗,多数可以明显恢复,甚至完全恢复。因此,及时发现脑卒中的早期症状极其重要,越早发现,越早诊治,治疗和康复效果也就越好。

(二)临床表现

1. 早期发现

(1)"BE FAST 口诀":2021 年 7 月,中国卒中学会在第七次学术年会期间正式发布了识别脑卒中早期症状的"BE FAST 口诀",前 5 个字母各代表一个早期症状,最后 1 个字母是提醒一旦发现卒中症状,就要马上拨打急救电话,立刻就医:

"B"——Balance,是指平衡,平衡或协调能力丧失,突然出现行走困难;

"E"——Eyes,是指眼睛,突发视力变化,视物困难;

"F"——Face,是指面部,面部不对称,口角歪斜;

"A"——Arms,是指手臂,手臂突然有无力感或麻木感,通常出现在身体一侧;

"S"——Speech,是指言语,说话含糊、不能理解别人的言语;

"T"——Time,是指时间,上述症状提示可能出现脑卒中,请勿等待症状自行消失,立即拨打 120 获得医疗救助。

(2)自我识别:2003 年,国际上推出一套公众自我识别 3 个脑卒中症状的方法:一是脸不对称,二是胳膊抬不起来,三是说话不清楚。由于脑结构的复杂性,大脑、小脑等不同部位血管闭塞的表现不同,国际上近两年在此基础上又增加了两个待识别症状:身体难平衡、眼睛看不清。这两个症状的增加可以使公众在家自我识别卒中率由原来的 70% 提高到 90% 以上。

2. 常见临床表现 脑卒中的最常见症状为,一侧脸部、手臂或腿部突然感到无力,猝然昏扑、不省人事。其他症状包括:突然出现一侧脸部、手臂或腿麻木或突然发生口眼歪斜、半身不遂;神志迷茫、说话或理解困难;单眼或双眼视物困难;行走困难、眩晕、失去平衡或协调能力;无原因的严重头痛;昏厥等。根据脑动脉狭窄和闭塞后神经功能障碍的轻重和症状持续时间,脑卒中可分为如下三种类型。

(1)短暂性脑缺血发作(TIA):颈内动脉缺血表现为突发肢体运动和感觉障碍、失语,单眼短暂失明等,少有意识障碍。椎动脉缺血表现为眩晕、耳鸣、听力障碍、复视、步态不稳和吞咽困难等。症状持续时

间短于 2 小时,可反复发作,甚至一天数次或数十次。可自行缓解,不留后遗症。脑内无明显梗死灶。

(2) 可逆性缺血性神经功能障碍(RIND):与短暂性脑缺血发作基本相同,但神经功能障碍持续时间超过 24 小时,有的病人可达数天或数十天,最后逐渐完全恢复。脑部可有小的梗死灶,大部分为可逆性病变。

(3) 完全性卒中(CS):症状较短暂性脑缺血发作和可逆性缺血性神经功能障碍严重,不断恶化,常有意识障碍。脑部出现明显的梗死灶。神经功能障碍长期不能恢复,完全性卒中又可分为轻、中、重三种类型。

(三)康复训练

1. 开始训练指征 根据中国脑卒中康复指南,脑卒中病人开始进行康复训练的条件是生命体征稳定、神经系统症状不再进展的 48 小时后。也就是说,当病人血压、体温等恢复正常,肢体瘫痪症状不再加重时,康复治疗从病床上就可以开始了。

有研究表明,在存活的脑卒中病人中,如进行积极的康复治疗,90% 的病人可重新恢复步行和生活自理能力,30% 的存活病人能恢复一些较轻松的工作。相反,如不进行康复治疗,步行和生活自理能力恢复的概率只有 6% 和 5%。康复治疗通常分为三期,包括发病早期在病房的急性期康复治疗,在医院康复中心的恢复期康复治疗,以及出院后在社区或家中的后遗症期康复治疗。

2. 急性期的康复训练 脑卒中急性期持续时间一般为 2~4 周,待病情稳定 48~72 小时后,康复治疗即可与临床诊治同时进行。在这个时期需要积极处理原发病与各类并发症,稳定病情,缓解症状,消除影响康复疗效的因素,同时还要做好脑卒中康复的风险管理,避免脑卒中复发。考虑到这个时期的病人因病情影响不能配合康复训练,所以以康复的目的是预防压疮,防止呼吸道和泌尿道感染,避免关节挛缩与变形,同时也要为恢复期功能训练做准备。

1) 保持抗痉挛体位 抗痉挛体位又称良肢位,以保持肢体的良好功能为目的,防止或对抗痉挛模式的出现,预防继发性关节挛缩、畸形或肌肉萎缩,防止压疮、肺炎及深静脉血栓形成。常用体位有如下几种。

(1) 仰卧位:头下垫枕,避免侧屈、过屈或过伸。患侧肩后部垫枕,避免肩后缩。患侧上肢置于体侧方,适当外展,肘关节保持伸展,前臂旋后,拇指指向外方。患侧臀下垫枕,避免臀部后缩。患侧下肢股外侧用枕头支撑,避免大腿外旋。患侧小腿或膝下避免垫枕,防止压迫下肢静脉与膝过屈或过伸。仰卧时间不宜过长。

(2) 患侧侧卧位:头下垫枕,躯干稍后仰,其后方可垫枕支撑。患侧肩胛带充分前伸,肩关节前屈 90°~130°。患侧肘关节自然伸展,前臂旋后,手呈背屈位。患侧髋关节自然伸展,膝关节可稍屈曲。健侧上肢自然放置,健侧下肢呈踏步状置于枕上。

(3) 健侧侧卧位:头下垫枕,躯干保持垂直。上肢下垫枕,患侧肩胛带充分前伸,肩部前屈 90°~130°,肘关节与腕关节保持自然伸展。患侧髋关节、膝关节自然半屈曲,呈踏步状置于枕上,患足与小腿尽量保持垂直位。本体位是病人最舒适的体位,对患侧肢体亦有益。

2) 变换体位 每 1~2 小时变换一次体位,可避免肺部感染和压疮的出现。并且不断交替进行仰卧、患侧卧和健侧卧,可使病人肢体的伸屈肌张力达到平衡,预防和减轻痉挛。

3) 关节被动运动 为促进肢体血液循环、增加感觉输入、预防关节活动受限,可分别进行肩关节外展、屈曲和外旋,肘关节伸展,腕关节和手指伸展,髋关节外展、屈曲和伸展,膝关节屈曲和伸展,足背屈和外翻运动。每次每个关节做 2~3 组,肌张力越高,被动关节运动次数应适当增多。

4) 饮食、大小便、呼吸管理 依照病人病情调整进食方式,加强口腔护理;针对急性期病人出现尿潴留、大小便失禁及便秘的情况,及时予以清理、导尿或通便等相应治疗;防治呼吸系统并发症及静脉血栓等问题。

3. 恢复期的康复训练 恢复期的病人病情稳定,意识清楚,其功能也在逐渐恢复,要应用各种偏瘫康复技术促进功能的恢复。主动康复训练的顺序和强度应遵循瘫痪恢复的规律,先从躯干、肩胛带和骨盆开始,以基本动作训练为重点,按照翻身、坐起、站立和行走,以及肢体近端至远端的顺序进行。

(1) 床上翻身训练:病人双手十指交叉,上肢伸展,做上举、伸向侧方的练习。翻身时,交叉的双手伸向翻身侧,头抬起转向翻身侧,躯干翻转,至侧卧位,然后返回仰卧位,再向另一侧翻身。每日多次训练。

(2) 桥式运动:病人仰卧,双上肢自然放置身体两侧,双腿屈曲,双足踏床,缓慢抬起臀部,尽可能长时间地坚持后缓慢放下,此为双桥式运动。若病人能较容易地完成以上运动,可进一步训练单桥式运动,即病人悬空健腿,仅用屈曲的患腿做足踏床抬臀训练。

(3) 坐位训练:包括平衡训练和耐力训练。①病人在躯干无支撑的状态下,在床边或椅子上取静坐位,髋关节、膝关节和踝关节均屈曲 90°,双足踏支持台或地面,分开约一脚宽,健侧上肢撑床或双手置于膝上。②训练者协助或指导病人调整躯干和头至中间位,然后松开双手,此时病人可保持该位置一定时间,然后慢慢地倒向一侧。随后训练者指导或帮助病人调整身体至原位,反复进行。③此后让病人双手手指交叉在一起或用健侧上肢,在保持躯干良好控制的前提下,伸向前、后、左、右、上和下不同方向,此称为自动态坐位平衡训练。④当病人在受到突然的推拉外力仍能保持平衡时(被动态平衡),就可认为已完成坐位平衡训练。此后坐位训练主要是耐力训练。

(4) 站立位训练:待病人站立后,嘱病人上肢自然垂直于体侧,在逐渐去除对躯干的支撑时保持站立位。当病人能独立保持静态站立时,嘱病人将自身中心逐渐移向患侧,以训练患腿的持重能力。继而通过病人自身移动重心等动作进行自动态站立位平衡的训练。直至病人能在突然受到外力推拉时仍保持平衡,即达到被动态站立位平衡。

(5) 步行训练:当病人能做到自动态站立位平衡,且患腿持重达体重一半以上并能向前迈步时,便可进行步行训练。初期训练要少量多次,循序渐进,避免病人过度疲劳、出现足内翻等情况。

(6) 作业治疗:①上肢和手功能训练:可用滚筒、滑行板、斜面磨砂板、bobath 球训练上肢粗大的运动;用系鞋带、剪纸、编织等训练双手协同操作;用书写、拾小物品、拧螺丝等训练患手的精细动作。②日常生活活动能力训练:训练病人充分利用残存功能、辅助器具独立完成个人卫生、吃饭、更衣等,以达到生活自理。

(7) 其他:如物理治疗、中医传统疗法治疗等。同时针对失语、构声障碍、吞咽障碍、认知障碍等也需要予以针对性的训练。

4. 后遗症期的康复训练 脑卒中常见的后遗症主要表现为患侧上肢运动控制能力差和手功能障碍、失语、构音障碍、面瘫、吞咽困难、偏瘫步态、患足下垂行走困难,大小便失禁、血管性痴呆等。脑卒中后遗症期病人的康复训练重点应该是,保持原有的日常生活活动能力,加强残存和已有的功能,即通过预防性与维持性康复、补偿性康复以及残存功能的强化,提高此期病人的机体功能,避免废用综合征、骨质疏松、压疮、肺炎等并发症的发生。

(1) 坐位平衡训练:先屈膝依靠背架支持坐在床上,逐渐去除支架,把双腿放在床边,也可在床侧或床头设置围栏杆、把手或捆上绳索,以助坐起。佩戴足下垂助行仪,在电刺激帮助下将患肢抬起放下,可通过训练增强躯干肌肌力和坐位平衡力等。

(2) 站立位平衡训练:严重者需要有人扶持,或用手杖协助亦可。站立时两腿分开约 3 cm,先以健肢持重,缓慢试着用患肢,两足逐渐交替,直至站稳。

(3) 行走训练:先抬起健肢行走,以温和的电脉冲冲击患肢后,病人适时抬脚,脚步越来越自然,初次由他人扶持,逐渐过渡到独自行走。

(4) 上下楼梯的训练:上楼时先用健足跨上,然后再提起患足,与健足在同一级台阶,下楼梯则相反。

以上训练应由简到繁,由室内到室外,逐步扩大区域,不要过于疲劳。根据病人身体状况调整训练强度,当下肢出现痉挛时应适当休息再进行训练。日常生活的康复训练,可使病人尽快独立生活,回归社会。

(四)护理措施与健康教育

1. 日常生活指导

(1) 饮食:应适当限制脂肪、糖及盐的摄入,少喝咖啡,每餐进食七八分饱。同时为保证营养摄入充分,吞咽困难者可进半流质食物,且速度应缓慢,进食后保持坐位 30~60 分钟,防止食物反流。因意识模糊不能进食时,可通过静脉或鼻导管供给营养。为防止食物误入气管引起窒息,进食前要注意休息,避免疲劳增加误吸的危险;进餐时告知老年人不要讲话;用杯子饮水时杯中水不能过少,防止饮水时杯底抬高增加误吸危险。

(2)穿衣:指导病人穿宽松、柔软、棉质、穿脱方便的衣服,穿衣时先穿患侧后穿健侧,脱衣时顺序相反。不宜穿系带的鞋子。

(3)如厕:训练病人养成定时排便的习惯,如活动障碍,可利用便器在床上排便。可自行如厕者,要有人陪护,以便帮助病人穿脱裤子和观察病情。

2. 疾病知识指导 脑血管意外最有效的护理是预防,一旦有意外要做到早期发现。因此,护士应在不同的场合让老年人和家属掌握脑卒中发生的先兆,做到早发现、早就医、早治疗。研究发现,脑卒中常见预兆依次如下。

(1)头晕,特别是突然感到眩晕。

(2)肢体麻木,突然感到一侧面部或手脚麻木,有的为舌麻、唇麻。

(3)暂时性吐字不清或讲话不灵。

(4)肢体无力或活动不灵。

(5)与平时不同的头痛。

(6)不明原因突然跌倒或晕倒。

(7)短暂意识丧失或个性和智力的突然变化。

(8)全身明显乏力,肢体软弱无力。

(9)恶心呕吐或血压波动。

(10)整天昏昏欲睡,处于嗜睡状态。

(11)一侧或某一侧肢体不自主地抽动。

(12)双眼突感一时看不清眼前出现的事物。

不同类型的脑卒中,其治疗方式不同。其中高血压是导致脑卒中的重要可控危险因素,因此,降压治疗对预防脑卒中发病和复发尤为重要。只有加强对全民普及脑卒中危险因素及先兆症状的教育,才能真正预防脑卒中。

五、肢体残疾老人的护理与康复训练

(一)概述

肢体残疾,是指人体运动系统的结构、功能损伤,造成四肢残缺或四肢、躯干麻痹、畸形等,进而导致人体运动功能不同程度的丧失以及活动受限等。肢体残疾包括上肢或下肢因伤、病等导致的畸形或功能障碍;中枢神经、周围神经因伤、病或发育异常造成躯干或四肢的功能障碍。

(二)肢体残疾的分级与临床表现

1. 一级肢体残疾 ①肢瘫;下肢截瘫,双髋关节无自主活动能力;偏瘫,单侧肢体功能全部丧失。②四肢在不同部位截肢或先天性缺肢;单全臂或全腿、双小腿或前臂截肢或缺肢;双上臂、单大腿或小腿截肢或缺肢;双全臂或双全腿截肢或缺肢。③双上肢功能极重障碍;三肢功能重度障碍。

2. 二级肢体残疾 ①偏瘫或双下肢截瘫,残肢仅保留少许功能。②双上肢(上臂或前臂)或双大腿截肢或缺肢;单全腿(或全臂)和单上臂(或大腿)截肢或缺肢;三肢在不同部位截肢或缺肢。③两肢功能重度障碍;三肢功能中度障碍。

3. 三级肢体残疾 ①双小腿截肢或缺肢;单肢在前臂、大腿及其上部截肢或缺肢。②一肢功能重度障碍;两肢功能中度障碍。③双拇指伴有食指(或中指)缺损。

4. 四级肢体残疾 ①单小腿截肢或缺损。②肢功能中度障碍;两肢功能轻度障碍。③脊椎(包括颈椎)强直;驼背畸形大于70°;脊椎侧凸大于45°。④双下肢不等长,差距大于5 cm。⑤单侧拇指伴有食指或中指缺损;单侧保留拇指,其余四指截除或缺损。

（三）康复训练

1. 关节活动度训练 尽早开始关节活动度训练是避免关节发生挛缩畸形的有效办法。①上肢截肢：早期训练肩关节活动度可以防止肩关节挛缩。②前臂截肢：加强肩、肘关节活动，以防止肘关节僵直。③大腿截肢：早期一定要强调髋关节的内收和后伸运动训练，防止髋关节屈曲外展畸形的发生。④小腿截肢：膝关节的运动训练很重要，尤其是伸直的运动训练更重要，一旦发生膝关节屈曲畸形，将严重影响假肢的穿戴。⑤注意：在进行关节活动度训练时要以主动功能训练为主，兼顾被动关节活动度训练；不能进行主动活动的关节或已有关节发生挛缩时，以被动运动训练为主。

2. 肌力训练 肌力训练与关节活动度训练同样重要，具有良好肌力的残肢才能很好地带动和控制假肢。①前臂截肢：应做肘关节屈伸抗阻力训练，来增强肘关节屈伸肌力，并要训练前臂残留的肌力，其方法是进行患侧手的抓握和伸展训练。②大腿截肢：主要训练髋关节的屈、伸、外展和内收肌肉的力量，可以做外展、前屈、后伸的抗阻力训练。③小腿截肢：主要训练股四头肌肌力，可以做膝关节屈伸的抗阻力训练，并要训练小腿残留的肌力，其方法是进行残肢的屈伸活动训练，以避免残肢肌肉萎缩。

3. 使用助行器的训练 特别应对截肢者进行使用拐杖的指导，由于使用拐杖行走时身体易前屈，故应特别注意纠正身体的姿势。路面上行走，要进行上下阶梯、迈门槛、跨过窄沟及障碍物的训练，灵活性训练，以及倒地后站立、搬运物体、对突然意外做出快速反应的训练等。

（四）护理措施与健康教育

1. 日常生活护理与指导 饮食清淡，以高维生素、高蛋白质、高热量、低脂肪饮食为主。要多运动。随时关注老年人的大小便，如果老年人大小便不能自理，一定要穿成人尿布。2 天一次帮老年人擦身以及翻身。做好口腔护理，经常检查口腔内是否有痰，若有痰及时吸出以防窒息的发生。

2. 安全护理与指导 如果老年人不能自理，应该经常改变身体位置，定时拍背，防止并发症发生。肢体残疾老年人瘫痪在床可能会发生肺部感染，肺部感染者有效通气受阻，呼吸道分泌物不能及时排出，要多更换体位，翻身、拍背、协助排痰。防止压疮的发生，一定要勤翻身，经常擦拭身体，经常做身体按摩，促进血液循环，促进肢体康复。防止病人跌倒、摔伤、坠床等意外发生，可在床边安放护栏。康复期病人跌倒会造成运动能力下降，还会使病人因怕跌倒而不愿多动，对病人造成不良影响。

3. 康复护理与指导

（1）保持适当体重：①现代假肢的接受腔，其形状、容量十分精确，一般体重增减超过 3 kg 就会引起腔的过紧过松，使接受腔变得不适合。②如一侧大腿截肢穿戴假肢行走时，同样的速度和距离，要比同样体重的正常人多消耗能量 50%～100%，体重越大，能耗越大，所以保持适当的体重是非常重要的。③肥胖者残肢长度与残肢横径的比值减少，残肢外形接近半球形，残肢的杠杆作用减弱，对假肢的控制能力减弱，不利于假肢的代偿功能。

（2）防止残肢肌肉萎缩或肿胀：①为防残肢肌肉萎缩、肿胀，训练是非常重要的。因为残端一旦发生上述情况，不但会造成假肢接受腔不适，而且会影响假肢代偿功能的充分发挥。②同时还要防止残肢脂肪沉积。因此，截肢者只要开始佩戴假肢，就要求在不穿戴假肢时一定要坚持用弹力绷带包扎，这是防止残肢肿胀及脂肪沉积的有效方法。

（3）保持残肢皮肤清洁：告知病人及家属，保持残肢皮肤和假肢接受腔的清洁，以防止残肢皮肤发生红肿、肥厚、角化、毛囊炎、疖肿、溃疡等。注意定期自我检查和保护，避免感染和局部循环不良的发生，降低再手术风险。残肢袜套要经常清洁，接受腔也要经常清理并保持干净，以保持残肢皮肤健康。

（4）早期开始康复锻炼：早期不应该长时间乘坐轮椅，避免发生髋关节屈曲外展畸形。可使用拐杖、助行器等辅助工具，并进行安全教育，避免跌伤。根据病人的手术范围及身体状态指导病人及早开始锻炼，并指导病人及家属按摩及拍打肢体，以利于恢复。

（5）心理疏导：应定期对病人进行心理疏导，鼓励病人在身体允许的条件下进行户外活动，鼓励家属多与病人交流，帮助病人恢复自信，以良好的状态回归社会。

六、压力性损伤(压疮)的预防与护理

(一)概述

压力性损伤,简称压疮,是指由于压力或压力联合剪切力导致的皮肤和(或)皮下软组织的局限性损伤,通常发生在骨隆突处或与医疗器械接触的相关部位。压疮可能由病人的体重所产生的力或由于外部施加的力,或由于这些组合因素造成。压疮曾被称为压力性溃疡,2016 年美国国家压疮咨询委员会将其更名为压力性损伤。

压疮是由多种因素引发的复杂的病理性过程,其发病机制尚待研究。局部组织承受过高的压力和机体组织对压力的耐受性降低,是导致压疮发生的重要因素。

压力增加:局部组织持续承受过高的压力是压疮发生的首要因素。长期卧床的老年人在相应的骨隆突处或使用医疗器械不当时,在相应的部位承受很高的压力。当压力超过皮肤毛细血管正常压(16~32 mmHg)时,可阻断血管对组织的血液灌注,造成组织缺血、缺氧,代谢物质排泄受阻,导致组织细胞变性、坏死。压疮的形成与局部压力的强度及持续时间密切相关。

耐受性降低:机体耐受性降低,使局部组织承受相对增高的局部压力,同样可导致组织细胞的变性和坏死。其原因如下。①内源性因素:活动受限;高龄;营养不良;心血管疾病;骨折;糖尿病;神经系统疾病;认知功能障碍;失禁(大小便);风湿性疾病;挛缩;痉挛。②外源性因素:压力(翻身不及时,石膏绷带、夹板、衬垫使用不当,松紧不适);剪切力(不适当翻动、移动);摩擦(衣服不平整,床单褶皱有碎屑,翻身时拖拉,使用脱漆便器);潮湿(汗液、尿液、血液及渗出物)。

(二)临床分期与表现

2016 年美国国家压疮咨询委员会对压疮的分期及分类如下。

1. Ⅰ期压疮 皮肤完整,出现压之不褪色的局限性红斑,通常发生在骨隆突处。肤色深区域可能见不到指压变白现象,这一区域可能会出现疼痛、发硬、发凉或发热,见图 7-36。

2. Ⅱ期压疮 部分皮层缺失或出现水疱,真皮层部分缺损,表现为浅表开放的粉红色创面,也可表现为完整或开放或破溃的浆液或血清性的水疱,见图 7-37。

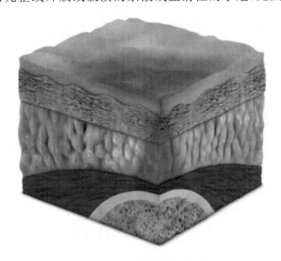

图 7-36 Ⅰ期压疮示意图

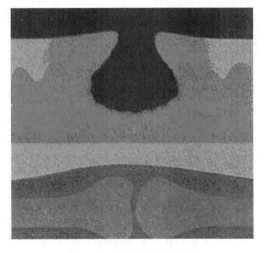

图 7-37 Ⅱ期压疮示意图

3. Ⅲ期压疮 全层皮肤组织缺失,可看到皮下脂肪组织,但没有骨骼、肌腱或肌肉组织暴露。伤口床可能存在腐肉及坏死组织、潜行或窦道等,见图 7-38。

4. Ⅳ期压疮 全层组织缺失,伴有骨骼、肌腱或肌肉暴露。可能见到腐肉或焦痂,常常伴有潜行和窦道。可深及肌肉和(或)支撑组织(如筋膜、肌腱或关节囊),可能发生骨髓炎。可直接看到或探测到外露的骨骼或肌肉组织,见图 7-39。

Ⅲ期或Ⅳ期压疮的深度因解剖部位不同而表现各异。鼻背、耳、枕部和踝部等没有皮下组织,因此溃

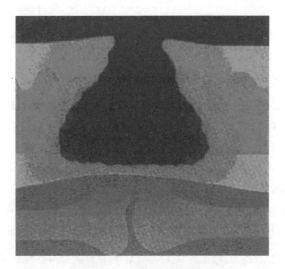

图 7-38 Ⅲ期压疮示意图

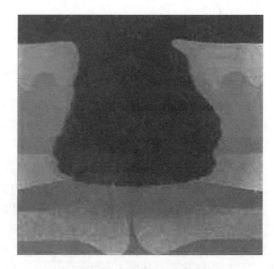

图 7-39 Ⅳ期压疮示意图

疡较表浅。相反,在臀部等脂肪组织较多的部位溃疡会很深。

5. 不可分期压疮 皮肤全层或组织全层缺损,深度未知,缺损涉及组织全层,溃疡完全被坏死组织(黄色、棕褐色、灰色、绿色或棕色)和(或)焦痂(棕褐色、棕色或黑色)所覆盖,只有彻底清除坏死组织和(或)焦痂,暴露出创面基底,才能确定其损伤的深度。其损伤程度一定是Ⅲ期或Ⅳ期压疮。

6. 深部组织损伤期压疮 深度未知,由压力或压力联合剪切力导致的皮下软组织的损伤。局部出现紫色或紫黑色、充血性水疱或淤伤,可出现疼痛、硬结、糜烂、松软、潮湿、皮温升高或降低等表现。对肤色较深的老年人可能难以鉴别。可能会进一步发展成黑色创面上形成水疱或被薄层焦痂覆盖。即使接受最佳治疗,也会快速地发展为深层组织损伤。

7. 医疗器械相关性压疮 使用医疗器械不当而导致的压疮。

8. 黏膜压疮 黏膜部位发生的压疮,常常因医疗器械使用不当而导致。无法按皮肤压疮进行分期。

(三)压疮预防

大多数压疮是可以预防的,通过科学的管理和专业化的护理,也可以降低压疮的发生及损伤程度。

1. 预防原则

(1)识别危险人群及危险因素:根据不同医疗环境,建立压疮风险评估制度、流程,选择适合的评估工具,帮助护理人员科学评判,能针对不同危险程度提出有效的预防措施。

(2)减压:避免垂直压力、摩擦力、剪切力的持续存在,要求护理人员针对评估结果制订相应的体位变更计划、体位变更频次、体位摆放方式,并选择合适的支撑面及稳定度。

(3)控制潮湿:关注大小便失禁、汗渍、冲洗液等的控制,针对评估结果选择合适的控便装置及皮肤保护、隔离剂等。

(4)营养支持:病人在疾病的不同阶段需要不同的营养管理方式,需及时提供营养支持,当压疮病人存在营养风险或营养不足时,需营养专科护士、营养师、医生共同会诊,给出治疗方案。

(5)健康教育:压疮预防和护理与长期照护者的预防护理能力息息相关,护理人员应随时为病人、家属或主要照护者提供压疮预防护理的健康教育。

2. 体位安置与变换 经常变换体位是解除局部压力最简单、最有效的方法。意识丧失、感知觉障碍或移动能力受限的老年人,无法自主变换体位,需要协助变换体位。变换体位的频次应根据老年人的病情、皮肤耐受性、移动能力和所使用的支撑面的材质而定。一般每2小时协助变换体位一次,必要时每30分钟一次。

(1)长期卧床的老年人:采取30°侧卧位,以增加身体与床面接触面积,减轻骨隆突处的压力,并使用体位垫或枕头等支撑物来保持正确的体位;尽量避免90°侧卧位,采用这种体位时接触面承受很大的压力;协助变换体位时,避免拖、拉、拽、推老年人,并保持床铺平整无渣屑。

（2）保护足跟部：为预防足跟部压疮，可使用足跟托起装置，也可使用软枕或泡沫垫沿小腿全长托起，膝关节成 5°～10°弯曲的状态，足跟部悬空，避免在跟腱处出现高压区域。

（3）注意保持良好体位：除非病情需要，避免长时间床头抬高超过 30°，可选择特殊床或在臀部用软枕等物支撑避免身体下滑。坐轮椅时，轮椅座位面应使用减压垫，分散坐骨结节处的压力，并使用束缚装置防止身体挪移。

（4）支撑面管理：支撑面是指管理压力、剪切力、摩擦力和微环境的装置，如气垫床垫、泡沫床垫及减压坐垫等。使用支撑面是预防压疮非常重要的措施。

3. 皮肤护理原则及注意事项 床铺保持整洁、干燥、无渣屑；搬运老年人时可使用特殊的搬运设备；协助变换体位时抬起老年人的身体，避免拖、拉、拽、推；大小便污染会阴部皮肤时及时给予清理，动作轻柔，避免损伤皮肤；避免使用刺激性清洁剂；骨隆突处等受压部位可以选择伤口敷料保护皮肤。避免各种导管和其他医用装置压迫皮肤。禁止用力摩擦受压部位。

4. 营养支持 制订个性化的营养支持方案，并监测和评价营养支持效果。当老年人不能经口进食或经口进食困难时，根据医嘱给予肠内或肠外营养。

5. 敷料应用 敷料可以减轻局部承受的压力、剪切力和摩擦力；同时有调节和控制微环境的能力。可以选择银离子敷料、硅胶敷料、液体敷料、泡沫敷料、水胶体敷料及薄膜敷料强化压疮的预防。

（四）护理措施与健康教育

1. 伤口评估 ①局部评估：包括压疮发生的部位、大小和深度、渗出液、伤口床状态、边缘、伤口有无感染征象、周围皮肤、窦道、潜行或腔隙、伤口气味、有无疼痛和不适等，并做好记录。②老年人的全身评估：包括有无慢性系统性疾病，是否有全身营养状况不良，是否长期服用激素或免疫抑制剂，是否正在进行放疗或化疗，有无低蛋白血症，组织血流灌注情况，神经系统损害情况及是否吸烟等。

2. 伤口清洗 伤口清洗的目的是清除伤口上的污染物，减少微生物数量。每次更换敷料时都需要清洗伤口。伤口清洗液可以选择生理盐水、蒸馏水、饮用水或冷开水（需符合灭菌要求）。伤口内存在坏死组织或已出现感染征象时，可以选择含有表面活性剂和（或）抗菌剂的清洗液清洗创面，但需要用生理盐水冲洗干净。

3. 伤口清创 伤口清创是指清除伤口床及边缘无活性的坏死组织的过程。坏死组织的存在将加重伤口炎症反应，增加感染的风险，阻碍上皮细胞的移行。临床常用的清创方法有外科清创、器械清创及自溶性清创等。多种清创方法联合使用更安全、更有效。有出血倾向、服用抗凝药物、组织灌注不足、免疫功能低下、肢体血液供应不足、全身状态差及危重的老年人不宜进行器械清创。

4. 感染性伤口的处理 注意观察伤口有无红、肿、热、痛和蜂窝组织炎等感染的征象；有无脓性渗液、肉芽组织脆弱、伤口疼痛或出现异味等。必要时做创面细菌培养。伤口感染导致伤口愈合延迟，也可引起败血症等全身感染，严重者导致死亡。预防和控制伤口感染可以选择银离子敷料或高张盐敷料。必要时可遵医嘱全身应用抗生素。伤口局部出现波动感时，配合医生给予切开引流。

5. 伤口敷料 利用密闭、半密闭的伤口敷料，为伤口愈合提供湿性愈合环境。伤口敷料种类很多，包括薄膜敷料、水胶体敷料、水凝胶料、藻酸盐敷料、泡沫敷料、硅胶敷料、银离子敷料等。这些敷料可以为伤口愈合提供湿性愈合环境及其他微环境，可以促进清创过程，管理伤口渗液，预防和控制感染。

6. 各种压疮的护理目标及处理原则

（1）Ⅰ期压疮：局部减压、保护皮肤。①观察皮肤：每 2 小时观察一次，包括压疮部位的皮温变化，有无水肿、疼痛以及皮肤变硬。②保护皮肤：剪切力和摩擦力因素存在时，清洁局部皮肤后贴透明的水胶体敷料保护。皮肤破溃后需更换敷料；敷料边缘有部分掀起时，可剪去掀起部分；皮肤好转后去除敷料。③深部组织受损：一旦皮肤破溃，应立即通知医生建议会诊。

（2）Ⅱ期压疮：局部减压，保护创面。①小水疱（直径小于 5 mm）未破溃：避免摩擦、继续观察；局部清洁、消毒后，贴透明的水胶体敷料，至水疱吸收后去除敷料。②大水疱（直径大于 5 mm）未破溃：局部消毒，无菌技术抽出疱内液体、保留疱皮，外贴泡沫敷料，敷料吸收渗液变色后需更换敷料，否则 7～10 天更换。

③创面红色:0.9%氯化钠清洁创面及周围皮肤,贴泡沫敷料覆盖创面,7天更换;④创面颜色发白或不清洁:0.9%氯化钠清洁创面及周围皮肤,银离子敷料覆盖创面,5~7天更换敷料。⑤如经上述处理压疮无好转或加重,请压疮质量管理组会诊协助处理。

(3)Ⅲ、Ⅳ期压疮:局部减压、保护创面。①压疮伤口处理:医生会诊,由伤口护理师处理;根据不同部位,选择不同敷料。②记录:协助换药并记录压疮处理情况。经常变换体位是解除局部压力最简单、最有效的方法。意识丧失、感知觉障碍或移动能力受限的老年人,无法自主变换体位,需要协助变换体位。变换体位的频次应根据老年人的病情、皮肤耐受性、移动能力和所使用的支撑面的材质而定。一般每2小时协助变换体位一次,必要时每30分钟一次。③足跟处的稳定型焦痂(干燥、紧密附着、完整而无红斑或波动感)可起到"天然屏障"的作用,不应去除。

(4)不可分期压疮:特点是损伤被掩盖,只有彻底清除坏死组织或焦痂,才能了解损伤的深度。需要请专业人士给予清创。

(5)深部组织损伤期压疮:加强预防护理,局部选择敷料保护,如泡沫敷料、液体敷料、银离子敷料等,观察转归。

7. 学会观察和评估

(1)评估风险因素:①压力(如摩擦力、剪切力、移动力)、大小便失禁、潮湿、营养不良、运动障碍、感官认知,年龄、体重、使用医疗器械等。②高危人群:患有神经系统疾病、脊髓损伤、长期卧床、高龄、营养不良、消瘦或肥胖、大小便失禁、水肿、使用医疗器械及手术等老年人。

(2)评估易患部位:压疮易发生在长期受压的部位,特别是骨隆突处。不同体位,好发部位也不相同。①仰卧位:枕骨粗隆、肩胛部、肘部、脊椎体隆突处、骶尾部及足跟部。②卧位:耳廓、肋骨、肘部、髋部、膝关节内外侧及内外踝处、耳廓处易受压。③俯卧位:面颊部、女性乳房、男性生殖器、髂嵴、膝部、足尖处。④坐位:坐骨结节处。

(3)评估营养状况:包括身高、体重、体重指数、三头肌皮褶厚度、上臂肌围、实验室指标、食物摄入情况、皮肤营养情况等。也可以通过评估皮肤的弹性、颜色、温度、水分、感觉来评估营养状况。必要时请专业人士使用专业的评估工具进行营养状态筛查。

思考题

(1)老年人应如何预防长期卧床?

(2)失智和半失智老年人的安全护理措施有哪些?

(3)精神病稳定期老年人的重点功能训练内容是什么?如何进行?

(4)早期发现脑卒中的方法和内容要点各是什么?

(5)脑卒中病人开始训练的指征是什么?

(6)不同肢体残疾病人的训练内容有哪些?

(7)如何预防压疮?

(李婧婧 郭 玮)

第八章　老年肿瘤病人的护理

内容要点

　　肿瘤是机体组织细胞在各种内在和外在致瘤因素的长期作用下,失去了对其生长的正常调控,发生过度增生及异常分化而形成的新生物。老年肿瘤病人是一个重要而特殊的群体,其临床特点如下:病情发展相对缓慢、临床症状不典型、隐性癌比例增加、重复癌增多等。本章重点阐释的是老年常见肿瘤疾病及护理、常见肿瘤并发症及护理、肿瘤治疗中常见的不良反应及护理、老年肿瘤病人的社区管理和护理等,以指导病人和家属进行自我管理,提升其生活质量和生存品质。

　　机体免疫功能会随着年龄增长而不断下降,身体的免疫监视能力也会慢慢降低,而免疫功能的减弱则有利于癌症的发生和发展。同时,随着年龄的增长,人体所接触的致癌因素数量和种类也越来越多,这些致癌物质随着时间的推移会对人体产生越来越大的影响。一般需要经过 15 年乃至更长时间的致癌潜伏期,到一定的年龄就会表现为某些慢性疾病。如果没有及时发现和治疗这些慢性疾病,或者治疗不彻底,就容易出现病变,最终导致癌症的出现。

第一节　老年人常见的肿瘤及其护理

一、胸部常见肿瘤及护理

(一)肺癌

1. 概述　原发性支气管肺癌简称肺癌,起源于支气管黏膜或腺体,是当前世界上最常见的肺部原发性恶性肿瘤,常有区域性淋巴结转移和血行播散。早期以刺激性咳嗽、痰中带血等呼吸道症状多见,病情进展速度与细胞生物学特性有关。肺癌发病率一般自 50 岁后迅速上升,80~84 岁达峰值。

2. 典型临床表现

1) 由原发肿瘤引起的症状

(1)咳嗽:为常见的早期症状,可为刺激性干咳或咳少量黏液痰,当肿瘤增大引起支气管狭窄时,咳嗽加重,为持续性,呈高调金属音。

(2)咯血:部分病人以咯血为首发症状,常为间断或持续性痰中带血,偶有大咯血,以中央型肺癌多见。

(3)喘鸣:由于肿瘤引起支气管部分堵塞,可出现局限性喘鸣音。

(4)胸闷、气急:肿瘤引起支气管狭窄、压迫大气道,肿瘤转移、胸水、膈肌麻痹、上腔静脉阻塞以及肺部广泛侵犯等均可引起。

(5)体重下降:消瘦为恶性肿瘤的常见症状之一,抗生素治疗效果差。

(6)发热:肿瘤坏死引起,多为继发性肺炎所致。

2)由肿瘤局部扩展引起的症状

(1)胸痛:肿瘤侵犯胸膜或胸壁时,可表现为隐痛、钝痛,随呼吸、咳嗽加重。侵犯肋骨、脊柱时,疼痛持续而明显,且与呼吸、咳嗽无关。肩部或胸背部持续疼痛常提示上肺叶内侧近纵隔处有肿瘤外侵可能。

(2)呼吸困难:肿瘤压迫大气管,引起呼吸困难。

(3)吞咽困难:肿瘤侵犯或压迫食管所致。

(4)声音嘶哑:肿瘤直接压迫或转移至纵隔淋巴结,喉返神经受压,使声带麻痹,可导致声音嘶哑。

(5)上腔静脉阻塞综合征:肿瘤直接侵犯纵隔或转移,肿大淋巴结压迫上腔静脉,使上腔静脉回流受阻,产生胸壁静脉曲张和上肢、面颈部水肿。病情严重的病人的皮肤呈暗紫色,眼结膜充血、视力模糊、头晕、头痛。

(6)Horner综合征:肺上沟癌是一种位于肺尖部的肺癌。肿瘤侵犯或压迫颈交感神经引起患侧眼睑下垂、瞳孔缩小、眼球内陷、同侧额部与胸壁无汗或少汗、感觉异常等。

3)肺癌转移引起的症状和体征

(1)中枢神经系统转移:常有颅内压增高表现,如头痛、呕吐等,还可有眩晕、共济失调、复视、性格改变、癫痫发作,或一侧肢体无力甚至半身不遂等神经系统症状。若病人出现背痛、下肢无力、膀胱或肠道功能失调,应高度怀疑脊髓束受压。

(2)骨转移:表现为局部疼痛及压痛,常见于肋骨、脊椎、骨盆及四肢长骨等。

(3)肝转移:可表现为食欲减退、肝区疼痛、肝大、黄疸和腹水等。

(4)淋巴结转移:锁骨上淋巴结转移是肺癌转移常见部位。

4)肺癌转移的肺外表现　包括内分泌、神经肌肉、结缔组织、血液系统和血管的异常改变,又称伴癌综合征。

3. 护理措施

(1)心理护理。①评估:评估病人和家属的心理状态、对疾病的了解程度以及对治疗的态度等。②加强沟通:多与病人交谈,建立良好的护患关系,调整病人的情绪,使病人以积极的心态面对疾病。③讨论病情:根据病人对病情的关心和知晓程度,以适当的方式与病人讨论病情,引导病人面对病情,积极配合检查和治疗。④心理和社会支持:争取家属心理和经济上的支持,帮助病人建立良好的社会支持系统。

(2)疼痛护理:根据疼痛评估量表评估病人的疼痛程度;根据医嘱采取镇痛措施,密切观察病情和镇痛效果,警惕药物副作用;转移病人的注意力,如让病人听音乐、看电视,与病人交谈等,帮助病人找到适宜的减轻疼痛的方法。

(3)饮食护理:评估病人的饮食习惯、营养状态、饮食摄入情况及影响进食的因素,制订合理的饮食计划;若病情允许则给予高热量、高蛋白质、高维生素、易消化的食物,有吞咽困难者给予流质饮食,同时做好口腔护理;对进食不能满足机体需求者,可通过静脉输液改善营养状况。

4. 健康教育

(1)疾病知识指导:社区护士对老年人,尤其是高龄老年人应进行定期体检的知识教育,做到早发现、早治疗;对吸烟老年群体可以用适当的方法进行"吸烟有害健康"、避免被动吸入"二手烟"的教育;对已确诊的老年肺癌病人应给予更多针对性的抗癌方法指导和教育;指导确诊病人定期复查,如出现呼吸困难、疼痛加剧或其他症状不能缓解时,应及时随访就诊。

(2)生活知识指导:健康的生活方式对肺癌的预防和恢复有着重要的作用。应指导病人加强营养支持,多吃含有高蛋白质、高维生素的食物。合理安排休息和活动,保持良好精神状态。

(3)心理健康指导:做好病人及家属的心理护理,使病人尽快脱离过激的心理反应,增强治疗疾病的信心。可采用分散注意力的方法,如看书、听音乐等,以减轻痛苦。良好的情绪状态和放松的心情是治疗疾病的重要基础和条件。

(二)乳腺癌

1. 概述　乳腺癌是乳腺上皮细胞在多种致癌因子的作用下,发生增殖失控的恶性肿瘤。2018年国际癌症研究机构(IARC)调查的最新数据显示,乳腺癌在全球女性癌症中的发病率为24.2%,位居女性癌症的首位,其中52.9%发生在发展中国家。乳腺癌发病率随年龄的增长而上升。老年人乳腺癌与年轻人乳腺癌相比,恶性程度相对较低。临床以局部性或局部晚期癌较多。因老年病人生理变化,且常同时伴有其他疾病,治疗和护理方面应注重了解老年病人乳腺癌的生物学特征、体力情况、重要脏器功能及对拟定疗法的耐受能力。

2. 典型临床表现

(1)无痛性肿块:单发者占多数,边缘不规则,质较硬韧。癌瘤仅限于乳腺实质,可活动,若侵犯胸壁则固定。以乳腺外上方为好发部位。

(2)疼痛:约1/3病人有不同程度的疼痛,可偶发、阵发或为持续性。多为隐痛、钝痛、牵拉痛或刺痛。

(3)乳房皮肤改变:癌瘤早期或处于较深部位时,表面皮肤正常。早期表浅可与皮肤粘连,使皮肤出现凹陷,称"酒窝征"。当淋巴管被堵塞时,可出现真皮水肿,皮肤呈橘皮样改变。淋巴管内肿瘤细胞继续生长,可发展为分散的皮肤结节,即"卫星结节",此为晚期症状。

3. 护理措施

1)术前护理:①心理护理:病人面对肿瘤对生命的威胁、不确定的疾病预后、乳房缺失导致外形受损、各种复杂治疗、婚姻生活可能受到影响等问题,容易产生焦虑、恐惧等心理反应。应了解和关心病人,鼓励病人表达对疾病和手术的顾虑与担心,有针对性地进行心理护理。如进行解释,让痊愈病人现身说法,介绍乳房重建的可能,丈夫给予关心和理解等,帮助病人渡过心理调适期。②术前准备:做好常规检查准备、植皮者供皮区的皮肤准备;乳房皮肤溃疡者,术前每日换药至创面好转;乳头凹陷者应清洁局部。

2)术后护理

(1)体位:术后麻醉清醒、血压平稳后取半坐卧位,有利于呼吸和引流。

(2)病情观察:严密观察生命体征变化,观察切口敷料渗血、渗液情况并记录。乳腺癌扩大根治术有损伤胸膜的可能,病人若感到胸闷、呼吸困难,应及时报告医生,以便早期发现和协助处理肺部并发症,如气胸等。

(3)伤口护理:①有效包扎:手术部位用弹力绷带加压包扎,使皮瓣紧贴胸壁,防止积液或积气。包扎松紧度以能容纳1手指,维持正常血液循环,且不影响呼吸为宜。包扎期间告知病人不能自行松解绷带。瘙痒时不能将手指伸入敷料下搔抓。若绷带松脱,应及时重新加压包扎。②观察皮瓣血液循环:注意皮瓣颜色及创面愈合情况,正常皮瓣的温度较健侧略低,颜色红润,并与胸壁紧贴;若皮瓣颜色暗红,提示血液循环欠佳,有坏死可能,应及时报告医生进行处理。③观察患侧上肢远端血液循环:若手指发麻、皮肤发绀、皮温下降、动脉搏动不能扪及,提示腋窝部血管受压,肢端血液循环受损,应及时调整绷带的松紧度。

(4)引流管护理:乳腺癌根治术后,皮瓣下常规放置引流管并接负压引流装置(如负压引流球或负压引流壶),也可连接墙壁负压装置。负压吸引可及时、有效地吸出残腔内的积液、积血,并使皮肤紧贴胸壁,从而有利于皮瓣愈合。负压吸引应注意以下几点。①有效吸引:负压吸引的压力大小要适宜。负压引流球或引流壶应保持压缩状态。对连接墙壁负压装置者,若引流管外形无改变,未闻及负压抽吸声,应观察管道连接是否紧密,压力是否适当。②妥善固定:引流管的长度要适宜,病人卧床时将其固定于床旁,起床时将其固定于上衣。③保持通畅:定时挤压引流管,避免管道堵塞。防止引流管受压和扭曲。若局部有积液导致皮瓣不能紧贴胸壁且有波动感,应及时报告医生进行处理。④观察引流液的颜色、性状和量:术后1~2日,每日引流血性液体50~200 mL,以后颜色逐渐变淡、减少。⑤拔管护理:若引流液转为淡黄色,连续3日每日量少于15 mL,创面与皮肤紧贴,手指按压伤口周围皮肤无空虚感,即可考虑拔管。若拔管后仍有皮下积液,可在严格消毒后抽液并局部加压包扎。

(5)患侧上肢肿胀的护理:患侧腋窝淋巴结切除、头静脉被结扎、腋静脉栓塞、局部积液或感染等因素可导致上肢淋巴回流不畅和静脉回流障碍,从而引起患侧上肢肿胀。可采取的措施如下。①避免损伤:勿在患侧上肢测血压、抽血、注射或输液等。避免患肢过度活动、负重和外伤。②抬高患肢:平卧时患肢下方垫枕抬高10°~15°,肘关节轻度屈曲;半坐卧位时屈肘90°放于胸腹部;下床活动时用吊带托或用健侧手将患肢抬高于胸前,需要他人扶持时只能扶健侧,以防腋窝皮瓣滑动而影响愈合;避免患肢下垂过久。③促进肿胀消退:在专业人员指导下向心性按摩患侧上肢,或让病人进行握拳、屈肘、伸肘和缓慢渐进的举重训练等,促进淋巴回流;深呼吸运动改变胸膜腔内压,并引起膈肌和肋间肌的运动,从而持续增加胸腹腔内的淋巴回流;肢体肿胀严重者,用弹力绷带包扎或戴弹力袖以促进淋巴回流;局部感染者,及时应用抗生素治疗。

(6)患侧上肢功能锻炼:由于手术切除了胸部肌肉、筋膜和皮肤,患侧肩关节活动明显受限。术后加强肩关节活动可增强肌肉力量,松解和预防粘连,最大限度地恢复肩关节的活动范围。术后早期规律的功能锻炼可以加快病人的恢复,减少病人出现患肢疼痛、麻木感、针刺样感、无力感、僵硬感等。可采取的措施如下。

①术后 24 小时内:活动手指和腕部,可进行伸指、握拳、屈腕等锻炼。

②术后 1～3 日:进行上肢肌肉等长收缩,利用肌肉泵作用促进血液和淋巴回流;可用健侧上肢或他人协助患侧上肢进行屈肘、伸臂等锻炼,逐渐过渡到肩关节的小范围前屈、后伸运动(前屈小于 30°,后伸小于 15°)。

③术后 4～7 日:鼓励病人用患侧手洗脸、刷牙、进食等,并做以患侧手触摸对侧肩部及同侧耳朵的锻炼。

④术后 1～2 周:术后 1 周皮瓣基本愈合后,开始做肩关节活动,以肩部为中心,前后摆臂;术后 10 日左右皮瓣与胸壁黏附已较牢固,做抬高患侧肢体(将患侧肘关节伸屈、手掌置于对侧肩部,直至患侧肘关节与肩平)、手指爬墙(每日标记高度,逐渐递增幅度,直至患侧手指能高举过头)、梳头(以患侧手越过头顶梳对侧头发、对侧耳朵)等锻炼。患肢功能锻炼应根据病人的实际情况而定,一般以每日 3～4 次、每次 20～30 分钟为宜;循序渐进,逐渐增加功能锻炼的内容。术后 7 日内不做上举动作,10 日内不外展肩关节;不要以患侧肢体支撑身体,以防皮瓣移动而影响愈合。

⑤术后 1 个月:为预防乳腺癌相关淋巴水肿(BCRL),在术后 1 个月左右,排除训练禁忌证后,可以开始进行抗阻力训练;放疗、化疗期间也可以进行抗阻力训练。

4. 健康教育

1)日常生活指导　加强营养,多食高蛋白质、高维生素、高热量、低脂肪的食物,以增强机体抵抗力,限制酒精、红肉和加工肉制品的摄入。口服谷氨酰胺可减少放疗引起的皮肤不良反应。近期避免患侧上肢搬动或提拉过重物品,继续进行功能锻炼。

2)疾病知识指导　术后 5 年内避孕。防止乳腺癌复发。建议接受芳香化酶抑制剂治疗的绝经后乳腺癌病人,要进行骨折风险评估并给予相应预防及治疗措施,改变生活方式以及补充钙和维生素 D。对多病并存的老年病人应积极治疗原发疾病。

3)后续治疗指导

(1)坚持化疗:必要时遵医嘱坚持化疗、放疗。化疗期间定期检查肝、肾功能,每次化疗前 1 日或当日查血白细胞计数,化疗后 5～7 日复查,若白细胞计数 $<3\times10^9/L$,需及时就诊。

(2)坚持内分泌治疗:内分泌治疗持续时间长,长期服药可导致胃肠道反应、月经失调、闭经、潮热、阴道干燥、骨质疏松和关节疼痛等不良反应。告诉病人坚持服药的重要性,并积极预防和处理不良反应,以提高服药依从性。

(3)自我保护:放疗、化疗期间病人抵抗力低,应少到公共场所,以减少感染机会。放疗期间注意保护皮肤,出现放射性皮炎时及时就诊。

4)乳房定期检查指导:经常进行乳房自查是早期发现乳腺癌的有效措施。

(1)自我检查:有助于及早发现乳房的病变,因此 20 岁以上的妇女,特别是高危人群,应每月进行 1 次乳房自我检查。术后病人也应每月自查 1 次,以便早期发现复发征象。

(2)检查时间:最好选在月经周期的第 7～10 日,或月经结束后 2～3 日,已经绝经的老年病人可选择每个月固定的 1 日进行检查,还可进行相应的钼靶 X 线检查。

(3)乳房自我检查方法:①视诊:站在镜前取各种姿势,如将两臂放松垂于身体两侧、向前弯腰或双手上举置于头后等,观察双侧乳房的大小和外形是否对称;有无局限性隆起、凹陷或皮肤橘皮样改变;有无乳头回缩或抬高等。②触诊:病人平卧或侧卧,肩下垫软薄枕或将手臂置于头下进行触诊。一侧手的食指、中指和无名指并拢,用指腹在对侧乳房上环形触摸,要有一定的压力。从乳房外上象限开始,依次检查外上、外下、内下、内上象限,然后检查乳头、乳晕,最后检查腋窝有无肿块,乳头有无溢液。若发现腋窝有肿块或乳头溢液,及时到医院做进一步检查。

思考题

(1)原发性肺癌病人的主要症状有哪些?
(2)如何进行肺癌预防的健康教育?
(3)乳腺癌病人如何进行患侧上肢功能锻炼?
(4)如何进行乳房的自我检查?

二、消化道常见的肿瘤及护理

(一)食管癌

1. 概述 食管癌是指由食管鳞状上皮或腺上皮异常增生形成的恶性病变,是常见的消化道肿瘤。全球每年约有 30 万人死于食管癌。中国是食管癌高发国家,每年新发病例约占全球的一半,其中北方发病率高于南方,男性高于女性,发病年龄多在 40 岁以上。食管癌典型的症状为进行性吞咽困难,先是难咽干的食物,继而是半流质食物,最后水和唾液也不能咽下。

2. 典型临床表现
(1)进行性吞咽困难:绝大多数病人就诊时的主要症状,却是本病的较晚期表现。由不能咽下固体食物发展至液体食物亦不能咽下。
(2)食物反流:因食管梗阻的近端有扩张与潴留,可发生食物反流,反流物含黏液混杂宿食,可呈血性或可见坏死脱落组织块。
(3)吞咽疼痛:由癌糜烂、溃疡、外侵或近段伴有食管炎所致,进食时加重,进食过热或酸性食物后更明显,疼痛可涉及颈、肩胛、前胸和后背等处。
(4)其他症状:长期摄食不足导致明显的慢性脱水、营养不良、消瘦与恶病质;左锁骨上淋巴结肿大;癌肿扩散转移引起的其他表现,如压迫喉返神经所致的声嘶、骨转移引起的疼痛、肝转移引起的黄疸等;若肿瘤侵及相邻器官并发生穿孔,可发生食管支气管瘘、纵隔脓肿、肺炎、肺脓肿及主动脉破裂大出血,甚至导致死亡。

3. 护理措施
(1)疼痛护理:根据医嘱给予病人镇痛护理;根据病人合理需求,给予能缓解其疼痛的其他措施,提高病人对疼痛的耐受力。
(2)饮食护理:食管癌病人由于长期进行性吞咽困难,一般代谢呈负平衡,有低蛋白血症和水、电解质紊乱,应根据具体情况调整饮食,提高其营养水平;对能进普食且病情许可者,可给予高蛋白质、高维生素、高热量的饮食,每日摄入的热量要求达到 12.55 kJ 左右;对吞咽困难较重者,手术前应给予特制的高蛋白质流质饮食,兼以新鲜果汁等,每日摄入的热量不得少于 10.46 kJ;对有高度梗阻,甚至进食困难者,需要静脉补充高营养或肠道营养,并纠正脱水和电解质紊乱;食物应易消化、清淡,注意卫生,合理搭配;禁烟、酒,勿食用刺激性食物等。
(3)心理护理:评估病人的心理状态,针对心理问题,给予心理疏导;满足病人的情感需求,引导病人保持积极健康的心态;争取家属的心理和经济上的支持,解除病人的后顾之忧。

4. 健康教育
(1)疾病知识指导:积极宣传食管癌的防治知识,帮助病人树立对食管癌的正确认识。早发现、早诊断和早治疗是食管癌重要的Ⅱ级预防措施。一旦出现进食哽噎,且有逐渐加重的情况时,应及时到医院检查,争取早日明确诊断。

(2)日常生活指导:平时应注意营养和饮食的调理,避免吃过热过硬的食物,进食时应细嚼慢咽,养成定时、定量进食的习惯;保持良好的精神状态。俗话说,百病皆生于气。据研究,食管癌的发生常与七情郁结、脾胃受伤、气血瘀滞有密切关系。应保持精神愉快,并进行适当活动和锻炼。

(二) 胃癌

1. 概述　胃癌是常见的恶性肿瘤之一,是源于胃黏膜上皮细胞的恶性肿瘤。发病有明显的地域性差别,我国西北与东部沿海地区胃癌发病率比南方地区明显要高。好发年龄在 50 岁以上,男女发病率之比为 2∶1。农村地区高于城市。由于饮食结构的改变、工作压力增大以及幽门螺杆菌感染等原因,胃癌的发病呈现年轻化。

胃癌可发生于胃的任何部位,其中半数以上发生于胃窦部,胃大弯、胃小弯及前后壁均可受累。绝大多数胃癌属于腺癌,病人早期无明显症状,或仅有上腹不适、嗳气等非特异性症状,与胃炎、胃溃疡等胃慢性疾病症状相似,因此易被忽视,因此,我国胃癌的早期诊断率较低。胃癌的预后与胃癌的病理分期、部位、组织类型、生物学行为以及治疗措施有关。

2. 典型临床表现

(1)早期胃癌:多无症状,部分病人可出现消化不良症状。

(2)进展期胃癌:上腹痛为最早出现的症状,表现为上腹痛、消瘦、食欲减退、乏力、恶心、呕吐、呕血、黑便、腹泻、吞咽困难等,出现腹部肿块、上腹压痛、脾大和黄疸、远处淋巴结转移、盆腔转移等体征。

(3)并发症:可并发胃出血、贲门或幽门梗阻、穿孔等。

3. 护理措施

1)加强病情观察　观察病人是否伴有严重恶心和呕吐、吞咽困难、呕血及黑便等症状。如出现剧烈腹痛和腹膜刺激征,应考虑发生穿孔的可能性,并及时协助医生进行有关检查或手术治疗。

2)疼痛护理　为病人提供一个安静的环境,保持舒适的体位,保证病人得到足够的休息;观察病人疼痛的部位、性质及持续时间;分散病人的注意力,如让病人听音乐、看书报等。晚期病人遵医嘱给予镇痛药,剧烈疼痛时及时报告医生。

3)饮食护理

(1)注意饮食质量:让病人了解充足的营养支持对机体恢复有重要作用,对能进食者鼓励其尽可能吃易消化、营养丰富的流食或半流食。提供清洁的进食环境,并注意改进食物的色、香、味,增进病人的食欲。

(2)注意治疗性饮食:对贲门癌有吞咽困难者,中、晚期病人应按医嘱静脉输注高营养物质,以维持机体代谢需要。幽门梗阻时,可行胃肠减压,同时遵医嘱静脉补充液体。

(3)定期监测:定期监测体重、血清蛋白和血红蛋白等营养指标。

4)心理护理　医务人员应与病人建立良好的医患关系,运用倾听、解释、安慰等技巧与病人沟通,表示关心与体贴,并及时取得家属的配合,以避免自杀等意外的发生。同时介绍有关胃癌治疗进展的信息,提高病人治疗的信心。

4. 健康教育

(1)疾病预防指导:对健康人群开展卫生宣教,提倡多食富含维生素 C 的新鲜水果,多食蔬菜;避免高盐饮食,少吃腌制食物;食物要科学储存,不吃霉变食物。对癌前状态者,应定期检查,以便早期诊断和治疗。

(2)生活知识指导:指导病人生活规律,保证充足的睡眠,根据病情和体力,适当活动,增强机体免疫力,注重个人卫生,应做好口腔、皮肤黏膜的护理,防止继发性感染。

(3)治疗指导:指导病人合理使用镇痛药,并发挥自身积极的应对能力,提高控制疼痛的能力,教会病人和家属如何早期识别并发症,及时就诊。

(三) 大肠癌

1. 概述　大肠癌是指大肠黏膜上皮在环境或遗传等多种致癌因素作用下发生的恶性病变,是我国常见的恶性肿瘤之一,包括结肠癌和直肠癌。男性大肠癌发病率高于女性,男女之比为(2～3)∶1,发病率在40岁后开始上升,60～75岁时达高峰。大肠癌病变部位发生在直肠及乙状结肠的占70%,其余依次为盲肠、升结肠、降结肠、脾曲和肝曲。大肠癌如能在早期发现、治疗,术后5年生存率可达90%～95%(平均40%～60%);一旦进入晚期,5年生存率只有5%左右。

从各个国家对于大肠癌的病因学研究结果来看,大肠癌发病大多是由饮食及环境因素决定的,其中饮食因素又至关重要。大肠癌的流行病学研究显示,社会发展、生活方式改变及膳食结构与大肠癌有密切的关系。

2. 典型临床表现

(1)排便习惯与粪便性状改变:最早出现的症状,多表现为排便次数增加,腹泻,便秘,或腹泻与便秘交替;有黏液便、血便,里急后重,粪便变细。

(2)腹痛:表现为右腹钝痛,或同时涉及右上腹、中上腹。因病变可使胃结肠反射加强,可出现餐后腹痛。大肠癌并发肠梗阻时腹痛加重或为阵发性绞痛。

(3)腹部肿块:以右腹多见,肿块质硬,结节状。

(4)肠梗阻症状:一般为晚期症状,多表现为低位不完全肠梗阻。

(5)全身情况:可有贫血、消瘦、乏力、低热等,晚期病人可出现黄疸、水肿等。

(6)肿瘤外侵或转移症状:腰骶部酸痛、坠胀感,骶尾部疼痛,肝肺转移等。

3. 护理措施

1)心理护理　当病人得知自己确诊为癌症时,尤其是直肠下段癌病人,需做永久性人工肛门,会产生焦虑、恐惧心理。护士应详细了解病人病情及情绪,耐心细致地解释手术的必要性,解除病人思想顾虑及恐惧心理。对需手术改道者,说明人工肛门如饮食调理得当,养成定时排便习惯,就可适应正常生活和工作。术前介绍人工肛门处理方法,并为病人准备假肛袋。

2)饮食护理:给予高蛋白质、高热量、高维生素、易消化饮食。

3)腹痛护理:提供一个安静、舒适的环境,保证病人充足的睡眠,以减轻病人疼痛。不能耐受者,遵医嘱使用镇痛药,如哌替啶等。

4)内镜下肿瘤切除术后的护理

(1)术前:①遵医嘱检查血常规、血型、凝血功能、肝肾功能等,并备血。服用阿司匹林、非甾体抗炎药和抗血小板凝集药者视病情决定术前停药7～10日。②签署知情同意书:讲解手术目标、方法、意义、注意事项,做好病人心理护理,消除其紧张、恐惧心理。③术前禁食12小时:做好术前肠道准备,讲解饮食、口服泻药注意事项。

(2)术后:监测生命体征,指导病人注意休息;视病情禁食水,遵医嘱给予消炎、抑酸、静脉营养支持等处理;观察有无心慌、出汗、腹痛、便血等消化道出血、穿孔的症状,发现异常及时通知并配合医生抢救。

5)化疗期间的护理

(1)选择合适的给药途径和方法:有计划地合理选择静脉并加以保护,防止药物外渗、静脉炎的发生,必要时行外周静脉置管以保护外周血管。

(2)观察药物不良反应:①定期检查血常规、肝肾功能,以便及时发现和处理;②注意观察呕吐物、粪便的颜色、量,遵医嘱给予止吐、止泻药物,必要时静脉输入营养液;③草酸铂有周围神经毒性作用,可引起肢体末端麻木感,治疗期间应注意避免接触冷物,如冷水、冷食、冷风等,以免加重症状。

(3)合理饮食:鼓励病人摄入高蛋白质、低脂肪、易消化的清淡食物,多饮水,多吃水果,少量多餐。

(4)监测体温:预防和控制感染,严格执行无菌操作,注意保暖,做好保护性隔离,预防交叉感染。

4. 健康教育

1)做好大肠癌的三级预防　①指导高危群体在肿瘤发生之前的症状,消除或减少大肠黏膜对致癌物质的暴露,抑制或阻断上皮细胞的癌变过程;②积极预防和治疗各种结肠癌的癌前病变,如结直肠息肉、腺瘤、溃疡性结肠炎等;③多食新鲜蔬菜、水果等高纤维食物;④对结肠癌的高危人群进行筛查,一旦发现无症状的癌前病变,实现早诊断、早治疗,提高生存率,降低人群死亡率。

2）永久性结肠造口病人健康指导

（1）定期扩张造口：造口术后 2～3 个月，每 1～2 周扩张造口 1 次。若发现腹痛、腹胀、排便困难等造口狭窄表现，应及时就诊。鼓励病人参加造口病人联谊会，交流、学习经验和体会，使病人重拾信心。

（2）学会自我护理：让病人观看护理全过程视频 1～2 次，使其逐步参与到造口护理中，直至能够完全自我护理；指导病人选择自己不过敏的造口袋，使用前用生理盐水彻底清洁造口及周围皮肤；在造口袋内放适量清新剂。

3）按时随诊　大肠癌随诊治疗结束后每 3 个月体检 1 次，共 2 年；然后每 6 个月 1 次，总共 5 年。监测癌胚抗原，每 3～6 个月 1 次，共 2 年；然后每 6 个月 1 次，总共 5 年。3 年内每年行腹、盆腔 CT 检查。术后 1 年内行肠镜检查，以后根据需要进行。

（四）胆囊癌和胆管癌

1. 概述　胆囊癌是指原发于胆囊的恶性肿瘤，在我国消化道肿瘤中居第 5～6 位，是最常见的胆道系统恶性肿瘤。不同地区、不同国家、不同种族之间发病率有明显差异。胆囊癌在女性中较多见，男女之比为 1∶3。随着年龄增长发病率增高。胆囊癌早期症状不明显，导致多数病人一经确诊即为晚期，预后较差。胆管癌是指源于肝外胆管——肝门区至胆总管下端胆管的恶性肿瘤，包括肝内胆管细胞癌、肝门胆管癌和胆总管癌。

2. 典型临床表现

（1）消化道症状：消化不良、厌油腻、嗳气、胃纳减少，这是由胆囊功能不全，不能消化脂肪物质所致。

（2）右上腹疼痛：80％以上病人由于合并有胆囊结石，因而表现出胆囊结石、胆囊炎相似的症状。右上腹不适继之出现持续性隐痛或钝痛。

（3）右上腹肿块：约一半病人出现右上腹或上腹部肿块，多数为增大的胆囊。

（4）黄疸及皮肤瘙痒：于病程晚期出现，由癌组织侵犯胆管或者转移肿大的淋巴结压迫胆管引起胆道梗阻所致。

（5）发热：由肿瘤坏死引起，抗生素治疗效果差。病人还可出现体重下降、消瘦、恶病质。

3. 护理措施

（1）术前护理：全面评估病人，了解病情及治疗方案，发现重点护理问题及病人需求，给予相应护理措施。评估疼痛的性质和程度，遵医嘱给予镇痛药，并观察药物的疗效和不良反应。能进食者，可给予病人高热量、高维生素、低脂肪、易消化饮食，肝功能较好者，给予高蛋白质饮食；若病人不能进食或者进食量过少，可给予静脉营养支持。

（2）术后护理：做好生命体征监测，出现异常及时与医生沟通；指导病人正确使用镇痛泵或遵医嘱给予镇痛药。术后 24 小时内，给予静脉营养支持，待胃肠功能恢复排气拔除胃管后，可逐渐过渡到流食、半流食、普食，饮食以清淡、易消化为主。

（3）引流管护理：病人术后常留置多个引流管，如氧气管、胃管、导尿管、腹腔引流管等，应将各种引流装置连接好并妥善固定好，保持引流管的通畅，做好标记并记录各种引流物的量、性质、颜色，发现引流管脱出时应及时处理。

（4）心理护理：耐心、主动地向病人和家属介绍胆囊癌治疗的方法及过程，消除病人恐惧、紧张、焦虑的心理，坚定战胜疾病的信心，从而使病人积极配合治疗。

（5）并发症护理：①吻合口瘘：常出现于术后 4～6 日，表现为右上腹突然剧痛及腹膜刺激征，应注意观察病人腹痛及体温的变化，一旦出现异常，应及时通知医生。②出血：术后密切观察病人的生命体征，若病人出现血压下降、腹痛、引流管流出血性液体，应考虑出血，且立即通知医生进行抢救。

（6）定期复查：自我观察和定期复查，嘱病人及家属注意有无水肿、体重减轻、出血倾向、黄疸和乏力等，必要时及时就诊。手术后半年内每月复查，半年后 3 个月复查一次。术后一般复查内容：肝功能、血常规、肿瘤标志物、B 超。每 3～6 个月复查一次磁共振或强化 CT。

4. 健康教育

(1) 日常生活指导:养成良好的饮食习惯,少量多餐;吃清淡、易消化的食物,少吃油腻的食物。适当进行体育锻炼,避免劳累和受凉。病人保持乐观情绪,建立健康的生活方式,有条件者可参加社会性抗癌组织活动,增加精神支持,以提高机体抗癌能力。

(2) 疾病知识指导:遵医嘱定期复诊,当出现腹痛、恶心、呕吐以及伤口红、肿、热、痛等症状时,应及时就诊。按医嘱服药,了解药物的主要不良反应,有不适情况及时随诊。

(五) 原发性肝癌

1. 概述 原发性肝癌,简称肝癌,是指肝细胞或肝内胆管细胞所发生的肿瘤。本病是我国常见恶性肿瘤之一,在消化道恶性肿瘤中死亡率仅次于胃癌、食管癌,位居第三位。可发生于任何年龄,以 40～49 岁多见,男女之比为(2～5):1。随着我国老年人口的增加,老年肝癌发病率也呈逐渐上升之势。如何针对老年肝癌病人的临床特点采取行之有效的护理措施,提高其生存质量和延长生存期,是目前老年肝癌护理的重点。

2. 典型临床表现

(1) 肝区疼痛:半数以上病人有肝区疼痛,多呈持续性肿痛或钝痛。肝区疼痛是由肿瘤增长快速,肝包膜被牵拉而引起的。如病变侵犯膈,疼痛可牵涉右肩,如肿瘤生长缓慢,则可完全无痛或仅有轻微钝痛。当肝表面的癌结节破裂,坏死的癌组织及血液流入腹腔时,可突然引起剧痛,从肝区开始迅速延至全腹,产生急腹症的表现。如出血量大则引起昏厥和休克。

(2) 肝脏增大:肝脏呈进行性增大,质地坚硬,表面凹凸不平,有大小不等的结节或巨块,边缘钝而不整齐,常有不同程度的压痛。癌组织突出于右肋弓下或剑突下,上腹可呈现局部隆起或饱满,如癌组织位于膈面,则表现为膈抬高而肝下缘可不大;位于肋弓下的癌结节最易被触到,有时因病人自己发现而就诊。

(3) 黄疸:一般在晚期出现,可因肝细胞被损害而引起,或由于肿瘤压迫或侵犯肝门附近的胆管,或癌组织和血块脱落引起胆道梗阻所致。

(4) 肝硬化征象:肝癌伴有肝硬化门静脉高压者,可有脾大、腹水、侧支静脉循环形成等表现。腹水很快增多,一般为漏出液。血性腹水多因癌组织侵犯肝包膜或向腹腔内破溃而引起。

(5) 恶性肿瘤全身性表现:有进行性消瘦、发热、食欲不振、乏力、营养不良和恶病质等;少数肝癌病人由于癌肿本身代谢异常,进而影响宿主机体而致内分泌或代谢异常,可有特殊的全身表现,称为伴癌综合征,以自发性低血糖症、红细胞增多症较常见;其他罕见的有高钙血症、高脂血症、类癌综合征等。

(6) 转移灶症状:如发生肺、骨、胸腔等处转移,可产生相应的症状。胸腔转移以右侧多见,可有胸水征。骨骼或脊柱转移,可有局部压痛或神经受压症状,颅内转移癌可有神经定位体征。

3. 护理措施

(1) 疼痛护理:除给予病人心理支持外,按医嘱给予镇痛药,并观察药物疗效,可鼓励病人采用其他非药物镇痛方法进行镇痛,如听音乐或回想一些以往的美好事物以转移注意力。

(2) 饮食护理:提供高蛋白质、高维生素饮食。恶心、呕吐病人餐前应给予口腔护理,以促进其食欲。进食少者可给予静脉补液,必要时静脉补充白蛋白等。

(3) 心理支持:了解病人的心态及所处的情绪阶段,帮助病人迅速进入接受期,即接受已患肝癌这一事实,并能正确对待疾病,尽量保持正性情绪,同时向家属说明给予病人精神、物质支持的重要性。

(4) 出血护理:建立静脉通路,维持血容量及基本生命体征,病人绝对卧床休息,给予吸氧,严密监测病人生命体征,进行护肝、消炎、营养支持等治疗。

(5) 肝动脉栓塞化疗术后护理:①禁食 2～3 日后从流食开始逐渐恢复饮食。由于术后肝缺血可影响蛋白质合成,应密切监测血浆蛋白水平,如低于 25 g/L 应输注白蛋白。②在术后 48 小时内遵医嘱给予镇痛药减轻腹痛。③鼓励病人深呼吸、排痰,预防肺部感染。④若病人出现腹痛加剧、持续高热、肝性脑病先兆症状(如精神错乱、行为异常),应向医生报告。

(6) 避免诱发肝性脑病:①清除胃肠道内积血,减少氨的吸收。上消化道出血为最常见的诱因,可用生理盐水或弱酸性溶液灌肠,忌用肥皂水。②避免快速利尿和大量放腹水,以防止有效循环血量减少、大量蛋白质丢失及低钾血症,从而加重病情。可在放腹水的同时补充血浆白蛋白。③避免应用催眠镇静药、麻醉药等。当病人狂躁不安或有抽搐时,禁用吗啡、水合氯醛、哌替啶及速效巴比妥类,必要时遵医嘱减量使用地西泮、东莨菪碱,并减少给药次数。④防止及控制感染,失代偿期肝硬化病人容易并发感染,特别是有大量腹水或静脉曲张出血者。发生感染时,应遵医嘱及时、准确地应用抗生素,以有效控制感染。⑤保持排便通畅,防止便秘。因为便秘可使含有氨、胺类和其他有毒物质的粪便,与结肠黏膜接触时间延长,增加毒物的吸收。因此,要特别注意防止便秘出现。

4. 健康教育

(1)疾病预防指导:①积极宣传和普及肝癌的预防知识。注意饮食和饮水卫生,做好粮食保管,防霉去毒,改进饮用水质,减少与各种有害物质的接触,是预防肿瘤的关键。②应用病毒性肝炎疫苗预防肝炎。对肝癌高发区定期进行普查,以预防肝癌发生和早期诊治。③对病人及其家属进行有关肝癌居家自我护理方法及并发症预防的细致指导,随时自我监测病情,如有异常情况出现,应马上就诊。

(2)日常生活指导:指导病人合理进食,饮食以高蛋白质、适当热量、多种维生素为宜。避免摄入高脂肪、高热量和刺激性食物,戒烟戒酒,避免加重肝脏负担,减轻对肝脏的损害。如有肝性脑病倾向,应减少蛋白质摄入。指导病人按医嘱服药,了解药物的主要不良反应,忌服损伤肝功能的药物。定期随访。

(六)胰腺癌

1. 概述　胰腺癌是消化道常见恶性肿瘤之一,恶性程度高、发展较快、预后差、死亡率高,在肿瘤领域素有"癌症之王"的称号。约90%的胰腺癌起源于腺管上皮的导管腺癌,临床症状隐匿且不典型,是诊断和治疗都很困难的消化道恶性肿瘤。胰腺癌早期确诊率不高,手术死亡率较高,而治愈率很低。发病年龄为45~65岁,男性高于女性,男女之比为(1.5~2):1,绝经后妇女的发病率与男性相仿。胰腺癌诊治困难主要在于其起病隐匿、转移迅速。

2. 典型临床表现　胰腺癌临床表现取决于癌的部位、病程早晚、有无转移以及邻近器官累及情况。其临床特点是病程短、病情发展快和迅速恶化。多有上腹部饱胀不适、疼痛。虽然有自觉痛(压痛),但并不是所有病人都有,如果有,则压痛和自觉痛的部位是一致的。

(1)腹痛:疼痛是胰腺癌的主要症状,不管癌肿是位于胰腺头部还是体尾部,均有疼痛。除中腹或左上腹、右上腹部疼痛外,少数病例主诉为左右下腹、脐周或全腹痛,甚至有睾丸痛,易与其他疾病相混淆。当癌累及内脏包膜、腹膜或腹膜后组织时,在相应部位可有压痛。

(2)黄疸:黄疸是胰腺癌,特别是胰头癌的重要症状。黄疸属于梗阻性表现,伴有小便深黄及陶土样大便,是由胆总管下端受侵犯或被压所致。黄疸为进行性,虽可以有轻微波动,但不可能完全消退。

(3)腹部包块:腹部包块系癌肿本身发展的结果,位于病变所在处,如已摸到肿块,多属进行期或晚期。

(4)消化道症状:最多见的为食欲不振,其次有恶心、呕吐,可有腹泻或便秘甚至黑便,腹泻常为脂肪泻,少数病人出现梗阻性呕吐。也可发生上消化道出血,表现为呕血、黑便。

(5)其他:发生在疾病初期的有消瘦、乏力或症状性糖尿病;发生在晚期的有血栓性静脉炎或腹水;有的病人可表现为焦虑、急躁、抑郁、个性改变等精神症状。

3. 护理措施

1)术前护理

(1)饮食护理:指导病人进高糖类、高蛋白质、高维生素、低脂肪饮食,以储备足够的能量,并保持水、电解质平衡。不能经口进食或进食不足者,应建立胃肠外营养途径,以维持病人良好的营养状态,保证手术的顺利进行。

(2)疼痛护理:疾病疼痛可严重影响病人饮食及睡眠,加速体质消耗,甚至对治疗的耐受性降低。术前在充分评估病人疼痛的基础上,可遵医嘱按三阶梯原则逐步给药:①非阿片类(阿司匹林、萘普生等);②弱阿片类(可待因、曲马多);③强阿片类(吗啡、芬太尼、美沙酮等)。此外,可指导病人采用非药物镇痛法,如放松疗法、呼吸疗法、音乐疗法等。

(3)心理护理:①评估病人焦虑程度及造成其焦虑、恐惧的原因,鼓励病人说出不安的想法和感受。②及时向病人列举同类手术后康复的病例,鼓励同类手术病人间互相访视,同时加强与家属及其社会支持系统的沟通和联系,尽量帮助解决病人的后顾之忧。③教会病人减轻焦虑的方法。

(4)黄疸护理:术前遵医嘱静脉补充维生素K以改善凝血机制,同时应用保肝减黄药物;嘱病人常用温水淋浴,并穿着柔软棉、丝织内衣,减轻黄疸引起的皮肤瘙痒;禁用刺激性液体(如酒精、碱性肥皂水)擦洗,使用炉甘石外涂可缓解症状;夜间难以入睡病人,遵医嘱给予适量镇静药物。

(5)经皮肝穿刺胆道引流术护理:术前进行经皮肝穿刺将胆汁排出体外,可减轻胆道压力,改善肝功能,提高手术成功率,降低手术风险。①术前解释:置管前耐心做好病人及其家属的心理辅导工作。②常规准备:备皮、禁食禁饮,呼吸训练、碘过敏试验等。③置管完毕:严密监测生命体征,注意观察有无腹痛、腹胀、恶心、呕吐等异常情况;遵医嘱给予补液、抗感染、止血治疗;妥善固定,保持引流管通畅,确保有效引流;观察引流的胆汁量,有无出血、堵塞、感染、胆瘘、电解质紊乱等并发症;观察病人黄疸消退情况及肝功能改善情况,遵医嘱定时复查血清胆红素及肝功能。

2)术后护理

(1)病情观察:常规监测术后病人生命体征,观察口唇、甲床、皮肤黏膜颜色。术后病人可因低血糖、肝功能损害等造成意识障碍,当病人意识恢复较慢时,注意有无表情淡漠、出虚汗等现象,同时检测血糖及肝功能予以辅助诊断。

(2)疼痛护理:手术切口疼痛多发生于术后24～72小时,咳嗽、活动等刺激可加重疼痛。护理措施:①为病人安排安静舒适的治疗环境;②协助病人行半坐卧位以减轻切口张力,病人咳嗽时,在护士的协助下用双手按压伤口两侧,以利于排痰;③遵医嘱按三阶梯给药原则给予止痛措施,指导病人自行应用镇痛泵;④评估并记录疼痛发作时间、次数、性质、部位、促发因素、缓解方法及镇痛效果;⑤观察病人有无阿片类药物相关副作用,如头晕、嗜睡、恶心、呕吐、便秘、尿潴留等,指导病人预防和应对该类药物副作用的方法;⑥定时巡视病人,如发现腹部压痛、反跳痛、肌张力高,伴发热、引流液异常,应警惕胆瘘或胰瘘,及时反馈给医生。

(3)心理护理:术后要以热情和蔼、关切同情的态度,深入浅出地讲解术后的注意事项,有针对性地解除病人的思想负担;鼓励病人说出感受并提供处理方式等正确信息,给予病人及其家属适当的支持;丰富病人的生活内容,转移其对康复及治疗的伤痛和恐惧,以利于病人配合治疗,尽快康复。

(4)各种引流管的护理如下。

腹腔引流管:胰头十二指肠切除术(PD)术后病人腹腔引流管较多,一般放置在胃肠吻合口、胆肠吻合口、胰肠吻合口。注意引流管位置勿高于腹部皮肤穿出点,防止逆行感染;术后24小时引流液为淡红色或暗红色,一般不应超过300 mL,如大于300 mL/h且有鲜红色血性液体流出,并伴有脉搏细速、血压下降,应考虑为出血可能,必须及时报告医生以便采取措施;若引流管引出胆汁样液或无色透明伴乳糜样沉渣,应考虑胆瘘或胰瘘。

胰腺引流管:①妥善固定,防止打折、扭曲或脱出;所接无菌引流袋应每日更换一次,注意无菌操作,预防逆行感染;无异常情况发生时3～4周可拔除引流管。②进食后每日引流量可增多至300～500 mL,正常为无色透明,若引流液颜色为粉红色或黄绿色,考虑为出血或胰腺引流管滑脱至肠道,应及时处理。③遵医嘱予以充分引流、使用生长抑素类似物奥曲肽抑制胰腺分泌。

经皮肝穿刺管:术前缓解胆道梗阻,减轻黄疸症状,术后因胆肠吻合而建立,胆汁顺利排入肠道,术后经皮肝穿刺管引出的胆汁量逐渐减少。拔管前须闭管3日,观察病人有无黄疸再次出现或加重,大便颜色是否正常,有无发热、寒战、腹部胀痛,如未出现上述症状应进行胆道造影,显影通畅,开放引流1～2日,可予以拔管。

胃肠减压管:密切观察胃肠减压管流出的液体的颜色、性质及量,严格记录;及时发现胃部伤口是否有出血的征兆;妥善固定胃肠减压管,协助漱口,保持口腔黏膜湿润,对于由胃肠减压管摩擦咽部导致的不适,可通过含化润喉片等措施缓解;病人排气后,胃肠减压管可拔除,拔除后仍要观察病人有无恶心、呕吐等胃排空障碍的表现。

肠内营养管:胰十二指肠切除术通常留置空肠造瘘或鼻肠营养管,为病人术后供给肠内营养液提供重要保证,因此应妥善固定,同时向病人介绍其重要性,保证病人舒适度,肠内营养前后严格遵循操作规范,保证管道通畅及有效性。

(5)营养支持:术后营养支持对于有效改善病人的负氮平衡、促进蛋白质合成、促进吻合口及切口愈合、减少并发症具有重要意义。①肠外营养支持(TPN)护理常规:若 TPN 配合胰岛素泵输入,要按时监测血糖,根据血糖调节二者的滴速;②胰十二指肠切除术后:消化道吻合口多,经口进食较晚,经空肠造瘘管或鼻肠营养管输入肠内营养液,可维持和改善肠黏膜屏障功能,促进肠蠕动功能的恢复,改善肿瘤病人胃肠道的免疫功能,降低感染并发症的发生率,促进胃肠道激素的分泌。方法:首次给予短肽型营养剂——百普素,初始速度为 20 mL/h,循序渐进增至 120 mL/h。逐渐过渡到整蛋白质、能量密集型饮食。③观察:注意观察病人的耐受程度,有无腹胀、腹泻、肠痉挛疼痛等不适反应。

(6)皮肤护理:①因胰腺癌手术时间长、术后病人管道多、活动不便,导致病人卧床时间长;同时黄疸可导致病人皮肤保护屏障功能下降,故术后皮肤护理十分重要。②对压疮高危病人应进行皮肤压疮危险因素评分,定时协助病人更换体位或使用充气床垫,采取局部减压措施,保持床单位整洁、干燥、无皱褶。③对于已出现压疮的病人,评估其压疮分级,给予相应级别的压疮护理。

(7)体位与活动:术后病人清醒、血压平稳,可给予半坐卧位,床头抬高 30°~40°。依据快速康复外科理念,指导病人早期活动,有助于增加肺活量、促进胃肠道蠕动,有利于胃肠功能早期恢复、促进下肢血液循环,防止下肢静脉血栓形成。此外,对病人的自理能力及活动能力进行综合评定,制订个体化活动方案,活动时应遵循循序渐进的原则。

3)居家护理 胰腺癌病人出院后仍有较高的护理需求,应在出院前进行充分评估,包括心理状况、社会支持、饮食情况、自理能力等病人自身情况和手术方式、化疗与否及预后等治疗情况;与所在社区护士做好接洽、衔接,建立居家护理病历,全面掌握病人情况,针对不同的病人采取不同的护理措施。

(1)饮食指导:胰腺癌根治性切除术是一种复杂且创伤大的手术,术后恢复时间长,消化道需重建,对食物的消化和吸收功能将产生一定影响。饮食需注意以下几点。①原则:少量多餐,循序渐进。②食物:高蛋白质、高维生素、低脂肪食物,以软烂、易消化为主。③忌食:生冷、油炸、辛辣、产气等食物。如出现腹胀、腹泻等不适症状,可在医生指导下服用多潘立酮、多酶片等助消化药物;腹泻严重时,遵医嘱应用洛哌丁胺及十六角蒙脱石等止泻药。上述症状如不缓解,及时到医院就医。

(2)休息与活动:保持室内空气清新,每日开窗通风,预防感染;充分休息,适当进行轻体力活动,如散步、打太极拳等;避免腹压增大的因素,如咳嗽、用力排便、抬举重物等;晚间休息前可用温水泡足,每日 30 分钟,病人家属帮助病人按摩足底的横结肠区,促进胃肠功能恢复。

(3)心理护理:指导病人逐渐由病人角色向健康人角色转变,并结合其自身兴趣爱好,如读书、十字绣等可排遣压力、陶冶情操。同时指导病人家属耐心倾听和鼓励病人诉说疾苦,让病人不良情绪得到宣泄,有针对性地进行疏导劝说,帮助他们尽快度过哀伤期并建立良好的家庭支持系统,帮助病人逐步回归社会。

(4)管道护理:携带 T 管及经皮肝穿刺引流管回家的病人,注意指导病人家属防止引流管扭曲、打折及妥善固定的方法;学会观察引流管周围皮肤,是否出现红肿,有无渗液等情况,如有异常,及时就医;遵循无菌操作原则定时更换引流袋,准确记录引流量。如发生引流量突然减少、引流液颜色异常,寒战,发热,巩膜、皮肤黄疸再次出现症状,应及时到医院就诊。

(5)肠内营养管护理:根据病人出院前评估,需继续进行居家营养支持,应指导病人及其家属掌握正确的肠内营养方法,妥善固定营养管,每次使用前常规检测体外导管长度;选择新鲜食材,食材需打碎,滤渣,防止营养管阻塞;营养管使用前后用 37~38 ℃温水 30 mL 脉冲式冲洗营养管,保证营养管通畅;如遇营养管使用有阻力时,严禁暴力冲管,防止管路爆裂;如出现剧烈腹痛,呕吐,应停止注入,并及时就医。

4）症状护理

（1）疼痛：姑息手术病人及晚期癌症病人因肿瘤未被根治，癌瘤浸润压迫腹膜后内脏神经，疼痛仍持续存在。指导病人正确评估疼痛程度，及时记录疼痛的时间、频次、性质。掌握镇痛的不同处理方法及镇痛药使用原则、方法、副反应及应对措施。

（2）阿片类药物不良反应：恶心、呕吐、便秘是常见反应。①恶心、呕吐：多可在用药3日后耐受，症状明显者可配合使用甲氧氯普胺、格雷司琼等止吐药物，病人切勿在用药初期因为恶心、呕吐而停止服药。②便秘：随用药时间的延长和剂量的增加具有累积效应，居家病人在病情允许的情况下，多饮水，摄入纤维素含量高的食物，如芹菜、菠菜等；还可吃润肠通便的食物，如香蕉、蜂蜜、山芋等；适量增加运动量，餐后半小时散步；严重便秘者可同时配合使用缓泻药，如麻仁胶囊、通便灵等；还可做腹部按摩刺激肠蠕动，必要时灌肠。③药物反应：阿片类药物的神经系统副作用是镇静、嗜睡。一般表现为用药初期睡眠时间延长，可逐渐耐受。④排尿：少数病人还会发生尿潴留，可通过湿毛巾热敷下腹部，听流水声，会阴冲洗诱导排尿，如无效须导尿。⑤呼吸观察：用药剂量加大或间隔时间短，可能会发生呼吸抑制，须严密观察。

（3）黄疸再次出现：晚期胰腺癌病人，因肿瘤浸润进展，胆道完全梗阻可再次出现黄疸。应指导病人穿宽松、柔软的棉质衣服；勿搔抓皮肤，防止皮肤破损引起感染；用温水擦拭皮肤，禁止使用刺激性液体，如乙醇、碱性肥皂擦洗；使用炉甘石外涂可缓解症状。

（4）糖耐量异常：参见常见术后并发症的护理中糖耐量异常部分，必要时请内分泌医生进行系统诊治。

4. 健康教育

（1）疾病知识指导：告知出现疼痛的原因，介绍帮助缓解疼痛的方法；讲解黄疸出现的原因及其对皮肤的影响，告知不能用力搔抓皮肤的原因，介绍皮肤自我保护方法；告知凝血机制障碍的原因，嘱病人注意自我防护，避免外伤等；保持大便通畅，观察有无黑便、血便。

（2）日常生活指导：饮食上尽量吃高维生素、适量蛋白质、低脂肪、易消化食物；少量多餐，细嚼慢咽，多吃新鲜的蔬菜瓜果；避免吃生、冷、硬、辛辣、煎炸及酒等刺激性食物；不吃或少吃腌制及熏制的食物；不吃胀气、油腻及太甜的食物，进食后卧床0.5～1小时预防倾倒综合征；注意饮食卫生；注意情绪与健康关系的指导，嘱保持情绪稳定，适当休息与锻炼。

（3）提醒定期随访：提醒病人及其家属定期来院复查肝功能、血常规及B超等。鼓励坚持治疗，定期随访，发现异常情况及时就诊。

思考题

（1）简述食管癌病人的饮食护理。
（2）简述胃癌病人的典型临床表现。
（3）大肠癌永久性造口病人的健康指导内容有哪些？
（4）胆囊癌病人的日常生活指导应如何开展？
（5）如何避免肝癌病人出现肝性脑病的诱发因素？
（6）简述胰腺癌病人术后的管道护理措施。

三、泌尿生殖系统常见的肿瘤及护理

（一）肾癌

1. 概述 肾癌通常指肾细胞癌，是起源于肾实质泌尿小管上皮系统的恶性肿瘤，也称肾腺癌。肾癌占原发肾肿瘤的85％，占成人恶性肿瘤的2％～3％。各国各地区发病率不同，总体上发达国家高于发展中国家，城市高于农村，男性多于女性，男女病人比例约为2∶1，发病年龄可见于各年龄段，高发年龄为50～

70岁。无明显的种族差异。资料显示,我国肾癌发病率呈逐年上升趋势。肾癌的病因未明。已经明确的与肾癌发病相关因素有遗传、吸烟、肥胖、高血压及抗高血压治疗等有关。

2. 典型临床表现

(1)典型症状:间歇、无痛、反复发作的全程血尿,腰或上腹部肿块,腰部钝痛为肾癌的三联征。三者不一定同时存在,有时仅有其中1~2项,有时没有任何症状,病人常于健康体检时发现。

(2)肾外表现:肾癌病人中有30%左右伴有全身性反应。①发热:常见,由于肾癌内存在致热原引起发热。②血沉快:非常多见,为非特异性。③肝功能改变:由于肾癌产生肝毒性产物,引起碱性磷酸酶升高、胆红素升高、低白蛋白血症、凝血酶原时间延长和高球蛋白血症。④贫血:30%肾癌病人有贫血,其血清铁和全铁结合蛋白能力下降,与慢性病的贫血相似,铁剂治疗无效。⑤高血压:40%肾癌病人合并高血压,主要由于肾素水平升高引起。

(3)主要体征:肾脏肿大、消瘦,触诊可扪及肾脏和肿瘤。肿瘤边缘清楚,质坚硬,表面隆起有结节感。未侵及周围组织,肿瘤随呼吸上下移动,叩诊肾区有叩击痛。

3. 护理措施

1)饮食护理 指导病人吃高热量、高蛋白质、高维生素、易消化的食物,改善病人就餐环境和提供色香味较佳的饮食,以促进病人食欲;鼓励病人多饮水,稀释尿液,避免血块堵塞尿路;胃肠道功能障碍者可给予肠外营养;严重贫血者可给予少量多次输血以提高血红蛋白水平及病人抵抗力。

2)心理护理 主动关心病人,倾听病人诉说,适当解释病情及预后,消除病人恐惧心理,取得其主动配合。

3)术后护理

(1)一般护理:去枕平卧,将病人的头偏向一侧,给予低流量吸氧,保持呼吸道通畅;密切观察生命体征变化;采取正确卧位,保障手术侧朝上,避免创口受压、受到摩擦;观察伤口的渗血情况以及有无伤口感染,保持伤口敷料干净;咳嗽时双手轻按创口,避免用力过度产生疼痛感;耐心听取病人相关诉求,必要时遵医嘱给予镇痛药进行干预。

(2)引流管护理:妥善固定并保持引流通畅,避免引流管打折及拉扯,观察引流物的颜色和量,出现异常及时处理;保持导尿管引流通畅,观察导尿管中尿液的颜色和量;避免因为输液过多造成病人心肺功能异常及影响肾功能的恢复;出现少尿或无尿要考虑对侧肾功能的损害。

(3)并发症的预防及护理:①出血:术后因为肾血管或者小血管的损伤会导致出血。观察病人切口敷料有无渗血及引流液的颜色、性状、量,防止术后大出血的发生。②感染:观察体温变化情况,保持伤口清洁干燥,引流管通畅。

4. 健康教育

(1)疾病知识指导:在医生指导下用药,如靶向药物和免疫治疗药物等,出现不适及时就医。定期复查B超、CT和血尿常规。注意随访时限:Ⅰ期、Ⅱ期肾癌病人术后每3~6个月随访一次,连续3年,以后每年随访一次。Ⅲ期、Ⅳ期肾癌病人治疗后应每3个月随访一次,连续2年,第3年每6个月随访一次,以后每年随访一次。

(2)生活知识指导:指导病人在术后30日内不可持重物或剧烈运动,避免发生继发出血情况,同时要根据自身的身体条件每日进行身体锻炼;禁烟戒酒,多食用新鲜蔬菜与水果,适当食用牛羊鱼等肉类食物,确保营养摄入均衡。

(二)前列腺癌

1. 概述 前列腺癌是指发生在前列腺的上皮性恶性肿瘤,是50岁以上男性较常见的恶性肿瘤之一,其中95%以上为腺癌。发病年龄在55岁前处于较低水平,55岁后逐渐升高,发病率随着年龄的增长而增长,高峰年龄是70~80岁。前列腺癌的发生与遗传因素有关。家族遗传性前列腺癌病人发病年龄稍早,55岁及以下的病人占43%。前列腺癌的发病还与性生活、饮食习惯有关,性生活较多者患前列腺癌的风险增加,高脂肪饮食与发病也有一定关系。

2. 典型临床表现

（1）早期症状：前列腺癌本身生长慢，可长期处于潜伏状态，早期症状、体征不明显。所以50岁以上男性，排尿稍有不适应及时到医院检查。

（2）晚期症状：肿瘤发展到引起膀胱颈和后尿道梗阻时，病人出现尿频、排尿缓慢、有尿不尽感；排尿费力、尿线变细或滴沥，甚至尿痛、尿潴留、血尿等；如已有骨或淋巴系统转移时，可有腰骶部、臀部或髋部痛，行动不便；有的可在颈部、腹部扪到肿块；有食欲不振、消瘦、乏力、贫血等症状。

3. 护理措施

（1）一般护理：加强营养，向病人提供富含多种维生素的食物，多饮绿茶，必要时给予肠内营养；根据医生的建议恢复正常的活动，切勿在术后短期内进行剧烈运动，不可进行性生活；大多数男性可在术后10～14日恢复驾驶工作，具体需听从医生的建议。

（2）疼痛护理：有些病人术后出现膀胱痉挛和疼痛，剧烈的疼痛可引起血压升高，诱发心脏病；膀胱频繁地痉挛可进一步加重血尿，故应给予足够的重视。处理原则为解痉镇痛，也可在盐水中加入一定量的利多卡因溶液进行冲洗，以降低膀胱黏膜和尿道对刺激的敏感度，减少痉挛，减少疼痛。

（3）心理护理：多与病人沟通，解释病情，让病人充分了解自己的病情，从而减轻其思想压力，稳定情绪，消除恐惧、焦虑心理。

（4）手术护理：经尿道前列腺电切术（TURP），可因术中前列腺包膜穿孔，术后冲洗盐水穿过包膜被大量吸收而出现 TURP 综合征。表现为腹部膨满、冲洗液入量大于出量、血压升高、烦躁不安、恶心呕吐，甚至谵语等。应认真观察病情，准确记录液体出入量，发现问题及时处理。保持导尿管引流通畅，同时给予速尿或20%甘露醇静脉滴入，可缓解症状，消除脑水肿。

（5）提肛训练：为预防长期尿失禁，应指导病人进行提肛训练，每日进行200～300次，以增加膀胱颈部外括约肌的强度，预防尿失禁。对于括约肌损伤所致永久性尿失禁者使用避孕套，保持皮肤清洁干燥。

（6）社区护理：前列腺癌病人出院回家后，如果出现以下情况，请及时就医，发烧高于38 ℃；疼痛加重且镇痛药无法减轻痛苦；排尿困难、无法排尿、排尿疼痛、血尿或者异常尿频。

4. 健康教育

（1）日常生活指导：合理膳食，避免吃动物脂肪、红色肉类等，豆类、谷物、水果、蔬菜对预防本病有一定作用。适度有氧运动，保持会阴部清洁，锻炼盆底肌肉功能，保持大便通畅。

（2）疾病知识指导：定期复查，定期检测前列腺特异性抗原（PSA），指肠指诊，以判断预后、复发情况。内分泌治疗对抑制前列腺癌的进展有一定的作用，但也有较严重的副作用，所以用药期间应严密观察。

（三）膀胱癌

1. 概述　膀胱癌是指发生在膀胱黏膜上的恶性肿瘤，是泌尿系统最常见的恶性肿瘤，也是全身十大常见肿瘤之一。可发生在膀胱的任何部位，但以三角区和输尿管口附近最多，其次在侧壁、后壁、顶部、前壁，甚至可侵犯全膀胱，其中最常见的是膀胱尿路上皮癌，占膀胱癌病人总数的90%以上，通常所说的膀胱癌就是指膀胱尿路上皮癌，既往被称为膀胱移行细胞癌。膀胱癌可发生于任何年龄。其发病率随年龄增长而增加，高发年龄为50～70岁。男性膀胱癌发病率为女性的3～4倍，男女比例为(3～4)∶1。

2. 典型临床表现

（1）血尿：膀胱癌的早期症状，约85%的病人表现为间歇无痛性血尿，可自行减轻或停止。出血程度与肿瘤的大小、位置、数目和恶性程度有关，可发生贫血甚至休克。

（2）膀胱刺激征：尿频、尿急、尿痛，多为晚期表现，因膀胱癌肿块坏死，溃疡合并感染所致。

（3）排尿困难：膀胱颈部肿瘤或带蒂肿瘤阻塞膀胱颈部，或血凝块、肿瘤残渣阻塞尿道，可引起排尿困难或尿潴留，造成充溢性尿失禁，表现为不自主地滴尿。

（4）其他：晚期有贫血、消瘦、恶病质及转移表现，如骨转移和腹膜后转移时可表现为骨痛和腰痛。

3. 护理措施

（1）一般护理：做好心理护理，减轻恐惧与焦虑。护士主动向病人解释病情，以消除其恐惧心理；营养补充,可正常进食者给予易消化、营养丰富的饮食,纠正贫血,改善全身营养状况。多饮水可起到内冲洗的作用。

(2)膀胱冲洗:①冲洗速度:可根据尿色而定,色深则快,色浅则慢。随冲洗时间延长,尿色逐渐变浅;若尿色深红或逐渐加深,说明有活动性出血,应及时通知医生处理。②确保通畅:确保冲洗及导尿管通畅,若引流不畅应及时做高压冲洗抽吸血凝块,以免造成膀胱充盈、痉挛而加重出血。③准确记录:尿量、冲洗量和排出量,尿量=排出量-冲洗量。④代膀胱冲洗:黏液分泌过多易堵塞管道,一般术后 3 日开始行代膀胱冲洗,每日 1～2 次,黏液分泌多时适当增加。⑤冲洗方法:病人平卧,每次抽取 30～50 mL 生理盐水或 5％碳酸氢钠溶液,温度 36 ℃左右,从膀胱造瘘管做低压缓慢冲洗,开放导尿管引出冲洗液。反复多次,直至冲洗液澄清。

(3)膀胱造瘘口的护理:①观察造口血运,有无狭窄或回缩,如果造口皮肤黏膜出现发绀、灰暗,可能出现血供障碍,立即通知医生。②保护造口周围皮肤,保持造口周围皮肤清洁干燥,可使用皮肤保护剂。造口周围皮肤的白色粉末状结晶物,是细菌分解尿酸的产物,可用白醋清洗。

(4)膀胱灌注护理:膀胱保留术后能憋尿者,能预防或推迟肿瘤复发。①灌注方法:根据无菌原则,插入导尿管,将配制好的化疗药通过导尿管注入膀胱,协助病人取俯、仰、左、右侧卧位,保留 0.5～2 小时。②注意事项:灌注前 4 小时禁饮水、排空膀胱;灌注的溶剂和时间根据药物说明书来选择;保留时间结束及时排空膀胱,并多饮水,多排尿,减少对尿道的刺激。膀胱灌注化疗药物的副作用是化学性膀胱炎和血尿,多数停止灌药后自行改善。

4. 健康教育

(1)日常生活指导:合理饮食,以清淡、易消化饮食为主,均衡营养;可多摄入含维生素、纤维素较多的食物,如蜂蜜、核桃仁、黑芝麻等,有助于大便通畅,预防便秘;注意少食辛辣、刺激和油腻的食物。鼓励病人多参加文娱活动与体育锻炼,呼唤社会多关心和爱护腹壁造口病人,帮助病人早日回归社会,恢复正常的工作与生活。

(2)疾病知识指导:鼓励病人进行适当的功能锻炼,病人进行渐进训练促进躯体功能恢复,如肌肉放松、深呼吸、主动放松等;保留膀胱者,每 3 个月做 1 次膀胱镜检查,2 年无复发者,改为半年 1 次;根治性膀胱手术后主要是全身系统检查,以便及时发现转移及复发征象;熟练掌握造口的观察、周围皮肤问题的判断及更换集尿袋的技能。

(四)子宫颈癌

1. 概述 子宫颈癌一般指宫颈癌,是原发于子宫颈部的上皮性恶性肿瘤,是最常见的妇科恶性肿瘤,其发病率占子宫恶性肿瘤的 70％以上,在妇科恶性肿瘤中仅次于乳腺癌,为妇科恶性肿瘤的第二位,是危害广大女性健康的主要恶性肿瘤之一。女性一生中以围绝经期和绝经后的老年期发生妇科恶性肿瘤的概率最高。此阶段女性卵巢功能逐渐衰退;雌激素水平降低,生殖器官发生萎缩老化;机体逐渐老化,免疫功能减退,使恶性肿瘤的发病率增高,宫颈癌是其中之一。由于人乳头瘤病毒(HPV)疫苗的普及,宫颈癌发病率有下降趋势。宫颈癌的发生与高危型 HPV 感染密切相关,吸烟、多孕多产、免疫功能降低、生殖道其他感染等是诱发因素。宫颈癌有不同的病理类型,鳞癌比较多见,其次是腺癌、腺鳞癌,恶性程度比较高的透明细胞癌、小细胞癌等少见。

2. 典型临床表现 早期宫颈癌多无明显症状,或仅有类似宫颈炎的表现,如阴道流液增多,常易忽视。随着肿瘤侵犯的程度和范围不同,病人出现的临床症状也越明显。

(1)阴道出血:多为接触性出血。常为性交后或妇科检查后阴道出血。宫颈癌病人中超过 80％有阴道出血症状,尤其是绝经后出血者更应该引起重视。

(2)阴道排液:多数病人有阴道排液,常表现为白带增多,偶有血性,开始表现为浆液性或黏液性,可稀薄如清水样或米泔水状,或有腥臭。晚期病人常伴有局部感染存在,以及癌组织坏死,可出现大量脓性恶臭或米汤样白带。

(3)疼痛:肿瘤侵犯宫旁组织时,最初只有坠胀感,随着肿瘤增大,压迫症状加重,出现持续性钝痛,侵犯腹膜时出现腹膜刺激症状,剧烈腹痛。如果压迫盆底或盆壁压迫神经,可出现持续性腰疼,随着压迫加重,出现下肢放射性疼痛。压迫输尿管出现肾积水时,可有酸胀及钝痛。

(4)泌尿系统症状:如果肿瘤向前侵犯膀胱,可出现血尿、尿频、尿急等尿路刺激症状,甚至会压迫膀胱尿道开口,出现排尿困难或尿闭。如果肿瘤坏死过多,会形成膀胱阴道瘘,病人会不断出现阴道排液,排尿不受控制及逆行尿路感染,生活质量极差。

(5)肾功能损害:如果宫颈旁肿瘤组织压迫输尿管,会出现肾盂积水。如果不及时行输尿管支架置入、经肾外引流术,病人会出现肾功能损伤,继而出现尿毒症。

(6)消化道症状:肿瘤向后侵犯直肠时,会出现直肠刺激症状,如里急后重,血便,黏液便等,随着肿瘤进展,可能会出现直肠阴道瘘。

(7)晚期症状:可有贫血、体温升高、厌食、恶病质等全身衰竭症状。如果发生远处转移,随着转移部位的不同,可出现不同的症状,如肺转移出现胸痛、咳嗽、咯血等症状,脑转移出现颅内高压症状,骨转移出现相应部位剧烈疼痛等。

3.护理措施

1)一般护理

(1)基础护理:协助病人勤擦身、更衣,保持床单位清洁,注意室内空气流通,提高病人舒适度。

(2)饮食护理:病人营养状况及饮食习惯,鼓励病人吃高能量、高维生素及营养素全面的饮食,必要时与营养科联系,制订多样化食谱以满足机体的需要。

(3)心理护理:与病人沟通,了解其心理特点,与病人及其家属一起寻找引起不良心理反应的原因。教会病人缓解心理应激的措施,学会使用积极的应对方法,如寻求别人的支持和帮助,向别人倾诉内心的感受等,使病人能以最佳的心态接受并积极配合治疗。

2)术前准备 ①皮肤准备:范围上至剑突下,两侧至腋中线,下达两大腿上 1/3 处及外阴部的皮肤,注意清洁脐窝部。②肠道准备:根据病情需要遵医嘱在术前 1 日行肠道清洁灌肠,术前 8 小时禁饮食。③阴道准备:用于子宫全切的病人,一般行阴道冲洗。于手术前 1 日冲洗 2 次。④盆底肌训练:术前指导病人进行肛门、阴道肌肉的缩紧与舒张练习,掌握锻炼盆底肌的方法。

3)术后护理

(1)术后观察:做好观察并记录病人的意识状态及生命体征;观察腹部伤口有无渗血,沙袋加压止血一般是 8 小时;观察阴道有无出血,如果有出血,观察其量及性状。

(2)管道护理:注意保持导尿管、腹腔引流管及阴道引流管通畅;应密切观察引流液的量、色、性质的变化;通常拔除导尿管的前 3 日开始夹闭导尿管,每 2 小时开放一次,定时间断放尿,以训练膀胱功能,促使恢复正常排尿功能;督促病人拔除导尿管后 1~2 小时排尿一次。如不能自解小便应及时处理,必要时重新留置导尿管。

(3)疼痛护理:术后 24 小时内是病人疼痛最明显的时期。可遵医嘱应用镇痛药。教会病人减轻疼痛的方法,告知病人术后翻身动作应缓慢,半坐卧位利于减轻切口张力,咳嗽时按压伤口,以帮助病人减轻疼痛。

(4)基础护理:术后保持口腔清洁,协助病人翻身拍背,预防各种并发症。保持外阴处的清洁干燥,每日进行 2 次会阴擦洗,排便后应告知病人及时清洁会阴部。

(5)饮食护理:①原则上手术后禁饮禁食,24 小时后进流质饮食,肛门排气后改为半流质饮食,以后逐渐恢复到普食。②给予高营养易消化食物,少量多餐。但需要禁食豆类、糖类、乳制品等产气食物,以免出现腹胀。

(6)术后活动:卧床及活动指导,术后 6 小时协助病人翻身,术后第 1 日取半坐卧位,术后 2~3 日病人可下床活动,鼓励病人在床上多活动,防止血栓形成。

4)腹部放疗护理常规

(1)心理护理:向病人及其家属介绍有关放疗知识,大致的放疗程序,放疗中可能出现的不良反应和治疗后可能发生的并发症以及需要配合的事项,使病人消除焦虑和恐惧心理,积极配合治疗。

（2）身体准备：进入放疗室不能带金属物品，如手表、钢笔、项链等。在放疗中金属物质可形成次级电子，使其相邻的组织受射线量增加，出现溃疡且不易愈合。所以接受盆腔照射的病人在放疗前还应摘除金属质节育环，避免造成损伤。

（3）照射野皮肤的保护：放疗前应常规检查放疗区域皮肤，如有破损应待皮肤愈合以后再行放疗。应注意：①建议穿柔软宽松、吸湿性强的纯棉内衣，以减少刺激便于穿脱。②放射区域皮肤可用温水软毛巾温和地蘸洗，禁用碱性肥皂搓洗；不可涂乙醇、碘酊以及对皮肤有刺激性的药物。③放射区域禁止做穿刺注射治疗、局部禁贴胶布，禁止冷、热敷。④保持照射野皮肤的清洁干燥，特别是多汗区皮肤，如腹股沟、外阴等处。⑤剪短指甲，如局部皮肤瘙痒脱屑，禁止搔抓、撕剥，避免抓挠破皮肤。⑥每日进行皮肤护理。

（4）营养和饮食的护理：放疗存在两面性，在杀死肿瘤细胞的同时，会对正常组织器官有一定损伤，因此病人应加强营养，以提高疗效，促进机体恢复。①饮食品种丰富，搭配合理，保证高蛋白质、高热量、富含维生素、低脂肪饮食，如瘦肉、海产品、新鲜果蔬。不要盲目忌口。②饮食以清淡无刺激易消化食物为主，多吃煮、炖、蒸等易消化的食物。禁烟、酒，忌过冷、过硬、过热食物，忌油腻、辛辣食品。③根据放疗反应进行饮食调整，少量多餐，保证足够营养和水分摄入。④吃有助于血红蛋白升高的食物，如动物肝脏、动物骨髓、鸡、鸭、鱼、瘦肉、乳制品、豆芽、麦芽、大枣、菠菜、生姜等。⑤腹泻病人给予少渣、低纤维饮食，避免产气食品，如豆类、牛奶、糖类、碳酸类饮料。

5）化疗护理常规

（1）饮食指导：指导病人吃高热量、高蛋白质、富有维生素的食物，大量饮水，每日饮水量在 3000 mL以上，以稀释尿液，降低肾毒性反应。

（2）适度活动：适当地进行活动有利于伤口愈合，注意防摔倒坠床，24 小时留陪护人员。

（3）用药护理：指导病人使用口腔消毒水漱口，使用软毛牙刷，以免损伤口腔黏膜；吃松软食物，准备病人喜欢的可口清淡食物，对于恶心呕吐反应较严重的病人遵医嘱使用止吐药，及时补充液体，防止水和电解质紊乱；遵医嘱定期监测白细胞及肝肾功能，严格无菌操作。对于白细胞降低者，给予保护性隔离，减少探视，进行空气消毒。必要时佩戴口罩，保持皮肤清洁。注意个人卫生。防止感染发生。根据气候温度适当增减衣物，防止感冒。

（4）心理护理：部分化疗药物导致脱发，可指导病人戴帽子或佩戴假发，消除病人因形象改变导致的不良心理刺激。为病人讲解化疗成功案例，缓解病人焦虑及担忧心理，唤起病人对生活的热爱，以积极的心态面对生活。

4. 健康教育

（1）一般活动指导：帮助病人调整自我，重新评价自我能力，根据病人具体状况提供生活方式的指导，包括根据机体康复情况逐渐增加活动量和强度，适当参加社会交往活动，或恢复日常工作。

（2）疾病知识指导：病人性生活需根据复查结果而定，应认真听取病人对性问题的看法、疑虑和存在的问题，提供针对性帮助。坚持进行阴道冲洗，原发宫颈癌病人应坚持阴道冲洗 2 年以上。

（3）定期复查：第 1 年，出院后 1 个月行首次复查，以后每 2～3 个月复查 1 次；出院后第 2 年，每 3～6个月复查 1 次；第 3～5 年，每半年复查 1 次；第 6 年开始，每年复查 1 次。如有不适症状应及时就诊。

（4）预防知识指导：大力宣传与宫颈癌发病有关的高危因素，30 岁及以上女性就医时，应常规接受宫颈刮片检查，一般女性每 1～2 年普查 1 次，有异常者应进一步处理。已婚女性，尤其是绝经前后有月经异常或有接触性出血者，应及时就医，警惕生殖道癌的可能。

（五）卵巢癌

1. 概述　卵巢肿瘤是女性生殖器官常见肿瘤，分为良性、交界性、恶性，是女性生殖器官三大恶性肿瘤之一。卵巢癌常泛指卵巢恶性肿瘤，主要由上皮性癌、恶性生殖细胞肿瘤和性索间质肿瘤等组成，其中以上皮性癌最为多见。女性生殖系统恶性肿瘤中，卵巢癌的发病率在我国位于宫颈癌和子宫内膜癌之后，居第 3 位，但死亡率却超过宫颈癌及子宫内膜癌之和，高居妇科癌症首位，是严重威胁女性健康的疾病。有研究表明，卵巢癌的主要发病人群是绝经后女性，中位诊断年龄为 63 岁，45％诊断时年龄为 64 岁，25％

为 74 岁。

2. 典型临床表现 早期卵巢癌常无任何自觉症状,往往难以发现;随着肿瘤的不断增长和播散,可出现下列症状。

(1) 肿块:下腹部肿块是常见的症状,肿块迅速增长是其特点。

(2) 腹胀:多由腹水引起,卵巢癌病人因腹胀首次就诊者亦不少见。

(3) 压迫症状:肿瘤达到一定体积或侵犯直肠和膀胱,可出现直肠或膀胱的刺激或压迫症状。

(4) 胃肠道症状:食欲不振、恶心、呕吐等。因肿瘤压迫或侵犯胃肠道引起,可出现肠道梗阻症状。

(5) 并发症:卵巢癌和其他良性肿瘤一样,可发生肿瘤扭转、破裂、出血、感染等急腹症。腹水和盆腹腔肿块是较常见的体征。

3. 护理措施

1) 一般护理

(1) 心理护理:评估病人压力程度、压力来源、个人应对方式及社会支持系统利用;尊重、倾听、共情、理解,积极关注病人,教会病人适当的减压方式,如倾诉、听音乐、聊天等,鼓励病人家属给予家庭支持、社会支持,增强战胜疾病的信心。

(2) 基础护理:协助病人勤擦身、更衣,保持床单位清洁,注意室内空气流通,促进舒适度。

(3) 饮食与营养:鼓励病人摄入足够的营养,评估病人营养状况及饮食习惯。卵巢癌病人饮食宜清淡,不食或少食大剂量乳糖以及过多的动物脂肪;晚期不能进食者,可补液或给予静脉高营养输注。

2) 化疗护理 目前应用化疗药物是治疗恶性卵巢肿瘤的主要手段,执行一般化疗病人的护理。如果是腹腔化疗,护理时注意以下几点:①化疗期间要"水化",注意观察尿量,每小时大于 100 mL 后才能给予化疗药物。②协助医生进行腹腔穿刺,及时询问病人有无腹胀、便意等感受。③为防止呕吐,给化疗药物前及化疗结束前半小时给予止吐药。④腹腔化疗期间严密观察病人,必要时给予心电监护。

3) 腹水病人护理 肿瘤过大或腹部过度膨隆,病人不能平卧时,应取半坐卧位,注意观察血压、脉搏、呼吸的变化。首次放腹水不应超过 1000 mL,以免腹压骤降而发生虚脱,速度宜缓慢。放腹水后腹部可用腹带包扎,并记录放出腹水的量、性状、颜色,观察不良反应等。腹水应及时送检,包括肿瘤细胞检查及腹水常规检查。

4. 健康教育

(1) 一般活动指导:帮助病人调整自我,重新评估自我能力,根据病人具体状况提供生活方式的指导,包括根据机体康复情况逐渐增加活动量和强度,适当参加社会交往活动,或恢复日常工作。

(2) 性生活指导:禁性生活 3 个月;认真听取病人对性问题的看法和疑虑,提供针对性帮助。

(3) 定期复查:出院后第 1 年,首次复查为出院后 1 个月,以后每 2~3 个月复查 1 次;出院后第 2 年,每 3~6 个月复查 1 次;第 3~5 年,每半年复查 1 次;第 6 年开始,每年复查 1 次。如有不适症状应及时就诊。

(4) 预防保健:加强预防保健意识,避免吃高胆固醇食物,高危女性宜预防性口服避孕药。30 岁以上女性,每 1~2 年进行一次妇科检查,高危人群不论年龄大小每半年接受一次检查。

(六) 子宫内膜癌

1. 概述 子宫内膜癌是原发于子宫内膜的上皮性恶性肿瘤,又称子宫体癌。是妇科生殖系统三大恶性肿瘤之一,好发于围绝经期和绝经后女性。占女性全身恶性肿瘤的 7%,是仅次于卵巢癌和宫颈癌而导致死亡的第三位常见妇科恶性肿瘤。其特点是生长缓慢,转移较晚,预后较好。其发病与生活方式密切相关,发病率在各地区有差异。子宫内膜癌在诊断时 80% 以上的病人处于早期(病变限于子宫体),故手术仍为子宫内膜癌首选的治疗手段。

2. 典型临床表现 极早期的病人无明显症状,随着病程进展后出现下列症状。

(1) 阴道出血:不规则阴道出血为最常见的症状。绝经后病人主要表现为间歇性或持续性出血,量不多;未绝经者则表现为月经紊乱,如经量增多,经期延长,或经间期出血。

(2) 阴道排液:少数病人述阴道排液增多,由癌肿渗出液或感染坏死所致。早期多为浆液性或浆液血性白带,晚期合并感染则为脓性或脓血性,有恶臭。

(3)疼痛:通常不引起疼痛。晚期癌肿侵犯盆腔或压迫神经,可引起下腹部及腰骶部疼痛,并向下肢放射。当癌肿累及宫颈,堵塞宫颈管致使宫腔积脓时,可出现下腹胀痛或痉挛样疼痛。

(4)全身症状:晚期可出现贫血、消瘦、乏力、发热、恶病质、全身衰竭等症状。

3. 护理措施

(1)心理护理:帮助病人熟悉医院环境,为病人提供安静、舒适的休息环境,以缓解或消除其心理压力,增强治病的信心。评估病人对疾病及有关诊治过程的认知程度,鼓励病人及其家属讨论有关疾病及治疗的疑虑,耐心解答。

(2)基础护理:指导病人维持个人卫生,为病人提供安全、隐蔽的环境,协助病人勤擦身更衣,保持床单位清洁,注意室内空气流通,促进舒适。

(3)饮食与营养:鼓励病人摄入足够的营养,评估病人对摄入足够营养的认知水平、目前的营养状况及摄入营养物的习惯。协助病人及其家属制订合理食谱。鼓励病人吃高蛋白质、高热量、高维生素、易消化食物。进食不足或营养状况极差者,遵医嘱静脉补充营养。

(4)配合治疗:对于采用不同治疗方法的病人,实施不同的护理措施。①用药护理:需向病人讲解药物治疗的重要性、服药的方法,解释注意事项,观察服药过程中可能出现的不良反应;用孕激素时,可能出现水钠潴留、药物性肝炎,但停药后会逐渐缓解甚至消失;用抗雌激素药物时,病人可能出现潮热、畏寒等类似围绝经综合征的表现,有的病人甚至出现阴道出血、闭经、恶心、呕吐等不良反应;对雌激素替代治疗的高危女性应严格遵医嘱用药,并加强监护。②手术和化疗病人护理,执行相应的护理常规。③有手术禁忌证或宫旁已浸润者可行放疗缩小肿瘤、缓解症状,执行腹部放疗护理常规。

4. 健康教育

(1)一般活动指导:帮助病人调整自我,重新评估自我能力,根据病人具体状况提供生活方式的指导,包括根据机体康复情况逐渐增加活动量和强度,适当参加社交活动,或恢复日常工作。

(2)性生活指导:子宫根治术后、服药或放射治疗后,病人可能出现阴道分泌物减少、性交痛等症状,提供局部水溶性润滑剂可增进性生活舒适度。

(3)定期复查:出院后第1年,首次复查为出院后1个月,以后每2～3个月复查1次;出院后第2年,每3～6个月复查1次;第3～5年,每半年复查1次;第6年开始,每年复查1次。如有不适症状应及时就诊。

(4)普及防癌知识:①改变不良的饮食习惯:肥胖常是发生子宫内膜癌的高危因素,因此宜选用低脂肪、富含维生素的饮食,多食蔬菜和水果;积极治疗高血压、糖尿病。②慎用雌激素类药物,如需用雌激素治疗某些疾病时,应在医生指导下用药。③了解子宫内膜癌的危险信号:月经期外或绝经后阴道不规则出血;不明原因的体重减轻;治疗癌前病变,如子宫内膜不典型增生症;定期做健康检查,包括妇科检查;加强对高危人群监测。

思考题

(1)简述肾癌病人的饮食指导。

(2)简述前列腺病人疼痛的护理。

(3)如何护理膀胱造瘘口?

(4)宫颈癌的临床典型症状有哪些? 如何做好放疗期间照射野的皮肤保护?

(5)卵巢癌病人腹腔化疗注意要点有哪些? 如何护理已有腹水的病人?

(6)简述子宫内膜癌病人用药的注意事项? 子宫内膜癌病人化疗后做哪些健康指导?

四、头颈部常见的肿瘤及护理

(一)口腔颌面部癌

1. 概述　口腔颌面部癌多源于口腔颌面部上皮组织及间叶组织恶变,绝大多数为鳞状细胞癌,其次为腺性上皮癌,还有基底细胞癌、未分化癌、淋巴上皮癌等。临床以牙龈癌、口底癌、舌癌、颊黏膜癌、唇癌、硬腭癌等多见。目前舌癌居口腔颌面部癌发病率的首位,占口腔颌面部癌的35.5%~37.2%。在我国不同的地区,口腔颌面部癌的发病率也不同,男性较女性多发。

2. 典型临床表现 口腔颌面部癌的症状取决于解剖部位和发展病程。

(1)疼痛:发病早期,病人一般会出现轻微的疼痛症状,甚至感觉不到痛,只有用力触摸时感觉到疼痛。当病变逐渐发展,病人常常伴发溃疡,此时病人可出现明显疼痛症状。

(2)斑块:口腔内出现浅表浸润的斑块,口腔黏膜白斑、红斑、黏膜下纤维化等均属癌前病变。

(3)溃疡:两周以上不愈合的口腔溃疡,患处质硬,边缘隆起不规则,伴发疼痛。

(4)肿块:目前较为常见的有骨组织及软组织肿块,良性肿块多生长缓慢,无触压痛等现象,少有溃疡伴发,恶性肿瘤多生长速度快,伴发自发性疼痛或麻木、溃烂等症状。

3. 护理措施

(1)保持口腔清洁:选择氯己定漱口液含漱2~3分钟,每日3~4次,饮食前后和睡前必漱口。

(2)便秘管理:由于病变出现不同程度的咀嚼困难、口腔黏膜溃疡、味觉改变等情况,病人饮食结构紊乱,易出现便秘症状。根据病情应指导其低脂肪、高蛋白质、高热量的流食和牛奶、粗粮糊、蔬菜水果汁等,不易引起病损出血的饮食。

(3)疼痛管理:评估病人疼痛程度,根据评估结果采取不同的措施,如与病人轻松、愉快地交谈,分散病人对疼痛的注意力;根据病人的喜好,让病人听一些优美婉转的音乐、戏剧,以减轻病人的紧张心理;必要时遵医嘱使用镇痛药。

(4)出血护理:保持呼吸道通畅,指导病人进温凉细软饮食。

(5)心理护理:口腔颌面部癌病人手术创伤大,涉及部位多,手术时间长。为此在心理护理中,应耐心与病人交流,消除其恐惧心理,积极配合治疗。与病人家属交谈,争取他们给予病人心理上的支持。

4. 健康教育

(1)日常生活指导:鼓励病人吃清淡、少渣食物,保持口腔清洁,鼓励病人在无禁忌情况下每日至少饮水1500 mL。建立良好的家庭社会支持体系,向病人家属讲解家庭、社会支持对病人康复的重要性,积极利用病人家属开展护理干预,手术时经常了解病人的思想动态,及时予以疏导。

(2)疾病知识指导:手术以后或治疗期间,协助并指导病人做相应的功能锻炼,如吞咽功能训练、张口训练、踝泵运动,可加快病人功能恢复的进程。可指导病人关注治疗后反应,如有不适及时随诊。

(二)鼻咽癌

1. 概述 鼻咽癌是一种发生于鼻咽顶部、侧壁部的恶性肿瘤,发病率占耳鼻咽喉肿瘤之首,以鼻塞、耳闷堵塞、听力下降、复视、头痛、涕中带血等为主要临床表现,是临床上较常见的一种肿瘤。老年性鼻咽癌的发病率在逐渐增加,且表现出明显的地域性,主要集中在我国华南地区。老年人群体鼻咽癌的首发症状以颈部肿块、鼻塞、血涕、耳鸣等症状多见,且确诊时多数病人为多病共存状态。

2. 典型临床表现

1)早期症状

(1)头痛:鼻咽癌最典型的症状。70%左右的病人因头痛就诊,且多为偏头痛、颈项部疼痛或颅顶枕后疼痛,最初多为间歇性发作,随着病情发展可为持续性发作。显著的头痛是颅底破坏和预后不良的指征。

(2)血痰、涕血:鼻咽癌病人早期最为常见的临床表现,病人多在晨起咳嗽时出现带有血丝的痰液,或在擤鼻子时擤出带有血性分泌物、小血块或血丝的鼻涕。对于出现血痰、血涕表现,检查鼻腔内部未发现出血部位,同时也未患有慢性咳嗽的病人,一定要加以重视,及时前往医院进行检查。

(3)耳鸣及听力下降:也是鼻咽癌病人的典型症状之一。这是因为疾病导致咽鼓管无法正常开放和关闭,当患侧咽鼓管口被堵塞时,病人便会出现耳闷塞感觉与耳鸣症状。而随着鼻咽癌的进一步恶化,病人的听神经将会受到损害,听力便会逐渐下降。

(4) 鼻堵塞感:鼻腔单侧堵塞感属早期症状,随肿瘤体积增大,可出现双侧鼻腔堵塞感。需注意和鼻窦炎、感冒等进行鉴别,若病人有血痰、血涕、头痛、听力下降、耳鸣、耳闷感等其他早期症状,则应加强对鼻咽癌的筛查。

(5) 颈部淋巴结肿大:70%～80%的鼻咽癌病人早期会出现这一症状,且不会随着消炎治疗而缩小。注意与慢性炎症所引起的颈部淋巴结肿大相鉴别。

(6) 面部麻木、复视:随着肿瘤逐渐向颅内生长,面部神经受压,可引起面部麻木、面部有蚁行感、咀嚼困难等表现;外展神经、滑车神经以及动眼神经等受压,便会出现重影或复视等。

2) 中晚期症状 上述早期症状进一步加重;由于放化疗治疗,可出现口腔黏膜炎、放射性皮炎、上消化道反应、白细胞减少、中性粒细胞减少、血小板减少、红细胞减少、耳部损伤、吞咽困难及肝肾功能损伤等。

3. 护理措施

(1) 一般护理:做好口腔护理,在放疗过程中可出现口腔黏膜不同程度的改变,病人应用软牙刷刷牙,饭后多漱口,注意饮食卫生,单独使用餐具,放疗后3年内禁止拔牙,以免引起下颌骨炎。做好饮食护理,放疗期间病人应多饮水,以增加尿量,加速毒素的排泄,减少肾毒性,多吃高蛋白质、高维生素、低脂肪食物及新鲜水果,少量多餐,禁烟酒及辛辣、过冷、热、硬的食物。

(2) 预防放疗影响:鼻咽癌治疗的有效手段是放疗,应注意:①预防放射性龋齿,放疗前应定期清洁牙齿、拔除龋齿,放疗中需坚持餐后漱口,并使用含氟的牙膏刷牙。病人可先将牙膏涂抹在牙齿上,等待2～3分钟再刷牙,以增加氟化物和牙齿的接触时间。②放射治疗中要注意鼻眼的护理,注意放疗局部的清洁,生理盐水冲洗鼻腔,鼻腔干燥时可用液状石蜡润滑,并要注意鼻腔有无出血。③保护放射区域皮肤,接受放射治疗的皮肤区域禁止抓挠,禁用肥皂液等刺激性液体擦洗,禁止暴晒,病人最好穿宽大的棉质衣服,放射区域的画线要清晰,必要时请专业人士帮助描画。

(3) 鼻腔冲洗:病人取坐位,上身微向前倾,用温盐水进行冲洗,以保持鼻腔清洁,减少感染,提高放射的敏感度。冲洗时不能用力过猛,并观察冲洗液的颜色,如有头痛或血性冲洗物,立即停止冲洗。

(4) 加强功能锻炼:经常进行转颈运动、叩齿、鼓腮、微笑、张口等锻炼;口干的病人可以采用口含梨片的方法减轻不适;出现放射性咽炎的病人,应指导其使用生理盐水或3%～5%碳酸氢钠溶液漱口,至少6次/天;放疗后由于咀嚼肌和下颌关节纤维变性,可导致张口困难,病人应多做口腔功能锻炼,如将大小与口腔一致的葡萄、小番茄等水果放入口腔固定2～3分钟,或练习张口、上下左右地活动口腔关节。

(5) 心理护理:在开始放疗之前,病人家属陪同病人参观机房,消除病人的陌生心理,用亲切的语言和微笑的表情,增强病人战胜疾病的信心。

4. 健康教育

(1) 不良反应应对指导:放疗后可出现口腔黏膜感染及口干等症状。指导病人每日早晚用含氟牙膏刷牙,指导病人家属自制金银花含漱水:取金银花少许沸水冲泡,自然冷却后即成,并用其进行不定时漱口,以保护牙齿及口腔黏膜,预防口干。鼻腔黏膜也常因放射线的损伤使正常的分泌及清洁功能丧失或降低而继发感染。放疗至第3周,指导病人及其家属鼻腔冲洗的方法,每日冲洗1～2次,于放疗前进行,出院后仍需继续冲洗至半年左右。

(2) 康复训练指导:在放疗开始时,指导病人进行早期康复训练,可减轻放疗后远期不良反应的发生。为了避免放疗引起的张口困难,在放疗早期指导病人每日自我按摩颞颌关节,练习鼓腮、叩齿等运动;每日咬水壶木塞进行张口练习,每次15～20分钟,每日3～5次;每日前后左右缓慢转颈数次,以增加颈部肌肉张力,防止颈部肌肉纤维化、僵直;每日进行力所能及的锻炼,如慢走、打太极拳等,以提高机体功能。

(3) 提高社会支持:向病人家属说明家庭成员的支持和照顾,对提高病人的生活质量有举足轻重的作用,鼓励病人家属、亲友、同事经常探视,给予病人情感支持,激发病人树立生活信心。对共同参与健康教育的病人家属督促其掌握基本的护理方法,如口腔护理、鼻腔冲洗、康复训练等。提醒和监督病人做好自我护理,必要时给予协助。

（三）甲状腺癌

1. 概述 甲状腺癌（TC）是最常见的甲状腺恶性肿瘤，是常见的内分泌恶性肿瘤，有乳头状癌、滤泡状癌、未分化癌和髓样癌四种病理类型。以恶性度较低、预后较好的乳头状癌最常见。发病率与地区、种族、性别有一定关系。女性发病较多，男女发病比例为 1∶（2～4），任何年龄均可发病。近些年随着检测手段提升，老年甲状腺癌的检出率有所提高。绝大多数甲状腺癌发生于一侧甲状腺腺叶，常为单个肿瘤。

2. 典型临床表现

（1）早期：甲状腺癌不易察觉，常在体检或者无意中扪及颈部包块而发现。

（2）中晚期：部分病人出现声音嘶哑或者声音改变，吞咽有异物感，呼吸困难等症状；疼痛的表现非常罕见。

3. 护理措施

1）术前体位训练 甲状腺癌手术需要"颈部过伸位"这种特殊体位。体位训练方法：①头部去枕，枕头垫高肩背部 20～25 cm，仰卧、伸颈，尽量使下颌、气管、胸骨处于同一水平线，以利于充分暴露术野；②嘱病人每日多次练习，开始每次 10～30 分钟，循序渐进逐渐增加时间，并根据病人个体差异调节训练时间，可有效减轻病人体位训练中头晕、目眩、恶心、胸闷等不适。经过术前练习，病人颈部肌肉得到锻炼，提高对手术特殊体位的耐受，并减少术后因体位而造成的不适。

2）术后护理

（1）手术涉及食管时：经医生确认可以恢复经口进食后，第一阶段以清流质为主，如米汤、藕粉、果汁、蛋花汤等；第二阶段改为流质，如牛奶、豆浆等；第三阶段改为半流质，如粥、烂面条等；能正常进食时，应给予熟、烂、嫩、软、少渣以及营养搭配合理的食物，切忌吃辛辣、富含脂肪的食物和油炸食物。

（2）保证饮食多样性：术后要多吃营养价值比较高、清淡而又容易消化吸收的食物，尤其是优质蛋白质；其次是补充微量元素，尤其是锌和钾；再次是各种维生素，可以增强抗感染的能力，维生素 A、C、E 还可以促进伤口愈合。要避免食用猪油、动物内脏、鳗鱼、少吃肥肉及含胆固醇较高的海鱼等，避免烟、酒及浓茶等。

（3）放化疗期间饮食：放化疗期间病人可能出现的饮食问题为厌食、味觉改变、恶心呕吐、口干、口腔炎或食管炎、腹泻或便秘，可根据病人病情和个体需求，在病情允许的情况下，进行针对性饮食护理。

3）特殊护理 晚期出现呼吸困难的病人，给予 3～5 L/min 氧气持续吸入，指导病人取坐位，及时就诊，必要时急诊下行气管切开术。

4. 健康教育

（1）积极参加普查的重要性：积极参加社区甲状腺瘤普查，可以做到早发现、早诊断、早治疗；对良性甲状腺瘤、结节性甲状腺肿等及时手术治疗。

（2）饮食指导：饮食方面做到荤素搭配，适量补充蛋白质、维生素、矿物质等，使摄入的营养比消耗的多，以提高机体的抗癌能力。原则上不必忌口，适量吃肉、鱼、蛋、豆类、谷类、新鲜蔬菜和水果，因其中含有丰富的维生素 C，对抗癌有一定的作用。不要吸烟、喝酒，不吃酸辣等刺激性食物，不吃过冷或过热的食物。

（3）心理疏导：主动与病人进行沟通，掌握病人动态心理变化，以确定干预方向，对病人的痛苦表示理解和同情；告知病人甲状腺癌是一种"温柔"的癌症，病程发展缓慢，病人经过积极治疗，普遍能够达到延长寿命，保证一定生活质量的效果。

（四）垂体腺瘤

1. 概述 垂体腺瘤是常见的良性颅内肿瘤，近年来，随着人们对该病认识的加深，临床发病率较前提高，其发生机制可能与基因突变有关。垂体腺瘤会对人体造成一系列影响，确诊后通常需要手术、化疗或进行放疗。治疗后一半以上病人可治愈，对不能治愈的病人可通过控制使病情稳定，达到不影响正常生活、工作的目的。该病可并发高血压、不孕不育、骨质疏松、骨折等。人群年发病率约为 4/10 万，在颅内肿瘤中仅低于脑胶质瘤和脑膜瘤，占颅内肿瘤的 10%～15%，女性多见。近些年老年人口逐步增多，加上新的检查技术应用,老年垂体腺瘤的发病率在逐步提高,而且有增多的趋势。肿瘤对病人生长发育、劳动能力、生育功能等有严重损害,并可造成一系列社会心理影响。

2. 典型临床表现

(1)神经功能障碍:垂体腺瘤引起的神经症状直接与肿瘤大小及其生长方向有关,临床上神经症状多较明显。

(2)头痛:约 2/3 无功能垂体腺瘤病人可有头痛,但多不严重。早期头痛位于双颞部、前额、鼻根部或眼球后部,无明显加重缓解因素,晚期头痛可位于前头部或后枕部。

(3)视神经受压症状:垂体腺瘤向上方生长可压迫视神经交叉而导致视野改变、视野缺损、视力减退甚至晚期失明。

(4)邻近症状:肿瘤向不同方向生长压迫邻近器官或结构,如压迫动眼神经、滑车神经、展神经、三叉神经等出现斜视、视物重影、瞳孔散大、颅面部疼痛等;压迫额叶而产生神志淡漠、欣快、智力锐减、健忘等精神症状;压迫大脑脚及动眼神经,引起一侧动眼神经麻痹,对侧轻偏瘫等表现。

(5)内分泌功能紊乱:各型分泌性腺瘤可分泌过多的激素,早期即可产生不同的内分泌亢进症状,少数内分泌性腺瘤病例在病程晚期亦可产生垂体功能减退。

3. 护理措施

(1)一般护理:注意日常防寒保暖;保持良好作息习惯,戒烟戒酒;劳逸结合,积极锻炼,提高身体抵抗力。注意饮食营养均衡,以及术后饮食禁忌;若病人出现头痛、视力下降、视野缺损等症状应及时就医;若病人出现面容改变、手足肥大、月经紊乱甚至闭经、泌乳、水牛背、满月脸等内分泌亢进症状或者出现垂体功能低下症状,应及时就医;垂体腺瘤多以手术治疗为主,术后定期复诊、遵医嘱定期服药,同时要保持健康的生活习惯,避免与有害化学物质接触。

(2)术后护理:①手术当天需要在监护室观察,病情平稳转回神经外科病房继续治疗;②多数病人术后会出现精神兴奋,不能很好地合作,应注意安全护理;③术后鼻腔会填塞膨胀海绵,3～5 日会拔除,指导病人学会张口呼吸;④注意观察鼻腔是否有液体流出,记录每小时尿量,体位是否舒适,是否需要解大便,或有想咳嗽、打喷嚏等情况,及时给予处理。术后要遵医嘱按时服药。

4. 健康教育

(1)日常生活指导:注意保持口腔、鼻腔卫生,注意保暖,预防感冒;避免用力解大便、咳嗽、打喷嚏等高压气流冲击,以免加重漏口损伤,造成鼻漏;多关注鼻部是否有液体流出,区别是否是鼻涕,流出的量若过大,且淡黄澄清透明,可能为脑脊液漏,及时回院复查;注意休息,避免劳累,加强营养,饮食合理搭配,不宜食用刺激性、过酸过甜食物等,多饮水,保持大便通畅;持室内空气新鲜,每日定时通风。

(2)疾病知识指导:出院时通常携带 2 周至 1 个月的药量,大多数情况下会有激素类药物,告知病人及其家属不要自行改量、停药,2 周左右门诊复查;重视治疗后的随访,手术后一年内每 3～4 个月做激素检查,1 年做磁共振检查一次;密切关注服药后情况,如有不良反应及时送至医院就诊;密切关注自身身体变化,若发现异常,及时就医。

(五)脑膜瘤

1. 概述　脑膜瘤也称为脑膜肿瘤,是起源于脑膜及脑膜间隙的衍生物,通常生长缓慢。其症状是因肿瘤位置压迫附近组织而出现。偶尔可能发生癫痫发作、痴呆症、说话困难和视力问题。发病率占颅内肿瘤的 19.2%,居第 2 位。女性:男性为 2:1,发病高峰年龄在 45 岁,近年来老年病例明显增加。有研究表明,70 岁及以上病人检出率是 70 岁以下病人的 3.5 倍,应引起临床工作者的注意。

2. 典型临床表现

1)典型症状　临床上,很多脑膜瘤病人并没有表现出明显的症状,多在偶然之间被发现。但随着时间的推移、肿瘤的长大,病人表现出明显症状:头痛会随着时间的推移而变得严重;视力变化导致重影或视物模糊;听力障碍、耳鸣;记忆力减退,注意力难以集中;手臂和腿部无力;失去嗅觉;癫痫发作;麻木;语言、语音问题等。

2）不同部位症状 当脑膜瘤位于颅内的不同位置时,病人的症状表现也可能略有不同。

（1）大脑凸面脑膜瘤:如果肿瘤位于大脑凸面,主要症状为不同程度头痛,精神障碍,肢体动作障碍及视力、视野的改变,约60%的病人半年后可出现颅压增高症状,部分病人可出现局部癫痫,面及手抽搐,大发作不常见。时间较长。

（2）矢状窦旁脑膜瘤:肿瘤位于矢状窦旁时,病人瘤体生长缓慢,出现症状时一般瘤体已很大。首发症状是癫痫,为局部或大发作,精神障碍表现为痴呆,情感淡漠或欣快,可出现性格改变;位于枕叶的矢状窦旁脑膜瘤可导致视野障碍。

（3）蝶骨嵴脑膜瘤:当肿瘤起源为前床突,可出现视力下降,甚至失明;眼球突出,眼球运动障碍,瞳孔散大;嗅觉障碍,癫痫等精神症状。

（4）鞍结节脑膜瘤:首发症状为视力视野障碍,其他有头痛、嗜睡、记忆力减退、焦虑,有的可出现内分泌功能障碍,如性欲减退、阳痿、闭经等;亦有以嗅觉丧失、癫痫、动眼神经麻痹为首发症状而就诊的。

（5）其他:嗅沟脑膜瘤,可有嗅觉逐渐丧失、视力障碍,亦可有兴奋、幻觉、妄想、迟钝、精神淡漠等精神症状;桥小脑角脑膜瘤,可出现听力下降、耳鸣、面部麻木,感觉减退、三叉神经瘤、走路不稳、患侧共济失调等;脑室内脑膜瘤,常表现为头痛、视盘水肿、癫痫、同向性偏盲、对侧肢体偏瘫等;海绵窦旁脑膜瘤,表现为头痛、视力视野改变等;枕骨大孔脑膜瘤,可出现颈部疼痛、手和上肢麻木等;眼眶及颅眶沟通脑膜瘤,可出现眼球突出、眼球运动障碍、视力下降等。

3）并发症 注意力难以集中,丧失记忆,性格变化;癫痫发作等。

3. 护理措施

（1）癫痫发作:①防止损伤:癫痫发生应立即平卧,防止摔伤,进行抢救。②防止窒息:保持呼吸道通畅,解开衣领、衣扣,头偏向一侧,取下活动性义齿,及时吸痰和给氧。③药物治疗:根据病情遵医嘱给予镇静剂、抗癫痫药、脱水药。④病情观察:严密观察病人的生命体征、瞳孔等变化。⑤对症处理:注意有无窒息、尿失禁、发热,配合医生及时处理。

（2）心理支持:病人可表现出焦虑、紧张、易怒,或情绪淡漠、漠不关心、生活懒散、人格的突然改变等,应给予心理和社会支持,必要时进行心理咨询;对病人家属要给予更多的理解和帮助,让病人能得到及时的治疗和护理。

（3）突发状况护理:对脑膜瘤病人可能发生的跌倒危险,要教会病人家属在家里做好安全防护设施,提供足够的照明和平整清洁的走廊,日用品放在病人的易取之处,穿合适的衣服和防滑鞋,活动时要有专人陪护,病人改变体位时,要防止坠床。告知病人一旦发生意外应及时就医。

4. 健康教育

（1）日常生活指导:心理支持,取得病人家属的配合,进行心理调整,使病人主动适应术后生活,保持积极、乐观的心态,保持情绪稳定,积极自理个人生活。饮食方面,应给予高热量、高蛋白质、维生素丰富、低脂肪、低胆固醇饮食;少食动物脂肪、腌制品;限制烟酒、浓茶、咖啡、辛辣等刺激性食物。创造安静的修养环境,使其能够心神宁静,安静修养。鼓励其适当参加社会活动,注意陪伴,防止跌伤。保持个人卫生,每日开窗通风,以保持室内空气清新。

（2）疾病知识指导:遵医嘱按时、按量服药,不可突然停药,改药及增减药量,以避免加重病情。肢体活动障碍者,应保持肢体功能位置,进行功能锻炼,防止足下垂等。注意观察有无加重症状,如头昏、恶心、呕吐、抽搐等,有无不明原因持续高热,肢体乏力,麻木等,如症状严重应及时就医或处置。

（3）特殊护理指导:如有癫痫发作,酌情及时进行处置;如有压疮,应定时翻身按摩,在骨突处垫软枕、气圈;应保持皮肤、口腔、会阴部清洁。留置胃管的,管喂流质饮食6~7次/日,加强营养供给,活动肢体大小关节2~3次/日,每次30分钟。

思考题

（1）常见的口腔颌面部癌的临床表现有哪些?

（2）鼻咽癌放疗后如何应对不良反应？

（3）甲状腺癌术前行体位训练的方法是什么？

（4）垂体腺瘤的典型临床表现有哪些？

（5）简述脑瘤癫痫发作的处理原则。

五、血液系统常见的肿瘤及护理

（一）白血病

1. 概述 白血病是一类起源于造血干细胞的克隆性恶性疾病，其克隆的白血病细胞失去进一步分化成熟的能力，而滞留在细胞发育的不同阶段，在骨髓和其他造血组织中异常增生，并广泛浸润其他组织和器官，使正常造血功能受抑制。临床上以进行性贫血，持续发热或反复感染，出血和组织浸润等为主要表现，外周血中以出现幼稚细胞为特征。

根据分化程度、自然病程的长短，白血病可分为急性、慢性两种。老年急性白血病起病较缓慢且临床多具有隐匿性的特点，临床症状并不典型。其发病属亚急性过程，临床表现为无力、头晕及低热、无原因性贫血，临床早期诊断易出现误诊和漏诊。老年人群在出现上述临床症状后，一定要进行血象和骨髓象的定期检查，以便及时作出准确的判断。

2. 典型临床表现

1）急性白血病 老年性白血病有时典型症状并不明显，应引起重视。

（1）贫血：早期即可出现，少数病例可在确诊前数月或数年先出现骨髓增生异常综合征（MDS），以后再发展成白血病。病人往往伴有乏力、面色苍白、心悸、气短、下肢水肿等症状。贫血可见于各种类型的白血病，老年病人更多见。

（2）发热：白血病常见的症状之一，表现为不同程度的发热和热型，可伴有畏寒、出汗等。发热的主要原因是感染，以口腔炎、牙眼炎、咽峡炎最为常见，可发生溃疡或坏死；肺部感染、肛周炎、肛周脓肿亦常见，严重时可发生败血症、脓毒血症等。

（3）出血：可发生在全身各部位，以皮肤瘀点、瘀斑、鼻出血、牙龈出血、月经过多为多见；眼底出血可致视力障碍；急性早幼粒细胞白血病易并发凝血异常而出现全身广泛性出血；颅内出血时会发生头痛、呕吐、瞳孔大小不对称，甚至昏迷、死亡。

（4）器官和组织浸润的表现：①胸骨下段局部压痛，提示髓腔内白血病细胞过度增生，可出现关节、骨髓疼痛；②急性白血病可有轻、中度肝脾大，主要与白血病细胞浸润及新陈代谢增高有关；③中枢神经系统白血病（CNSL）可发生在疾病的各个时期，出现脑膜或中枢神经系统症状，表现为头痛、呕吐、视盘水肿、视物模糊、颈项强直、重者抽搐、昏迷等；④皮肤浸润表现为弥漫性丘疹、结节性红斑等，牙龈可增生、肿胀；⑤多为一侧睾丸无痛性肿大，另一侧虽无肿大，但在活检时往往也发现有白血病细胞浸润。

2）慢性白血病 病程缓慢，可经历慢性期、加速期和急变期。

（1）慢性期：早期无症状，随病情发展出现乏力、低热、多汗或盗汗、体重减轻等代谢亢进的表现。巨脾为本期最突出的表现，初诊时可达脐平面甚至盆腔；脾质硬，常有明显切迹，表面光滑，无压痛。如发生脾梗死可突发局部剧烈疼痛和明显压痛。大多数病人有胸骨中下段压痛。半数左右病人可有肝脏中度肿大，浅表淋巴结多无肿大。病程一般1～4年。

（2）加速期：发病后1～4年约80%慢粒白血病病人可进入加速期，主要表现为不明原因高热，体重下降，虚弱，脾脏迅速肿大，骨、关节痛以及逐渐出现的贫血、出血。易产生耐药性。

（3）急变期：加速期从几个月到1～2年即进入急变期，多数为急性粒细胞性白血病变，另一部分为急性淋巴细胞性白血病变。

3. 护理措施

1）急性白血病的护理措施

（1）一般护理：①贫血，感染，出血或化疗期间应注意休息，缓解期和化疗间歇期坚持每日适当活动；

②做好口腔护理,指导病人在进餐前后及睡前漱口,可用生理盐水、朵贝尔液;疑为口腔厌氧菌感染可选1%～3%过氧化氢溶液;真菌感染可选1%～4%碳酸氢钠溶液、2.5%真菌素溶液、1：2000氯己定溶液。每日3次。

（2）病情观察:注意生命体征的变化,观察并记录体温变化及热型,有无感染,有无皮肤黏膜淤血或出血点,有无头痛、恶心、呕吐、颈项强直、意识障碍等颅内出血表现,注意浅表淋巴结和肝脾的大小,有无骨关节疼痛。注意了解血象和骨髓象的检查结果。

（3）预防感染:注意保暖,避免受凉,讲究个人卫生,少去人群拥挤的地方;做好保护性隔离,定时对病房进行空气和地面消毒,谢绝探视,避免交叉感染;同时加强口腔、皮肤及肛周护理。一旦有感染征象,协助医生做好各项检查和遵医嘱给予抗感染治疗。

（4）用药护理:①长期用药者合理选用静脉,最好采用中心静脉或深静脉留置导管供注射用;②大多数化疗药物均可引起恶心、呕吐、食欲缺乏等消化道反应,可在使用前30分钟给予止吐药物,必要时6～8小时重复给药;③多数化疗药具有抑制骨髓作用,根据药物周期,在化疗开始至结束后2周应加强预防出血和感染的护理,定期复查血常规,给予对症支持治疗;④对肝、肾功能损害的药物,如甲氨蝶呤、巯嘌呤、左旋门冬酰胺酶等,应定期测肝功能;⑤对心脏有毒性的药物,如阿霉素、柔红霉素、三尖杉酯碱等,使用前应检查心电图及心功能,必要时给予心电监护。

2）慢性白血病的护理措施

（1）缓解疼痛:如属于脾胀痛,可将病人安置于安静、舒适的环境中,尽量卧床休息,减少活动,并取左侧卧位,以减轻不适感,尽量避免弯腰和碰撞腹部,避免脾破裂;遵医嘱协助病人做脾放疗,以减轻脾胀痛;鼓励病人少量多次进餐、进水以减轻腹胀;每日测量脾的大小、质地、有无压痛并做好记录。

（2）预防尿酸性肾病:鼓励病人多饮水,每日饮水量3000 mL以上,以利于尿酸和化疗药降解产物的稀释和排泄,并减少对泌尿系统的化学刺激;定期检查血和尿中尿酸的含量以及沉渣检查、白细胞计数等;记录24小时液体出入量,注意观察有无腰痛或血尿发生;遵医嘱用针对性药物抑制尿酸的形成,在化疗给药前后遵医嘱给予利尿药,有助于降解产物的排出。

（3）化疗反应护理:白消安的不良反应主要是骨髓抑制、血小板或全血细胞减少及皮肤色素沉着、阳痿、停经等,用药前应向病人说明,用药期间经常要复查血常规,不断调整剂量;靛玉红主要不良反应有腹泻、腹痛、便血等,使用时要慎重,注意观察病人大便的性状,干扰素不良反应有发热、恶心、食欲缺乏、血小板减少及肝功能异常,应定期检查血常规和肝功能。

4. 健康教育

（1）活动指导:饮食起居规律,保证充足睡眠和营养;适度锻炼,活动后应注意观察心率、心律、呼吸变化,如有异常,应卧床休息;脾脏明显增大者,可争取左侧卧位以减轻不适,避免弯腰和碰撞腹部,防止脾破裂;骨、关节疼痛者保持舒适卧位,白天可通过与病人交谈、读书、听音乐等分散其注意力,晚间可适当应用镇痛药,保证病人休息,减少体力消耗;注意劳逸结合,避免过度劳累,做剧烈运动和快速转体等动作。

（2）饮食指导:给予高热量、富含维生素、适量纤维素、清淡、易消化饮食;避开化疗前后1～2小时进餐,鼓励病人多饮水,每日饮水量在3000 mL以上,以预防尿酸性肾病。

（3）疾病知识指导:遵医嘱用药,不要自行减量,停药或更换用药时间,有肾功能损害者避免应用损伤肾功能的药物,病情缓解后仍需坚持定期复查和治疗;进行自我监测与随访的指导,出现发热、出血、贫血严重等症状,应及时就医。

（二）淋巴瘤

1. 概述 淋巴瘤是一组原发于淋巴组织的免疫系统恶性肿瘤。淋巴组织遍布全身且与血液系统关系密切,所以淋巴瘤可原发于淋巴结,也可以发生在身体任何部位,其中以淋巴结、扁桃体、脾及骨髓等部位最易受损。根据组织病理学,淋巴瘤分为霍奇金病(HD)和非霍奇金淋巴瘤(HNL)。典型表现为无痛性淋巴结肿大及不明原因发热。老年淋巴瘤以"惰性"为主,可长期生存。在淋巴瘤病人中,大约有一半年龄超过65岁,因合并高血压、糖尿病等慢性病,再加上年龄等因素,在治疗中顾虑比较多,很容易"放弃"治疗。

2. 典型临床表现 临床表现因病理类型、分期及侵犯部位不同而错综复杂。

(1) 淋巴结肿大：多以无痛性、进行性颈部或锁骨上淋巴结肿大为主要表现，可以活动或相互粘连、融合，导致胸闷、气促、肺不张及上腔静脉压迫综合征等；腹膜后淋巴结肿大可压迫输尿管，引起肾盂积水等。

(2) 发热热型：多不规则，可呈持续高热或间歇低热，少数有周期热，后者约见于 1/6 的霍奇金病病人；30%～40%的霍奇金病病人以原因不明的持续发热为首发症状，但非霍奇金淋巴瘤一般在病变较广泛时才发热，且多为高热；热退时大汗淋漓可为本病的特征之一。

(3) 皮肤瘙痒：是霍奇金病较特异的表现，可为霍奇金病的唯一全身症状。局灶性瘙痒发生于病变部淋巴引流的区域，全身瘙痒大多发生于纵隔或腹部有病变的病人。

(4) 乙醇疼痛：有少部分霍奇金病病人在饮酒后 20 分钟病变局部淋巴结发生疼痛，称为"乙醇疼痛"，是霍奇金病特有的症状。这些病人多有纵隔侵犯，且以女性为多。该症状可早于其他症状及 X 线片表现，具有一定的诊断意义。当病变缓解时，乙醇疼痛即行消失，复发时又重现。乙醇疼痛的发生机制不明。

(5) 组织器官受累：非霍奇金淋巴瘤远处扩散及结外侵犯较霍奇金病常见。肝受累可引起肝和肝区疼痛，少数可发生黄疸；胃肠道损害可出现食欲减退、腹痛、腹泻、肿块、肠梗阻和出血；肾损害表现为肾大、高血压、肾功能不全及肾病综合征；中枢神经系统病变多在疾病进展期，以累及脑膜及脊髓为主；脊髓损害以胸椎及腰椎最常见；骨髓受累，部分非霍奇金淋巴瘤在晚期会发展为急性淋巴细胞白血病；还可见肺实质浸润、胸水、口、鼻、咽部等处受累。

3. 护理措施

(1) 饮食护理：化疗过程中病人有胃肠反应，表现为恶心、呕吐，此时病人无食欲，需清淡、流质饮食，可给予水果、蔬菜补充维生素；之后随病情好转可吃高热量、高蛋白质、富含维生素易消化的食物，增强机体抵抗力；每日饮水 2000 mL 左右，多摄取粗纤维食物，保持排便通畅，防止便秘。

(2) 用药护理：化疗中可出现药物反应，较常见的为多柔比星，脂质体用药过程中会出现手足综合征。化疗速度不能过快，用药过程中需注意缓慢静滴，需用糖类药稀释；若出现手足综合征，如出现红斑，应告知病人及其家属不要紧张，此为药物副反应，对症处理即可。

(3) 化疗后护理：部分病人可出现迟发性药物反应，如末梢神经炎，此时需提醒病人服用 B 族维生素营养神经，以防止加重末梢神经炎。

(4) 心理护理：有些病人淋巴瘤已经治愈，但总感觉不适，有悲观心情，不觉得自己状态有所改善，此时需注意病人精神和心理护理，可适度进行体育锻炼，帮助病人恢复功能。

4. 健康教育

(1) 日常生活指导：保证良好的休息与活动，保持情绪稳定，生活规律，充足睡眠；选择高营养、高热量饮食，如牛奶、鸡蛋、蛋白粉等，尽量避免食用生冷食物。

(2) 疾病知识指导：遵医嘱用药，不要自行减量、停药或更换用药时间，病情缓解后仍需坚持定期复查和治疗；做好自我监测与随访的指导，避免一些侵入性的操作，如拔牙、插管等；出现发热、出血、贫血严重等症状，应及时就医。

(三) 多发性骨髓瘤

1. 概述 多发性骨髓瘤(MM)是浆细胞恶性增殖性疾病。其特征为骨髓中克隆性浆细胞异常增生，绝大部分病例存在单克隆免疫球蛋白或其片段(M 蛋白)的分泌，导致相关器官或组织损伤。目前病因尚不清楚。常见临床表现为骨痛、贫血、肾功能损害，血钙增高和感染等。随着我国老年人口的逐年增加，其发病率也逐年升高，达到 2/10 万左右，低于西方国家(约 5/10 万)。此病多发于中老年人，男性多于女性，目前仍无法治愈。

2. 典型临床表现

(1) 骨髓损害：骨痛为主要症状，以腰骶部最多见，其次为胸部和下肢。活动或扭伤后剧痛者有病理性骨折的可能。多发性骨髓瘤的发生主要是由于破骨细胞和成骨细胞活性失衡所致。

(2) 贫血：本病的另一常见表现。因贫血发生缓慢，贫血症状多不明显，多为轻、中度贫血。贫血的发生主要由红细胞生成减少所致,与骨髓瘤细胞浸润抑制造血、肾功能不全等有关。

(3)肾功能损害:蛋白尿、血尿、管型尿和急、慢性肾衰竭。急性肾衰竭多因脱水、感染、静脉肾盂造影等而引起。慢性肾衰竭的原因是多方面的。

(4)高钙血症:食欲缺乏,呕吐、乏力、意识模糊、多尿或便秘等,主要由广泛的溶骨性改变和肾功能不全所致。

(5)感染:正常多克隆免疫球蛋白及中性粒细胞减少,免疫力下降,容易发生各种感染,如细菌性肺炎和尿路感染,甚至败血症。病毒感染以带状疱疹多见。

(6)高黏滞综合征:头晕、眩晕、眼花、耳鸣、手指麻木、视力障碍、充血性心力衰竭、意识障碍甚至昏迷。血清中 M 蛋白增多,可使血液黏度过高,引起血流缓慢、组织淤血和缺氧。部分病人的 M 蛋白成分为冷球蛋白,可引起微循环障碍,出现雷诺现象。

(7)出血倾向:常见的有鼻出血、牙龈出血和皮肤紫癜等。多由血小板减少、凝血障碍和血管壁因素导致,如高免疫球蛋白血症和淀粉样变性损伤血管壁。

(8)淀粉样变性:少数病人可发生淀粉样变性,常见舌体、腮腺肿大,心肌肥厚,心腔扩大,腹泻或便秘,皮肤苔藓样变,外周神经病变及肝、肾功能损害等。心肌淀粉样变性严重时可猝死。

(9)神经系统损害:肌肉无力、肢体麻木和痛觉迟钝等。脊髓压迫是较为严重的神经受损表现。多发性骨髓瘤神经损害的病因包括骨髓瘤细胞浸润、肿块压迫、高钙血症、高黏滞综合征、淀粉样变性、单克隆轻链和(或)其片段的沉积等。

(10)髓外浸润:以肝、脾、淋巴结和肾脏多见,由骨髓瘤细胞的局部浸润和淀粉样变性所致。轻度肝脾大;有些组织也可以受累,如甲状腺、肾上腺、卵巢、睾丸、肺、皮肤、胸膜、心包、消化道和中枢神经系统等;瘤细胞也可侵犯口腔及呼吸道等软组织。多发性骨髓瘤病人可在诊断时即合并髓外细胞瘤,也可以在多发性骨髓瘤治疗的过程中,随着疾病的进展而出现。

3. 护理措施

(1)缓解疼痛:骨骼疼痛与肿瘤细胞浸润骨骼和骨髓及发生病理性骨折有关。可协助病人取舒适体位,适当按摩病变部位,以降低肌张力,增加舒适度,但避免用力过度,以防病理性骨折。指导病人采用放松、臆想疗法、音乐疗法等,转移对疼痛的注意力;指导病人遵医嘱用镇痛药,并密切观察镇痛效果。

(2)心理社会支持:关心、体贴、安慰病人,对病人提出的疑虑给予耐心解答。鼓励病人与其家属、同事和病友沟通交流,使病人获得情感支持和配合治疗的经验。

(3)活动与生活护理:此类病人有不同程度的躯体活动障碍,与骨痛、病理性骨折或胸、腰椎破坏压缩,压迫脊髓导致瘫痪等有关。可采取的措施如下。①睡硬垫床,保持床铺干燥平整,协助病人定时变换体位,保持适度的床上活动,避免长久卧床而加重骨骼脱钙。②截瘫病人应保持肢体于功能位,定时按摩肢体,防止下肢萎缩。③鼓励病人咳嗽和深呼吸;协助病人洗漱、进食、大小便及保持个人卫生等,每日用温水擦洗全身皮肤,保持皮肤清洁干燥。④严密观察皮肤情况,受压处皮肤应给予温热毛巾按摩或理疗,预防压疮发生。

4. 健康教育

(1)日常活动指导:此类病人易出现病理性骨折,故应注意卧床休息,应使用硬板床或硬床垫;适度活动可促进肢体血液循环和血钙在骨骼的沉积,减轻骨骼的脱钙;注意劳逸结合,避免过度劳累,避免做剧烈运动和快速转体等动作;给予高热量、高蛋白质、富含维生素的易消化食物,增强机体抵抗力。每日应饮水2000~3000 mL,多摄取粗纤维食物,保持排便通畅,预防便秘。

(2)疾病知识指导:遵医嘱用药,不要自行减量、停药或更换用药时间,有肾功能损害者避免应用损伤肾功能的药物,病情缓解后仍需坚持定期复查和治疗;做好自我监测与随访的指导,若活动或扭伤后出现剧烈疼痛,应警惕病理性骨折,应立即到医院就诊;出现发热、出血、贫血严重等症状,应及时就医。

思考题

(1)白血病细胞浸润的临床表现有哪些?

(2) 什么是淋巴瘤的乙醇疼痛?

(3) 骨髓瘤病人骨痛的护理要点是什么?

（牛巧红　张　静）

第二节　老年人常见肿瘤的并发症与护理

一、恶病质

（一）概述

恶病质是一种复杂的多因素综合征,它以进行性体重下降及肌肉减少伴或不伴随脂肪减少为特点,可导致进行性多器官功能损害,而传统的营养支持治疗并不能完全逆转其进程。其病理生理过程是因进食减少及代谢紊乱所导致的负氮平衡及能量失衡。可发生在多种慢性消耗性疾病中,如恶性肿瘤、慢性心力衰竭、慢性阻塞性肺疾病、慢性肾病以及获得性免疫缺陷综合征等。

（二）典型临床表现

1. 极度消瘦　病人多表现为严重消瘦,完全卧床,皮包骨头,体重下降,贫血貌,面色蜡黄,病人极度痛苦。

2. 大量腹水　可由肝癌引起,或侵犯肝脏疾病,表现为低蛋白血症的同时有腹胀,多由腹水多导致。

3. 无力　肿瘤属于消耗性疾病,消耗增多而摄入减少,病人表现为没有精神,且四肢无力。

4. 厌食　直接或间接病因均能导致病人摄食困难,进而厌食,出现全身衰竭等一系列综合征,并且进入此阶段病人往往极度痛苦。

（三）护理措施

1. 饮食指导　多吃富含优质蛋白质的食物,多吃新鲜蔬果尤其是深颜色类蔬果,补充维生素,补充优质蛋白质,避免吃过夜发霉变质的食物,忌吃辛辣刺激性食物,慎吃少见的食材。如发生低蛋白血症应及时补充优质蛋白质,如肉类、鱼虾类、鸡蛋、奶类等。

2. 日常护理　关注病人自我感觉、临床主诉、病人心理变化等,及时给予对症护理。

3. 心理护理　关注病人可能会出现精神不振,协助其家属细心、耐心地安慰病人,消除其负面绝望的情绪,配合医生治疗。给病人带来积极、乐观、向上的心理。

（四）健康教育

1. 日常生活指导　从预防肿瘤开始,控制危险因素,如抽烟、饮酒、熬夜等不健康的生活方式,适当锻炼,适当调整身体状态;不吃发霉的粮食及其制品,如花生、大豆等发霉后产生的黄曲霉素是一种强烈的致癌物质;不吃熏制和腌制的食物;不吃太烫和过热的食物;多吃健康、高营养的肉蛋奶、果蔬类食物;多运动,提高身体免疫力。

2. 疾病知识指导　根本治疗还是对因治疗,找出根本病变的位置进行治疗;但是,对于对因治疗无法解决问题的,只能采用对症治疗,针对其临床症状进行治疗,但不能彻底治愈,容易反复,对于上述均无效的只能采用姑息治疗。注重体检,常规筛查肿瘤标记物、肿瘤筛查等,早期干预,防止疾病的发生。如果出现腹水、胸闷、体重短时间内骤降等建议尽快就医。

二、恶性肿瘤高钙血症

（一）概述

高钙血症是指血清离子钙浓度大于 2.75 mmol/L 的异常升高表现。恶性肿瘤是导致住院病人高钙血症的最常见原因,恶性肿瘤所引起的高钙血症称为恶性肿瘤高钙血症。有文献报道,恶性肿瘤病人高钙血症的发生率为5%～30%。近年来,随着对恶性肿瘤及其相关并发症治疗的进步及抑制骨吸收药物的长期广泛使用,恶性肿瘤高钙血症的发病率呈下降趋势。国外最近一项回顾性研究报道显示,所有恶性肿瘤病人高钙血症患病率为2.0%～2.8%,且不同肿瘤类型的患病率不同,多发性骨髓瘤的高钙血症患病率最高,为7.5%～10.2%;前列腺癌最低,为1.4%～2.1%。

（二）典型临床表现

根据病因、高钙程度以及发生的速度而决定,主要累及神经肌肉系统、心血管系统、胃肠系统、泌尿系统、骨骼系统及其他系统。典型症状如下。

1. 神经肌肉系统 明显高钙,特别是合并甲状旁腺功能亢进者,可出现明显精神症状,如疲乏无力、精神不易集中、失眠、抑郁、神志不清甚至昏迷。脑电图常可发现特殊的波形。检查时可见腱反射迟钝、肌力降低,由甲状旁腺激素引起者可呈肌萎缩,称为甲状旁腺激素性肌病。

2. 心血管系统 心肌兴奋性增加,易出现心律失常及洋地黄中毒。心电图异常为Q-T间期缩短。很多病人还可合并高血压。

3. 胃肠系统 常见恶心、呕吐以及便秘,主要因胃肠动力受影响所致;可促进胃泌素和盐酸的分泌,可合并有溃疡病;钙盐可阻塞小胰腺管,高钙促使胰蛋白酶原转变成胰蛋白酶,因而易并发胰腺炎。

4. 泌尿系统 肾小球滤过率常轻度降低;高钙血症时导致尿液浓缩能力下降,长期高钙血症可引起肾钙化等而导致肾功能衰竭。

5. 骨骼及其他系统 甲状旁腺功能亢进时可出现骨痛、畸形以及病理性骨折等,常合并轻度贫血;钙盐沉着于皮肤、结膜等可引起瘙痒、结膜炎,关节可有类似痛风的症状。

6. 并发症 ①呼吸道病变:因高钙血症可引起肾排水增多和电解质紊乱,使支气管分泌物黏稠,黏膜细胞纤毛活动减弱,支气管分泌物引流不畅,易导致肺部感染、呼吸困难,甚至呼吸衰竭。②高血钙危象:表现为多饮、多尿、严重脱水、循环衰竭、氮质血症。如不及时抢救,病人可死于肾功能衰竭和循环衰竭。

（三）护理措施

1. 饮食指导 ①一般护理:尽量减少含钙丰富的牛奶、豆制品、虾等食品摄入;不吃辛辣刺激性食物;多吃高热量、高蛋白质、易消化的低钙食物;保证每日新鲜蔬菜、水果的摄入,补充身体所需。②针对性护理:甲状旁腺功能亢进症病人进行手术后会出现低钙状态,应吃含钙高的食物,如海产品、豆制品、芝麻等;限制含磷高的饮食,如肉类、蛋、鱼类、乳制品、粗粮等,以免抑制钙的吸收。

2. 心理护理 病人因病情重,治疗过程长,病情反复,常有焦虑、恐惧、悲观、孤独感、不耐烦及不合作等心理,这些不良的心理会导致疾病的进一步恶化。应指导病人家属多关心病人,尽可能多陪护病人,让其感受到温暖,使其树立战胜疾病的信心。

3. 用药护理 遵医嘱服药,不得擅自停药或者改变剂量,注意监测服药之后不适症状是否减轻。

（四）健康教育

1. 日常生活指导 要注意观察病人的精神状态及意识状态有无改变、活动耐力、饮食等情况的变化;指导病人避免擅自服用含钙和维生素D药物;多吃高热量、高蛋白质、易消化食物;指导病人卧床休息,病情允许时可在其家属看护下适当活动;指导病人避免剧烈活动、避免举重物等,防止骨折发生。

2. 疾病知识指导 高钙血症主要由甲状旁腺疾病和恶性肿瘤引起,好发于乳腺癌、骨肿瘤、肺癌、胃癌、卵巢癌等恶性肿瘤。如有上述疾病的病人应注意减少含钙丰富的食品摄入,不擅自服用钙片及含钙药物,出现不明症状及时就医。多数在积极治疗后可控制病情,有严重呕吐、失水、酸碱平衡失调、神志不清等高血钙危象病人,若不及时治疗,死亡率高达50%以上。

三、低钠血症

（一）概述

血清钠不足135 mmol/L,称为低钠血症,是临床上最常见的一种体内水盐失衡疾病。伴或不伴有细胞外液容量改变的临床状态,是常见的电解质紊乱,特别在老年人中十分常见。主要症状为软弱乏力、恶心呕吐、头痛嗜睡、肌肉痛性痉挛、神经精神症状和可逆性共济失调等,是小细胞性支气管肺癌中最常见的副肿瘤综合征之一。

(二)典型临床表现

1. 典型表现 大多数低钠血症病人通常无明显临床表现,但在严重或急剧血清钠下降时可出现头痛、恶心、呕吐、困倦疲乏、烦躁不安、肌无力或痉挛,甚至癫痫发作等一系列表现。

2. 不同情况的临床表现

(1)急性低钠血症:常见于急性严重腹泻、呕吐和大面积烧伤,临床上以血容量不足为主要表现,病人感到乏力、淡漠、头晕、黑矇,出现直立性低血压、心率快、脉速而弱。严重者出现血压下降、皮肤弹性减弱、眼球下陷、休克、尿少,或发生急性肾损伤,病人出现谵妄、昏迷等神经精神症状。

(2)慢性低钠血症:见于慢性腹泻、失盐性肾病、慢性肾上腺皮质功能减退等。虽然失钠相当严重,但临床症状却不明显。主要表现是一般慢性失水、体重减轻、虚弱、血压偏低等虚弱症候群。

(3)低钠血症脑病:血钠浓度低于 115 mmoL/L 时,会出现头痛、嗜睡,最终出现昏迷。低钠血症脑病常常是可逆的。慢性低钠血症发生神经系统症状的严重程度都远低于急性低钠血症。如果慢性低钠血症病人出现症状,其血清钠浓度常低于 110 mmol/L,并常有低钠血症的急剧恶化。

(三)护理措施

1. 饮食指导 以清淡饮食为主,均衡营养,尽量多补充镁等矿质元素,多吃含钾丰富的食物,可以多吃绿叶蔬菜;在慢性心力衰竭稳定期,不要过分限制钠的摄入,可多吃些含钾丰富的食物,如香蕉、葡萄等。

2. 心理护理 多与病人接触,耐心倾听病人谈话,缓解焦虑、增强信心,配合治疗。

3. 日常护理 适度进行体育锻炼;如果大量出汗时要注意及时补充水分和电解质;注意休息,保证睡眠,避免过度劳累;糖尿病病人应将血糖控制在目标水平,防止血糖波动导致低钠血症;严格遵医嘱使用药物,不可私自停药或增减药量,同时学习药物的正确用法、用量。

(四)健康教育

低钠血症一般经过对症治疗可明显改善,预后较好。但目前尚无切实有效的预防措施,有基础疾病者需遵医嘱用药,积极进行治疗,防止低钠血症的发生。

四、上腔静脉综合征

(一)概述

上腔静脉综合征,又称上腔静脉阻塞综合征或纵隔综合征,是指由各种原因所引起的上腔静脉阻塞或狭窄而产生的上腔静脉完或不完全性阻塞,上腔静脉系统血液回流障碍,使上腔静脉系统的静脉压力升高和颈胸部代偿性的侧支循环形成的一系列临床症候群。上腔静脉综合征属肿瘤急症或亚急症范畴,其发生与上腔静脉受胸内肿瘤压迫相关。

(二)典型临床表现

上腔静脉综合征临床症状的严重程度取决于基础疾病,阻塞的速度、程度和部位以及侧支循环是否充分。典型症状表现如下。

1. 静脉回流障碍表现 ①头颈部及上肢出现非凹陷性水肿,护肩状水肿及发绀,平卧时加重,坐位或站立位时症状减轻或缓解,常伴有头晕、头胀。当阻塞发展迅速时,上述症状加剧,水肿可涉及颜面、颈部,甚至全身,有时还可并发胸腹水及心包积液。②上腔静脉出现急性阻塞后,阻塞部位在奇静脉入口以上者,血流方向正常,颈胸部可见静脉怒张。阻塞部位在奇静脉入口以下者,血流方向向下,胸腹壁静脉均可发生曲张。③如上腔静脉和奇静脉入口均阻塞时,侧支循环的建立与门静脉相通,则出现食管胃底静脉曲张。

2. 气管、食管及喉返神经受压表现 出现咳嗽、呼吸困难、吞咽困难、声音嘶哑及 Honer 综合征等表现。

3. 其他症状 头部静脉压力升高会引起中枢神经系统症状,出现头痛、头晕、视物模糊、嗜睡、晕厥、昏迷等。

（三）护理措施

1. 一般护理 应注意病人钠盐及液体摄入,多吃高蛋白质、高热量、富含维生素、低盐、易消化的食物,忌食辛辣、刺激性食物,少量多餐,注意营养;不良情绪可导致交感神经过度兴奋,使全身血管收缩,不利于病情恢复,协助病人家属细心、耐心安慰,消除其负面情绪;尽量保证病人的居住环境整洁、通风、安静、阳光充足和温度适宜。

2. 体位护理 取半坐卧位或高枕卧位,减轻对心肺的压迫,加速上腔静脉血液的回流,可减少再次阻塞的风险;及时给氧缓解暂时性呼吸困难;增加静脉血液回流,减轻心脏输出,降低静脉压,减轻颜面及上部躯体水肿。

3. 用药护理 需掌握正确的静脉穿刺选择及护理;严密观察病情,保持呼吸道通畅,必要时可给予持续低流量吸氧;告知病人抗凝、溶栓、利尿等药物的作用、剂量、用法、不良反应和注意事项,指导病人正确服用。

（四）健康教育

1. 疾病知识指导 积极防治原发病是预防本病的关键,如果原发疾病不能得到很好的控制,并发问题则无法得到彻底的解决;长期插管化疗和血液透析病人要加强抗凝,防止血栓形成。

2. 日常生活指导 增强体质,提高免疫力;保持居住环境整洁、通风、安静、阳光充足和温度适宜,远离有毒有害物质及放射线等。

五、脊髓压迫症

（一）概述

脊髓压迫症(SCCS)是神经系统常见疾病。对于成人而言,以肿瘤压迫最为常见,占 1/3 以上,其他原有脊椎及椎间盘退行性变、脊柱外伤、脊柱结核及感染性病变等。脊髓压迫症表现与脊髓受压迫的部位、性质及发生的速度有关。一旦外界压迫超过脊髓的代偿能力,脊髓受压迫症状可进行性加重,最终可造成脊髓水肿、变性、坏死等病理变化,从而导致脊髓功能丧失,出现受压平面以下的肢体运动、感觉、反射及括约肌功能障碍。随病情进行性发展,最后可导致不同程度的脊髓横贯损害和椎管阻塞。

（二）典型临床表现

急性脊髓压迫症多表现为脊髓横惯性损害,常伴有脊髓休克;慢性脊髓压迫症的症状是进行性的,其典型的临床过程可分为三个时期。

1. 刺激期 病变早期,多从一侧神经根刺激开始,表现为根性疼痛,如刀割样、电击或火烙样感觉异常,如在左胸部则有束带感。局部皮肤感觉过敏或痛觉减退。晚间症状加重,白天减轻;咳嗽时加重,活动时减轻。

2. 脊髓部分受压期 随着病变的发展,脊髓可部分受压,从神经根、脊髓后角受压出现节段性受压症状,逐渐发展至脊髓侧束受压,表现占位性病变同侧病损以下脊髓的上运动神经元性瘫痪。半侧受压时,出现病侧下肢肌张力增高,腱反射亢进,锥体束征阳性和病变对侧肢体的痛、温觉减退或消失。

3. 脊髓完全横惯性损害 开始为病变侧的直接压迫,逐渐使病变向对侧移位受压,最终导致两侧脊柱同时受压,而产生横贯性脊髓损害。表现为运动、感觉与自主神经功能障碍和急性脊髓炎一致。

（三）护理措施

1. 密切观察病情 脊髓压迫前驱症状最早出现的就是疼痛,病人可表现为进行性疼痛、运动、打喷嚏时加重;如有背部疼痛、下肢无力到麻木到疼痛者应重视。一般从疼痛到功能降低需数周到数月。

2. 镇痛护理 由于病人治疗和恢复期间均采取疼痛控制措施,如急诊放疗、化疗,肾上腺皮质类固醇治疗,手术治疗,口服吗啡控释片等;嘱病人卧床休息,躯体尽可能伸直可防止椎体挛缩;移动或搬运病人时,保持病人躯体伸直呈一直线,然后平行移动,以免脊椎屈曲。

3. 预防并发症 经常协助病人翻身、拍背、咳痰、深呼吸等防止肺不张;创造舒适安静的病室环境,保证病人能得到充分休养;对大小便失禁的病人应加强皮肤护理防止压疮形成;协助病人每日进行适当活动,同时保证病人安全,防止损伤。

4. 饮食护理 急诊放、化疗期间病人食欲降低,在饮食搭配上注意色、香、味,少量多餐,饭前适当控制疼痛;放疗期间鼓励病人多饮水,每日 3000 mL 以增加尿量,有助于将因放疗所致肿瘤细胞大量破裂、死亡而释放出的毒素排出体外,减轻全身放疗反应。

(四)健康教育

1. 疾病知识指导

(1)关节护理:保持关节功能位置,每日给予肢体按摩,防止关节变形及肌肉萎缩,长期卧床病人每 1~2 小时翻身一次,保持床单清洁、干燥。骨突处可用 30% 的红花酒精进行按摩。操作时动作要轻柔,注意保暖,防止烫伤。

(2)用药护理:大剂量使用激素时,注意有无消化道出血的倾向,观察大便颜色,必要时做大便隐血试验。

(3)防止泌尿系统感染:保持病人会阴部清洁,鼓励病人多喝水,训练病人自行排尿,给予针灸及双侧足三里穴位注射,促进膀胱收缩。如出现排尿困难,可给予导尿并留置导尿管。注意无菌操作,每 4 小时放尿一次,训练膀胱功能。每周更换导尿管,每日进行膀胱冲洗并更换引流袋。活动锻炼时取坐位,以利于膀胱功能恢复,并注意尿液的量、颜色、性质。

2. 日常生活指导 加强肢体锻炼,促进机体恢复,锻炼时要注意保护,以防跌伤等意外的发生,最大程度地发挥病人的活动水平,逐渐增加其生活自理能力,协助病人做好各项生活护理;应给予高营养且易消化的食物,多食水果、蔬菜,多饮水,以刺激肠蠕动增加,减轻便秘及肠气。

3. 心理健康指导 此类病人均存在不同程度的恐惧、焦虑心理,其家属也比较紧张,担心预后结果差。应耐心解释疾病的过程,说明不良情绪不利于病情的控制,稳定病人及其家属的情绪。在生活中应多鼓励病人,消除其恐惧、紧张的心理,使其保持心情开朗,树立战胜疾病的信心。

4. 康复指导 初步治疗后护理的重点是给予病人精神上的支持,取得病人合作。鼓励病人尽早进行康复锻炼,包括步态练习、肌肉强健练习。指导病人控制排尿,恢复膀胱功能。

六、肺栓塞

(一)概述

静脉血栓栓塞症(VTE),是一类常见的具有潜在致命风险的并发症,包括深静脉血栓(DVT)和肺栓塞(PE)。年发病率为(1~2)/1000 人,病死率为 11.3%。约 90% 的肺栓塞来自远端深静脉血栓的栓子脱落,且 70% 以上的肺栓塞伴发深静脉血栓。肺栓塞和深静脉血栓是同一种疾病的不同阶段和不同表现形式。肺栓塞症状通常取决于肺动脉阻塞程度及病人全身状况,如伴慢性阻塞性肺疾病或冠状动脉疾病者症状通常较重。当栓子较小时,不会产生生理性影响,无症状,且即使出现症状,也为非特异性,其症状出现的频率及强度因肺血管阻塞的程度和基础心肺功能而异。

(二)典型临床表现

1. 急性肺栓塞 常引起急性呼吸困难、胸膜炎性胸痛,偶尔咯血。尚未形成肺梗死时,呼吸困难可能是唯一症状,休息时不明显,活动时可加重。呼吸频率通常会增快,表现为心动过速、呼吸急促等,可能会感到不安甚至焦虑发作,高龄病人可能以精神状态改变为首发症状。大面积肺栓塞可能出现低血压、心动过速、轻度头痛、晕厥或心搏骤停。少数急性肺栓塞病人也可有深静脉血栓形成的症状,如疼痛、肿胀,和(或)下肢或手臂的红肿。

2. 慢性肺栓塞 慢性肺栓塞临床过程较急性肺栓塞更缺乏特异性,往往以慢性肺动脉高压和右心负荷过重的形式出现,如活动性呼吸困难、易疲劳,数月至数年后发生的外周水肿更易误诊,且病死率高。

3. 其他症状 部分病人可出现心率加快、心律不齐、头晕目眩或失去意识。若突然失去意识,可伴身体抖动,状似痉挛,血压迅速降至危险程度,可出现皮肤冰凉、发绀,甚至猝死。老年病人肺栓塞首发症状可能是意识模糊或精神功能恶化,通常为心脏不能运输足够富氧血液至大脑和其他器官所致。

4. 并发症 ①肺梗死:肺梗死的症状可能在梗死后数小时后出现,持续数日。病人会出现咳嗽,并有痰中带血,吸气时胸部锐痛,部分病例出现发热。②反复发作栓塞:对于小型肺栓塞反复发作的病人,其肺部血管的血压会增加,会导致呼吸困难、脚踝或下肢肿胀和虚弱等症状,可在数周、数月或数年内逐渐加重。

（三）护理措施

1. 饮食护理 良好的饮食调理在肺栓塞的治疗及预后过程中起着重要作用,有助于缩短病程。肺栓塞病人应戒烟戒酒,注意饮食清淡;避免食用刺激性食物;禁忌食用高脂肪、高热量食物。少吃生硬及含骨、鱼刺等食物;防止损伤消化道黏膜从而引起消化道出血;食物做法尽量以清蒸和水煮为主;多食用含脂量低、降压、降脂的蔬菜水果,如芹菜、黑木耳、蘑菇、菠萝、柠檬、苹果等。

2. 用药护理 肺栓塞的治疗首先是支持、对症治疗。血氧水平低则予以吸氧维持血氧饱和度,镇痛药用以缓解疼痛,静脉补液以改变血压状况,必要时需采用升压药,当发生呼吸衰竭时则需采用机械通气,尽可能保证并维持病人生命体征完整。了解各种抗凝、溶栓药物的作用、剂量、用法、不良反应和注意事项,遵医嘱正确服用。

3. 病情监测 遵医嘱服药,并定期复诊。严密监测呼吸、血氧饱和度、动脉血气、心率及肺部体征的变化。当出现呼吸加速、浅表动脉血氧饱和度降低、心率加快等表现时,提示机体缺氧、呼吸功能受损。

4. 特殊护理 降低凝块形成风险,在肺栓塞的管理中占重要地位,建议在医生指导下适度活动、避免久坐、循序渐进、长期坚持。如果病人存在下肢静脉血栓,给予溶栓治疗后血栓松动,易脱落,此时不宜对下肢进按摩,病人也不要过分用力。

（四）健康教育

1. 观察监测指导 肺栓塞是较为严重的一类并发症,早发现、早诊断、早治疗,对于改善症状、预防并发症极其重要,尤其是当病人出现呼吸困难、心力衰竭等症状时,需尽快就诊。既往无心肺疾病的病人,出现呼吸困难;既往有心肺疾病的病人,呼吸困难加重或出现右心功能衰竭体征;突然出现剧烈胸痛,且休息或在服用药物后仍不能缓解;突然出现咯血且伴有脸色苍白、出冷汗、意识模糊等休克症状时应立即就诊。年龄大于60岁,既往有下肢深静脉血栓形成或肺栓塞病史、癌症、麻醉超过2小时,卧床休息超过4日,败血症,妊娠或产后状态等病人,需重点预防,早期筛查。

2. 预后心理指导 肺栓塞的预后取决于病人整体的健康状况,被阻塞肺动脉栓子数量、大小以及对心脏泵血能力的影响。不同的病人预后效果相差较大,如果不及时诊断和治疗,肺栓塞的病人一般无法存活;若能及时诊断,并进行专业治疗后存活率会增加,且预后效果与是否存在基础疾病以及栓塞的范围有很大关系。肺栓塞在治疗后的6~12个月有一定复发率,应及时复查。

七、癌性疼痛

（一）概述

疼痛是指一种与实际的或潜在的组织损伤有关的令人不愉快的感觉和情感体验,包括感觉、情感、认知和社会维度的痛苦体验,是一种主观感受。疼痛在2002年第十届世界疼痛大会上被列为继体温、脉搏、呼吸、血压之后的第五大生命体征。

癌痛(cancer pain),或称癌症疼痛、癌性疼痛等,是肿瘤压迫或浸润附近的身体部位产生的疼痛,抑或是治疗和诊断程序引起的疼痛,还可能是皮肤、神经和其他激素失衡或免疫反应引起的变化所带来的不适。癌性疼痛可以发生在癌症的每一个阶段。根据数据统计,有超过1/3的癌症病人存在着中重度疼痛。疾病所引发的疼痛严重影响病人的睡眠、食欲、免疫力等,还有可能导致肿瘤的加速发展,严重影响病人生活质量,同时还会折磨其家属。癌性疼痛的原因可分三类:肿瘤直接引起的疼痛,约占88%;癌症治疗引起的疼痛,约占11%;肿瘤间接引起的疼痛,约占1%。

(二)疼痛的评估及临床表现

1. 数字评分量表 0~10数字疼痛量表。评估范围从0(无痛)到10(痛到极点)。见图8-1。

(1)评估方法:询问病人"你有多痛?""请在描述你疼痛程度的数字上画圈"。

(2)程度判断:无,0;轻度,1~3;中度,4~6;重度,7~10。

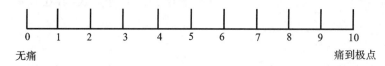

图 8-1 0~10 数字疼痛量表(NRS)

(3)癌性疼痛程度描述:

0级,无痛。

1级,轻微痛。如蚊虫叮咬,以及在输液时护士扎针。

2级,稍痛。如慢性肝炎病人,肝区隐痛,以及朋友间友好的打骂。

3级,微阵痛。如打脊柱麻醉针的痛,或者进行肌注的痛。

4级,明显痛。如被人打耳光,或者被热水烫了一下引发一度烫伤。此等级以上疼痛影响睡眠。

5级,持续痛。如吃坏了东西导致的肠胃炎,或是一头撞在门框上,此等级疼痛病人可能小声呻吟。

6级,很痛。如被人用棒球棍殴打导致严重淤血,或者从两米高处跌落导致骨折等,此等级疼痛,病人可能会大声叫喊。

7级,非常痛。如产妇分娩比较顺利的情况,颈肩腰腿痛,以及二度烧伤或者大面积流血性外伤。此等级疼痛,病人将会无法入睡。

8级,剧痛。如手指被切断等会导致残疾的情况。此等级疼痛,病人心跳血压将会大幅上升,并采取被动体位。

9级,爆痛。如三叉神经痛,或者阑尾炎痛,癌性疼痛。可导致一过性昏厥。

10级,严重疼痛。如在没有打麻药的情况下进行剖宫产等外科手术。可导致休克。

2. Wong-Baker 面部表情疼痛分级量表 根据病人面部表情疼痛程度进行评估(图8-2)。

(1)表示: 0   2   4   6   8   10

(2)程度: 无痛 稍痛 有点痛 痛得较重 非常痛 最痛

(3)适用:该评分量表建议用于儿童、老年人以及存在语言或文化差异或其他交流障碍的病人。

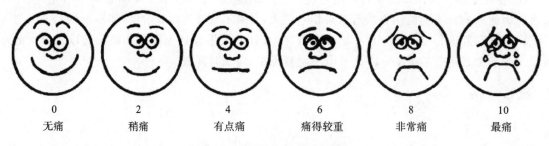

0	2	4	6	8	10
无痛	稍痛	有点痛	痛得较重	非常痛	最痛

图 8-2 面部表情疼痛分级量表

(三)护理措施

1. 建立完善的癌性疼痛护理对策

(1)耐心倾听,保护隐私:在工作中认真倾听、安慰和鼓励病人主动表达疼痛感受,运用同理心认同病人陈述的疼痛,争取病人的配合与信任,建立良好的护患关系,维护病人独立性和尊严,满足其需求,使病人在心理与精神上获得良好的支持。注意保护病人的一切隐私,不随意议论病人的病情,避免对病人造成恶性刺激,对于慢性疼痛病人,尤其是难治性疼痛病人应执行保护性医疗制度,必要时启动防自杀预案,以防意外发生。

（2）做好筛查，合理镇痛：观察并记录疼痛的特征，科学使用疼痛评估量表进行疼痛评估，做好常规、量化、全面、动态的评估。合理使用镇痛药，护士应正确执行给药医嘱。严格按照世界卫生组织"三阶梯给药原则"进行镇痛治疗，即按照轻、中、重的疼痛程度选择性给药。做到"按时给药"，走出"痛时给药"的误区。在进行药物镇痛的同时，可给予病人按摩、冷敷、热敷以及指导病人学会松弛技巧、正念疗法、自我暗示法、呼吸控制法、音乐疗法等情景处理方法，帮助病人分散对疼痛的注意力，或减少焦虑、紧张、压力等心理因素对身体所造成的影响。

（3）动作轻柔，缓解疼痛：检查、治疗、护理病人时，动作应准确、轻柔，避免粗暴，尽量减轻疼痛刺激并注意身体疼痛部位的支撑如垫软枕；舒适的体位与正确的移动可预防不当姿势所造成肌肉韧带或关节牵扯引起的疼痛。预防发生可预期的疼痛：发生前先执行疼痛缓解方法，如手术后病人深呼吸、咳嗽或下床活动时，可按压伤口以防牵拉引起伤口疼痛；或评估诱发疼痛加重的原因，遵医嘱给予超前镇痛措施以减轻可预知疼痛的发生。

（4）提高痛阈，共同应对：鼓励病人讲述及讨论和其肿瘤、疼痛有关的问题，这种描述性的做法有自我愈合和降低压力的内在潜力，可提高病人自制力，通过减轻病理性焦虑和抑郁的方法提高疼痛的阈值，共同参与护理及制订治疗计划，改变对疼痛的消极态度，非必要不使用抗焦虑药和抗抑郁药。

（5）建立和完善社会心理支持系统。①积极促进社会支持系统的建立和完善：给予病人充分的家庭和社会支持，以帮助病人获得心灵上的慰藉和解脱，增强生存信念，缓解疼痛。告知病人及其家属对疼痛的情绪反应是正常的，而且这将作为疼痛评估和治疗的一部分。②对病人及其家属提供情感支持，让他们认识到疼痛时需要表达出来，表明医务人员将与病人及其家属共同处理疼痛问题。③讲解采用镇痛措施及其出现疗效的时间；承诺会一直关注病人直至疼痛得到较好缓解；告知病人及其家属总有可行的方法来控制疼痛等症状；评估疼痛对病人家属和其他重要相关人员的影响，必要时提供宣教和支持；重申医护人员对病人的关心以及计划采取的镇痛措施；必要时提供专业安宁疗护服务。

2. 常用阿片类药物不良反应的观察及预防处理

（1）便秘：阿片类药物最常见的不良反应，其发生率为90%～100%。护士应每日评估、记录病人排便情况，遵医嘱预防性使用缓泻药物；指导病人摄入充足的水分及膳食纤维，适当活动，养成规律排便的习惯，建议病人晨起或餐后2小时内尝试排便；可进行腹部顺时针环行按摩、循经按摩配合耳穴贴压、中药穴位贴敷等预防便秘；持续便秘者，应排除肠梗阻、肠嵌塞、高钙血症及其他药物的影响，必要时给予灌肠通便。

（2）恶心、呕吐：发生率为30%～40%，一般发生于首次用药初期。护士应注意观察并排除是其他原因所致，如放化疗、脑转移、消化道疾病等。观察病人的进食情况，提倡少量多餐，清淡易消化饮食。初次使用阿片类药物或既往有阿片类药物诱发恶心、呕吐者，可遵医嘱预防性使用止吐药物。指导病人规律排便，评估恶心、呕吐严重程度，观察有无因其引起的水、电解质紊乱，遵医嘱及时纠正维持内环境稳定，做好口腔常规护理。如症状持续1周无缓解，应进行再次评估，必要时遵医嘱减少阿片类药物剂量、更换药物或用药途径。

（3）镇静和嗜睡：由于药物作用于中枢神经系统出现暂时性镇静作用，病人可出现嗜睡，一般可在2～5日消失。应监测高危人群，如初次用药、药物剂量较大、高钙血症、联合使用镇静药物、老年或合并重要脏器功能障碍的病人；评估病人镇静程度、意识状态，瞳孔及呼吸变化，如镇静过度或出现嗜睡等意识改变，可遵医嘱在镇痛效果满意下逐渐减少阿片类药物的剂量。并且应给予病人及其家属安全指导，避免接触尖锐物品，以防意外发生。

（4）尿潴留：发生率低于5%，应监测高危人群，如蛛网膜下腔阻滞麻醉术后、前列腺增生症、联合应用镇静剂或老年病人等。观察病人排尿情况并指导其及时排尿，可采取诱导排尿、热敷会阴部或按摩膀胱区等方法，避免膀胱过度充盈，必要时进行导尿，注意预防感染。

（5）皮肤瘙痒：发生率低于1%，宜保持皮肤清洁，可用清水或无刺激性洗剂清洁皮肤，指导病人穿着质地柔软、纯棉内衣，皮肤干燥者可涂无刺激性润肤剂，告知病人忌抓挠皮肤，以防皮肤损伤。评估有无皮肤改变,排除导致皮肤瘙痒的其他诱因,轻度瘙痒者可用抗组胺药治疗,重者需减量或停药,或换药。

(6)谵妄:监测病人意识状态、认知及精神行为的改变,排除其他诱发因素,如高钙血症、感染、中枢神经系统疾病或使用精神药物等,出现谵妄应遵医嘱减量或停药,同时采取积极措施保证病人安全,保持环境安静,避免强光及噪声刺激,向主要照顾者提供谵妄预防相关知识,及时报告病人谵妄症状。

(7)呼吸抑制。监测高危人群:年龄大于 65 岁;肥胖;睡眠呼吸暂停;心、肝、肾、肺功能受损;初次使用;用药剂量大;同时使用中枢神经抑制药物;自控镇痛和硬膜外给药;手术时间长;物质滥用等;如病人呼吸每分钟不足 8 次,和(或)对躯体刺激没有反应,针尖样瞳孔,皮肤湿冷等,应立即终止药物使用,增加痛觉刺激,低浓度吸氧,并用纳洛酮对抗解救;呼吸抑制好转后,仍需加强生命体征监测,做好病情观察,以防病情反复注意观察病人呼吸频率。

(8)躯体依赖性及耐受性:在阿片类药物治疗需停止时,应逐渐在 3~4 周减量,并延长间隔时间直到停用,忌使用拮抗剂以避免躯体依赖性发生。因药物耐受性导致疼痛加重时,通过增加药量来缓解疼痛是安全有效的。

(四)健康教育

1. 疼痛知识指导

(1)无需忍痛观念指导:社区护士应能够准确评估疼痛,告知病人疼痛缓解对生活、治疗及康复的重要性,鼓励病人主动表达疼痛感受,告知病人大部分疼痛是可以缓解的,镇痛方法有很多是可以选择的,帮助病人树立疼痛可以缓解的信心,主动参与疼痛控制。

(2)选择合适的评估工具:根据病人的病情选择适合的疼痛评估工具,并教会病人及其家属正确使用疼痛评估工具。

(3)指导病人正确服药:告知病人不可自行调整用药剂量和频率,指导病人正确服药,包括药物的用途、服药时间、服药注意事项、药物不良反应,预防措施及自我护理要点等。

(4)其他:向病人及其家属解释阿片类药物特性,消除其担忧与顾虑,提高治疗依从性;提供出院后疼痛就医信息;告知病人院外如有意外状况及时与医护人员联系;告知病人及其家属院外应妥善保管好阿片类药物。

2. 制订随访计划 定期门诊随访,建议出院 3 日内随访一次,疼痛缓解或平稳后,建议每 1~2 周进行一次随访;医护人员定期通过电话主动随访;指导病人记录疼痛日记;初次用药缩短随访时间,指导病人正确用药,达到疼痛控制最佳疗效与最小不良反应。

3. 日常生活指导 保持乐观开朗的情绪状态对疾病的恢复和缓解疼痛具有重要意义;疾病允许的情况下,要尽量吃高热量、高蛋白质、高维生素等富有营养的食物;尽量参与适合的活动,如步行、晒太阳,多与人交谈等。

八、转移性骨肿瘤

(一)概述

转移性骨肿瘤是指原发于身体其他部位的恶性肿瘤,通过血液、淋巴等途径转移至骨骼并在骨内继续生长所形成的肿瘤。转移性骨肿瘤是恶性肿瘤晚期的常见表现,约 1/4 的恶性肿瘤病人会出现转移性骨肿瘤。其中以肺癌、乳腺癌和前列腺癌病人较常见,占所有恶性肿瘤骨转移的 80%。骨转移通常为多发,且大部分位于中轴骨,如脊椎和骨盆,其中约有 40% 的转移性骨肿瘤病人有脊椎转移。转移性骨肿瘤的发生也伴随着细胞活性的变化,在转移区域中,破骨细胞活性增加会导致溶骨性改变,而成骨细胞的活性增加则引起成骨性改变。

(二)典型临床表现

转移性骨肿瘤的临床症状包括疼痛、肿块、消瘦、发热、乏力等,严重者可产生病理性骨折、肌力减退、感觉功能减退等。并发症包括瘫痪、关节功能障碍以及大小便功能障碍等。其典型症状如下。

1. 疼痛 疼痛为转移性骨肿瘤的主要症状,尤其是夜间疼痛加重,可多个部位同时存在疼痛症状。

负重时和休息时均存在的持续性疼痛是肿瘤生长活跃的标志,而负重时加重,休息时缓解的疼痛是病变威胁到骨的完整性的标志。胸椎部肿瘤常伴肋间神经痛,腰椎部肿瘤可表现为腹痛,骨盆部肿瘤常表现为髋关节股内侧疼痛。

2. 肿块 早期的转移性骨肿瘤由于位置比较深,所以不容易发现肿块。当肿瘤增大时可触及肿块。

3. 病理性骨折 转移性骨肿瘤会破坏骨质,当受到轻微外力甚至不需要外力时即可发生骨折。

4. 高钙血症 骨质破坏使血清中的钙离子浓度异常增高所致,主要表现为厌食、无食欲、恶心、呕吐、便秘、头痛等症状。

5. 其他 肿瘤压迫症状:肿瘤压迫神经时会出现神经痛,压迫马尾或者神经根时还会出现肢体麻木、肌肉乏力、感觉迟钝等症状,严重者可出现大小便失禁甚至瘫痪。全身症状:病人可出现贫血、消瘦、低热、乏力、食欲减退等症状,多好发于晚期病人。并发症:运动感觉障碍、关节功能障碍、大小便功能障碍等。

(三)护理措施

1. 饮食指导 此类病人应给予高热量、高蛋白质、多纤维素的食物;饮食尽量选择一些清淡的食物,如新鲜蔬菜、水果、鱼蛋肉类等,可提高身体免疫力,防止肿瘤细胞的扩散;忌吃辛辣、刺激、油腻食物如肥肉、辣椒等。手术治疗病人苏醒后即可饮食,但尽量食用流食,少量多餐,逐渐过渡至半流食再到正常饮食,可多饮水防止大便干燥。

2. 心理护理 病人家属应加强与病人的沟通与交流,帮助病人树立战胜疾病的信念。多开导病人,平时可以让病人听一些舒缓的音乐或者看喜欢的书来调整心态,如果病人心情极度低落,必要时可以寻求心理医生的帮助。

3. 术后日常护理 注意保护患肢,不要急于下地行走,开始站立或行走时应有家属保护,以防跌倒后发生骨折;注意定时更换敷料,保持卫生;注意观察引流管液体流动情况,保持引流管通畅。放疗或化疗病人可能出现脱发、食欲不振、恶心、口腔溃疡等不良反应,注意保持口腔卫生,防止细菌感染,清淡饮食,若出现明显不良反应及时就医。

4. 用药护理 应遵医嘱规范用药,若出现胃肠道不适、头晕乏力等低血压症状、便秘、排尿困难等及时就诊。

(四)健康教育

1. 疾病知识指导 常见并发症为病理性骨折,应该每2~3个月复查一次;如有肿瘤家族史的人群或者肿瘤病人等高危人群,应进行早期筛查;对于肿瘤病人应该及早治疗并且定期复查,后续放疗化疗要严格遵医嘱定期复查。

2. 日常生活指导 转移性骨肿瘤病人预后较差、几乎不能治愈,生存期较短,做好病人及其家属的心理指导工作就显得格外重要;病人应养成良好的生活习惯,早睡早起,提高机体免疫力;进行适当可行的身体活动或体育锻炼,增强身体素质与抵抗力。

九、肿瘤性胸腹水

(一)概述

胸腹水是一种常见的临床体征,可由许多疾病引起,其中由恶性肿瘤引起的胸腹水称为肿瘤性胸腹水,又称恶性胸腹水,是恶性肿瘤侵袭和转移的一个突出临床表现,占所有胸腹水病因的$10\%\sim15\%$。除脑肿瘤外,几乎所有恶性肿瘤都可侵犯胸腹膜引起胸腹水,尤其以肺癌、肝癌、乳腺癌、淋巴瘤、卵巢癌、胃癌、胰腺癌和结肠癌多见,另有约20%的恶性胸腹水病人无法找到原发灶肿瘤。恶性胸腹水是恶性肿瘤的晚期表现,常常提示肿瘤已到终末期,预后极差,中位生存期仅78~90日。

(二)典型临床表现

恶性胸腹水增多可导致病人胸腹腔内压力增加,可引起诸如胸痛、腹胀、腹痛、呼吸困难、活动受限等表现,严重影响病人的生存质量。典型临床表现如下。

1. 腹胀和腹水 腹胀和腹水是主要表现,也是较早期表现。腹胀可由大量腹水对腹腔产生压迫引起。

2. 腹痛 表现多样化,可为烧灼感、隐痛、剧痛、绞疼;腹痛部位不定,全腹各个部位都可发生,病变最多部位疼痛最明显,腹痛早期无明确定位;腹痛时间长短不一,可为间断性反复发作或持续疼痛。

3. 腹块 本病主要临床表现之一,但不是早期表现,腹水往往掩盖了腹块症状,病人主要表现为腹胀,在腹水较少后才触及腹块。腹块可发生在腹腔的各个部位,可为单个较大或结节状大小不一,有的可占据大半个腹腔,腹块增长比较迅速,直肠指诊可触及直肠外有外压性肿块。

4. 胃肠道症状 表现为食欲减退、恶心、呕吐、便秘,但无消化道出血征象。

（三）护理措施

1. 饮食护理 大量胸水、腹水引流出体腔后,丢失大量蛋白质,饮食上给予高蛋白质、高维生素、高热量、易消化饮食。不能进食者静脉滴注复方氨基酸、脂肪乳、白蛋白、血浆等。

2. 心理护理 恶性胸水病人大都是肿瘤的中晚期,经治疗后复发,病痛折磨使得病人缺乏信心,容易产生焦虑、紧张、恐惧等复杂的心理问题。护士应及时做好病人及其家属的解释工作,通过交谈让病人做好充分的思想准备,取得病人的信任,消除紧张情绪,使其以最佳的心理状态积极配合治疗。

3. 胸腹腔穿刺引流护理 协助医生按常规进行胸腔或腹腔穿刺。①穿刺成功后拔出穿刺针,保留导管,用深静脉贴膜加压固定导管并连接一次性闭式引流袋。②引流袋内的负压将胸水或腹水不间断均匀缓慢地引出。胸水引流量控制第一次不超过 800 mL,腹水引流量第一次不超过 1000 mL。③引流完毕,按需灌入所需化疗药物。④注意:严格无菌操作,预防感染;注意保暖,防止受凉,只暴露穿刺部位,室温控制在 $22\sim24$ ℃;妥善固定引流管,保持引流管通畅,并密切观察引流液的性质、量。及时放出引流液,准确记录。观察体温、脉搏、血压,有无出血现象,有无头晕、面色苍白、出冷汗、心悸等现象,如有以上现象,及时与医生联系,对症处理。

4. 灌注药物后护理 ①做好床边护理:指导病人灌注后不可立即下床活动,并在 2 小时内每 $15\sim20$ 分钟更换体位一次,可由平卧位到左侧卧位到右侧卧位,以便使药物均匀分布于胸腔或腹腔内。②注意观察:穿刺部位有无淤血、渗血、渗液,及时更换敷料,防止感染,必要时对症止血;可疑化疗药物外渗致皮下坏死,可用如意金黄散外敷。③预防:积极预防化疗药物副作用:密切观察是否有骨髓抑制发生并做好护理;做好口腔护理、用药后恶心呕吐的护理;并注意做好肾毒性的观察及护理。

（四）健康教育

1. 疾病知识指导 临床上恶性肿瘤病人一旦出现胸水、腹水,即意味着病变已局部转移或全身播散,病变已到晚期,失去了手术治疗机会。又因为积液量往往较多,且发展迅速,影响心肺功能,易并发肺不张和反复感染,常常造成病人严重的呼吸困难和循环障碍,极大影响了病人的生存质量,如不及时治疗,可危及生命,所以早期治疗原发病是至关重要的。

2. 日常生活指导 出现恶性胸水、腹水的肿瘤病人预后较差,几乎不能治愈,生存期较短,做好病人及其家属的心理指导工作就显得格外重要;病情允许的话,病人可进行适当可行的身体活动或体育锻炼,增强身体素质与抵抗力;平时应养成良好的生活习惯,早睡早起,提高机体免疫力。

思考题

（1）常见肿瘤并发症有哪些?

（2）恶病质典型临床表现有哪些?

（3）高钙血症如何给予饮食指导?

（4）急性低钠血症的临床表现是什么?

（5）上腔静脉综合征病人体位要求是什么?

（6）慢性脊髓压迫症的关节护理方法是什么?

（7）如何给予急性肺栓塞病人健康指导？

（8）如何提高肿瘤病人的痛阈？

（9）肿瘤骨转移的日常护理措施有哪些？

（10）如何做好肿瘤胸水、腹水穿刺病人的护理？

（牛巧红　张　静）

第三节　老年人抗肿瘤治疗的常见不良反应及护理

抗肿瘤治疗手段包括外科手术、放疗、化疗、内分泌治疗、分子靶向治疗、介入治疗等，能较好地杀伤肿瘤细胞或抑制肿瘤细胞的生长，但同时对人体正常细胞也会造成不同程度的损害，特别是对一些生长较活跃的细胞，如骨髓、淋巴系统、胃肠道上皮、皮肤、头发根、生殖器官的生发上皮和胚胎组织等细胞具有一定的影响。

这些正常细胞的增殖周期往往比肿瘤细胞更短，病人接受化疗和放疗等治疗时，极易对正常组织产生不良反应且有时很严重，有些严重的不良反应是限制药物剂量或使用的直接原因。因此，在病人接受抗肿瘤治疗期间，应密切观察不良反应，并实施合理的护理措施。

本节主要介绍腹泻、恶心、呕吐、食欲不振、骨髓抑制、药物性肝损伤、药物性心脏病、药物性间质性肺炎、药疹、药物性末梢神经炎、放射性损伤等不良反应的护理。

一、腹泻

（一）概述

正常人平均每日会排出 50~200 g 成形粪便。腹泻是指每日的粪便重量、水分含量或排便次数增加。出现以下情况也可定义为腹泻：在 24 小时内发生超过 3 次不成形的排便；每日不成形便量超过 200 g；排出的粪便含水量超过 75%。除了个体吸收不良、肿瘤、饮食等因素外，放疗和化疗常可引起病人腹泻。

（二）典型临床表现

1. 胃肠道症状　轻者多因饮食因素或肠道外感染所致，腹泻每日 5~10 次，大便含水量不多，呈黄色或黄绿色，稀水样或蛋花汤样，可混有少量黏液。重者多为肠道内感染所致，腹泻频繁，每日排便 10 次以上，便量也较多，水样或蛋花汤样，呈黄绿色，混有黏液，亦可有脓血便。

2. 全身中毒症状　轻者可不明显，重者表现为高热、精神萎靡、烦躁不安，进而出现意识模糊，甚至昏迷。水、电解质紊乱主要表现为脱水、代谢性酸中毒、低钾血症、低钙血症和低镁血症。

（三）治疗原则及护理措施

1. 治疗原则

（1）去除病因：停止化疗和去除其他诱发、加重腹泻的因素；指导病人结合腹部及四肢的穴位自我按摩以缓解腹泻。

（2）药物治疗：①针对病因选择有关药物，包括肠蠕动抑制剂（洛哌丁胺、地芬诺酯、阿片类等）、解痉剂（阿托品、山莨菪碱等）、抗分泌制剂（奥曲肽等）、黏膜保护剂（蒙脱石散等）以及微生态制剂等。②肠道感染引起的腹泻需抗感染治疗，以针对病原体的抗菌治疗最为理想。

（3）支持性治疗：补充水、电解质或肠外营养支持。积极口服或静脉补充盐类及葡萄糖溶液以纠正脱水；对重症或长期腹泻的肿瘤老年病人应采取胃肠外营养支持。

2. 护理措施

（1）加强个人防护：老年人腹泻时身体虚弱，四肢乏力，频繁如厕，有跌倒风险，应加强看护预防跌倒；指导病人卧床休息，腹部保暖，减少肠蠕动。

（2）饮食护理：在饮食上要选择易消化、高蛋白质、高热量、低脂肪饮食；增加水分的摄入，如米汤、果汁、开水、盐水，坚持少量多餐；吃温和性食物，避免刺激性、过敏性、高渗性食品；不吃含丰富纤维素的蔬菜、多脂肪的鱼肉、咖啡以及过冷、过热、过硬、产气性食物；避免饮酒；严重腹泻者应禁食。

（3）肛周皮肤护理：保持床单位整洁干燥、舒适；便后用软纸轻拭肛门，及时温水清洗；温水坐浴；局部可用氧化锌软膏等防潮软膏，保护皮肤或用乳剂缓解皮肤不适感。

（4）用药护理：遵医嘱正确及时使用止泻药，同时严密观察药物疗效及副作用。必要时给予胃肠外营养支持。

（四）健康教育

护士应耐心解释和安慰病人，使病人稳定情绪，树立信心以配合治疗。对病人及其家属做好相关健康指导，减轻病人及其家属的心理负担。出现发热或寒战、口渴、脉速、眩晕伴或不伴心悸、严重的腹痛等症状时应立即告知医生。

二、恶心、呕吐

（一）概述

恶心是一种反胃的感觉和（或）伴有呕吐的冲动，主要表现为上腹部的特殊不适感，常伴有头晕、流涎、脉搏缓慢、血压降低等迷走神经兴奋症状。呕吐是指胃内容物逆流出口腔的一种反射性动作。恶心为呕吐的前驱症状，二者都是大脑呕吐中枢接受刺激后产生的反应。当冲动刺激弱时，仅发生恶心，冲动刺激强时，则产生呕吐。恶心、呕吐是化疗药物引起的最常见的不良反应。

（二）典型临床表现

1. 恶心、呕吐分类

（1）急性恶心、呕吐：在给予化疗药物后 24 小时内发生的恶心、呕吐，多发生于用药后 1～2 小时。通常这类恶心、呕吐的程度最为严重。

（2）迟发性恶心、呕吐：在给予化疗药物后 24 小时至第 5～7 日所发生的恶心、呕吐。其严重程度较急性恶心、呕吐轻，但持续时间较长，对病人的营养状况和生活质量造成恶劣影响。

（3）预期性恶心、呕吐：常见于既往化疗期间恶心、呕吐症状控制不良的病人，其特点是恶心、呕吐常发生于化疗前或化疗给药的同时。有时也可为条件反射所致，如病人看到医院的环境、医生及穿白大衣的人员即可诱发恶心、呕吐。

2. 恶心、呕吐程度评估 化疗引起的恶性呕吐评估，临床上一般采用三分法。轻度：呕吐 1～4 次/日。中度：呕吐 5～9 次/日。重度：呕吐 10 次/日以上。

（三）防治原则及护理措施

1. 防治原则 ①预防性给药。②选择用药。对呕吐发生的有关因素综合考虑，选择恰当的止吐药物及剂量，如化疗药物的致吐能力及剂量，病人的一般状况、年龄、经济承受能力等。③联合用药。恰当选择不同作用机制的止吐药物联合应用，疗效能相加而不是毒性叠加。④预先评估。对止吐药物的毒副作用预先估计，以便于及时处理。⑤严密观察。对止吐方案的应用进行严密、科学的观察研究，以便获得最佳治疗效果。

2. 护理措施

（1）一般护理：保持病房的空气清新，无异味，给病人创造一个良好的进餐环境。及时做好基本清洁工作，防止呕吐物影响室内空气或病人心情。做好心理护理，此类病人往往心理负担较重，应关注其心理变化，及时给予疏导。

（2）饮食护理：依照病人的口味准备可口、富有营养且清淡易消化的饮食，保证温热适中，少量多餐；避免吃过热、粗糙、辛辣等刺激性食物，以防损害胃肠道黏膜；可适量食用口感偏酸的话梅、水果等以缓解恶心；对已有呕吐者灵活掌握进食时间，多吃薄荷类的食物及冷等；嘱病人吃易消化食物，避免过酸、过辣的食物。

（3）密切观察：密切观察高危人群的病情,包括使用大剂量或易引起恶心、呕吐的化疗药物。评估恶心、呕吐的严重程度,注意观察是否有其他并发症,特别是脱水及电解质失衡。

（4）用药护理：严格遵医嘱给予止吐药物,使恶心、呕吐减少到最低。

（四）健康教育

1. 疾病知识指导 护士应熟悉化疗相关恶心、呕吐的治疗原则及护理要点,将健康教育覆盖病人治疗全过程,包括入院时、住院期间,出院前及出院后随访,针对化疗期间特别要注意于化疗前、化疗过程中给予科学、合理的宣教。

2. 日常生活护理 内容因人而异,可涵盖饮食指导、运动指导、放松疗法等多方面,根据病人及其家属的信息需求,文化水平等因素提供具体、有针对性和实用性的教育,以达到最佳教育效果。

3. 注意事项 实施教育前应与病人充分交流,使用病人及其家属能了解的语言、文字,采用宣教手册、宣传栏介绍、视频等多种资料予以少量多次的方式,一对一指导或集体教育的形式相结合,保证时间充足,允许病人现场重复、回忆,巩固知识,并鼓励病人家属参与到健康教育中来。

三、食欲不振

（一）概述

食欲不振是指进食的欲望降低,是仅次于恶心、呕吐的胃肠道反应。完全不思进食则称厌食。老年病人本来就胃肠蠕动减慢,消化吸收功能较弱,味觉迟钝,加上肿瘤和抗肿瘤治疗等因素,使老年病人愈加不思饮食,影响营养摄取,使病人体质下降,对化疗耐受性差,影响治疗的顺利进行。

（二）典型临床表现

最典型的临床表现就是没有食欲,遇到很香的食物也不想吃,或者一日不吃饭都没有饥饿的感觉,没有那种吃饭后有享受的感觉。

（三）护理措施

1. 做好评估 遵医嘱及时应用止吐药物,将恶心、呕吐降低到最低程度,相应改善病人的食欲。鼓励病人自愿进食,向病人说明营养的重要性,采取少量多餐法来保证摄入足够的蛋白质和热量。必要时遵医嘱给予口服或鼻饲全营养素的经肠道内补充营养,或经静脉的肠道外补充营养。

2. 配合给药 必要时遵医嘱给予药物,如甲地孕酮或甲羟孕酮,可增进食欲,提高机体对化疗的耐受性。

3. 中药辅助 对于抗肿瘤药物导致药源性味觉障碍者,可服用中药肠胃调理剂。按压足三里穴可以调理脾胃功能,促进病人食欲,帮助病人消化。用指腹以画圆方式按压,带酸胀感为宜,每次15下,每日按2~3次。

4. 心理护理 和病人及其家属积极沟通,鼓励病人正确认知饮食和健康的关系;对病人进行心理疏导,使其能够从正确角度对待疾病。

（四）健康教育

此时的健康教育主要应围绕如何能鼓励病人多进食的角度展开。如直接向病人讲解进食、营养的重要性,鼓励进食;通过使用漂亮的餐具、播放喜欢的音乐、看电视、探访亲人朋友等方法使病人进食变得更快乐;可选用开胃、助消化的食物,如山楂、谷麦芽、白萝卜、山药、刀豆、酸奶等。尽量多吃煮、炖、蒸等食物,不吃油炸食物。

四、骨髓抑制

（一）概述

骨髓抑制是指骨髓中血细胞前体的活性下降。血流里的红细胞和白细胞都源于骨髓中的干细胞。血流里的血细胞寿命短,常常需要不断补充。为了达到及时补充的目的,作为血细胞前体的干细胞必须快速分裂。化疗、放疗以及许多其他抗肿瘤治疗方法,都是针对快速分裂的肿瘤细胞,因而常常导致正常骨髓细胞也受到抑制。大多数化疗药均可引起不同程度的骨髓抑制,使周围血细胞数量减少,任何一种成分的减少都会使机体相应的副反应增加。临床上引起骨髓抑制的抗肿瘤常见药物有阿霉素、紫杉醇、卡铂、长春碱类等。

(二)典型临床表现

通常先表现为白细胞减少,尤其是中性粒细胞的下降。病人可能出现 38 ℃左右的发热,也可伴有其他部位的感染症状和体征。当血小板计数小于 $50×10^9/L$ 时,会发生出血的危险;当血小板计数小于 $10×10^9/L$ 时,容易发生中枢神经系统、胃肠道以及呼吸道出血。通常来说,化疗不会引起严重的贫血。

(三)护理措施

1. 一般护理 给予高蛋白质、高热量、高维生素饮食,多饮水,多吃蜂蜜、香蕉等,注意饮食卫生,不吃冷凉、不洁生食,禁烟酒、浓茶、咖啡等。保持良好排便习惯,每次便后要清洗肛周及会阴部,以防大便干结导致肛裂或造成肛周感染。

2. 用药护理 遵医嘱查血常规,给予促进血细胞生成药物,如粒细胞单核细胞集落刺激因子(GM-CSF)或粒细胞集落刺激因子(G-CSF)并观察疗效。必要时输注全血或成分血。中药化疗治疗以支持治疗为主,如给予药膳调整饮食,给予中药支持治疗等,中药如黄芪、阿胶等。

3. 严格监测 化疗前检查血常规,通常白细胞计数小于 $3.5×10^9/L$,血小板计数小于 $80×10^9/L$,不宜使用骨髓抑制的化疗药物;化疗后应定期复查血常规,必要时每日查血常规。避免使用所有可能引起出血的药物,包括含有阿司匹林成分的产品等。

4. 白细胞下降的护理 白细胞特别是粒细胞下降时,感染的机会将增加。①注意病人和家属的手卫生情况,如厕后洗手、探视前洗手等。②不允许患病的人探视粒细胞减少的病人。③注意口腔卫生,用软毛牙刷刷牙、进食前后漱口,避免食用刺激性粗糙的食物。④保持会阴部清洁。⑤一旦感染各种病毒性疾病,如带状疱疹,可遵医嘱给予抗病毒和镇痛药,保持局部皮肤清洁,勿抓挠皮肤。⑥尽量避免侵入性的操作。

5. 血小板下降的护理

(1)密切监测:严密观察血小板指标,观察皮肤有无淤血,瘀斑及其他出血的症状;近期容易发生擦伤、挫伤的病人;鼻腔、牙龈近期出现不寻常出血;膀胱、直肠近期出现不寻常出血;女性病人近期出现不同于月经的非寻常的阴道出血;过度的牙龈出血;鼻出血;黑便或者血便;混浊尿或血尿;困倦。

(2)安全护理:为病人提供一个安全的环境,如提供防滑垫等相关设施;当病人血小板下降时,应减少病人的活动以防受伤,如跌倒、碰撞等;病人在血小板正常后才可进行牙科治疗,且期间避免使用牙线或者口腔冲洗用具;避免不适当的性生活;女性避免使用栓塞式卫生棉条;在进行园艺工作或者接触带刺植物时应戴手套;保护皮肤和黏膜的完整性等。

(四)健康教育

1. 疾病知识指导 指导病人及其家属在出现发热、寒战、排尿困难、呼吸困难、呼吸道充血或痰多、疼痛时及时去医院就诊。注意避免各种碰撞以防出血。输液拔针后增加按压的时间;静脉注射时止血带不宜过紧,时间不宜过长。避免各种看起来很小的动作损伤,如抠鼻、剔牙、用力咳嗽、擤鼻涕等。女性病人月经期间出血量及持续时间异常,及时报告医生。

2. 日常生活指导 注意饮食卫生,避免食用未蒸熟的肉类、海鲜、蛋类以及未洗净的水果和蔬菜。开窗通风,保持室内空气清新;保护病人的皮肤和黏膜免受损伤;病人应戴口罩,少去人群密集的地方,避免接触流感和传染病病人;注意个人卫生。进软食,保持大便通畅。多与病人沟通,做好心理疏导。

五、药物性肝损害

(一)概述

肝脏是机体重要的代谢器官,对于肿瘤病人来说,肝脏是在治疗期间最容易被损伤的器官。化疗药物引起的肝脏损伤可以是急性而短暂的肝损害,包括坏死、炎症;也可以是长期用药而引起的慢性肝损伤,如纤维化、脂肪变性、肉芽肿形成、嗜酸性粒细胞浸润等。临床上常见的引起药物性肝损害的抗肿瘤药物有卡培他滨、吉西他滨、甲氨蝶呤、环磷酰胺、伊立替康、卡铂、多柔比星等。

（二）典型临床表现

临床表现为乏力、食欲不振、黄疸、肝大、肝区疼痛、血清转氨酶升高和(或)胆红素升高等。严重者可出现肝性脑病,病人可表现为精神状态改变,记忆力下降、神志恍惚以及轻微的谵妄,甚至昏迷。

（三）护理措施

1. 一般护理 注意卧床休息,避免劳累,以利于肝脏血液的供应,促进肝细胞功能的恢复。饮食以清淡可口为宜,适当增加蛋白质和维生素的摄入量。如有肝性脑病时应限制蛋白质的摄入,按肝性脑病进行护理。保证病人有足够的休息时间。做好心理护理,减轻焦虑。

2. 监测肝功能 严格掌握化疗指征,化疗前进行肝功能检查,如有异常应谨慎使用化疗药物,甚至暂缓或停止化疗,必要时先行保肝药物治疗;化疗后定期复查肝功能,如有异常及时给予保肝药物,如葡醛酸钠、复方甘草酸苷、复合维生素 B、维生素 C、辅酶 A 以及中药等。

3. 监测凝血功能 观察有无出凝血倾向;严密观察病情,倾听不适主诉,及时发现异常,对症处理。

（四）健康教育

告知病人及其家属肝毒性是化疗可能出现的副作用,要遵医嘱按时复查肝功能,出现异常及时就医。指导病人吃低脂肪、高糖、富含 B 族维生素和维生素 C 的食物。避免摄入乙醇类饮料。遵医嘱服用药物,避免自行服药,以免增加肝脏负担或加重肝功能损害。

六、药物性心肌病

（一）概述

药物性心肌病是指接受某些药物治疗的病人,由于药物对心肌的毒性作用,引起心肌损害产生心肌肥厚和(或)心脏扩大的心肌病变。广义上讲,药物直接或间接导致的心脏病变,无论是药物对心肌电生理的影响而引起的心肌除极和复极的异常或各种心律失常,还是药物的毒性作用而诱发或加重的心力衰竭,还是药物过敏而导致的心肌炎,均可称为药物性心肌病。临床上常见的引起药物性心脏病的抗肿瘤药是蒽环类药物,如柔红霉素、阿霉素、环磷酰胺、紫杉醇等。

（二）典型临床表现

轻症病人可无症状,仅表现为心电图的改变;重者可表现为各种心律失常,甚至心力衰竭。室性心律失常的病人首发症状常为晕厥。大多数心律失常的病人主诉心悸、胸闷不适、心前区疼痛、呼吸困难或头晕等,出现容量不足伴房颤。心电图可以显示各类心律失常,如室上性心动过速、室性或房性期前收缩、颤动等。

（三）护理措施

1. 一般护理 注意休息,减少心肌耗氧量,减轻心脏负荷;少量多餐,避免加重心脏负担;避免过度活动以免增加心脏负担。

2. 严格观察病情 倾听主诉,监测心率、节律的变化,必要时心电监护。监测生化相关指标,预防电解质紊乱。若病情需要服用某些可能影响心脏的药物者,应遵医嘱定期做相关检查,包括心电图、胸部 X 线片、超声心动图和血清酶学检查等,一旦发现有心肌损害迹象即应立刻报告医生。一旦出现心功能损害,主要治疗及护理同一般心肌病。

3. 药物护理 化疗前应先了解病人有无心脏病史,查看心电图检查结果,了解心脏情况。使用蒽环类药物时应注意:①当多柔比星的累积剂量超过 $450\sim500$ mg/m^2 时,充血性心力衰竭发生率可达 25%,应严格控制多柔比星的使用总量。②适当延长静脉给药时间,可减少心脏毒性。③多柔比星与紫杉醇联合使用时多柔比星应先于紫杉醇输注,且两者的输液间隔时间大于 3 小时,可减少心脏毒性。

（四）健康教育

告知病人心脏毒性是药物可能的不良反应之一，通常与化疗药物的剂量相关，并且可能不可逆。告知病人一旦出现相应的症状或体征应及时就医。即使在治疗结束之后，仍然需要对可能出现的迟发反应进行监测。指导病人戒烟、戒酒，保持健康的生活习惯，规律锻炼，保持合适的体重和营养。

七、药物性间质性肺炎

（一）概述

药物性间质性肺炎主要是由药物的毒性反应直接引起肺泡壁的损害，产生间质性肺炎和肺纤维化。通常隐性发病，用药时间长、剂量大或重复用药者发病机会多，可于用药后数月至数年后发病。药物治疗引起的药物性间质性肺炎，及时停药后多数能阻止病情进展，有的会继续进展至不可逆改变，严重时可导致呼吸衰竭。引起本病的常见药物有博莱霉素、白消安（马利兰）、卡莫司汀（卡氮芥）等。

（二）典型临床表现

1. 典型症状 咳嗽和进行性呼吸困难，常伴有发热、低氧血症、疲劳、胸痛、咯血等；体格检查肺底可闻及小水泡音和吸气末干性啰音。有时可以见到杵状指。

2. 胸部 X 线检查 可发现双下肺网状及结节状密度增高阴影，病变严重时可累及双侧全肺，少数病例胸部平片可以正常。

3. 肺功能检查 可呈不同程度的限制性通气功能障碍和弥散功能降低。

4. 组织病理检查 可见非典型Ⅱ型肺泡上皮细胞增生、肺泡炎或肺间质炎症以及不同程度的肺间质纤维化。

（三）护理措施

1. 防治原则 一旦发现药物性间质性肺炎，首要措施是停药，同时避免增强肺毒性的因素，并给予积极对症治疗，包括吸氧、皮质类固醇和抗生素的使用。可配合益气养阴、清热润肺、活血化瘀等中药治疗。

2. 病情观察 化疗前了解有无肺部疾病，查看胸部 X 线片和肺功能的检查结果。密切观察病人有无呼吸道症状，定期进行胸部 X 线检查及肺功能检查，及早诊断，及时停用化疗药。

3. 用药护理 遵医嘱控制化疗药物的总量，对于有胸部照射史、慢性肺疾病的老年病人慎用或少量用药。

4. 一般护理 给予心理支持，防止病人因焦虑引起呼吸困难。采取舒适卧位，病人呼吸困难时，嘱病人抬高床头，教会病人减轻呼吸困难的方法，如耐力锻炼、缩唇呼吸、戒烟等。

（四）健康教育

指导病人及其家属发生药物性间质性肺炎时的症状，当病人发生咳嗽、胸痛、呼吸困难、胸壁不适时及时就医。告知病人当发生药物性间质性肺炎时需要延迟或暂停化疗。指导病人居家时，继续进行耐力锻炼、缩唇呼吸等。鼓励做好生活护理。

八、药疹

（一）概述

药疹又称药物性皮炎，是药物通过口服、外用和注射等途径进入人体而引起的皮肤黏膜炎症的反应。肿瘤化疗药物，如环磷酰胺等抗癌药物可引起药物性皮炎等皮肤损害。

（二）典型临床表现

药疹通常在病人接受治疗后的一个星期后开始出现。如果病人曾经有过药物过敏的经历，可能在几个小时内就会出现症状。不同类型的药疹临床表现不一样。常见的药疹类型有发疹性药疹、荨麻疹样药疹、剥脱性皮炎等。发疹性药疹是最常见的药疹类型，所占比例达 95%。在临床上，发疹性药疹主要表现为弥漫性鲜红色斑,丘疹密集分布,发病很快,常伴有头痛、高热等症状。

(三) 防治原则及护理措施

1. 加强预防 用药前详细询问过敏史,以防交叉过敏反应。对致敏药物应有显著标志,杜绝发生过敏。加强五官及黏膜的护理,防止并发症的发生。支持疗法,注意补液和维持电解质平衡,使机体健康水平处于最佳状态。

2. 防治原则 停用一切可疑致敏药物以及与其结构相似的药物。多饮水或输液促进体内药物的排泄。轻症者给予应用抗组胺药物、维生素C及钙剂。重症者加用糖皮质激素。特别严重的药疹,及早采用各种措施:①大剂量的糖皮质激素,注射用甲泼尼龙,病情稳定后逐渐减量。必要时给予大剂量糖皮质激素冲击。②注射用免疫球蛋白,一般连用3~5日。③血浆置换。

3. 预防感染 预防和控制继发感染,对伴黏膜损坏者要积极保护黏膜。对于轻型药疹可局部止痒,吸附糜烂面,保持清洁,以促进迅速愈合;对于重症药疹,最好采用干燥暴露疗法,如红外线灯罩下进行照射或局部雷夫奴尔湿敷等。

4. 保护创面 严格无菌操作,对大疱皮损可在低位刺破引流或用空针吸出疱液,注意保护创面,有感染的表皮应予清除。根据创面情况应用湿敷,或用温水轻轻擦洗,切不可用手挠抓或用过热的水洗,以免加重破溃而造成感染。

5. 一般护理 给高蛋白质、高维生素流质或半流质饮食。嘱病人多喝水,促进药物排出。保持被服及衣物清洁、干燥、平整。经常锻炼身体,增强身体抵抗力。保持皮肤清洁,局部止痒。

(四) 健康教育

告知病人及其家属使用化疗药物可能出现药疹等不良反应,一旦发生药疹等过敏症状及时告知医护人员,并在以后的治疗中向医护人员明确说明药疹史。指导病人及其家属学会保护皮肤完整性,使用润肤油及皮肤保护剂的方法,并认识其重要性。

九、药物性末梢神经炎

(一) 概述

药物性末梢神经炎通常指因药物治疗损伤了病人肢体末端的神经,导致病人出现相应的症状,比如运动神经和感觉神经以及自主神经等。一些抗癌类药物常常可引起末梢神经炎,使用时应予以关注。

(二) 典型临床表现

主要症状为四肢末端感觉异常,部分病人可有运动障碍、自主神经障碍等症状。多数病人常表现为四肢末端感觉异常,如可有针刺、蚁行、烧灼、麻木感。有些病人四肢末端呈现手套、袜套样感觉。还有部分病人会出现肢体远端肌无力、肌萎缩等情况。

(三) 护理措施

1. 防治原则 对病人用药进行早期评估、早发现和早治疗。发生药物性末梢神经炎后,应及时停药或减少药量或更换其他神经毒性较低的药物。同时以营养神经和改善血液循环为主,辅以物理治疗、中药治疗、针灸、热敷、按摩等治疗方法。

2. 一般护理 戒烟、戒酒,不吃辛辣、刺激性食物;多吃新鲜的蔬菜、水果和温热易消化的食物。做好保暖工作。保持情绪稳定,避免情绪激动和紧张。控制血压、血糖。

3. 增强体质 保持良好的生活状态,进行适当的体育锻炼,比如慢跑、练瑜伽、打太极拳等有氧运动,避免感冒、感染。

(四) 健康教育

告知病人及其家属,化疗药物可能会引起末梢神经炎,使其有足够的心理准备。根据病人用药情况,有针对性地告知病人可能会出现的症状和体征,一旦发生应立即报告医务人员或及时就诊。若病人出现肢体活动或感觉障碍,应加强护理,避免打开水、做针线活等活动,以免灼伤、烫伤、扎伤等。强调居家病人的安全问题,为病人创造一个安全的居住环境,减少磕碰,同时给予心理支持。

十、抗肿瘤放射性损伤

放疗过程中,放射线在杀伤肿瘤细胞的同时,也会对正常组织产生影响,产生放疗反应,严重时发生放疗并发症。以下主要介绍放射性肺炎、放射性咽炎、放射性皮肤损伤。

(一)放射性肺炎

1. 概述 发生在放疗后 1～3 个月,也有较少数病人症状出现得更早。15%的肺癌、淋巴瘤放疗病人,1%的乳腺癌放疗病人会发生放射性肺炎。其发生除与照射剂量、照射体积、病人肺功能、年龄等因素相关外,还与感染等诱发因素相关。

2. 典型临床表现 临床表现主要为不规则低热、渐进性咳嗽、呼吸困难、干咳或咳白色泡沫痰、胸疼、肺水肿、咯血等,严重者出现急性呼吸窘迫症、高热甚至死亡。胸片显示与照射野一致的弥漫性片状高密度影。

3. 护理与健康教育 ①一旦发现急性放射性肺炎,应停止放疗,并配合医生积极对症治疗。遵医嘱给予大剂量抗生素加激素联合用药。②对高热者给予物理或药物降温,对剧烈咳嗽者可以遵医嘱应用止咳药、雾化吸入。③加强基础护理:保持呼吸道通畅,必要时给予氧气吸入;嘱病人多卧床休息,保证充足睡眠;给予高热量、高蛋白质、易消化饮食;注意保暖,预防感冒。④配合采用中医中药,治疗以养阴清肺为主。

(二)放射性咽炎

1. 概述 头颈肿瘤放射治疗时,部分或大部分口咽、鼻和鼻咽黏膜等组织可能包括在照射野内。在治疗肿瘤的同时,会导致这些正常组织出现不同程度的放射性损伤,导致放射性咽炎。其表现和程度主要与照射剂量有关。

2. 典型临床表现 放疗可致病人相继出现口咽部充血水肿、斑点或片状白膜、溃疡腐烂、出血灶伴有脓性分泌物等感染征象,病人主诉口咽部疼痛、进食困难、口咽部干燥,其程度随剂量的增加而加重。

3. 护理与健康教育 ①加强口咽部护理:加强口咽部清洁,鼻咽癌病人坚持鼻咽冲洗;吞咽疼痛明显者,可在进食前 15～30 分钟用 2%利多卡因喷至口咽部镇痛;口咽黏膜反应严重无法进食者,可静脉补充高营养液。②抗感染治疗和护理:对于症状严重者,可给予积极的抗感染消水肿治疗;给予雾化吸入,消炎漱口液缓慢吞咽;口含薄荷喉片、六神丸、牛黄上清丸等,也可根据医嘱局部采用康复新液、锡类散、桂林西瓜霜等,以保护口咽黏膜、消炎镇痛,促进溃疡的愈合。③饮食护理:鼓励病人进高蛋白质、高热量、高维生素、易消化、易吞咽的半流质或流质饮食,选择富含 B 族维生素、维生素 C、维生素 E 的新鲜水果和蔬菜,多饮水,少量多餐,细嚼慢咽,避免过硬、油炸、过热、过咸、酸、辣等粗糙刺激性食物,并必须禁烟酒。

(三)放射性皮肤损伤

1. 概述 放射性皮肤损伤是由放射线照射引起的皮肤黏膜炎症性损害,是放疗中常见的并发症之一。目前随着高能射线的广泛使用,皮肤表面剂量显著降低,因此皮肤反应也相应减轻。但对于浅表肿瘤以及深部对放疗不敏感的肿瘤的治疗,仍需采用大剂量的浅层射线或采用高能射线的超分割照射线或"冲击性"的大剂量照射,这会使表面剂量过大,此时皮肤反应也会增加,其发生率为 93.8%。皮肤发生反应多出现在放疗后 2～3 周,治疗结束后皮肤反应将逐渐消除。通常机体潮湿的部位及皮肤皱褶的部位较易出现皮肤反应,如头颈部、乳腺下、腋窝、会阴部和腹股沟等部位。

2. 典型临床表现 放疗所致的皮肤反应包括急性反应和慢性反应。①急性反应:主要表现为红斑、干性脱皮,如局部皮肤红斑、色素沉着、无渗出物的表皮脱落,并有烧灼感、刺痒感。②慢性反应:一般在放疗开始后 90 日后出现,主要是毛细血管扩张、纤维化、坏死。

3. 护理与健康教育

(1)防治:①放疗过程中,应注意放射剂量的个体化以及放疗方案的选择,如外科伤口愈合以后才开始放疗,同时加强辐射防护及对放疗病人的皮肤保护。②常用的药物有乳膏类(喜疗妥、比亚芬等)、喷剂

（奥克喷等）、细胞保护剂和生长因子、湿性敷料、维生素 C、维生素 E 等。③中医药治疗以凉血解毒（甘草、双草油等）、清热燥湿（黄柏、黄芪、连柏液等）、去腐生肌（当归、红花、生大黄、生黄芪等）为主。④放射性溃疡如果存在 3 个月以上，则应做切除性或非切除性活检。

（2）护理。①照射前：向病人说明保护照射野皮肤及预防皮肤反应的重要性及方法，介绍可能出现的放射性皮炎的临床表现、发展与转归，以及治疗过程中的注意事项；增加病人对疾病的控制感，减少病人在疾病与治疗过程中因不了解信息而产生的恐惧、疑惑和压力。②照射野皮肤：保持照射野皮肤特别是皱褶处、多汗区，如乳下、腋窝、腹股沟、外阴等皮肤的清洁干燥，用温水和软毛巾清洗，禁用碱性肥皂搓洗，不涂对皮肤有刺激性的药物；穿柔软宽松、吸湿性强的纯棉内衣，颈部有照射野时穿质地柔软或低领开衫，避免阳光直射，外出注意防晒；避免摩擦、挠抓治疗区域皮肤，及早使用放疗皮肤保护剂。③随时观察：如病人有不同程度的皮肤反应或其他不适感觉，如干燥、瘙痒、疼痛等，应及时对症处理。④放疗结束后：3～10个月，由于放疗致使颈部淋巴回流障碍，仍需继续注意放射野皮肤保护。

（3）健康教育：①介绍相关知识，让病人对放疗期间所产生的不良反应做到心中有数。②注意预防各种感染，如牙龈牙髓炎（口腔放疗 3～4 年不能拔牙）、呼吸道感染、肠道感染等；放疗结束后继续遵循皮肤护理原则。③饮食和锻炼：均衡饮食，注重营养；保持良好的生活习惯；可适当活动，如散步、练气功、做力所能及的家务等，以增强体质；坚持功能锻炼，如张口练习、有效咳嗽、患肢功能锻炼等。

（4）定期随访：①向病人及其家属讲述如何了解放疗疗效，告诉病人其肿瘤不是放疗一结束就能消退的，而是放疗结束后 1～2 个月才能看到明显缩小的。同样，放疗出现的急性反应也不是放疗结束就能马上缓解的，一般还要持续一段时间才能缓解。②晚期放射性损伤的发生率，随着放疗后时间的推延而逐步增加，病人生存的时间越长，出现的概率越大，因此放疗后病人需长期随访。③长期随访时间安排：放疗后 1～2 个月应进行第 1 次随访。以后应遵医嘱，按时去医院随访。一般治疗后 2 年内每 1～3 个月随访 1次，2 年后每 3～6 个月随访 1 次，以了解肿瘤控制情况，以及有无放疗晚期反应等。

思考题

（1）抗肿瘤治疗有哪些不良反应？
（2）简述抗肿瘤治疗中出现腹泻的饮食护理要点。
（3）如何防止抗肿瘤治疗中出现恶心、呕吐？
（4）抗肿瘤治疗中出现白细胞下降应如何护理？
（5）抗肿瘤治疗中出现药物性肝损伤时，如何进行健康教育？
（6）如何指导抗肿瘤治疗中出现药物性心肌病病人正确用药？
（7）简述抗肿瘤治疗中出现药疹的防治原则。
（8）如何防止放射性抗肿瘤治疗中出现放射性皮肤损伤？

（黄晓峰　郭　玮）

第四节　老年肿瘤病人不同情况的护理与管理

一、老年肿瘤病人院外护理与管理

（一）概述

随着现代医学的发展，采用间歇性的放疗、化疗和介入治疗等手段可以有效地延长肿瘤病人的寿命，提高其生存质量。化疗一般由多个疗程组成，病人经住院治疗病情好转后，往往在家静养一定时间再进行下一个疗程的住院治疗;也有许多病人经过住院治疗病情好转后,带药出院回到家中在门诊继续治疗。病人在家这段时间,需遵医嘱继续用药,采用科学合理的方法调理身心状态。

如何做好医院外病人的进一步治疗、康复、调护,减轻其痛苦、提高生活质量,就成为肿瘤病人家庭护理的主要内容。医护人员要指导肿瘤病人树立战胜疾病的信心,更正"癌不可治"的陈旧理念,克服"恐癌怕癌"的思想和自暴自弃的想法;同时在病人治疗期间给予更多的帮助和有力的支持。

(二) 居家期间一般护理与管理

1. 出院指导 包括在家遵医嘱服药、复查时间、动静脉导管维护、饮食、运动、下次入院治疗时间及联系电话。

2. 良好环境 保持房间清洁,空气清新,每日通风 2 次,每次 15~30 分钟;保持温湿度适宜,温度为 18~20 ℃,相对湿度为 40%~60%。

3. 健康教育 向病人及其家属详细交代用药的注意事项;注意个人卫生,定时更换床单位及衣服,避免到公共场所,避免与感冒的人接触;做好心理护理;注意营养均衡。

(三) 间歇治疗期护理与管理

1. 日常护理 鼓励病人参与自己的康复活动;饮食多样化,保证充足营养;遵医嘱按时、按量、按顺序服药,避免和减少副作用。

2. 用药护理 静脉化疗病人要予以配合,避免改变针头位置,引起药液外漏。用药过程及拔针后,禁止局部热敷,一旦发现药物已漏出血管外,或出现疼痛、烧灼感,应立即请医护人员处理,如立即停止注药,局部冰袋冷敷或封闭,以防药物扩散。

3. 特殊护理 家庭用的皮肤消毒剂应每周更换;带有化疗泵、镇痛泵和各种造瘘口袋的病人,应遵医嘱进行护理,防止局部感染;如果是手术病人,应根据不同手术进行不同的术后功能锻炼。

(四) 常见症状护理与管理

1. 恶心、呕吐 ①饮食要清淡,温热适中。过分甜腻或脂肪过多的食物以及热食均易引起呕吐。②给予偏酸性的水果、硬糖及酸泡菜等以缓解恶心。③避免强烈的阳光、嘈杂的声音以及强烈气味,如香水、呕吐物等的刺激。④分散病人的注意力,减少恶心、呕吐;病人出现恶心、呕吐时,应短暂休息;呕吐严重时暂禁食,呕吐停止后从汤水开始逐步恢复饮食。⑤治疗间隙期,鼓励病人到室外散步,呼吸新鲜空气,做适宜的运动,如气功等。

2. 腹泻 ①食物不要太烫,少吃甜食及富含纤维类食物,以免产气过多引起腹痛、腹胀。②应多补充水分,一般以开水、淡茶为宜,不宜饮用咖啡、浓茶和酒类等。同时多食用含钾丰富的食物,如土豆、橘子、桃、杏等。③注意个人卫生,预防肛门周围皮肤损伤。

3. 便秘 ①长期卧床可以导致病人腹胀、便秘,家属可以按顺时针方向为病人进行腹部按摩,以利于肠道蠕动增快,缓解症状。②鼓励多饮水,清淡饮食或给予可以促进通便的水果,必要时给予药物通便。

4. 失眠 肿瘤病人常见的症状之一,失眠可严重影响病人的生活质量。①保持心态平稳,学会自我调节。②养成规律生活习惯,保持正常的睡眠时间,适当运动,睡前排小便,少饮水。③清淡饮食,晚餐不宜吃过多油腻食物,不宜空腹也不宜吃太饱。④保持卧室安静、清洁、舒适。卧室保持光线黑暗和安静,室内温、湿度适宜,无嘈杂声音和刺激性气味。睡前开窗通风,让室内空气清新,氧气充足,但应防止感冒。⑤合理选用寝具。选棉质浅色睡衣,被子、床单、枕头整洁且让人舒适,老年人应避免睡棕绳床。⑥睡觉时建议以右侧卧位为好。⑦在冬季坚持泡脚和足部按摩。

(五) 安全用药护理与管理

1. 加强用药安全管理 ①提高依从性:大多数病人患有多种疾病,应反复向病人及其家属或陪护人员讲解其疾病的病因、病情、治疗及按医嘱服药对疾病转归的重要意义,使病人自觉按医嘱定时、定量服药,坚持足够的疗程。②注意服药禁忌:服药期间详细了解病人饮食习惯,提醒病人服药期间应遵循药物禁忌,禁止使用浓茶、咖啡、牛奶、饮料等送服药物,指导病人用温开水送服药物。③做好健康宣教:老年病人日常生活可佩戴老花镜或放大镜,听力障碍的病人可佩戴助听器,认知记忆障碍的病人应有陪伴者或家庭支持。

2. 加大社会支持力度 ①发挥社会支持系统作用:积极发挥家庭和社区支持系统作用,鼓励家属参与,配合做好协助督促工作;社区护理人员采取专题讲座、小组讨论、发放宣传材料、个别指导等形式,告知药物相关知识,病人提高自我管理能力。②发挥社区服务作用:医院延伸至社区的出院病人,除严格遵医嘱服药外,需定时到门诊复查,及时调整用药方案;应加强医院与社区合作,护士、药师可定期到病人家中访视,检查家庭药箱、清点剩余药片数目。

3. 告知病人不可自行购药或服药 以病人能够接受的方式加强病人用药前的解释工作,向其解释药物的种类、名称、用药方式、药物剂量、药物作用、不良反应、注意事项和有效期等。必要时以书面的形式,在药袋上用醒目的颜色标明用药注意事项。另外,要反复强调正确用药的方法和意义,切不可随意自行购药或服药。

4. 加强对病人家属或陪护人员的安全用药教育 对病人进行安全用药指导的同时,还要重视对其家属或陪护人员进行有关安全用药知识的教育,使他们学会正确协助和督促病人用药,防止发生因用药不当而造成的意外。发现异常情况及时和医护人员取得联系。

（六）预防感染的护理与管理

1. 预防感染 由于放疗、化疗等多种因素影响,病人营养缺乏,抵抗力减低,易发生感染。应从以下方面加以注意:卧室经常通风,保持空气清新;适当控制探视聚集人数;尽量不到人多的公共场所;注意用品消毒及口腔卫生;发现感染症状时,及时就医。

2. 规范管理 病人出现以下异常情况及时和医院联系:出血、消瘦、梗阻、发热、疼痛、肿块等。做好病情变化记录:病人和家属对异常情况进行详细记录。在医生的指导下定期去医院复诊,发现异常情况随时就医。建立家庭护理病历,妥善保存病人就医的相关病情资料和家庭护理记录。

二、疾病不同期间的护理与管理

（一）疾病缓解期的护理与管理

缓解期通常是指肿瘤对治疗有反应或得到控制的一段时间。经过一段时间的抗肿瘤治疗,病人至少一个月未出现活动性疾病,就可以说肿瘤病人进入了缓解期。

在缓解期,病人的自觉症状如疼痛感、疲惫感等缓解,甚至消失,影像学检查和实验室检查的各项指标也有所好转。病人通常表现为体重回升、精神饱满、食欲增加。如果所患的是实体瘤,如肝癌、胃癌等,在缓解期内,癌肿会有所缩小。如果是非实体瘤,如淋巴瘤、白血病等,缓解期意味着肿瘤细胞在减少。缓解期虽然没有治愈,但它表明治疗有效果、病情有起色,对肿瘤病人而言,这肯定是个好消息。

缓解期可以持续几个月甚至几年,病人大多数在家中度过,治疗可能会继续。为此,加强居家护理与管理,对巩固疗效、减少癌症复发与转移、提高病人生活质量和延长生命具有举足轻重的作用。

1. 居家环境

（1）色彩:家属应根据病人的爱好布置房间,色调要协调、淡雅、温馨。协调的颜色搭配和温馨的生活气氛都会给病人良好的感官刺激。

（2）空气:保证居室空气清新无异味,每日开窗通风 2 次,每次不少于 30 分钟,避免对流并注意保暖。也可指导病人放置薰衣草或柠檬等以保持空气清新。居室应采用湿性清扫,保持恒定的温度和湿度,温度 $18\sim22\ ℃$,相对湿度 $50\%\sim60\%$,避免过冷、干燥。

（3）禁烟:除自身戒烟限酒外,家庭成员亦应注意避免在病人的居住环境内吸烟,减少甚至避免病人吸入二手烟。

（4）安全:根据病人疾病特点,为病人提供防跌倒损伤的安全环境,如保证居室房间布局合理,病人经常活动的区域尽可能少放障碍物;物品放置规范,将日常使用的物品放在易取得之处;夜间照明充足,可于房间内放置脚灯,光线应柔和。

（5）及时：对呕吐物及排泄物及时进行处理，应两次按压冲水以彻底洗净，并及时开窗通风，清除异味，还可在卫生间放置空气清新剂，选择病人喜欢的气味类型，减少异味对病人的不良刺激。

2. 饮食营养

（1）食物多样化：进以植物性食物为主的多样化膳食，其中植物性食物占饭菜的 2/3 以上；保证足够的蛋白质摄入，可选择瘦猪肉、牛奶、鸡蛋、家禽、豆类食品等；多进富含维生素的新鲜蔬菜和水果，如油菜、菠菜、小白菜、西红柿、山楂、鲜枣、猕猴桃等。

（2）烹饪方法：饮食应注意增加食品花样，保证色香味俱全，清淡可口，以利于提高病人食欲；应多吃煮、炖、蒸等加工后易消化的食物，少吃油煎食物，避免吃不易消化的食物，如白薯、韭菜、生葱、生蒜、芹菜等。

（3）针对性补充：化疗期间，病人免疫力下降，白细胞减少，可吃枸杞、红枣、黄鳝、牛肉等食物；可进含铁多的食物，目的是预防和纠正贫血，根据病人的喜好选择动物肝脏、动物血、菠菜等；可进补血食物，如黑芝麻、红枣、猪肝、藕、胡萝卜、桂圆肉、黑豆、黑木耳、乌鸡、红糖等。

（4）保持愉快情绪：进食时心情要愉快，不忧虑、不生气，既可增加食欲，又有助于食物的消化、吸收，有利于营养的摄取和健康的恢复。

（5）几个常用的食疗处方：①五红汤：枸杞、红皮花生、红豆、红糖、红枣，将以上 5 种食材各取适量，加水煮，食用汤汁，具有升血、补血之功效。②黄芪红枣枸杞茶：红枣（5～6 枚）、黄芪（3～5 片）、枸杞（5～10 g），用开水浸泡代茶饮，具有补气补血之功效（注：红枣用小枣，并且用锅将小枣炒煳才有功效）。③菊花蜜饮：菊花 50 g，加适量水煮后过滤加入适量蜂蜜饮用，具有养肝明目、生津止渴、清心健脑、润肠等功效。④玫瑰菊花茶：玫瑰 6 g，菊花 2～3 朵沸水冲饮，具有疏肝解郁之功效。⑤枣杞补气茶：红枣 5～6 枚、红茶 10 g、枸杞 8～10 粒，红茶放入壶中，用 80 ℃水冲泡滤出，放入红枣、枸杞泡 5 分钟即可饮用，具有很好的补气功效。⑥蜜糖红茶：冲泡红茶依据各人口味调入适量蜂蜜饮用，具有温中养胃、护肝驱寒之功效。特别适合肝火旺、脾胃功能不佳者。⑦便秘处方：芹菜 0.5 kg、苹果 1 个，洗净后榨汁，晨起饮用，具有通便功效。

3. 心理支持　家庭成员或易被病人接受的人多陪伴病人，多与其沟通交流，关注病人的感受，鼓励病人进行情感表达，使其充分抒发心理感受，以良好的心态面对疾病；帮助病人正确处理生活事件，避免精神刺激给病人心理上造成巨大压力，多向病人提供一些家庭及成员间的良性信息；鼓励病人积极参与社会活动，如加入社会团体组织，与大家分享抗癌信息、希望和力量、关怀与支持，实现自我价值感。

4. 口服化疗药物的指导　在家服用化疗药物期间应注意以下几点。

（1）出院前：做好病人口服化疗药物的用药教育，包括药品剂量、服药时间、服药频率、服药间隔、与食物并服或空腹服用、应避免的食物或中草药、副作用及如何寻求适当的医疗协助等。

（2）药品管理：应有清楚标识，单独存放于清洁、阴凉、干燥、避光的环境内。存放于适当且儿童无法取得的地方，并与其他药品分开放置。未服用完的药品应拿到医院回收处理，切勿随意丢弃。

（3）提高依从性：指导病人制订服药提示单，避免遗忘；或教病人记录服药日记，记录服药的自我感受和不适反应等；遵医嘱定期复查血象、肝肾功能等，并将结果详细告知医师，为医师提供评估治疗效果、药品毒性或副作用和做出适当处置的依据。

（4）口服化疗药物：这种药物不可咀嚼或压碎或打开胶囊，拿取时请使用手套或将药品倒入小药杯服用以避免皮肤接触，服药后应洗手，若不小心接触到皮肤，应立即用肥皂液及清水清洗。

（5）正确服药：若当次忘记服药则略过一次，依原定时间遵循医师指示正确服药，绝不可一次服用两倍剂量，并于复诊时告知医师。如果服药后不久即出现呕吐症状，应询问医师，确认是否需补服剂量，必要时先服用止吐药再服用口服化疗药。

（6）注意相互影响：若同时伴有其他疾病，如高血压及糖尿病等，正在服用治疗药或营养食品等，请务必事先告知医生，避免药物之间及药物与食物的交互作用，影响治疗效果或造成健康危害。

（7）注意清理环境：在服用化疗药物期间直到停药后的 5～7 日，应指导病人每次排大小便及呕吐后都彻底洗净，避免影响居家环境。

5. 常见问题的应对

（1）观察血象：多数化疗后病人会出现血象降低的情况，可见血白细胞计数低于 4.0×10^9/L，血红蛋白低于 95 g/L，血小板计数低于 75×10^9/L。可按照骨髓抑制情况进行护理。

（2）观察体温：病人一旦出现发热症状，应及时就医。发热期间，应及时补足入量，多喝温开水、淡盐水、含维生素 C 和钾的果汁，多喝清淡易消化的汤、粥等；发热时用温水擦浴，行物理降温，降温过程不宜过快；保持口腔清洁，进食后用清水漱口，避免食物残渣留在口腔内，防止细菌滋生进而发生口腔炎。

（3）恶心、呕吐：化疗常见反应为恶心、呕吐。可按照恶心、呕吐的护理措施进行护理。呕吐严重时应暂时禁食，及时来院就诊，待症状缓解后从流质食物开始逐步恢复饮食。

（4）缓解疲乏。①学会记录：用日记的形式记录疲乏的感受，包括发生时间、持续状态、疲乏的程度、缓解的方法等，有助于医护人员制订相应措施。②优化睡眠质量：养成良好睡眠习惯，避免长时间午睡，睡前可通过喝热牛奶、温热水泡脚或听舒缓音乐辅助入眠。③适当活动：如散步、慢跑、骑自行车、跳舞等有氧运动，以有效锻炼心肺功能，缓解疲乏。每日运动 3～5 次，累积时间多于 30 分钟，每周运动至少 3 日。④中医配合：采用中医保健疗法，如按摩足三里、天柱、气海、关元、膻中等穴位缓解疲乏。

（5）观察口腔：化疗期间应建立良好的生活习惯，防止口腔溃疡的发生，如勤漱口，避免吃刺激性食物等。如口腔感觉有轻度疼痛，不影响饮食时，应增加漱口的频次，饮食避免过热，可饮柠檬水，补充维生素，促进创面愈合；当溃疡面过大影响进食时，应立即就医。

（6）避免腹泻：当病人腹泻时，可口服胃肠道保护剂及止泻药，给予少渣饮食；若经处理后症状不缓解或伴剧烈腹痛，腹泻次数增加、为水样便时，应立即就诊，防止电解质紊乱。可按照腹泻护理常规进行护理。

（7）避免便秘：化疗病人常会出现便秘，防止便秘措施如下。①饮食调节：适当增加杂粮摄入量，多吃新鲜水果、蔬菜，避免进肥腻、油炸、产气等食物及碳酸饮料，增加水的摄入量。②运动调节：如散步、打太极拳、练气功等，在一定限度内增加机体自控功能，预防便秘的发生。③规律排便：嘱病人在清晨或早餐后无论有无便意均应如厕并用力做排便动作，以分别建立排便的神经反射，促进排便；每次排便时间不宜过长，排便应集中注意力；对于 3 日未解大便者，可按医嘱服用缓泻药物；上述措施无效时可求助医务人员给予灌肠通便。

（8）毛发脱落：化疗病人会出现毛发脱落，以脱发明显。为减轻脱发给病人带来的心理压力，可以准备合适的假发、帽子、围巾或头巾进行头发的修饰和遮挡；多次剃头能刺激头皮，改善循环，使新发长得更好；多用软的梳子梳头可促进头皮血液循环，有利于头发再生；避免使用刺激性的香皂或洗发水，洗发时水温不宜过高。

（9）细胞毒性反应：部分药物存在神经毒性反应，表现为肢端麻木、感知觉障碍等，应注意观察和保护。如肢体感觉异常，应注意保护好指（趾）端，保持局部清洁，避免受压及冷热刺激，并注意保暖；当病人出现肌力减退、腱反射消失时，告知其尽量减少活动或在家属陪伴下活动，保证安全，必要时可使用拐杖，以防意外发生；病情允许的情况下，可行肢体主动及被动活动，以预防肌肉萎缩。

（二）疾病治疗期的护理与管理

抗肿瘤治疗能较好地抑制肿瘤细胞的生长或杀伤肿瘤细胞，但也极易对正常组织产生毒性。因此，在病人接受化疗和放疗期间，应密切观察毒性反应，并实施合理的护理措施。

1. 化疗期间的护理与管理

（1）药品管理：严格按照药品说明书要求进行药品的储存和保管；化学药品的配制应在生物安全柜内进行，有条件者应在静脉药物配置中心（PIVAS）内集中配制，保证药品剂量准确，现配现用。

（2）加强巡视：及时发现并处理输液反应及并发症，做好相关宣教；用药前应检查输液泵及其配套装置是否处于备用状态，使用期间加强巡视，注意观察输液泵运行及注射局部情况；医护人员在接触化疗药过程中应注意职业防护。

（3）熟悉药物：化疗护士应熟悉各种化疗药物的性能、特点，遵医嘱正确用药，保证药物疗效。①溶剂选择:吡柔比星、奥沙利铂、卡铂等只能用葡萄糖溶液稀释,禁止用生理盐水稀释;顺铂只能用生理盐水或葡萄糖氯化钠溶液溶解,不宜用葡萄糖溶液溶解。②注意避光:哪些药物应使用避光输液装置,应以该药说明书为准,如顺铂、卡铂、奈达铂、达卡巴嗪等应按避光要求执行。③特殊要求:如环磷酰胺(CTX)不易溶解,但不能加温促进溶解,因大于 37 ℃时会使其失去活性;口服洛莫司汀(CCNU)一般于夜间给药,以减轻毒副作用;紫杉醇、多西他赛等易导致过敏性休克,应严格执行化疗前预处理,必要时给予心电监护等。④控制滴速:如柔红霉素用药期间滴速不可过快,以免出现心律失常;甲氨蝶呤滴注时间不宜超过 6小时,输注过慢易增加肾毒性等。

2. 放疗期间的护理与管理

1)照射野皮肤护理 ①用温水或柔软毛巾轻轻蘸洗,禁止用肥皂水或热水浸浴。②禁用碘酊、乙醇等刺激性消毒剂,避免冷热刺激,如冷敷、热敷。③禁止剃毛发及注射,以防皮肤损伤造成感染。④外出时照射野应给予遮挡,避免日光直接照射加重皮肤损伤。⑤禁止抓挠局部皮肤和撕剥皮肤脱屑,以防感染。⑥多汗区皮肤应保持清洁干燥,如有异常,应及时与医生联系进行处理。

2)饮食护理 ①为病人创造清洁、舒适、安静的进食环境。②在食品的调配上注意色、香、味的搭配。③饭前适当控制病人不适症状,如疼痛、恶心、呕吐等。④对病人及其家属加强饮食宣教,鼓励家属做一些可口的食品,为病人提供丰富的营养。⑤对放射性肠炎的病人,嘱其进少渣、低纤维食物,避免吃易产气的糖类、豆类、卷心菜、碳酸类饮料,严重腹泻须暂停治疗,给予要素膳食或完全胃肠外营养。⑥放疗期间鼓励病人多饮水,以增加尿量,减轻全身放疗反应。

3)密切观察血象变化 ①应密切观察血象变化和有无发热现象,体温超过 38 ℃应停止治疗并给予相应处理,预防继发性感染。②每周检查血象 1~2 次,如发现血象降低,应及时通知医生。③在放疗期间应禁止应用易使血象下降的药物。

4)口腔黏膜反应护理 放疗所致的口腔黏膜反应分轻、中、重度。

(1)轻度反应:表现为红、肿、红斑、充血、唾液腺减少、口感稍痛、进食略少。护理措施:保持口腔清洁,每次饭后用软毛牙刷刷牙;每日用漱口水含漱至少 4 次,每次至少 2 分钟;放疗后口腔黏膜脆性增加易受损伤而出血,勿用硬物刺激;应进软食,避免过冷、过硬、过热食物,忌辛辣、刺激性食物及烟酒。

(2)中度反应:表现为口咽部明显充血水肿,斑点状白膜、溃疡形成,有明显的疼痛和吞咽痛、进食困难。护理措施:根据口腔酸碱度选择适宜的漱口液含漱,每日 8~10 次,每次含漱 2 分钟;口腔黏膜局部喷药以保护口腔黏膜、消炎镇痛、促进伤口愈合,如西瓜霜、双料喉风散、金黄散等;进食前可用 2%利多卡因生理盐水喷雾或含漱 2 分钟,以缓解疼痛;鼓励吃高蛋白质、高维生素、易消化的软食,必要时可静脉补液。

(3)重度反应:表现为口腔黏膜极度充血、糜烂、出血、融合成片状白膜,溃疡加重并有脓性分泌物,剧痛不能进食、进水,并偶有发热。护理措施:暂停放疗,加强口腔护理,每日 4 次;用漱口水含漱,每日 8~10次,清除脓性分泌物;静脉输入抗生素;静脉补充营养液。

5)头颈部照射的护理

(1)义齿:头颈部照射之前摘掉义齿、金牙,减轻口腔黏膜反应,嘱病人使用含氟牙膏,坚持使用螺旋张口器练习张口。

(2)鼻咽癌病人:每日用生理盐水冲洗鼻腔 1~2 次。若鼻腔干燥,可以滴无菌液状石蜡润湿,鼻塞者可滴用麻黄碱。

(3)喉癌病人:由于反射功能降低,嘱病人尽量将痰液及脱落的坏死组织吐出,预防误吸引起肺部并发症。密切观察病情变化及时报告医生,如因肿瘤压迫或放疗后喉头水肿引起呼吸不畅甚至窒息,需随时备好气管切开包、吸痰器、氧气以备急救。

(4)眼睑不能闭合:应用湿纱布遮盖,以防尘土落入。

(5)防止意外:头颈部肿瘤因不同原因,常会出现大出血,应随时准备各种止血物品、药物和鼻咽填塞止血包,嘱病人及时将血吐出,防止窒息。出血时注意血压、脉搏和呼吸的变化,让病人保持镇静,必要时建立静脉通路并配血。

（三）疾病治疗后的护理与管理

1. 化疗后的护理与管理 ①严密观察:继续严密观察病人用药后反应,如恶心、呕吐、腹痛、腹泻、血尿、发热等情况,及时通知医生并准确记录,给予相应护理措施。②基础护理:加强营养,指导病人少量多餐、清淡饮食;注意安全,防止跌倒、坠床;预防感冒,避免到人多的公共场所,防止感染;鼓励病人从事力所能及的日常事务及工作,获得有效的社会支持,以进一步促进身心康复。③定期复查:定期复查血象、血生化及肝肾功能等;做好健康教育,出院病人定期随访,指导其正确服药;指导病人调整身心,注意饮食起居以应对下一疗程的治疗。

2. 放疗后的护理与管理 ①检查和随访:放疗后应做一次全面体格检查和肝肾功能检查;并定期复查、随访,发现异常及时就医。②照射野皮肤的保护:避免晒太阳,皮肤破溃者及时就医、换药等;照射野皮肤继续保护至少1个月。③饮食锻炼:随时观察病人局部及全身反应情况;指导病人均衡营养、清淡饮食,注意口腔及皮肤卫生;充分休息、适当运动,增强身体免疫力;结合个人实际和疾病治疗情况,指导病人进行功能锻炼。

3. 放疗后期反应的护理与管理 照射后数月或数年出现的不可恢复的慢性反应称为后期反应。放射部位不同,后期反应不同。最常见的是放射性肺炎、肠炎、脑神经损伤、白内障以及局部组织纤维变,形成瘢痕,影响机体功能,严重者可能出现出血、窒息而危及生命。因其严重不可逆且无特殊治疗方法,故早发现、早预防、早治疗是非常重要的。

三、肿瘤化疗病人的静脉通路护理与管理

（一）静脉通路的类型及选择

1. 静脉通路的类型 临床比较常见的静脉通路包括以下几种。

（1）外周静脉-短导管:长度小于或等于7.5 cm的导管,也称静脉留置针(PVC)。

（2）外周静脉-中长导管:从贵要静脉、头静脉或肱静脉等植入,导管尖端位于腋窝水平或肩下部,长度为7.5～20 cm的导管。

（3）非隧道式中心静脉导管(CVC):经锁骨下静脉、颈内静脉、股静脉等植入,尖端位于上腔静脉或下腔静脉的导管。

（4）经外周静脉植入中心静脉导管(PICC):经上肢贵要静脉、肘正中静脉、头静脉、肱静脉、颈外静脉(新生儿还可通过下肢大隐静脉、头部颞静脉、耳后静脉等)穿刺植入,尖端位于上腔静脉或下腔静脉的导管。

（5）完全植入式静脉输液港(TIVAP):简称输液港,是一种植入病人皮下并能长期留置在体内的闭合静脉输液装置,主要由埋植于皮下供穿刺的注射座和尖端位于上腔静脉或下腔静脉的中心静脉导管系统组成。

2. 静脉通路的选择 根据病人的治疗方案、生理状况、家庭社会支持情况、自我管理能力及意愿等,在现有护理装置资源下,为病人选择最佳的静脉通路。

（二）不同静脉通路的护理与管理

1. 中心静脉导管的护理与管理 中心静脉导管是将导管通过皮肤穿刺送入上、下腔静脉并保留,使用中心静脉导管的病人治疗周期一般为数日至数周。

1）适应证 危重及大手术病人;全胃肠外营养病人;输注高渗、刺激性或腐蚀性液体者;需监测中心静脉压者。

2）禁忌证 局部皮肤有破损或感染者;有出血倾向者。

3）日常维护

（1）操作前:做好各种准备,包括用物准备、环境准备和操作者的准备等。

（2）更换敷料前:先评估穿刺点,是否有触痛和感染征象;揭敷料时,注意应顺着穿刺方向,切勿沿导管反向揭除,以免导管移位。

(3) 消毒穿刺点:先用乙醇棉球脱脂三遍,擦拭时应避开穿刺点,再用碘消毒剂消毒穿刺点三遍,消毒导管两遍。消毒皮肤应由内向外呈螺旋式,顺时针、逆时针交替进行,消毒范围达直径 20 cm 以上,大于敷料的尺寸。

(4) 粘贴敷料:注意透明敷料中央应正对穿刺点,无张力粘贴。用指腹轻轻按压整片透明敷料,并轻捏敷料下导管接头突出部位,使透明敷料与皮肤和接头充分黏合。每 7 日至少更换一次敷料;如敷料潮湿、被污染或敷料被揭开,立即更换。

(5) 并发症的预防和处理:①中心静脉导管的滑脱:立即通知医师拔除中心静脉导管;用无菌纱布按压穿刺点。②穿刺点渗血的处理:对渗血严重的病人,应使用纱布敷料;纱布敷料必须每 24 小时更换一次,如有渗血污染,必须立即更换;有凝血功能障碍的病人要给予对症治疗。

4) 健康教育 ①中心静脉导管留置期间避免淋浴,以防水渗入敷料引起感染。②翻身移动时,注意保护导管,以防导管滑脱。③局部穿刺点有疼痛、发痒等不适时,及时与医护人员联系。④不可随意调节输液滴注速度。

2. 经外周静脉植入中心静脉导管的护理与管理 经外周静脉植入中心静脉导管,简称外周管,是指经上肢贵要静脉、肘正中静脉、头静脉、肱静脉、颈外静脉(新生儿还可通过下肢大隐静脉、头部颞静脉、耳后静脉等)穿刺植入,尖端位于上腔静脉或下腔静脉的导管。20 世纪 80 年代后期,外周管在成人病人中得到广泛的应用,主要用于中长期治疗、肠外营养输注或抗菌治疗;90 年代后期,外周管引入中国,得到了迅速的发展,广泛用于肿瘤化疗、成人术后肠外营养通路和早产儿营养通路的建立等方面。外周管从首次应用至今已有 80 多年的历史,已被证实是一种安全、有效、多用途的高级血管通路。

随着外周管的广泛应用和发展,国外不断涌现出相关技术的变革与创新,如超声引导下结合改良 Seldinger 技术进行外周管置管,该方法因能显著提高穿刺成功率,减少相关并发症及增加病人手臂舒适度,已经成为多个国家和地区的外周管置管操作常规。运用腔内心电图进行外周管尖端位置的定位,不仅简便,而且定位精确,可避免因定位不准确所导致的各种严重并发症,降低医疗费用。

1) 适应证 ①使用对外周静脉刺激和损害较大的药物,如化疗药物、抗生素、甘露醇、全胃肠外营养、酸碱度大及低渗高渗性的药物。②外周静脉血管条件差或缺乏外周静脉通路,难以维持静脉治疗者。③需要长期间歇治疗者。④肿瘤疾病晚期姑息治疗者。⑤静脉治疗超过 7 日者。⑥需反复输血或血制品的病人,或反复采血的病人。

2) 禁忌证 ①绝对禁忌证:上腔静脉综合征为临床上最常见的肿瘤急症,特别是上腔静脉完全阻塞的病人,属于绝对置管禁忌证;确诊或疑似导管相关性血流感染、菌血症或病毒血症者;感染性心内膜炎病人;对材质过敏者。②相对禁忌证:置管部位或全身皮肤感染者;出凝血时间异常、血小板计数高者;有血栓病史者;上腔静脉综合征(上腔静脉部分阻塞);乳腺癌患侧肢体;置管部位不能完成穿刺或固定;目前发生血栓性静脉炎或有血栓栓塞史等。

3) 优点 植入步骤相对简单,可由参加过外周管专业知识与技能培训、考核合格且有 5 年及以上临床工作经验的操作者完成;外周管的应用减少了静脉穿刺次数;并发症的发生率较其他通路装置低;可用于各种静脉治疗和抽取血标本,耐高压型外周管还可用于注射造影剂;导管费用较输液港低;留置时间较长,可长达半年到一年。

4) 日常维护 外周管的使用期限可达一年,加强外周管留置期间的维护,对有效防止导管相关性血流感染并发症有重要意义。外周管的维护包括更换接头、冲管和封管、更换敷料等。

(1) 更换接头。每周 1 次,注意无菌操作,记录接头更换时间并签名。

(2) 冲管和封管:《静脉治疗护理技术操作规范》中指出,经外周管输注药物前,宜通过回抽血液来确定导管在静脉内。①如果遇阻力和(或)有血液回流征象,不可强行冲管。②导管维护、抽血后、不相容的药物和液体输注之间需要用生理盐水脉冲式冲管。③输液完毕应 2 倍于导管容积加延长管容积的生理盐水或肝素盐水正压封管。④正压封管操作要点:外周管的冲管和封管应使用 10 mL 以上注射器或一次性专用冲洗装置,采用脉冲式冲管和正压封管手法,脉冲式冲管就是有节律地推动注射器活塞,采用“推注-暂停-推注-暂停”的手法,使生理盐水在导管内产生涡流,增强冲管效果。

（3）更换敷料：外周管植入 24～48 小时更换敷料 1 次；纱布敷料常规 48 小时更换 1 次，透明敷料至少每 7 日更换 1 次；将纱布敷料与透明敷料一起使用，应视同纱布敷料，每 48 小时更换 1 次；当敷料潮湿、卷边、松脱、完整性受损或者穿刺点渗液、有压痛及感染征象时，必须及时更换敷料；更换敷料过程中，应注意无菌操作。

（4）外周管维护注意事项：禁用 10 mL 以下的注射器（耐高压导管除外）；禁止使用高压注射器注射造影剂（耐高压导管除外）；禁止用含有血液和药液的盐水冲洗导管；导管、皮肤、贴膜一定要三者合一，避免导管进出体内；经常观察导管输液滴速，发现滴速减慢时应及时查明原因并妥善处理；观察穿刺点有无红肿、硬结、渗出物，若有，应及时做局部处理。

5）外周管健康教育及居家护理方法

（1）带管回家者：事先告知，并做好家属和照护者的相关知识指导。

（2）穿刺处局部皮肤：保持清洁干燥。告知无菌透明敷料有固定导管和保护穿刺点的作用，不要擅自揭下敷料，当发现敷料有卷边、脱落或敷料因有汗液而松动时，应及时更换敷料。

（3）防止导管脱出：避免穿刺手臂过度活动，避免置管侧手臂提过重的物品，不能用此手臂做托举哑铃等持重的锻炼；注意不要在置管侧手臂上方扎止血带、测血压；注意衣服的袖口不宜过紧，在穿脱衣服时要防止把导管带出；注意保护外周管外露的接头，防止导管损伤和将导管拉出体外。

（4）适当活动：可以进行适当的体育锻炼；可以进行淋浴，但应避免游泳，避免盆浴。在淋浴前用塑料保鲜膜在肘部缠绕两至三圈，保鲜膜内可放置一块小毛巾，上下边缘分别用胶布贴紧。淋浴后检查敷料有无受潮松动，如有应及时更换。

（5）观察穿刺点：周围有无发红、肿胀、疼痛，有无脓性分泌物等异常情况。如有应及时来院就诊。

（6）防止意外：指导病人掌握发生异常情况（如导管断裂、敷料脱落、导管移位、导管中有血液反流等）时的应急处理方法，具体如下。①当透明敷料因洗澡、出汗等原因潮湿，发生不完全性脱落时，可用无菌纱布覆盖包裹，并及时就诊。②如果病人不慎将外周管导管带出较长一段，此时不能盲目插入导管，应先用无菌透明敷料将带出的导管固定，并及时到医院就诊，由护士根据情况对外露的导管进行修剪或更换。③当导管的接口处出现渗液、渗血时，应检查导管是否破裂，一旦证实已发生导管破裂，不要再用力扯拉导管，保持导管在原来位置，并用无菌透明敷料固定，及时到医院进行修复。④当发现外周管导管中有暗红色的血液时，应到医院请护士先将导管中的积血抽出（避免将血栓冲入），然后彻底冲管。

（7）外周管导管休疗期：每周进行一次冲管、更换敷料和肝素帽的基本维护。

（8）外周管导管使用和维护：除特殊耐高压导管外，禁止连接容量 10 mL 以下的注射器推注药液，特别注意在做 CT 和 MRI 检查时禁止使用高压注射泵推注造影剂。

（9）长时间留置外周管导管：由于长期使用粘胶类敷料，皮肤可能会因为角质层被破坏而出现红肿、皮疹等损伤现象。若无并发感染，可在消毒完毕后涂抹无痛保护膜，使皮肤与粘胶类敷料隔离，从而起到保护皮肤的作用；若皮肤破损，应尽量暴露受损部位或使用皮肤保护剂。

3. 完全植入式静脉输液港的护理与管理　完全植入式静脉输液又称植入式中央静脉输液系统，简称输液港。输液港为静脉输液治疗提供了长期、安全、可靠的快捷绿色通道，减少了病人因长期治疗而反复穿刺的痛苦，大幅降低了化疗药物外渗而引起局部坏死的风险，是一种可以完全植入体内的闭合静脉输液系统。在降低医护人员工作量的同时，也大大减少了医疗费用，可显著提高病人的生活质量。

由于其材料具有高度的生物相容性，组织反应小，在无堵管和严重感染的情况下，可终生使用。与目前常用的外置式中心静脉管相比，明显降低了感染、血栓等的发生率，且不易发生断管、脱管，不需定期换药，护理简单，不干扰病人的正常生活及工作。根据其导管末端开口方式分为开口式和三向瓣膜式两种，输液港是目前临床静脉输液系统的最新技术，为需要长期输液治疗的病人提供了安全、可靠的静脉通道。

1）适应证　①需要中长期静脉通路病人。②肿瘤化疗病人。③胃肠外静脉高营养病人。④反复采集血样的病人。⑤与其他静脉通路相比，更愿意接受输液港的病人。

2）禁忌证　①出现或可疑相关感染、菌血症或病毒血症。②已知或可疑对设备包装内的材料过敏者。③合并严重慢性阻塞性肺病。④预期插入部位有放疗史。⑤预期放置部位既往有血栓形成或血管外科手术史。

3) 优点　①可将药物直接输送到中心静脉处。②对于刺激性强、发泡性化疗给药,该通道更便利、高效和安全。③能减少病人反复静脉穿刺的痛苦和难度。④无裸露部分,机体感染概率低,外观更美观。⑤无需敷料包裹,洗澡不受限制,病人的生活质量得到提高。⑥可保留较长时间(8～10 年),甚至终生使用。

4) 护理

(1) 术后第 1 日(当日):透视,确认导管尖端在上腔或下腔静脉内,确认敷料包扎完好;如当日使用,可更换正压接头,10 mL 以上生理盐水冲管后再使用。术后第 2 日:观察术区皮肤情况;用酒精或碘伏消毒针翼及延长管接口,无菌纱布垫于蝶形针柄下,用透明敷料固定(拉合胶 7～10 日后取下,颈部切口敷料3 日后取下)。

(2) 操作注意:①必须使用无损伤针穿刺,穿刺及拔针时,固定好穿刺座,动作轻柔,并严格无菌操作。②不可带着输液港进行 CT 检查或 MRI 检查。③透明贴膜固定:应先塑形,再固定,要覆盖住针头及部分延长管,保持局部无菌封闭状态;如敷料潮湿、污染,或一旦敷料被揭开,必须及时更换。④认真做好护理记录。

(3) 观察:输液港周围皮肤有无发红、肿胀、灼热感、疼痛等炎症反应,如有及时联系医生;注射、给药前应抽回血确认位置,若抽不到回血,可注入少许生理盐水后再回抽,使导管在血管中飘浮起来,防止导管贴于血管壁。

(4) 冲洗导管、推注给药:必须使用 10 mL 以上的注射器,防止小注射器的压强过大,损伤导管、瓣膜。在注入药物的同时要密切观察注射部位有无渗液,若发现异常,立即停止输液并采取相应的干预措施。

(5) 日常维护和指导:①治疗间歇期病人出院后,每月(28 日左右)回医院进行输液港维护一次,需用生理盐水或肝素盐水以脉冲式冲洗整个系统。②输液港完全植入体内,在治疗间歇期,可以进行游泳、淋浴等活动,但应避免剧烈运动。③注意不要压迫、撞击输液港座。保持植入部位皮肤清洁、干燥,避免过度摩擦。④若注射座部位出现红肿、渗液、疼痛,或置输液港侧肢体出现肿胀等症状,应及时就诊。

4. 各体腔引流管的护理与管理　以下主要介绍胸腔闭式引流、T 管引流和脑室引流的护理,其他详细内容见各专科疾病护理。

1) 胸腔闭式引流的护理与管理

(1) 保持管道密闭:①用凡士林纱布严密覆盖胸壁引流管周围;②水封瓶始终保持直立,长管没入水中 3～4 cm;③更换引流瓶或搬动病人时,先用止血钳双向夹闭引流管,防止空气进入;④放松止血钳时,先将引流瓶安置于低于胸壁引流口平面的位置;⑤随时检查引流装置是否密闭,防止引流管脱落。

(2) 严格无菌操作:①保持引流装置无菌,定时更换引流装置,并严格遵守无菌技术操作原则;②保持胸壁引流口处敷料清洁、干燥,一旦渗湿,及时更换;③引流瓶位置低于胸壁引流口平面 60～100 cm,依靠重力引流,以防瓶内液体逆流入胸腔,造成逆行感染。

(3) 保持引流通畅:定时挤压引流管,防止引流管受压、扭曲和阻塞。病人取半坐卧位,经常改变体位,鼓励病人咳嗽和深呼吸,以利于胸膜腔内液体和气体的排出,促进肺复张。

(4) 观察、记录引流情况:①密切观察并准确记录引流液的颜色、性状和量。②密切注意水封瓶长管中水柱波动的情况,以判断引流管是否通畅。水柱波动的幅度能反映呼吸道无效腔的大小及胸腔内负压的情况,一般水柱上下波动的范围为 4～6 cm。若水柱波动幅度过大,提示可能存在肺不张;若水柱无波动,提示引流管不通畅或肺已经完全复张;若病人出现气促、胸闷、气管向健侧偏移等肺受压症状,则提示血块阻塞引流管,应通过捏挤或使用负压间断抽吸引流瓶中的短玻璃管,促使其恢复通畅,并立即通知医生处理。

(5) 处理意外事件:①若引流管从胸腔滑脱,立即用手捏闭胸壁伤口处皮肤,消毒处理后,以凡士林纱布封闭伤口,并协助医师进一步处理。②若引流瓶损坏或引流管从胸壁引流管与引流装置连接处脱落,立即用双钳夹闭胸壁引流管,并更换引流装置。

(6) 拔管护理。①拔管指征:留置引流管后 48～72 小时,如果引流瓶中无气体逸出且引流液颜色变浅,24 小时引流液量不足 50 mL,脓液不足 10 mL,胸部 X 线检查显示肺复张良好、无漏气,病人无呼吸困难或气促,即可考虑拔管。②拔管方法:协助医师拔管,嘱病人先深吸一口气,在深吸气末屏气,迅速拔管,并立即用凡士林纱布和厚敷料封闭胸壁伤口,包扎固定。③拔管后护理:拔管后 24 小时内,应注意观察病人是否有胸闷、呼吸困难、发绀、切口漏气、渗液、出血和皮下气肿等,如发现异常及时通知医生处理。

（7）并发症的护理。①切口感染:保持切口敷料清洁、干燥并及时更换,同时观察切口有无红、肿、热、痛等炎症表现,如有异常,及时报告医生并采取抗感染措施。②肺部感染和胸腔内感染:因开放性损伤易导致胸腔或肺部感染,应密切观察体温变化及痰液性状,如病人出现畏寒、高热或咳黄痰等感染征象,及时通知医生并配合处理。

（8）健康教育。①呼吸功能锻炼:指导病人练习深呼吸和有效咳嗽、咳痰的方法。嘱病人出院后继续坚持腹式深呼吸和有效咳嗽。②肢体功能锻炼:告知病人恢复期胸部仍可能有轻微不适或疼痛,应尽早开展循序渐进的患侧肩关节功能锻炼,促进功能恢复。但在气胸痊愈 1 个月内,不宜参加剧烈的体育活动,如打球、跑步、抬举重物等。③定期复诊:胸部损伤严重者,出院后须定期来院复诊,发现异常及时治疗。伴有肋骨骨折者术后 3 个月应复查胸部 X 线,以了解骨折愈合情况。

2) T 管引流的护理与管理

（1）妥善固定:将 T 管妥善固定于腹壁,防止翻身、活动时牵拉造成管道脱出。

（2）加强观察:观察并记录引流液中的胆汁的量、颜色和性状。正常成人每日分泌胆汁 800～1200 mL,呈黄绿色、清亮,无沉渣,且有一定黏性。术后 24 小时内引流量为 300～500 mL,恢复饮食后可增至每日 600～700 mL,以后逐渐减少至每日 200 mL 左右。如胆汁过多,提示胆总管下端有梗阻的可能;如胆汁混浊,应考虑结石残留或胆管炎症未完全控制。

（3）保持通畅:防止 T 管扭曲、折叠、受压。引流液中有血凝块、絮状物、泥沙样结石时要定时挤捏,防止管道阻塞。必要时用生理盐水低压冲洗或用 50 mL 注射器负压抽吸,操作时需注意避免诱发胆管出血。

（4）预防感染:长期带管者,定期更换引流袋,更换时严格无菌操作。平卧时引流管的远端不可高于腋中线,坐位、站立或行走时不可高于引流管口平面,以防胆汁逆流引起感染。引流管口周围皮肤覆盖无菌纱布,保持局部干燥,防止胆汁浸润皮肤引起炎症反应。

（5）拔管护理:①若 T 管引流出的胆汁色泽正常,且引流量逐渐减少,可在术后 10～14 日试行夹管 1～2 日。②夹管期间注意观察病情,若无发热、腹痛、黄疸等症状,可经 T 管做胆道造影,造影后持续引流 24 小时以上,如胆道通畅,无结石或其他病变,再次夹闭 T 管 24～48 小时,病人无不适可予拔管。③年老体弱、低蛋白血症、长期使用激素者可适当延长 T 管留置时间,待窦道成熟后再拔除,避免胆汁渗漏至腹腔引起胆汁性腹膜炎。④拔管后,残留窦道用凡士林纱布填塞,1～2 日内可自行闭合。⑤若胆道造影发现有结石残留,则需保留 T 管 6 周以上,再做取石或其他处理。

（6）并发症的护理。

①出血:腹腔内出血多发生于术后 24～48 小时,可见腹腔引流管引流出的血性液体超过 100 mL/h、持续 3 小时以上,伴有心率增快、血压波动。胆管内或胆肠吻合口出血:在术后早期或后期均可发生,表现为 T 管引流出血性胆汁或鲜血,粪便呈柏油样,可伴有心率增快、血压下降等。护理:严密观察生命体征及腹部体征;一旦发现出血征兆,及时报告医生并采取相应措施,防止发生低血容量性休克。

②胆瘘:因术中胆管损伤、胆总管下端梗阻、T 管脱出所致。表现:病人可出现发热、腹胀、腹痛、腹膜刺激征等,或腹腔引流液呈黄绿色胆汁样,常提示发生胆汁渗漏。护理:一是观察腹部体征及引流液情况,一旦发现异常,及时报告医生并协助处理（充分引流胆汁,取半坐卧位,安置腹腔引流管,保持引流通畅,将漏出的胆汁充分引流至体外是治疗胆瘘最重要的措施）;二是维持水、电解质平衡（长期大量胆瘘者应补液并维持水、电解质平衡,防止胆汁刺激和损伤皮肤）;三是及时更换引流管周围被胆汁浸湿的敷料,给予氧化锌软膏或皮肤保护膜涂敷局部皮肤。

（7）健康教育。①饮食指导:注意饮食卫生,定期驱除肠道蛔虫。②复诊指导:非手术治疗病人定期复查,出现腹痛、黄疸、发热等症状时,及时就诊。③带 T 管出院病人的指导:穿宽松柔软的衣服,以防管道受压;淋浴时,可用塑料薄膜覆盖引流管口周围皮肤,以防感染;避免提举重物或过度活动,以免牵拉 T 管导致管道脱出;出现引流异常或管道脱出时,及时就诊。

3)脑室引流的护理与管理

(1)引流管安置:无菌操作下接引流袋,妥善固定,使引流管开口高于侧脑室平面10～15 cm,以维持正常颅内压。搬动病人时,应夹闭引流管,防止脑脊液反流引起颅内感染。

(2)控制引流速度和量:术后早期应抬高引流袋,缓慢引流,每日引流量以不超过500 mL为宜,使颅内压平稳降低,避免放液过快导致脑室内出血、硬膜外血肿或硬膜下血肿,诱发小脑幕上疝等。但在抢救脑疝等危急情况时,可先快速引流脑脊液,再接引流袋缓慢引流。颅内感染病人脑脊液分泌增多,引流量可适当增加,但同时应注意补液,以免水、电解质紊乱。

(3)观察记录:引流液情况正常,脑脊液无色透明、无沉淀。术后1～2日为血性后逐渐转清。若脑脊液中有大量血液或颜色逐渐加深,提示脑室持续出血,应及时报告医生进行处理;若脑脊液混浊,呈毛玻璃状或有絮状物,提示颅内有感染,应及时引流脑脊液并送检。

(4)严格无菌:防止感染,保持穿刺部位敷料干燥,每日更换穿刺点敷料和引流袋,如有污染则随时更换;更换引流袋时夹闭引流管,防止逆行感染。

(5)保持引流通畅。①引流管:防止引流管受压、扭曲、折叠或阻塞,尤其在搬运病人或病人翻身时,防止引流管牵拉、滑脱。②引流通畅:若引流管内不断有脑脊液流出、管内的液面随病人呼吸、脉搏等上下波动,表明引流管通畅。③引流不通畅的原因及处置:若引流管无脑脊液流出,可能的原因如下。一是颅内压低于150 mmH$_2$O(1.47 kPa),可降低引流袋高度,观察是否有脑脊液流出;二是引流管在脑室内盘曲成角,可请医生对照X线片,将过长的引流管缓慢向外抽出至有脑脊液流出,再重新固定;三是管口吸附于脑室壁,可将引流管轻轻旋转,使管口离开脑室壁;四是引流管被小凝血块或破碎的脑组织阻塞,可在严格消毒管口后,用无菌注射器轻轻向外抽吸,切不可注入生理盐水冲洗,以免将管内阻塞物冲至脑室系统,引起脑脊液循环受阻。④若经上述处理后仍无脑脊液流出,按需更换引流管。

(6)及时拔管。①持续引流时间通常不超过1周,时间过长易发生颅内感染。②拔管前行头颅CT检查,并先试行夹闭引流管24小时,观察病人有无头痛、呕吐等颅内压增高的症状。③拔管时先夹闭引流管,防止逆行感染;拔管后加压包扎,嘱病人卧床休息和减少头部活动。④观察穿刺点有无渗血、渗液,严密观察病人意识、瞳孔、肢体活动变化,发现异常及时通知医生给予处理。

(7)健康教育。①生活指导:指导颅内压增高的病人避免剧烈咳嗽、用力排便、提重物等,防止颅内压骤然升高而诱发脑疝。②康复训练:对有神经系统后遗症者,要调动他们心理和躯体的潜在代偿能力,鼓励其积极参与各项治疗和功能训练,如肌力训练、步态平衡训练、膀胱功能训练等,最大限度地恢复其生活自理能力。③复诊指导:当头痛进行性加重,经一般治疗无效,并伴呕吐时,应及时到医院做检查以明确诊断。

四、肿瘤病人心理护理与管理

近年来,肿瘤的发病率逐年上升,治疗方式日益增多,这对护理工作提出了更高的要求,而心理护理作为心理学和护理学之间的一门交叉学科,正在逐步渗透到肿瘤病人的护理过程中。肿瘤心理护理是指在护理过程中,掌握肿瘤病人的心理变化过程,通过行为或相互关系的影响,改变病人的认知、情绪和行为,满足病人的心理需要,帮助病人适应新的社会角色和生活环境,促使病人康复的方法。

(一)肿瘤治疗与心理护理的相关性

肿瘤治疗与心理护理密切相关。目前,肿瘤的主要治疗方式有手术、放疗、化疗、中医治疗、免疫治疗等,这些方面都取得了巨大的进展,肿瘤病人的治愈率、存活率显著性提高,但是肿瘤给病人心理、精神上的伤害往往超过了肿瘤本身给病人生理上带来的痛苦。病人在不同的治疗康复阶段有着不同的心理反应,均需要相应的心理和社会支持。如果仅把疾病作为重点,而忽略了对病人的理解和支持,就会给病人的治疗、康复带来不良影响。作为护士,我们应在注重疾病的同时,还要注意对病人的支持和理解,要了解癌症病人心理社会需求,指导病人以乐观的心态积极配合治疗,树立战胜疾病的信心。

（二）不同阶段肿瘤病人的心理反应

当病人得知自己患了癌症后,其心理状态一般要经过否认期、恐惧焦虑期、悔恨妥协期、抑郁期和接受期五个阶段。

1. 否认期 否认是癌症病人最常用的心理防御方式。当病人最初得知自己患癌症的信息时,认为这是不可能的事,否认自己得了癌症,怀疑医生的诊断有误,病人拒绝承认残酷的现实,以暂时维持心理平衡。其实有更多病人并非完全否认癌症的诊断,而是在压抑自己对疾病的强烈情绪反应,不主动要求亲朋好友的情感支持。

2. 恐惧焦虑期 当病人意识到自己癌症的诊断确切无疑时,立即出现恐慌、惧怕心理,感到厄运就要降临到自己头上,恐慌不安。这种恐惧心理如果不能消除,病人常会过早死去。由于病人的恐惧常表现出焦虑情绪,病人坐卧不宁,惶惶不可终日。焦虑的严重程度取决于症状的性质、部位、严重性和病人的个性特征。

3. 悔恨妥协期 常与恐惧焦虑同时出现,也可逐渐演变为悔恨至妥协。病人在恐惧的同时,常会抱怨为什么肿瘤会长在自己身上,回忆自己以往的工作、学习、生活中的经历,责怪自己平时缺少体育锻炼,影响了身体素质;悔恨自己未能及早地戒烟、戒酒,自己平时不该太辛苦,影响休息和睡眠,悔恨自己个性不太好,影响了身体健康等。但残酷的现实迫使病人必须向疾病妥协,承认自己的疾病。即使意识到自己的病已难以治愈,也仍然希望得到及时有效的治疗,并将生存的希望寄托于治疗。

4. 抑郁期 经过一段时间的治疗后,病人的病情毫无改善,病人意识到疾病已不可救药,生命已走到了尽头,极为沮丧和绝望,陷入极度抑郁情绪中。资料表明,75％的住院肿瘤病人有抑郁现象。病人常表现为被动、少活动、情绪低沉、沉默不语及行为退缩。

5. 接受期 经过以上一个或几个时期后,有些病人逐渐接受了自己面临死亡的现实,此时会变得兴趣索然,情绪趋于稳定,平静地等待死神的降临,从容地离开人世。

（三）肿瘤病人的心理护理与管理

肿瘤病人在不同疾病阶段的心理反应各不相同,护士在护理过程中,应根据个体不同的心理反应,采取合适的护理措施。

1. 确诊阶段 由于肿瘤尚未被人类彻底征服,"谈癌色变"并不是少数人的反应,从出现首发症状到前往医院就诊,再到确诊,在接受一系列检查的过程中,病人的反应复杂而强烈,癌症对生命的威胁是多数病人首先考虑的问题。主要护理措施包括以下三个方面。

（1）选择告知的时间和方式:在病人尚未知道诊断前,应注意不随意向病人及其家属透露可能是癌症的言辞,不要在病人面前交头接耳。告知时间和方式的选择可先和家属进行沟通,尽量在病人心理、教育背景、接受能力适合的基础上,选择恰当的时间和方式进行告知。告知过程中可强调治愈的希望,可能的话,请应对成功的病人现身说法,可帮助病人及早摆脱恐惧,积极配合治疗,无论是早期还是晚期的病人,都应争取给予病人希望。

（2）做好治疗前的健康宣教。①正确认知:当病人得知自己得了癌症之后,在否认期常常会不停地进行自我归因。此时,需要医护人员介入进行认知纠正,讲解患病的常见原因,避免因错误认知而产生负罪感,或自厌自弃心理。②答疑解惑:对正在进行的各种检查的目的、方法、不良反应、注意事项,做耐心详细的答疑解释,帮助病人尽快完成各种检查;对病理报告诊断结果做针对性解释,如发生部位、有无其他脏器转移情况与随后治疗的关系、预后情况等,减少病人对癌症的恐惧;对各种护理操作、治疗方法进行说明,使其能够更好地配合治疗。

（3）必要时实行保护性护理:在中国传统文化背景下,家属是病人的全权代表。家属认为告知老人癌症诊断对其意义不大,要求保密时,护士应做到不向病人泄密,统一口径,做检查及处置都要格外谨慎,床头卡与一览表用确诊前诊断,对复发和转移者要恰当地做好解释工作,不应让病人知道确切的病情发展。

2. 治疗阶段

（1）详细解释治疗计划:在治疗方案制订过程中,尽量让病人一起参与,以使其更容易接受治疗带来的后果,如手术造成的器官缺如、化疗不良反应等。应强调以病人为中心的医疗模式,充分尊重病人的决策权,并使病人认识到自身行为的重要性,学会自立自强,激发自我承担意识。

(2) 提高病人应对能力。①自我暗示:包括自我安慰和自我鼓励。帮助病人借鉴身边抗病榜样的经验,树立自己的短期和长期目标,确立自己的抗病座右铭,以随时运用它鼓励自己。②适度忍耐:面对痛苦的治疗过程,忍耐是成功的一项重要因素。可通过向病人强调责任与目标以强化其忍耐行为。病人自身的成功经历也可成为他们恢复信心的动力。③适当宣泄:控制自我不等于压抑自我,适当的宣泄可以稳定情绪并得到外界的支持,帮助他们更好地面对现实、把握自己;可鼓励病人通过各种形式,如聊天、日记、网络博客等,说出自己的感受,让更多的人了解自己,得到更多的帮助。

(3) 编制有关宣传手册:以通俗易懂的方式进行健康教育,编写有关疾病知识、治疗知识和如何配合方面的宣传材料,有利于病人理解和了解治疗的安全性、有效性。

(4) 围手术期的宣教工作:对手术病人进行详细的术前健康指导和术后访谈非常有必要。①各种治疗前:把可能的疗效和出现的毒副作用讲解清楚,使病人及其家属有思想准备。可以采取知识讲座、面对面交谈、个别指导等形式,以消除病人及其家属对手术的顾虑和恐惧,利于术后病人的康复。②讲注意事项:如放疗部位的皮肤保护,坚持化疗的重要性,化疗病人的血管保护等。③注意引导情绪:在与病人接触的时候,尽量以幽默和风趣感染病人,以爱心和智慧启迪病人,引导病人谈一些开心的话题,使其保持愉悦的心情。④做好心理准备:对于某些根治性手术可能造成身体器官及功能缺失,或正常生理功能改变的预期结果,详细说明其必要性,使病人做好心理准备。

(5) 疾病复发病人的心理支持:有些癌症术后复发对病人心理上的打击往往非常大,病人容易丧失配合治疗的信心和勇气。需积极进行心理干预,及早控制病人的悲哀情绪,使其看到希望,树立信心。专业心理咨询师的介入尤其有必要,经验丰富的医护人员对病情的讲解和治疗方案的解释也对病人的情绪会起到关键性的作用。

(6) 倾听与交流:多数老年病人怕孤独,喜欢与人交往,护士要学会耐心倾听病人的诉说,了解其心理感受,适时进行健康宣教工作;根据需求,提供有关化验、诊断、治疗、预后、医疗费用等信息;纠正病人的错误认知,解释疾病可能引起的负性情绪反应;进行家庭教育,让家属学会如何面对病人,理解不良情绪对病人的影响,为病人提供更好的社会支持系统。

3. 康复阶段 由于肿瘤是一种慢性病,治疗周期长,在各治疗阶段的康复期或集中治疗后进入康复阶段,都离不开医务人员、家庭及社会的支持。此阶段的病人大部分是在家中度过的,社区护士应注意从以下几个方面做好心理护理。

(1) 做好出院指导:给病人及其家属讲解出院后的一些生活及饮食注意要点,让其今后的出院活动都要按照治疗和康复计划进行。

(2) 制订康复计划:遵循循序渐进的原则,对手术相关脏器功能进行康复训练,并综合心理社会干预措施,帮助病人从生理和心理上得到整体的康复。如乳腺癌病人要注意患肢功能锻炼,喉癌病人要坚持声带的发声锻炼等。

(3) 鼓励参加社会活动:鼓励病人积极参加各种癌症病人自发组织的活动,有类似经历的病人相互鼓励,或成为志愿者,往往能够在此过程中稳固并强化自身信心。病友之间一起参加活动,一起锻炼身体,交流康复经验,相互鼓励,是一种积极的集体心理治疗形式。

(4) 与病人保持联系:如通过开通热线咨询、定期访谈、组织康复期病人的沙龙活动等,及时询问病人在康复阶段的情况,可增强病人的安全感和康复的信心。

(5) 取得家属积极配合:向家属宣传家庭护理的心理护理知识,从房间布置、病人情绪管理,到如何给病人心理支持,让家属充分参与到对病人心理护理的过程中。定期随访并教会病人及其家属如何保持和促进健康。

4. 临终阶段 晚期肿瘤病人的身体已极度衰竭但神志清楚,大多数病人已能平静地面对死亡,但这并不是说他们没有强烈的情感反应。他们大多存在疼痛、厌食、躯体移动障碍、睡眠型态紊乱等问题。在此阶段,护士应该做好以下工作:尊重和满足病人的需要,如适当地运用镇痛药减轻病人的疼痛;定时协助翻身,预防压疮的发生;尊重个人习惯,做好个人卫生;尽量帮助病人实现每一个微小的愿望,让病人平静而无遗憾地离开人世;必要时向病人家属做好有关死亡的知识教育,使他们对痛失亲人有思想准备,能有效地应对危机。

（四）肿瘤病人的沟通技巧

1. 重视首因效应 ①树立良好形象:每一位病人在入院时应做好入院介绍和接待工作,包括给病人介绍主任、护士长、主管医生、主管护士,以及病区的环境及规章制度,注意对老年人用得体的称呼,让病人感到自己被重视。②消除病人紧张情绪:在融洽的氛围中消除病人对疾病和医院的紧张情绪,为其在住院期间自觉地执行医嘱,配合医疗和护理打下良好的基础。③注意文明用语:语言和体态语言的合理运用,能给病人和家属和蔼、亲切的感觉。

2. 把握与病人交流的机会 在临床工作中,心理护理应体现在护理过程中的每一个环节,护士应结合专业特点,在专业知识和范围内积极地影响病人的心理,帮助各种状态下的病人保持最佳的身心状态,充分利用与病人接触的各种机会,如晨、晚间护理,基础护理的时间与病人进行交流,根据病人各自的情况尽可能丰富交谈的内容。

3. 做好家属的支持工作 良好的亲情氛围是病人坚持治疗的有力支柱。在病人因肿瘤造成打击的同时,家属的压力也很大,家属不得不考虑因病人患病所带来的社会、经济、人际关系的改变。同时,家属的情绪反应也直接影响病人对治疗的接受程度。因此,护士应耐心、细心地与病人家属相处,力求在能力范围内最大限度地减轻家属的压力,一起调动病人治疗的内在积极性。

4. 与病人建立友情关系 入院初始阶段应给病人介绍同病室的病友,请他们谈亲身感受和经验,以现身说法说服病人的消极情绪,消除病人的陌生和恐惧心理。病人之间还可互相探讨对疾病的认识,生活中互相关心,困难时互相帮助,使病人在良好的集体氛围中增强战胜疾病的信心。

（五）肿瘤病人心理健康教育

1. 科学提供知识和信息 病人由于不了解肿瘤的相关知识或对肿瘤治疗效果感到绝望而过分紧张、焦虑。因此,在健康教育过程中,用病人可以理解的方式讲解肿瘤方面的基础知识、诊断治疗方法、副作用及处理方法等,并用恰当的语言及时、耐心地回答病人提出的各种问题,纠正病人的不良认知,使病人对肿瘤有一个科学的了解并接受放疗、化疗带来的不良反应,使病人的信息需求得到满足。

2. 介绍心理因素与肿瘤的关系 从心理因素和肿瘤发生、发展、预后的关系上对病人的心理进行评估,了解其心理反应和心理问题,有针对性地进行心理疏导,提高病人对心理认知重要性的理解。

3. 指导病人调整心理状态 指导和鼓励病人认识自己的情绪,表达自己的情绪,教会病人自我心理调节技术,如放松技术、积极的应对技巧、确立新的生活目标、建立新的生活方式等,减轻焦虑、抑郁等负性情绪,以乐观积极的态度对待面临的各种治疗。

五、肿瘤病人造口的护理与管理

（一）胃、空肠造口的护理与管理

胃、空肠造口是通过手术的方法建一个通道,将导管置入,用于灌注食物和进行治疗,以解决进食和营养问题或作为腹部手术后的胃肠减压的一种技术。根据病情可行短期性造口和永久性造口。目前胃、空肠造口的方法很多,主要有经胃空肠造口术、经皮内镜胃空肠造口术、X线下经皮穿刺胃空肠造口术和腹腔镜胃空肠造口术等。

1. 胃、空肠造口术的适应证 胃造口术适应证:①口腔、咽喉部疾病所致进食困难者;②晚期食管癌或贲门癌病人,不能行根治性手术或放疗,进食困难,可做姑息性减状手术;③食管严重创伤、食管狭窄、腐蚀性食管灼伤等疾病不能正常进食的病人,可行胃造口术解决暂时性或永久性的进食和营养问题;④神经系统疾病不能进食者;⑤十二指肠外伤者,行胃造口进行十二指肠减压,以确保损伤局部的愈合;⑥其他情况需长期肠内营养的病人。空肠造口术的适应证:①幽门及胃体部癌不能进食,病人身体状况较差不宜施行根治手术;②高位肠瘘者;③患有代谢增高性疾病者,如严重烧伤和严重感染等。

2. 胃、空肠造口术的并发症 ①与造口管有关的并发症:造口管滑脱、造口管堵塞、误吸和吸入性肺炎、造口渗漏、肠梗阻等。②胃肠道并发症:恶心、呕吐、腹胀、腹泻、肠坏死等。③代谢并发症:高糖血症和低糖血症,高渗性非酮症昏迷,水、电解质失衡,再进食综合征等。严重营养不良的病人初行肠内营养时,可能会出现严重肌无力、精神状态改变、弥散性感觉丧失、心律失常、心力衰竭等一系列症状,这组症状称为再进食综合征。

3. 胃、空肠造口术的护理与管理

(1)心理护理:及时为病人讲解造口术的必要性和方法,手术前后的注意事项,并倾听病人的主诉,了解病人的主要心理问题,有针对性地进行个体化的护理;用认真仔细、严肃负责的工作作风,热情和蔼、关切同情的态度获得病人的信赖,以改变其焦虑、恐惧的心理状态,使病人树立信心,积极配合治疗。

(2)保护造口周围皮肤:随时观察造口周围皮肤情况,并清洁造口周围皮肤。若出现局部皮肤红肿、破损、疼痛等现象,可用氧化锌软膏或无痛保护膜保护,及时更换敷料。

(3)妥善固定造口管:置管后应牢固固定,避免病人在活动时使造口管脱出或牵拉周围皮肤引起疼痛。

(4)保持造口管通畅:每次灌注营养液前后注入少量温开水,灌食前注入温开水是为了确定造口管是否通畅,灌食后注入温开水旨在清除附着在管壁上的食物,防止食物残渣堵塞管腔及细菌繁殖而引起消化道感染。发生阻塞后可应用温水、可乐、胰酶等冲洗,必要时可用导丝疏通管腔。

(5)预防误吸和吸入性肺炎。①灌注应注意:在灌注营养液时和灌注后 1 小时,病人床头应抬高 $30°\sim45°$;尽量采用间歇性或持续性而不用一次性灌注;对胃蠕动功能不佳等误吸风险高者,应采用空肠造口术行肠内营养。②发生误吸后的处理:立即停止营养液灌注,尽量吸尽胃内容物,改行静脉营养;立即吸出气管内的液体或食物;吸氧,积极治疗肺水肿;必要时遵医嘱应用有效的抗生素。

4. 灌食时的注意事项

(1)刺激消化液分泌:可以让病人在灌食前闻或咀嚼少量食物,以刺激消化液的分泌和保持口腔卫生,但咀嚼过的食物务必请病人吐出并用清水漱口。

(2)食物滴注:滴注的食物最好用过滤器过滤,避免食物渣滓过大阻塞造口管;滴注的速度不宜过快,以匀速滴入为宜,并保持适当温度,以防引起肠道不适;滴注食物应从低浓度、小剂量开始,以后逐渐增加,避免因病人不能耐受而出现恶心、呕吐、腹胀、腹泻、再进食综合征等并发症。

(3)观察、记录:灌注食物期间密切观察病人的反应,并准确记录灌注的食物种类、剂量、用法及时间,每日计算摄入的总热量,保证机体代谢所需。

(4)其他:营养液应现用现配,避免因放置时间过长而变质;滴注瓶及配制器材应每日消毒,防止消化道感染。

(二) 回、结肠造口术的护理与管理

回、结肠造口术即利用外科手术的方式在腹壁上人为开口,并把一段肠管拉出腹腔,开口固定于腹壁,以利于排泄物排出。

1. 回、结肠造口的适应证 ①直肠肿瘤疾病者;患有肠炎性疾病者,如溃疡性结肠炎、家族性腺瘤性息肉病等;②肠梗阻、结肠损伤或结肠肿瘤,如病人情况较严重,局部病变所限,不能耐受和进行复杂手术,行永久性或暂时性回、结肠造口;③小儿先天性疾病,如先天性肠闭锁和狭窄、先天性巨结肠、先天性直肠肛门畸形等。

2. 回、结肠造口部位的选择

(1)造口意义:一个理想的造口位置可避免术后粪便渗漏和皮肤炎症等并发症,也是提高病人生活质量、增强病人自信心、使其重返社会的重要因素,而且部位的确定时间必须是在造口手术之前,而不是在其之后。

(2)病人背景:确定造口部位前,要考虑到病人的视力、手的灵活度、职业、文化背景、宗教信仰、有无放疗等问题,和病人共同探讨选择造口的种类,鼓励病人参与挑选最佳的造口位置。

(3) 慎重选择：①造口位置选择病人能接受的适合放置造口袋的位置,病人自己能够看到且便于自我护理。②应避开可能做切口的部位、脐部、瘢痕、皮肤皱褶处、系腰带处、乳房下垂的地方、浸润区、有疝的部位、骨骼突起处、慢性皮肤病处等部位。③注意特殊病人：如肥胖、肠梗阻、全盆切除和小儿病人在造口部位选择时的特殊情况。

3. 造口袋的选择和护理

(1) 选择：回肠和横结肠造口的排泄物为稀粪,应指导病人使用下端开口的造口袋。乙状结肠和降结肠造口的排泄物为半成形粪或成形粪,有时可通过灌洗的方法调节,病人可不使用造口袋。

(2) 护理：①造口袋内容物为其容积的 1/3 时,应倾倒或更换造口袋;使用末端开放、透明的造口袋,易于观察和收集排泄物;造口袋必须放置于造口周围适当的位置以防漏出;用造口测量卡测量造口的大小;使用防漏膏防止造口袋渗漏;必要时可进行结肠造口灌洗。②养成排便习惯的病人可以只戴一小垫或纱布等覆盖造口,而不能或未选择应用结肠灌洗建立排便习惯的病人,则必须一直佩戴造口袋。

4. 回、结肠造口术的护理与管理

(1) 评估造口。①评估造口的位置和排泄物的性状：造口的位置能提示手术肠段,以预计出现的排泄物形态。回肠造口：一般术后 48 小时开始排泄,最初流出物为黏稠状绿色。横结肠造口：术后 3 日左右开始排泄,排泄物从糊状到柔软。降结肠和乙状结肠造口：一般术后 5 日开始排泄,排泄物从糊状到柔软成形。②密切观察并记录排泄物的颜色、量、性状及气味。③评估造口的外观：造口正常颜色是鲜红色或粉红色,形状可为圆形、椭圆形或不规则形,平滑且湿润。造口苍白提示贫血,暗红色或黑色提示坏死。术后早期护士经常评估并记录造口的颜色。造口有轻微或中等程度的水肿是正常现象。造口理想的高度是高出皮肤 1~2 cm,开口位置在造口最高点。④造口的评估在术后早期非常重要,因并发症最易出现且最有治疗的可能。

(2) 心理护理：肠造口虽是救命的措施,但病人可能对生活失去信心,精神萎靡、自卑和失望。护士应及时且有针对性地给予安慰和鼓励,并做好解释工作,告诉病人造口术只是将排便出口由肛门移至腹部,以及做这一手术的必要性和可能取得的效果,让病人面对现实,接受自己外观上的变化。尤其是在认知阶段,病人开始注意与自身疾病相关的变化,会主动咨询和寻求帮助,护士应逐步教会病人正确使用造口用品,并告知有关注意事项,使病人逐渐进入造口适应阶段。

(3) 保持造口周围皮肤清洁干燥。①及时倾倒：造口袋内充满 1/3 以上粪便和分泌物时,应及时倾倒。②更换造口袋时,注意观察造口周围皮肤受刺激的情况,一旦出现红、肿、破损、疼痛等浸润现象,可应用皮肤保护粉或保护膜等皮肤保护用品。更换时,用湿纸巾或柔软的手纸轻轻擦掉造口处排泄物,避免用硬手纸用力擦,待皮肤晾干后根据需要可以涂皮肤保护用品。③测量造口大小,将造口袋底板开口剪至合适大小,紧贴在造口周围皮肤上。开口过大,易引起粪便和分泌物渗漏,刺激造口周围皮肤,引起接触性皮炎;若过小,则会压迫造口,易撕破造口黏膜。

(4) 其他：安装造口袋,底板粘贴牢固,下端用夹子扣紧,以防排泄物渗出。

5. 回、结肠造口并发症的观察及处理

(1) 皮肤黏膜分离：在皮肤和黏膜连接处分离,病人可能主诉疼痛。可用生理盐水清洗局部后,用皮肤保护粉填塞,必要时手术干预。

(2) 造口缺血坏死：造口部位黏膜红润,富有光泽,表示血供良好,暗红色也属于正常范围。若黏膜呈暗紫色或黑色,则说明造口肠管血供有障碍。应首先为病人去除及避免一切可能加重造口缺血坏死的因素,评估造口的活力并通知医生。最好选用一件式透明造口袋。同时应安慰病人,做好心理护理。

(3) 造口出血：造口如有静脉或毛细血管出血情况发生,给予纱布或棉球、肾上腺素药棉敷在出血处即可止血。皮肤与黏膜连接深处的某一肠系膜动脉出血时,应找出出血动脉分支,结扎或电凝止血治疗。

(4) 造口肠黏膜水肿：如有肠黏膜水肿,可用高渗盐水湿敷,敷料被分泌物污染时,应及时更换,一般 3 日左右水肿可逐渐消失。

(5) 肠管回缩：非严重病例可选用凸面造口用品,乙状结肠或降结肠造口病人皮肤有持续损伤者可考虑结肠造口灌洗;肥胖病人可让其减体重;如果肠造口断端已回缩到腹腔,产生腹膜炎征象,应立即行手术治疗。

（6）造口狭窄：情况不严重者，应定期扩增。先洗净双手，操作手戴一次性手套，手指蘸液状石蜡或凡士林等润滑剂，插入造口并向周围扩大，用力不宜过大，以免损伤造口，停留 2～5 分钟，每日 1 次，需要长期进行。情况严重者需外科手术治疗。

（7）肠管脱垂：如发生肠管急性脱垂，需紧急处理。可让病人平卧以降低腹压，并防止血液循环障碍；可为病人选用一件式造口袋，脱垂部分从造口处推回腹内，用奶嘴固定。若效果不佳，肠管经常脱出，造口袋与脱出的肠黏膜接触摩擦，而致顽固性溃疡，需手术治疗。

（8）造口旁疝：嘱病人避免提重物、用力排便等增加腹压的活动，咳嗽、打喷嚏时用手按压造口部位以降低腹压；协助病人重新选择造口用品；结肠灌洗者应停止灌洗；情况较轻者，可佩戴腹带扶托，严重者需手术治疗。

（9）皮炎。①接触性皮炎：检查刺激原并去除原因；重新指导病人选择造口用品，并指导病人正确的安装技术。②过敏性皮炎：询问病人过敏史；更换另一系列造口用品；遵医嘱外用类固醇药物，涂药 10 分钟后再用清水洗，干后贴袋；若情况不改善，可能需要皮肤科医生诊治。

6. 回、结肠造口术的健康教育

（1）饮食指导：①术后开放造口并拔除胃管当日即可饮水或进流食，逐步过渡到半流食、软食，术后 2 周左右可进普食。饮食以高热量、高蛋白质、高维生素、少渣、易消化、无刺激食物为主。②避免食用或少食用易产气食物和易引起便秘或腹泻以及易产生异味的食物，如豆类、乳制品、碳酸类饮料、加香料食物、洋葱、蒜、干果、油炸食物、口香糖等。③每日进食时间应规律，进食时应细嚼慢咽，若大便干结，可适当增加饮水或汤类。

（2）日常活动指导：日常活动恢复需要 6～8 周的时间，应避免提重物；洗澡采用淋浴方式比较好；只要准备足够的造口用品，体力恢复后即可参与旅游；和性伴侣多沟通，互相协调适应后，便可以过正常的性生活；体力恢复后就可以恢复以往的工作。

（3）定时排便指导：①建立规律的进食习惯：每日按时进食有利于定时排便习惯的养成。②定时经造口灌肠：能明显减少排便次数，减轻和消除造口的异味，减少肠积气和排泄次数。③结肠造口栓：粪便已成形且有固定的排便规律的造口病人，可用结肠造口栓。造口栓具有隐蔽性好、不易发现、排气无味无音和可以节制大便的优点，可明显地改善病人生活质量。

（4）提供心理支持：主动倾听病人和家人的主诉，鼓励其表达害怕、愤怒、失控、沮丧和担心的感觉；帮助病人和家人识别自己的能力、过去的经验和支持系统；鼓励和帮助家庭成员之间互相关心；鼓励病人和家人参与自身和社会相关组织和活动。

（5）病人及家庭健康教育：加强学习，无论是暂时性还是永久性结肠造口，均可对造口进行自我管理；必要时在模型上练习更换造口袋的方法；造口袋避免高温、潮湿、阳光直射、重物压迫，大批量购买时应进行妥善保管，有外包装的不应撕下。复诊时间一般为出院后 2 周。若有以下异常情况，随时就诊：造口有出血现象，造口有隆起或内陷现象，造口周围皮肤红、肿、痛，造口狭窄及腹泻、便秘等。

（三）泌尿造口的护理与管理

美国造口术联合协会（UOAA）在 2018 年发布的《泌尿造口指南》中给出了泌尿造口（又称膀胱造口）的定义，即膀胱发生了不可复性病变需要被切除或者功能受到影响，需要外科医师将尿路直接或间接开口于腹壁，采取新的途径储存和（或）排出尿液。

1. 泌尿造口的适应证 膀胱肿瘤需要进行膀胱全切术者；侵犯膀胱的恶性肿瘤需要行全盆腔切除术者；神经性功能减退导致膀胱麻痹者；膀胱先天性畸形者等。

2. 膀胱造口定位 ①造口定位原则：通常造口部位位于腹直肌内。在下腹部由专业造口师选择一个易定位、易护理、易隐藏且不会影响病人穿衣服及日常生活的位置。②回肠膀胱：通常在右髂前上棘与脐连线中外 1/3 处行回肠膀胱造口。③结肠膀胱：乙状结肠膀胱（常用）宜造口于左侧腹部。

3. 膀胱造口护理

（1）检查记录：造口颜色、形状、大小，注意有无缺血坏死、变色、输尿管回缩，造口周围皮肤是否异常。

使用经过验证的分类工具检测并发症。

（2）妥善固定：妥善固定好输尿管单 J 管，保持尿液引流通畅。定时挤捏疏通单 J 管，防止血块堵塞、尿液反流。观察造口袋内输尿管支架管引流尿液的颜色、量和性状。

（3）造口袋更换：造口底盘出现漏尿时需要及时更换造口袋。病人更换造口袋时应注意：①固定好输尿管支架管，防止脱出。②换袋时间以早晨起床后或进食饮水后 2 小时为宜，以减少换袋过程中尿液流出，影响造口袋粘贴效果。③术后 2～3 日可更换造口袋，出现造口袋与皮肤粘贴不紧或袋子有损坏等情况时应及时更换。更换操作按照除袋清洗—测量造口大小—剪孔—粘贴的顺序进行。④第 2 次更换时由家属参与，护士指导。第 3 次更换时由病人参与。在此过程中，评估病人及其家属换袋技巧的掌握情况。并运用自理理论帮助病人掌握换袋的技巧，直到实现自我护理。

4. 泌尿造口并发症的护理与管理 ①早期并发症包括尿路感染、肾盂肾炎、吻合口漏等。②远期并发症主要是造口相关并发症、上尿路的功能和形态学上的改变，随着随访时间的增加，并发症相应增加。此处主要探讨尿酸盐结晶和紫色尿袋综合征的护理与管理。

（1）尿酸盐结晶：泌尿造口特有的并发症。它的发生是由食物中摄入较多的碱性食物，加之摄入水分不足，造成尿液浓缩，长时间刺激皮肤和黏膜引起，表现为白色粉末结晶体黏附于造口或造口周围皮肤。

护理与管理：①少量的尿酸盐结晶沉积区域，可采用 1∶（2～3）的白醋湿敷至少 20 分钟后擦洗；积存厚实的尿酸结晶需用利器轻轻水平刮除。②根据造口情况选择合适的造口产品和附件，如造口低平凹陷或造口开口低，选择凸面底盘加腰带。③选取两件式泌尿造口袋，防止逆流的同时，方便清理结晶和黏液。④根据造口大小剪裁造口底盘，并调整合适的方向，减少结晶和黏液对皮肤的刺激。⑤观察造口的密闭情况，底盘黏胶吸收饱和时及时更换，避免造口袋的渗漏和尿液的积聚，减少对皮肤的刺激。⑥无论白天还是夜晚，及时排放尿液，避免尿液超过防逆流装置上方导致积存；睡觉时采用集尿袋引流尿液。⑦避免摄入过多碱性食物。⑧饮用富含维生素 C 的果汁或口服维生素 C 片，降低尿液 pH。⑨多饮水，保证尿量在 2000～2500 mL/d，使尿液保持在弱酸性。

（2）紫色尿袋综合征：某种细菌与尿液成分作用引起化学变化导致造口袋和尿袋呈紫色。①管理：若未合并泌尿系统感染症状，可不服用抗生素；补充维生素 C，酸化尿液；尝试更换其他品牌的造口袋；无不适或其他症状的情况下，可不做处理。②护理：向病人及其家属解释紫色尿袋综合征的原因和处理方式，缓解病人心理压力；合理选择造口袋品牌，指导病人多进富含维生素 C 的食物，多饮水，预防泌尿系统感染。

（四）老年人造口的特点与管理

1. 老年人肠造口和尿路造口的特点 老年人处于生命的特殊阶段，机体各项器官功能减退，且随着年龄的增加而加重，因此，老年人造口有其自身特点：①老年人感觉迟钝，反应不敏感，难以自行表达造口的不适，容易掩盖病情变化，延误治疗。②老年人机体组织器官功能衰退，机体免疫功能下降，易出现造口部位感染及造口相关并发症。③有肠造口的老年人存在营养吸收障碍的风险，需加强营养支持，给予高热量、高蛋白质、高维生素饮食。④老年人心肺功能减退，呼吸困难，腹压增高，腹壁肌肉强度减退，发生肠造口黏膜脱垂和造口旁疝的概率增加。

2. 造口对老年人生活的影响 ①有造口的老年人对自我形象持消极态度，不愿意与他人接触，害怕被人嫌弃或歧视而封闭自己，形成一种过度自我保护心理，更容易产生抑郁、焦虑和孤独情绪。②因伴有肿瘤等基础疾病，有造口的老年人担心肿瘤复发，会产生恐惧心理甚至失去对未来生活的信心。③造口术后排便习惯发生改变，新的排泄方式不能随自己的意志控制，排泄无规则、无节制，给老年人的日常生活、外出等带来不便。④老年人由于消化功能减退，在饮食上需更加精细的调理。⑤老年人由于视力、记忆力、学习能力、自我照顾能力下降，需要照顾者协助造口的日常护理。⑥老年人退休后经济来源少，长期使用造口耗材对其是一种经济负担。

3. 有造口老年人的护理和管理

（1）进行社区宣教：包括建议定期体检、随访、参加适量体育锻炼、生活规律、保持心情舒畅，并鼓励老年病人积极参与到造口的照护过程中来。

（2）观察造口情况：出院后与医护人员密切联系，按时复诊，以帮助解决病人在家里所遇到的困难，并定期追踪病情变化。若发现异常，及时就诊。

（3）造口袋管理：永久性结肠造口病人进行定时结肠灌洗。泌尿造口病人应选择防逆流的造口袋，以防止逆行性感染。晚上睡觉时应用引流袋，以保证睡眠质量。

（4）日常生活指导。①沐浴：选用无香精的中性沐浴液；若为一件式造口袋，可除去造口袋洗澡；若为两件式造口袋，在底板与皮肤接触处封上防水胶布，浴毕揭去胶布即可。②饮食：肠造口病人根据病情调节饮食，如便秘时添加粗纤维食物；尿路造口（又称泌尿造口）病人的饮食中要注意食物的酸碱性。③工作：一般术后半年即可恢复原有工作，但要注意劳逸结合，避免重体力劳动。④旅行：旅行时行李中要备好造口袋等用品，路途中注意饮食卫生，防止腹泻，并随身携带常用的止泻药和抗生素。

六、肿瘤病人气管套管的护理与管理

（一）概述

因各种原因气管切开后的病人，均需要放置气管套管。气管套管如果护理不当，会导致痰痂堵塞套管，引起呼吸困难甚至窒息，因此，气管切开后的病人需加强气管套管的护理。目前，临床上常见的气管套管有金属气管套管（部分喉）、一次性塑料气管套管、金属全喉套管等。

（二）并发症的预防与处理

1. 脱管 常由固定不牢所致，脱管是非常紧急而严重的情况，如不能及时处理将迅速发生窒息，停止呼吸。

2. 出血 可由气管切开时止血不彻底，或导管压迫、刺激、吸痰动作粗暴等损伤气管壁造成。病人感觉胸骨柄处疼痛或痰中带血，一旦发生大出血，应立即进行气管插管压迫止血。

3. 皮下气肿 为气管切开术比较多见的并发症，气肿多发生于颈部，偶可延及胸及头部。当发现皮下气肿时，可用甲基紫在气肿边缘做标记，以利于观察进展情况。

4. 感染 亦为气管切开常见的并发症，与室内空气消毒情况、吸痰操作的污染及原有病情有关系。

（三）气管套管的护理与管理

1. 一般护理 气管切开后，对气管套管应妥善固定；密切观察切口有无渗血；切口及时换药，动作轻柔，严格无菌操作，发现异常及时做细菌培养，固定带随脏随换；观察分泌物的颜色、量、性质，发现异常报告医生，及时留痰培养，控制感染；观察有无痰痂或异物堵管及是否发生脱管现象；充分吸痰，吸痰时严格无菌操作；翻身叩背，应鼓励病人咳嗽。

2. 专科护理

（1）脱管的预防：气管切开早期应加强观察，保持切口敷料及周围皮肤清洁、干燥，气管切开后缚带一定要结死扣，妥善固定，以容纳一指为宜，以免过紧影响呼吸、过松脱出。

（2）气囊的护理：为防止术后伤口出血流入肺部，一般术后72小时内气囊应充气，充气程度以气囊有弹性（如触口唇）为度，一般充8～10 mL。如果非高容量低压性气囊，还应间断放气或调整压力，以免长期压迫造成气管黏膜损伤。如果无需机械通气，72小时后气囊不必充气，以利于呼吸；进食或鼻饲时气囊充气，并给予半坐卧位30～60分钟，以防食物误入气管。

（3）注意气道湿化和温化：每4小时雾化吸入，也可用湿化液进行气道内直接滴药，每小时1次，在呼气末转吸气时沿气管内壁缓慢匀速滴入；气道温化应达到32～35 ℃，应小于40 ℃，以免造成烫伤。

（4）更换气管内套管：①操作：气管内套管取出时应轻柔，沿气管套管弯曲方向取出，避免刺激气道引起病人剧烈咳嗽。②通畅：如果出现大量痰痂堵塞引起病人呼吸困难，表现为吸气性呼吸困难伴明显痰鸣音，可及时取出气管套管，气管内滴入碳酸氢钠溶液及吸痰改善症状。③消毒：有研究表明，常规消毒间隔8小时一次较为合理，与间隔6小时消毒相比，在未增加病人分泌物、肺部感染率的情况下，提高了病人睡眠质量和治疗满意度。

3. 居家护理 ①带管回家者:告知留置气管切开套管的目的和重要性,指导病人保护气管切开套管的方法以及气管切开套管滑脱后的应急处理原则,告知更换套管时间。②保持套管引流通畅:协助病人进行翻身、下床、进食、解大小便等活动,防止套管受压、牵拉等。③特殊病人:对烦躁、不合作、意识恍惚的病人,必要时给予肢体保护性约束,并经常检查套管可靠性,防止病人自行拔管;约束带宽度适宜,手腕部用海绵保护,松紧适度;严禁使用细绳等束缚,以防导致肢体局部损伤,甚至发生缺血性坏死。④安全:家庭床最好有护栏,24 小时专人守护。⑤定期到医院换药及维护。

七、肿瘤病人的创口护理与管理

(一)概述

1. 创口观察 外科手术后,要严密观察伤口有无渗血、渗液,伤口及周围皮肤有无发红及伤口愈合情况,及时发现伤口感染、伤口裂开等异常。保持伤口敷料清洁干燥,并注意观察术后伤口包扎是否限制胸、腹部呼吸运动或指(趾)端血液循环。对躁动、昏迷病人及不合作患儿,可适当使用约束带并防止敷料脱落。

2. 切口分类 根据外科手术切口微生物污染情况,切口可分为如下几种类型。①清洁切口(Ⅰ类切口):手术未进入感染炎症区,未进入呼吸道、消化道、泌尿生殖道及口咽部位。②清洁-污染切口(Ⅱ类切口):手术进入呼吸道、消化道、泌尿生殖道及口咽部位,但不伴有明显污染。③污染切口(Ⅲ类切口):手术进入急性炎症但未化脓区域;开放性创伤手术;胃肠道、尿路、胆道内容物及体液有大量溢出污染;术中有明显污染,如开胸心脏按压。④感染切口:有失活组织的陈旧创伤手术;已有临床感染或脏器穿孔的手术。

3. 切口愈合等级 ①甲级愈合:用"甲"字代表愈合良好,无不良反应。②乙级愈合:用"乙"字代表愈合处有炎症反应,如红肿、硬结、血肿、积液等,但未化脓。③丙级愈合:用"丙"字代表切口化脓,需要做切开引流等处理。

按照上述分类、分级方法记录切口的愈合。如"Ⅰ/甲"(即清洁切口甲级愈合)或"Ⅱ/乙"等;当切口处理不当时,Ⅰ类切口亦可形成丙级愈合;若Ⅲ类切口处理恰当,也可能得到甲级愈合,记为"Ⅲ/甲"。

(二)换药

1. 伤口处理 应视具体情况采取相应措施。

(1)清洁伤口创面的处理:可用生理盐水棉球清洁后覆盖无菌敷料,再用胶布或绷带包扎固定。

(2)感染伤口创面的处理:可用生理盐水棉球清除分泌物,脓液少的创面可用 0.2% 呋喃西林、0.2% 雷夫奴尔洗敷;脓液多或有恶臭的伤口,如为厌氧菌感染,可予 3% 过氧化氢溶液冲洗,铜绿假单胞菌感染者可用 1% 醋酸或 1%~2% 苯氧乙醇溶液冲洗。必要时选择合适引流物,并保持引流通畅。通常浅部小脓腔可选用橡皮片或纱条引流,深部脓腔可使用乳胶管等引流。

(3)伤口异常的处理:发现伤口内有线头、异物和坏死组织时,应及时彻底清除,并找到发生的原因。

(4)肉芽组织的处理。①健康的肉芽组织:表现为组织鲜红、表面光滑、分泌物少、触之易出血、无水肿,用生理盐水清除分泌物后以凡士林纱布覆盖创面。②水肿性肉芽组织:表现为肉芽水肿、组织色泽淡红或苍白、分泌物多、触之不易出血,可用 3%~5% 高渗盐水纱布湿敷。③高出周围皮肤的肉芽组织:可用剪刀剪平,或用 10%~20% 硝酸银腐蚀后,再用生理盐水棉球清洁后以凡士林纱布覆盖。

2. 换药注意事项

(1)严格无菌操作:换药时要严格遵守无菌技术操作原则,既不能将周围皮肤上的细菌带入伤口,也不能使感染伤口的渗液或分泌物污染伤口周围的皮肤。

(2)防止交叉感染:换药完毕,必须先洗手再给下一位病人换药,防止交叉感染;对特殊感染伤口,如破伤风、气性坏疽等,换药时应严格遵守隔离制度。

(3)换药顺序:先处理清洁伤口,再处理污染伤口、感染伤口,最后处理特殊感染的伤口。

3. 换药时间 视伤口情况而定。

(1)没有放置引流物的无菌手术切口或清洁伤口:一般于术后 2~3 日更换第 1 次敷料。如伤口正常愈合,下次换药可至拆线时进行。如果敷料被污染、浸湿或移位,或出现不明原因的发热、伤口疼痛加剧等情况,应随时检查伤口,及时更换敷料。

（2）放置引流物的无菌手术切口或清洁伤口:术后 24~48 小时更换第 1 次敷料,并适当处理引流物,视伤口情况决定再次换药时间。

（3）感染伤口:根据伤口情况每日更换敷料 1 次或多次,保持敷料干燥;放置引流物的伤口,引流物一般在 48 小时内取出,烟卷类引流物在术后 24 小时内要转动,以后酌情再次转动,以保持引流通畅。

（4）其他:①换药应避开晨间护理、进餐和家属探视时间。②凡能起床者,一律在换药室内换药。③换药前应根据伤口情况准备好所需物品,注意节约,不可浪费。④换药时态度和蔼,动作轻柔、熟练,关心、体贴病人,尽量减少病人的痛苦;避免不必要地暴露病人的身体,冬季注意病人的保暖。⑤注意勿将棉球或其他物品遗留在伤口尤其是较深的脓腔内,以免造成伤口经久不愈。⑥换药取下的敷料、引流条等,不要随意放在床上或床头柜上,也不要随意倾倒,应放在弯盘或治疗碗内,倒入专用塑料袋中集中处理,防止污染环境。

（三）拆线

1. 拆线时间 ①根据切口部位、局部血液供应情况和病人年龄、营养状况决定。②一般头、面、颈部为术后 4~5 日拆除,下腹部、会阴部为术后 6~7 日拆除,胸部、上腹部、背部和臀部为术后 7~9 日拆除,四肢为术后 10~12 日(近关节处可适当延长)拆除,减张缝线为术后 14 日拆除。③青少年病人拆线时间可以适当缩短;年老、营养不良者拆线时间适当延迟;切口较长者先间隔拆线,1~2 日后再将剩余缝线拆除;用可吸收缝线行美容缝合者可不拆线。

2. 注意事项 ①严格无菌操作:皮肤外面的缝线不可进入组织内,以免引起皮下组织感染。②减少不适:拆线动作规范,手法轻巧,尽量减少病人的不适。③需提前拆线的情况:伤口缝线炎症反应明显或伤口红肿、发热、疼痛剧烈者。④应延迟拆线的情况:伴有严重贫血、消瘦、营养不良或恶病质者,严重脱水或水、电解质紊乱尚未纠正者,婴幼儿及老年病人,咳嗽尚未控制的胸、腹部伤口。

（四）切口护理

护士应注意观察切口有无渗血、敷料脱落等,保持切口清洁干燥。对创口出现的异常情况要通知医生及时处理。

1. 口腔手术后 要定时清洁口腔,张口困难者可用压舌板和喉镜暴露口腔,以 1.5% 过氧化氢溶液棉球擦洗后,再予以冲洗和吸引。不可直接用注射器头冲洗切口,以免引起出血。

2. 皮瓣移植术 需密切观察皮瓣的颜色、温度,如颜色苍白或青紫、局部变冷,应及时处理。

3. 面部手术后 切口多暴露,需经常用酒精棉球轻轻擦拭,保持局部清洁、干燥,促使切口愈合。

4. 永久性肠造口 一般在左侧,应嘱病人尽量取左侧卧位,以免造口处粪便流出污染切口。

八、抗肿瘤治疗中常见的护理技术操作与管理

（一）化疗过程中药液外渗的预防及护理

渗漏是肿瘤化疗中严重的并发症之一。据统计,化疗药物在静脉给药过程中意外渗漏的发生率为 0.1%~6%,实际的发生率可能更高,尤其是在用药护士未受过严格系统的专业技术训练情况下最易发生。

1. 化疗药物外渗的预防

（1）护士专业:一定要由经过专业培训的护士执行静脉化疗技术操作。

（2）全面评估:包括病人的病情、意识、合作程度、治疗方案、药物性质和静脉通路情况。推荐使用精密输液器。

（3）明确告知。①知情同意:向病人详细告知化疗的有关事项并让其签署知情同意书,争取配合,提高病人的依从性。②告知内容:包括目前或即将接受化疗药物的种类、性质;中心静脉置管的作用;药物外渗的症状、后果,外渗时的处理原则;接受化疗时,注射肢体需避免大幅度活动;任何静脉注射部位的异常

状况,必须报告护士。

（4）准确操作:掌握选择静脉通路的原则,提高静脉穿刺技术,尽量避免重复穿刺;准确冲配药物,以免药物浓度过高;正确识别不宜选择的静脉穿刺部位;在满足治疗前提下选用最小型号的针头,正确固定;化疗结束再用生理盐水静脉滴注或推注,保护静脉。

（5）密切观察:必须用生理盐水建立静脉通路,注意给药速度,一般给药速度小于 5 mL/min;密切观察病人局部情况,检查有无回血,询问病人有无疼痛,告知病人不能自行调节输液速度。

2. 化疗药物外渗的护理 如果病人主诉输注部位不适、疼痛、有烧灼感或输液速度发生变化,即使没有发现肉眼可见的渗漏,也应立即进入处理程序。

（1）立即停止输入:启动相关应急预案,做好病人及家属安抚工作。

（2）应用相应拮抗剂:从原静脉通路注入或在外渗局部皮肤皮下注射,可使拮抗剂更易接近化疗药物,起到最大效果。

（3）局部封闭:若为发泡剂和刺激性化疗药物外渗,可给予局部封闭;封闭液为生理盐水＋利多卡因＋地塞米松。非刺激剂外渗可不用局部封闭。

（4）辅助护理:根据外渗药物性质局部给予冷敷或热敷。热敷引起血管扩张时,稀释外渗药物;冷敷引起血管收缩时,使药物局限,从而增加毒性代谢物的降解。长春碱类药物选择热敷,多柔比星等抗肿瘤抗生素选择冷敷。

（5）其他:抬高患肢,促进回流,减少肿胀;必要时也可选择静脉炎软膏或中药等局部外敷;做好相关记录及随访;如有严重的局部组织坏死,请外科医务人员协助处理。

（二）放疗常见急性并发症的处理及护理

在放疗过程中,由于放疗对肿瘤及其周围组织的损伤,有时可出现一些急性并发症,需进行紧急处理。常见以下几种。

1. 鼻咽大出血的处理及护理 ①立即取平卧位、头偏向一侧。②密切监测生命体征变化,安抚病人紧张情绪,并给予镇静药物,如地西泮等,必要时给予吸氧。③迅速建立静脉通道,遵医嘱给予止血药物。④前鼻道和后鼻道用1%麻黄碱或1‰肾上腺素棉球填塞。⑤根据出血情况考虑是否输血。

2. 大咯血的处理及护理 ①立即取平卧位,头偏向一侧,避免翻动病人。②密切监测生命体征变化,必要时给予吸氧。③镇静、安神,遵医嘱应用地西泮等。④止咳宜用可待因,禁用吗啡。⑤止血治疗,遵医嘱给予止血药,如垂体后叶素 10～20 U 溶于 5%葡萄糖注射液 500 mL 中静脉滴注,有高血压、冠心病者禁用。⑥床旁备气管切开包,如发生窒息,可行气管切开术。

3. 喉头水肿、窒息的处理及护理 ①取半坐卧位。②保持呼吸道通畅,给予高流量吸氧。③严密观察病情变化,静脉滴注激素及抗生素。④给予脱水、利尿药物,如50%葡萄糖40～60 mL 静脉推注或20%甘露醇 250 mL 快速静脉滴注等。⑤如呼吸道阻塞,病情危重,可紧急行气管切开。

4. 颅内高压性昏迷的处理及护理 ①严密观察生命体征变化,观察瞳孔的大小和对光反射。②注意保持呼吸道通畅,给予高流量吸氧,及时吸痰。③防止泌尿系统感染,保持会阴部清洁。④管饲高热量、易消化的食物。⑤脱水药物治疗时注意补钾,以防电解质紊乱。⑥备好抢救物品,随时做好抢救准备。

5. 放射性癫痫的处理及护理 ①严密观察病情,使用床栏,专人护理,防止意外。②抗痉治疗,同时注意呼吸抑制情况。③观察全身情况,保持呼吸道通畅,遵医嘱给予吸氧,及时处理高热、酸中毒、脑缺氧、水肿等。④备好抢救物品,随时做好抢救准备。

6. 急性放射性肺炎的处理及护理 ①停止放疗,必要时给予吸氧。②卧床休息,给予高热量、高蛋白质、易消化饮食。③对高热者给予物理或药物降温。④剧烈咳嗽者可遵医嘱应用止咳药物。⑤遵医嘱给予抗生素、激素治疗。

（三）肠内营养支持的方法与管理

肠内营养(EN)是临床营养支持的重要手段之一,是指对消耗功能障碍而不能耐受正常饮食的病人,经胃肠道提供代谢需要的营养物质及其他各种营养素的营养支持方式。肠内营养可分为口服营养和管饲营养。管饲营养是指对于上消化道通过障碍者,经鼻-胃、鼻-十二指肠、鼻-空肠置管,或经颈食管、胃、空肠造瘘置管,输注肠内营养制剂的营养支持方法,是一种既安全又经济的营养支持方法。

1. 肠内营养的优点 ①营养物质经肠道和门静脉吸收,能很好地被机体利用,符合生理过程;②维持肠黏膜的正常结构,保护肠道屏障功能;③严重代谢并发症少,安全、经济。因此,凡具有一定肠道功能者,应首选肠内营养。

2. 肠内营养的条件与时机

(1) 条件:临床上,肠内营养的可行性,取决于病人胃肠道是否具有吸收各种营养素的能力及是否耐受肠内营养制剂,只要具备上述2个条件,在病人因原发疾病或治疗需要而不能或不愿经口摄食,或摄食量不足以满足机体合成代谢需要时,均可采用肠内营养。在胃肠功能严重障碍时,肠外营养是营养支持的主要途径,有时兼用这2种方式,达到互补作用。此时肠内营养所提供的药理作用和保护黏膜屏障的治疗作用,可能大于其他营养支持作用。

(2) 时机:对于术后肠内营养的开始时机,强调尽早开始。早期肠内营养能降低应激性高代谢,提高免疫功能,改善内脏血液循环。在机体水和电解质平衡、循环和呼吸功能均稳定的状态下,一般在术后24～48小时开始肠内营养支持较稳妥。近年来在加速康复理念倡导下,早期肠内营养、早期进食得以进一步推广应用。

3. 肠内营养制剂的种类与应用管理

(1) 非要素制剂。①混合奶:一种不平衡的高营养饮食,能量主要来自牛乳、鸡蛋、白糖,常用者易出现腹胀、腹泻及营养不良等反应;酸性果汁、菜汁不可与奶类同煮,因为同煮可发生凝块;食具应严格消毒,剩余混合奶放入冰箱保存;鼻胃管需定期更换和冲洗,并保持清洁,注入混合奶后,再用温开水30～50 mL冲洗鼻胃管;外置管端用活塞夹住,并使用消毒纱布包好,防止污染。②匀浆制剂:用天然食品配制的流体状饮食,可采用鼻胃管或鼻腔肠管输注,一般包括商品匀浆和自制匀浆。③整蛋白制剂:以水解蛋白为氮源,接近等渗,口感好、价格低,刺激肠黏膜增殖作用强,需要完善的消化吸收功能才可使用。

(2) 要素制剂:氮源、脂肪、糖类、维生素及矿物质等。①优点:分子量小、化学成分明确,含量精确;不需要消化或仅稍需要消化,无渣,容易吸收;性状为粉剂或液态,易溶解。②缺点:口感差,不宜口服;渗透压高,容易产生渗透性腹泻,没有或仅有轻度刺激肠黏膜增殖的作用。

4. 匀浆饮食

(1) 适应证:除与管饲混合奶相同外,以下病人也可适用:高龄无牙齿者、对肉类食物不能咀嚼或消化能力差者、需加辅助食物的婴儿。

(2) 配制方法:先将食物煮熟,鱼、鸡、排骨等食物要去骨去刺;馒头剥去外皮;鸡蛋煮熟去壳分成块;莲子、红枣煮熟去皮去核;牛乳、豆浆煮沸后加糖;将各种食物用高速组织捣碎机研磨,加水调制成糊状即可。每餐再加食盐1～2 g。适宜食物有米饭、粥、面条、馒头、鸡蛋、鱼、虾、鸡肉、瘦肉、猪肝、白菜、花菜、胡萝卜、适量的牛乳、豆浆、豆腐、豆干和甘蔗等。

(3) 自制匀浆饮食:优点是三大营养素及液体量明确,可根据实际情况调整营养素,价格较低,制备方便灵活。缺点是维生素和矿物质的含量不明显或差异性大;性质不稳定,固体成分易于沉降及浓度较高,不宜通过细孔径鼻胃管。

(4) 注意事项:①食物先煮熟,所选食物均先煮熟后捣碎,因为生品捣碎后再煮熟易凝结成块,不利于输注。②食物要新鲜,最好每餐烹制后即用,如需放置数小时,则必须装瓶后,用高压蒸汽或置锅内蒸20～30分钟。③按规程操作,使用高速组织捣碎机时,通常机器每转动2～3分钟需稍停片刻,然后再开机。如连续运转,容易损坏机器。

5. 管饲营养

(1) 适应证:①经口摄食不能、不足或禁忌的疾病:如口腔或食管肿瘤术后等。②胃肠道肿瘤:术前、术后、恢复期或晚期营养支持。③肿瘤放疗、化疗时。④慢性消耗性疾病:如因恶性肿瘤等造成营养不良。

(2) 禁忌证:①胃肠道无功能、机械性梗阻、持久的肠麻痹。②顽固性呕吐和腹泻严重的胃肠道出血,高流量的胃肠瘘。③误吸的高度风险。④能充分地经口进食,有肠道休整要求。

（3）管道的选择：短期（不超过 4 周）可经鼻胃管进食，长期（超过 4 周）则需进行胃造口术或空肠造口术进食。硅胶管易弯曲、打折、管壁厚、内径小，易堵管；聚氯乙烯管柔软性差，长期放置对咽部及食管造成刺激，一般放置 7 日应更换；目前一般常用聚氨酯管，柔软易弯曲，耐胃酸腐蚀，一般可放置 6～8 周。

（4）输注的方式。①分次给予方法：适用于胃管前端位于胃内及胃功能良好者，分次推注量为 200～300 mL，10～20 分钟完成，每日 5～6 次，每次间隔 2～3 小时。②连续滴注方法：适用于胃管前端位于十二指肠或空肠内的病人，为避免因容量和渗透作用所致的急性肠扩张、倾倒综合征和腹泻，16～24 小时应用输液泵控制滴速或重力滴入，2～50 mL/h→100 mL/h→150 mL/h。③循环输入方法：8～16 小时输入，通常夜间用输液泵，早晨停用。

（5）营养液的浓度控制：应由低到高，需有递增过程；增大浓度时，不宜同时增加容量，可交错进行；输注量需缓慢递增，营养液温度以接近正常体温为宜，一般为 38～40 ℃。

6. 肠内营养并发症及护理措施

（1）恶心、呕吐。①原因：考虑为胃潴留、快速注入营养液、高渗配方食品、营养液气味。②护理措施：减慢滴速；将喂养方式从一次性推注法或间歇输注法改为持续输注法；降低渗透压或应用止吐剂等。

（2）腹泻。①原因：可能为速度太快（150 mL/h 以上）、喂养量太大（达到 350 mL）、肠道菌群失调、营养液悬挂时间过长、低蛋白血症等，排除或纠正上述情况后，可用盐酸洛哌丁胺治疗。②护理措施：选择适当的营养制剂（不含乳糖）等渗营养液，控制输注速度在 40～50 mL/h，温度 40 ℃左右，必要时低浓度、小剂量应用，营养液悬挂时间不超过 8 小时；使用止泻药。

（3）感染。①原因：考虑为肺误吸、配方制品污染、造口感染。②护理措施：注食前，将床头抬高 30°～45°，确认导管末端位置，导管如有移位，应先给予调整；缓慢推注或滴注，出现明显反流或误吸需立即停止，喂食后保持半坐卧位 2 小时；严格无菌操作，营养液现配现用，输注器皿严格消毒灭菌并每日更换；注意观察皮肤黏膜变化，保持造口干燥，及时清理渗出物，以 0.5% 活力碘消毒伤口，周围皮肤涂以氧化锌软膏。

（4）管道堵塞。①原因：考虑为配方制品沉淀或凝结成块，使用喂养管服药或冲洗不彻底。②护理措施：熟悉营养液的药理知识，管饲前摇匀；尽量减少用喂养管服药；给药前后用 30～50 mL 温水冲洗管道；堵塞时用温水、碳酸氢钠胰酶混合物、肉类软化剂或市售的配方冲洗管道。

7. 家庭肠内营养支持 ①家庭制作的肠内营养最好只用推注方式。②管饲时，病人取半坐卧位，并注意营养液的温度、灌注量及确定导管位置，发现导管有脱出时，禁止强行插入或直接注入营养液，避免引起误吸或窒息；营养液输入完毕应用 30～50 mL 温开水冲管，一旦发生堵管，禁止使用暴力冲管；家庭配制营养液的容器应每日清洁，煮沸消毒，干燥保存，避免污染。③营养液现配现用，未用完时，应置于带盖容器内并置于冰箱 4 ℃保存，不得超过 24 小时；营养液注入应从低浓度、慢速度开始，逐渐增加。

（四）中医治疗肿瘤病人的护理与管理

1. 概述 对于肿瘤的治疗，目前除了放疗、化疗、手术、介入等治疗方法外，中医治疗肿瘤越来越受到重视。中医对减少复发转移、减轻病人痛苦、延长生命及提高生存质量都起到了一定的作用。特别是中医治疗配合放疗、化疗，对恶性程度比较低的肿瘤、手术后的肿瘤等，能收到较好的疗效。

中医护理遵循的是中医的整体观念，主要体现在人体的整体性和人与自然社会环境的统一性两个方面。在社区护理中需遵循辨证施护及"因人、因地、因时"而异的原则。辨证施护特别强调根据病人不同的证型给予相应的护理。

2. 常见辨证分型及治疗

（1）脾虚痰湿型：多见于化疗后，症见胸闷、食欲不振、头昏肢倦、舌体胖大、舌苔白腻，脉濡滑。治宜健脾利湿。方选胃苓汤、平胃散加减。

（2）气滞血瘀型：多由七情所伤，致肝气郁结，气滞日久血瘀不行，症见两胁胀痛，痛有定处，口苦腹满、皮下紫斑、舌暗脉涩。治宜活血化瘀。方选柴胡舒肝丸、桃红四物汤加减。

（3）气血两虚型：多见于手术后及长期化疗后，症见面色无华、气弱懒言、心悸气短、自汗、脉细无力、舌质淡、苔少。治宜气血双补、扶正固本。方选补中益气汤、八珍汤加减。

（4）热毒内蕴型：多见于晚期肿瘤病人，症见口渴喜饮、便干、心烦易躁、舌质红、苔黄、脉细滑。治宜清热解毒。方选黄连解毒汤加减。

3. 肿瘤病人的中医护理

1）生活起居的护理　①休息环境良好，通风要根据四时气候和属证不同而异，如阳虚者在初春时要防风邪侵袭，切忌对流风。②病室温度、湿度、光线要适宜，热证病人光线宜暗。③因人因病采用灵活多样的锻炼方法，通过锻炼可使经脉精气疏通，气机调畅，饮食易化，二便通利，促进机体生理功能旺盛。④根据四时气候变化，调整作息时间，如春夏之季阳气旺盛，宜晚卧早起，广步于庭，使体内阳气调和宣达；秋季阳气渐衰，阴气渐长，宜早卧早起，使心情宁静；冬季阴气极盛，阳气内藏，宜早卧晚起，避严寒，及时添加衣被，预防风寒侵袭机体。

2）病情观察　通过望、闻、问、切，根据阴阳、五行、八纲、脏腑辨证法，对收集的资料进行综合分析，做出正确的辨证，为诊断、治疗、护理提供依据。观察内容包括神色改变、舌象变化、脉象、热象、疼痛、口气等多个方面。

3）情志护理　七情，即喜、怒、忧、思、悲、恐、惊七种情志变化，是人体对外界客观事物的不同情绪反映。若外界各种精神刺激剧烈或持续时间过长，超出了人体生理所能调节的范围，将导致人体阴阳失调、气血不和、经络阻塞、脏腑功能紊乱。所谓情志护理是通过护士的语言、表情、姿势、态度、行为和气质等影响和改善病人的情绪，对病人情志疏导，解除其顾虑，减轻或消除引起病人痛苦的各种不良情绪，使病人在最佳心理状态下接受治疗和护理。

4）饮食调护

（1）顾护脾胃：中医认为脾胃功能是维护人体生命活动的"后天之本""气血生化之源"。①在患肿瘤后更要保护脾胃，因为手术耗伤气血，使消化功能减退，放疗、化疗均能损伤脾胃，造成营养障碍，影响病人治疗的实施和机体的恢复。②饮食要有节制，过饥、过饱都易损伤脾胃；做到定时、定量或者少量、多餐；膳食要多样化，过食肥腻，可致脾困纳呆；生食冷食多伤脾胃阳气，偏食辛辣，使胃肠积热。③病人饮食宜清淡，软硬适宜，注意色、香、味，易于消化吸收，必要时可在饮食中稍加木香、陈皮等，以和胃行气，保持脾胃功能活动的正常。注意饮食的卫生，不食不洁食物。

（2）辨证施食：①能调节机体脏腑功能，促进内环境的稳定，维持病人所需的营养。食物品种繁多，但都具有"四气五味"，在饮食调护中，应根据病人的病性、病证、体质选择适当食物，其原则为"虚则补之、实则泻之""寒者热之、热者寒之"。②里热证：食疗可选用清凉甘润的食品，属寒凉性质的食物有海带、薏苡仁、绿豆等；不宜选用羊肉、牛肉、辣椒等热性食物。③虚寒证：可选用鲜枣、丝瓜等温补类食物，不宜选用西瓜、梨等寒凉食物。④阴虚热证：食滋补、清热之品，如鳝鱼、泥鳅、藕等食物，忌辛辣香燥之品。

（3）饮食宜忌。①脾虚痰湿型：宜食山药、白扁豆、莲子、薏苡仁、红枣、龙眼肉、栗子、粳米等；忌食油腻、生冷、腥膻之物，如河蟹、海蟹、海螺、甲鱼、乌鱼、海蜇、龙虾、对虾、鲜贝、羊肉、奶酪、柿子、梨等。②气滞血瘀型：宜食陈皮、桃仁、红花、鳖甲、牡蛎、三七、当归等；忌食生冷、寒凉食物。③气血两虚型：宜食鸡肉、鸡蛋、鹌鹑、猪肉、牛肉、兔肉、牛蛙、黄鳝、龙眼肉、荔枝、桑葚、黄豆、菠菜、葡萄、草莓、红枣、红糖、人参、阿胶等；忌食辣椒、胡椒、花椒、芥末、生葱等辛热、温热的食物。④瘀毒内阻型：宜食山楂、桃仁、红糖等；呕血、便血者禁食韭菜、辣椒、大葱、大蒜、洋葱、胡椒、芥末、桂圆、香菜等辛温之品。⑤肝胃不和型：宜食橘皮、佛手、萝卜、莱菔子；忌食或少食醋、糖、山楂、石榴、杨梅、草莓、乌梅等；忌食辣椒、大蒜、洋葱、胡椒、花椒、韭菜、芥末、生姜、白酒、咖啡、浓茶等温热辛辣刺激性食物。⑥胃热伤阴型：宜食小米、小麦、荞麦、绿豆、苦瓜、黄瓜、芹菜、冬瓜、西瓜、甘蔗、绿茶、海带等；忌食辣椒、胡椒、花椒、大蒜、洋葱、生葱、韭菜、芥末、酒、浓茶、咖啡等辛辣刺激性食物；胃脘灼痛、嘈杂泛酸时忌食山楂、乌梅、杨梅、李子、米醋及羊肉、牛肉等温热动火食物。⑦脾胃虚寒型：宜食党参、桂圆、荔枝干、生姜、葱、大蒜、柿子椒、糯米、狗肉、羊肉、牛肉、鳝鱼、金橘、红茶等偏温性的食物；忌食柿子、西瓜、梨、黄瓜、茄子、芹菜、海带、河蟹、海蟹等生冷、寒凉的食物。

5）中药止痛外治法的护理　癌症疼痛是中晚期癌症病人常见症状，为难以忍受的剧烈疼痛，极大影响了病人的生存质量。中医治疗癌性疼痛效果明显,止痛的优势在于起效慢但作用持久,不存在耐药性和成瘾性。

(1) 中药敷贴:治疗癌性疼痛的中药膏药一般具有活血化瘀、消肿止痛的作用。敷贴前洗净病人疼痛部位的皮肤,选择大小适宜的膏药,敷贴后可用胶布固定,注意观察皮肤反应,如有瘙痒、丘疹、水疱、潮红等过敏反应,应暂停使用,改用其他止痛方法;注意保持皮肤清洁,防治感染;应用大量活血止痛药时要注意有无出血。

(2) 中药直肠给药:中药癌痛灵通过直肠给药经黏膜吸收而起到活血止痛作用,不良反应少,适用于严重呕吐、口服困难的病人;对于病人有肛门或直肠损害及腹泻者,不宜从直肠给药;有造口的病人也可从造口用药。

(3) 穴位注射止痛:在辨证的基础上,选择相应的穴位、压痛点和对症的药物,治疗各种疼痛。增强穴位刺激的效应、见效快,不用留针,简便易行。体虚和初次治疗者,选穴不宜多,1~2 个穴位即可,大多选择阿是穴。药液注入速度按病症不同而异,气滞血瘀证要强刺激快速注入,气血两虚证要轻刺激缓慢注入。胸背部严禁深刺。

4. 常用中医护理技术

(1) 中药肛滴。①适应证:消化道肿瘤引起的肠梗阻、不能口服中药者。②意义:将中药汤剂从肛管内滴入,保留在直肠或结肠内,通过肠黏膜达到治疗的目的。③护理:在肛滴前嘱病人先排便。了解病变部位,以便掌握肛滴时的体位和肛管插入的深度;使用的肛管应细,滴入药液的压力要小,速度宜慢,剂量要小(一般每次 100~200 mL),温度要适宜,一般为 37 ℃,宜保留 1 小时以上;滴入时应抬高臀部 15 cm,防止药液外漏;滴入后应观察病人的排便情况,有无腹痛。

(2) 灸法:以艾绒为主要原料,制成艾条或艾炷,点燃后在人体某穴位或患处熏灸的一种治疗技术。此法利用温热及药物的作用,通过经络传导,达到防病保健、治病强身的目的。常用穴位及主治:①恶心、呕吐,可熏灸中脘、内关、公孙。②乏力,可熏灸神阙、足三里。③腹泻,可熏灸神阙、中脘、气海、足三里。神阙、足三里均为身体的强壮穴。神阙用艾炷灸或用灸盒灸;足三里用针上加灸法,时间 20~30 分钟,该疗法适用于各种类型的肿瘤放疗、化疗所致的虚损证。

(3) 穴位按摩法:在中医基本理论指导下,运用手法作用于人体穴位的一种治疗技术。通过局部刺激,可疏通经络,调动机体抗病能力,从而达到防病治病、保健强身的目的。常用穴位及主治:①头痛,可按摩太阳、印堂、头维、百会、外关、风池。②胃脘痛,可按摩足三里、中脘、内关。③呕吐,可按摩中脘、足三里、公孙、内关。④便秘,可按摩中脘、天枢、关元、肝俞、脾俞、胃俞。⑤呃逆,可按摩膻中、内关。

(4) 外敷法。①五倍子粉敷脐:适用于自汗、盗汗的肺癌病人。五倍子具有收敛津液的作用。用五倍子粉 1.5 g,与蜂蜜或醋少许调成厚泥状,敷于脐,外敷纱布一块,用胶布固定,每晚 1 次。蜂蜜和醋应温热后马上与五倍子粉混合外敷,以防寒邪入腹。②金黄散外敷:适用于化疗药物外渗引起的早期静脉炎,具有消肿止痛的作用。每日更换。③新鲜的芦荟捣烂外敷:清热除湿,每日 4 次。也适用于预防和治疗静脉炎。④静脉组织坏死者,先局部清洁并剪去坏死皮肤,再用消毒纱布浸透中药液(如芒硝液)局部湿热敷,每日 2 次。

5. 中医用药护理　中药是中医治疗最常用的手段。护士应正确掌握给药途径、方法、时间、中药的煎法、起效时间和服药期间食物禁忌等相关护理。给药要求如下。

1) 做好常规护理　严格遵守查对制度。明确给药方法:同时服用西药的病人注意配伍禁忌。掌握中药的性能:观察服药后的反应及效果。观察有无过敏反应及中药的毒副作用。

2) 重视服药时间　①根据病情选择最佳服药时间,以利于药物发挥治疗效果。如补益药宜饭前服,以利于吸收;补阴药宜晚上一次服;补阳药宜午前服;泻下药宜入睡前服。②根据病变部位选择服药时间:病变在上焦,宜饭后服;病变在下焦,宜饭前服;病变在四肢、骨髓,宜早晨空腹或夜间临睡前服。③服药与进餐之间应间隔 1 小时,以免影响药物与食物的消化吸收和药性的发挥。

3) 掌握正确服药方法　汤剂分顿服法、分服法、频服法、连服法等。中药一般温服,特殊的如寒证宜热服,热证用寒药时要冷服。中成药服药方法分送服、冲服、调服、含化等。

4）掌握煎药方法和煎药时间　①煎药器皿:最好用砂锅、瓷器,忌用铁锅、铝锅。②中药先浸泡30～40分钟;浸泡药材的用水,以常温或温水(25～50 ℃)为宜,忌用沸开水。③煎药时间和火候根据药性而定:肿瘤病人常用的附子、乌头、天南星有毒,药要另包先煎,久煎可降低毒性,确保用药安全;龙骨、牡蛎、龟板等金石介壳类要先煎0.5小时,再与其他药物同煎;一般煎药时间为20分钟左右,补养药应文火慢煎,发汗解表药宜急火快煎。④一般药至少应煎2次,滋润补益药可煎3次或更多,尽可能将有效成分煎出;煎药剂量取200～300 mL。

5）中药隔水蒸药法

（1）隔水蒸药的目的:①降低药物的毒性和烈性,降低药物的副作用,确保医生可以安全用药,如酒蒸后的大黄,其泻下作用得到缓和。②可以改变药物性能,扩大用药的范围,如反复蒸制何首乌后,解除了它的解毒通便功效,却产生了补益肝肾的作用。③可以保存药物有效成分,便于长时间储存。④提高软化药物的效率,便于软化切片,如蒸后的木瓜切片效果更佳。

（2）隔水蒸药的方法:隔水蒸中药前,要提前将待蒸的中药挑选出来并清洗干净,按其大小进行分类,质地比较坚硬的中药,如大黄等需要提前用水浸泡1～2小时;再根据药物的性能判断是否需要加辅料,需要加辅料蒸的药物可利用辅料将其浸润后;再将待蒸药物装入蒸制容器内,加入一定量的水,并隔水进行加热。

（3）隔水蒸药的注意事项:①通常先使用武火,等到蒸器口周围出现圆形蒸汽后再转为文火慢蒸。②一定要掌握好时间,蒸的时间太短或过久,都达不到药物的功效。③需要加液体作为辅料蒸制的药物,可以提前利用辅料浸润药物,等到辅料全部进入药物后,再进行蒸制。④需要长时间蒸制的药物,一定要注意容器内的水量,在药物蒸制过程中,若容器内的水分被蒸发,应该立即加水,注意不要将容器内的水煮干。

思考题

（1）肿瘤病人医院外安全用药的护理方法是什么?

（2）疾病治疗后的化疗及放疗的护理措施有哪些?

（3）外周管日常维护的要点有哪些?

（4）输液港日常维护的要点有哪些?

（5）与肿瘤病人的沟通技巧有哪些?

（6）老年人造口的护理和管理措施有哪些?

（7）气管套管的居家管理措施有哪些?

（8）创口的拆线时间是什么时候?注意事项有哪些?

（9）家庭肠内营养支持有哪些?

（黄晓峰　郭　玮）

附录 A　生活护理技术

A-1　铺备用床法

A-2　铺暂空床法

A-3　铺麻醉床法

A-4　为卧床老年人更换床单法

A-5　运送老年人技术：
轮椅运送技术

A-6　运送老年人技术：
平车运送技术

A-7　协助卧床老年人更换
和移动卧位技术

A-8　卧床老年人口腔护理

A-9　压疮的预防和护理

A-10　床上擦浴

A-11　会阴部护理：床上使用便
器、会阴擦洗、更换尿布法

A-12　会阴部护理：留置
导尿管护理技术

A-13　床上洗发及指或趾甲护理

A-14　面部清洁、梳发剃须
和足部清洁

A-15　整理床单位、有效咳痰
进食或水及义齿护理

A-16　协助老年人坐起、站立、
行走、如厕技术

A-17　助行器的使用

A-18　轮椅运送法

A-19 冰袋或冰囊、冰帽使用法

A-20 冷湿敷法

A-21 热水袋的使用法

A-22 乙醇拭浴法

A-23 血糖监测

A-24 糖尿病足的护理

A-1~A-10 由郭佳丽、张静编写。A-11~A-24 由郭恒楠、张静编写。

附录 B　治疗护理技术

B-1　手卫生

B-2　无菌技术

B-3　生命体征测量

B-4　心电监测

B-5　氧气雾化吸入

B-6　鼻腔给药

B-7　耳内用药

B-8　口服给药

B-9　口腔给药

B-10　皮肤给药

B-11　眼内给药

B-12　阴道给药

B-13　直肠用药

B-14　粪便标本采集

B-15　尿标本采集

B-16　痰标本采集

B-17　咽拭子采集

B-18　胃造口护理

B-19　肠造口护理

B-20　肌内注射

B-21　皮内注射

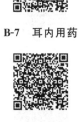

B-22 皮下注射　　　B-23 静脉注射与采血　　　B-24 静脉留置针输液

B-25 PICC 的维护　　　B-26 导尿术及导尿管维护　　　B-27 氧气疗法

B-28 鼻饲术　　　B-29 自动洗胃机洗胃技术　　　B-30 吸痰术

B-31 口咽通气管置入术　　　B-32 人工气道固定术　　　B-33 膀胱冲洗术

B-34 阴道冲洗术　　　B-35 大量不保留灌肠术　　　B-36 少量保留灌肠术

B-37 肛管排气　　　B-38 成人心肺复苏术　　　B-39 自动体外除颤器使用

B-40 海姆立克急救法　　　B-41 超声雾化吸入

B-1～B-19、B-41 由张静(山西省中医药)、张静编写。B-20～B-27 由张莉、张静编写。B-28～B-36 由乔雁、张静编写。B-37～B-40 由李建萍、张静编写。

参考文献

[1] 田秋娇,谢家兴.老年人常见功能障碍的护理[M].北京:中国医药科技出版社,2021.

[2] 王芳.急救护理学[M].北京:人民卫生出版社,2021.

[3] 陈璇.传染病护理学[M].3版.北京:人民卫生出版社,2021.

[4] 周衡,郭伟.急诊神经病学[M].北京:北京大学医学出版社,2021.

[5] 王雷.皮肤病理学[M].江苏:江苏凤凰科学技术出版社,2021.

[6] 王建业.老年医学[M].北京:人民卫生出版社,2021.

[7] 吴欣娟.安宁疗护专科护理[M].北京:人民卫生出版社,2020.

[8] 化前珍,胡秀英.老年护理学[M].4版.北京:人民卫生出版社,2017.

[9] 葛坚,王宁利.眼科学[M].3版.北京:人民卫生出版社,2015.

[10] 杨增增,范先群.眼科学[M].9版.北京:人民卫生出版社,2018.

[11] 周学东.牙体牙髓病学[M].5版.北京:人民卫生出版社,2020.

[12] 孟焕新.牙周病学[M].北京:人民卫生出版社,2020.

[13] 吴光煜.传染病护理学[M].6版.北京:北京大学医学出版社,2019.

[14] 尤黎明,吴瑛.内科护理学[M].6版.北京:人民卫生出版社,2017.

[15] 杨莘,程云.老年专科护理[M].北京:人民卫生出版社,2019.

[16] 李朝品,张金梅.临床营养学[M].北京:人民卫生出版社,2014.

[17] 刘玮,李强.空军总医院皮肤病实用诊疗规范[M].郑州:河南科学技术出版社,2019.

[18] 王爱平,李红.老年护理培训教程[M].北京:人民卫生出版社,2019.

[19] 中华医学会呼吸病学分会哮喘学组.咳嗽的诊断与治疗指南(2021)[J].中华结核和呼吸杂志,2022,45(1):13-46.

[20] 林卫,陈宁园.2020年《ICFSR初级保健中衰弱的筛查和管理指南》解读及对我国初级保健衰弱管理的启示[J].中国老年保健医学,2021,19(5):30-34.

[21] 中华医学会急诊医学分会,中国医药教育协会急诊专业委员会,中国医师协会急诊医师分会,等.甲状腺危象急诊诊治专家共识[J].中华急诊医学杂志,2021,30(6):663-670.

[22] 朱平.老年人高血压的特点及诊疗进展[J].中华老年心脑血管病杂志,2021,23(8):785-787.

[23] 刘宇.整体护理在风湿性心脏病护理中的临床护理效果[J].中国医药指南,2021,19(25):156-157.

[24] 何通.反流性食管炎治疗的注意事项有哪些[J].科学养生,2021,24(5):16.

[25] 中华医学会糖尿病学分会.中国2型糖尿病防治指南(2020年版)[J].中华糖尿病杂志,2021,13(4):315-409.

[26] 丁雨薇,方红.老年性接触性皮炎[J].皮肤科学通报,2020,37(2):218-222,227.

[27] 董丽芳.车祸伤患者院前急救护理的效果分析[J].中国医药指南,2020,18(9):275.

[28] 李宇,龙芙蓉.中医护理对慢性咳嗽患者治疗效果的影响[J].医学食疗与健康,2020,18(23):90-91.

[29] 中华医学会呼吸病学分会哮喘学组.支气管哮喘防治指南(2020版)[J].中华结核和呼吸杂志,2020,43(12):1023-1048.

[30] 中国老年医学学会呼吸病学分会哮喘学术工作委员会.老年人支气管哮喘诊断与管理中国专家共

老年社区护理 ·················■ ·350·

识[J].中华医学杂志,2020,100(38):2970-2981.

[31] 中华医学会肾脏病学分会专家组.中国慢性肾脏病患者血钾管理实践专家共识[J].中华肾脏病杂志,2020,36(10):781-792.

[32] 中华医学会眼科学分会青光眼学组,中国医师协会眼科医师分会青光眼学组.中国青光眼指南(2020年)[J].中华眼科杂志,2020,56(8):573-586.

[33] 陈月琴.溺水病人的急救护理及效果观察[J].饮食科学,2019(14):155.

[34] 中华医学会骨质疏松和骨矿盐疾病分会.原发性骨质疏松症诊疗指南(2022)[J].中华骨质疏松和骨矿盐疾病杂志,2022,15(6):573-611.

[35] 中华医学会,中华医学会杂志社,中华医学会全科医学分会,等.急性上呼吸道感染基层诊疗指南(2018年)[J].中华全科医师杂志,2019,18(5):422-426.

[36] 中国医师协会急诊医师分会,中国医疗保健国际交流促进会急诊急救分会,国家卫生健康委能力建设与继续教育中心急诊学专家委员会.无创正压通气急诊临床实践专家共识(2018)[J].中华急诊医学杂志,2019,28(1):14-24.

[37] 许雅君,白利平.急性心肌梗死患者PCI术后早期液体出入量的调查研究[J].护理学杂志,2019,34(3):44-45.